Felicitas Seebacher

Das Fremde im „deutschen" Tempel der Wissenschaften

Brüche in der Wissenschaftskultur der Medizinischen Fakultät
der Universität Wien

T0133212

ÖSTERREICHISCHE AKADEMIE DER WISSENSCHAFTEN
MATHEMATISCH-NATURWISSENSCHAFTLICHE KLASSE

VERÖFFENTLICHUNGEN DER KOMMISSION FÜR GESCHICHTE DER
NATURWISSENSCHAFTEN, MATHEMATIK UND MEDIZIN NR. 65

FELICITAS SEEBACHER

Das Fremde im „deutschen" Tempel der Wissenschaften

Brüche in der Wissenschaftskultur der Medizinischen Fakultät
der Universität Wien

Mit einem Vorwort von
JUTTA MENSCHIK-BENDELE

und einer Einführung von
KARL SABLIK

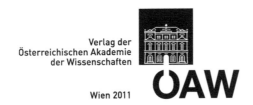

Verlag der
Österreichischen Akademie
der Wissenschaften

ÖAW

Wien 2011

Vorgelegt von w. M. HELMUT DENK
in der Sitzung der math.-nat. Klasse am 16. Dezember 2010

Die verwendete Papiersorte ist aus chlorfrei gebleichtem Zellstoff hergestellt,
frei von säurebildenden Bestandteilen und alterungsbeständig.

ISBN 978-3-7001-7058-7

Druck: Prime Rate kft., Budapest

http://hw.oeaw.ac.at/7058-7
http://verlag.oeaw.ac.at

INHALT

VORWORT

„Ein jeder will gern ein verständiges Weib haben,
aber die Mittel des Verstandes will man ihnen nicht zulassen."

(Dorothea Erxleben, erste Frau, die 1754 die medizinische Doktorwürde errang)

Diversity ist ein Begriff, der in den modernen Sozialwissenschaften dafür steht, Vielfalt nicht nur wahrzunehmen, sondern als Ressource zu schätzen und zu fördern. Forschung in diesem Sinne untersucht Prozesse der Ausgrenzung und Stigmatisierung und beschreibt diese als Konstrukte, die dazu dienen, Machtverhältnisse, Zugehörigkeiten, Ungerechtigkeiten und Vorurteile fortzuschreiben. Felicitas Seebachers beeindruckendes Werk lässt nacherleben, wie „Fremdkörper" erzeugt, negativ kodiert und dann zum Synonym für alles werden, was draußen bleiben soll, weil es die Wahrung der gewohnten Tradition gefährdet.

Ihre detailgenaue Analyse der Medizinischen Fakultät Wien wird zum umfassenden Zeitbild einer Epoche von Wirtschaftskrisen und gesellschaftlichen Umbrüchen. Juden und Frauen hatten (nicht nur) am „Altar der Wissenschaft" keinen Platz, die Positionen der hohen Priester – wenn nicht gar der Götter –, waren von deutsch-nationalen Gralshütern besetzt. Felicitas Seebacher sagt zwar, dass sie keine Ikonen stürzen möchte, aber ihre differenzierte Darstellung berühmter Mediziner macht den Menschen hinter dem Mythos sichtbar - und dieser ist oft nicht erhaben.

So vermittelt die Lektüre ein differenziertes Bild derer, für die Frauen dazu geschaffen waren, „kleine Staatsmänner, Gelehrte und Erfinder" zu erziehen und ihren Männern „himmlische Rosen ins irdische Leben zu weben", aber auch derer, die von der Würde jedes Menschen überzeugt waren und ihr Wissen entsprechend weitergaben. Die aufschlussreichen biographischen Skizzen der um ihr Recht kämpfenden jungen WissenschaftlerInnen erinnern nachdrücklich daran, wie viel wir heute diesen PionierInnen verdanken.

Felicitas Seebacher ist eine Pädagogin, die sich besonders für gerechtes sowie soziales Lernen engagiert und dafür mehrere Auszeichnungen und Ehrungen erhalten hat. Ihre Leidenschaft jedoch gehört der Wissenschaft. Als Historikerin hat sie ihre Forschungsergebnisse laufend publiziert und auf internationalen Kongressen von Mexico City über Budapest, Krakau bis Beijing präsentieren können. Sogar der Nobelpreisträger Eric Kandel bat um die Zusendung ihrer Dissertation und bedankte sich für das „vergnügliche Lesen darin".

Mein bescheidener Beitrag zur Förderung von Frau Seebacher bestand darin, sie bei ihrer Arbeit inhaltlich und durch Forschungszuschüsse zu unterstützen. Meine Bewunderung gilt einer Frau, die sich durch nichts davon abhalten lässt, weiter zu forschen. Wenn ihr auch im „Tempel der Wissenschaft" kein Platz vergönnt war, ist sie doch zum Glück der Wissenschaft nicht fremd geblieben.

O. Univ.-Prof. MMag. Dr. Jutta Menschik-Bendele

EINFÜHRUNG

Felicitas Seebacher beschäftigt sich als Historikerin schon seit vielen Jahren mit der Geschichte der Wiener Medizinischen Fakultät in der zweiten Hälfte des 19. Jahrhunderts und mit den Ausläufern ins 20. Jahrhundert bzw. bis heute. Gerade diese Zeit, also das 19. Jahrhundert, ist für uns und unsere Geisteshaltung prägend geworden wie keine andere, was die vier „Hauptthemen" Nationalismus, soziales Denken, Frauenpolitik und Judentum betrifft. Ohne die philosophische Frage, ob man aus der Geschichte lernen kann, über Gebühr strapazieren zu wollen, möchte ich nur auf drei Fakten der heutigen Zeit hinweisen: auf die Diskussion um gleiches Gehalt bei gleicher Arbeit bei Frauen und Männern, dann auf den „geistigen und politischen" Aufruhr, den Thilo Sarrazin neulich in Deutschland mit seiner Erwähnung des „Juden-Gens" und anderen Äußerungen hervorgerufen hat. Zuletzt sei auch daran erinnert, dass die heutige Politik in Österreich in einen heftigen Disput mit Professoren und Studenten (Hochschülerschaft) geraten ist. Dass soziale Fragen und der Nationalismus ein „Dauerbrenner" sind, kann leicht bestätigt werden; die Geschichte der letzten ca. 150 Jahre „hängt uns einfach nach", wenn man dies so salopp ausdrücken darf.

Gerade darum geht es nun in der Darstellung dieser Zeit und dieser Themen. Felicitas Seebacher hat noch dazu den provokanten Titel „Das Fremde im deutschen Tempel der Wissenschaften" gewählt, um auf die „Brüche in der Wissenschaftskultur der Medizinischen Fakultät der Universität Wien" (Untertitel!) hinzuweisen. Ich ahne, dass dieses Buch Anlass zu Kontroversen geben wird; es wird sicher ein „Hecht im Karpfenteich" der modernen Historiographie sein.

Nun kurz zum Inhaltlichen: Selbstverständlich gibt es zentrale Themen (samt den „dazugehörigen" Persönlichkeiten), wozu der Nationalismus, speziell der Deutschnationalismus gehört, wie ihn etwa der berühmte Chirurg Theodor Billroth (1829–1894) vertrat. Dieser wurde 1867 als Preuße nach Wien berufen, sozusagen als „Rache" Österreichs nach der verlorenen Schlacht von Königgrätz 1866. In einer differenzierten Darstellung wird uns Billroth präsentiert, ohne seine chirurgischen Leistungen zu schmälern, aber doch auf seinen spezifischen Antisemitismus (Ostjudenproblematik in Wien!) hinzuweisen, wie er dies in seinem Buch „Über das Lehren und Ler-

nen der medicinischen Wissenschaften an den Universitäten der deutschen
Nation ...." von 1875 niedergelegt hat. Auch muss gesagt werden, dass sich
Billroth selber nicht als jene starke „deutsche" Persönlichkeit sah, als die er
verehrt wurde. Sein nationaler und antisemitischer Einfluss wurde vielfach
unterschätzt.

In diesem Umfeld und an dieser großen Gestalt hängt Seebacher die Problematik dieser Zeit auf, in der die Wiener Medizinische Fakultät sich haupt-
sächlich als der „deutschen" Wissenschaft zugehörig fühlte. Um Seebacher
selber zu zitieren: „Dieses Buch beruht auf einer ausführlichen Arbeit mit
Quellen des Instituts für Geschichte der Medizin der Medizinischen Universität Wien. Es ist weniger ein wissenschaftstheoretischer Diskurs und Literaturvergleich als vielmehr der Versuch, ein Zeitbild der Wiener Medizinischen Schule in einer Epoche der Wirtschaftskrise und gesellschaftlichen
Brüchen zu illustrieren. Es ist nicht die Absicht dieses Buches, Ikonen zu
stürzen und an Traditionen der Wiener Medizinischen Schule zu rütteln."
Dass der Antisemitismus – gepaart mit Nationalismus, religiösen und rassistischen Aspekten – letztlich zu den furchtbaren Ereignissen des Holocaust
geführt haben, muss nicht extra erwähnt werden; jedenfalls sind die universitären und nationalen „Wurzeln" effizient aufgearbeitet.

Als weiterer Hauptpunkt der Arbeit ist natürlich die Frauenfrage zu sehen. Wenn man bedenkt, dass Frauen in Österreich „juridisch korrekt" erst
1900 (also vor 110 Jahren!) zum Medizinstudium zugelassen wurden, ist die
Darstellung durch (Frau) Felicitas Seebacher zu Recht engagiert ausgefallen. Der Weg führt über die anatomische Argumentation der verschiedenen
Gehirngrößen von Mann und Frau zu Autoren wie Paul Julius Möbius (1853
–1907) und dessen Schrift „Über den physiologischen Schwachsinn des
Weibes" und Otto Weiningers (1880–1903) „Geschlecht und Charakter" bis
zu Sigmund Freud (1856–1939), seiner Psychoanalyse und „seinem" Wien
dieser Zeit. Klar wird die Rückständigkeit der Habsburgermonarchie gegenüber der liberalen und republikanischen Schweiz, ja sogar gegenüber Russland hervorgehoben. Ebenso klar herausgearbeitet wird die „unsoziale" und
konservative männliche Haltung den Frauen gegenüber. Es wird bemerkt,
dass auch noch im 21. Jahrhundert bisweilen „mit geschlechterstereotypischen gesellschaftlichen Zuweisungen des 19. Jahrhunderts operiert wird,
wenn es gilt, Männerbastionen zu verteidigen". In diesem Zusammenhang
bin ich Zeitzeuge, zumindest was das 20. Jahrhundert betrifft, war ich doch
ab 1964 Assistent von Frau Univ.-Prof. DDr. Erna Lesky (1911–1986), der
ersten ordentlichen Professorin der damaligen Medizinischen Fakultät der
Universität Wien seit 1365 (!).

Das vorliegende Buch bietet klare historische Aussagen, oftmals pointiert formuliert, gelegentlich provokant, aber immer fundiert und quellenmäßig belegt. Es bietet viel Neues, muss aber wegen des Zusammenhanges auch Bekanntes darstellen, und fasst auf gelungene Weise die modernen Strömungen der Geschichtsschreibung zusammen.

Univ.-Doz. Dr. Karl Sablik

„FREMDKÖRPER" IN DER MEDIZIN

Die Bildungs- und Wissenschaftspolitik der Medizinischen Fakultät der Universität Wien stand in der zweiten Hälfte des 19. Jahrhunderts vor der großen Herausforderung, Antworten auf vier entscheidende Fragen zu finden: die nationale und soziale Frage sowie die Frauen- und Judenfrage. Die Lösungsfindung gestaltete sich in der Habsburgermonarchie schwieriger als in anderen Ländern Europas. Die Staatsgrundgesetze von 1867 boten zwar de jure allen Bürgerinnen und Bürgern eine Partizipation an. Studium und akademische Karriere waren nicht länger nur einer privilegierten, einkommensstarken Gesellschaftsgruppe vorbehalten. Die bürgerlichen Grundrechte sicherten allen eine freie Studien- und Berufswahl zu. Doch ungenaue Formulierungen im Gesetzestext und die Konzentration auf die 'Deutsche Nation' nach der außenpolitischen Niederlage in Königgrätz 1866 verhinderten ihre Umsetzung. Eine Universität, die bislang Studenten verschiedenster Ethnien und Milieus die Chance für soziale Mobilität durch Bildung bot, verengte noch in der liberalen Ära ihren Blick auf Internationalität und Chancengleichheit. Bei Besetzungen vakanter Lehrstühle der Medizinischen Fakultät wurden deutsche Professoren gegenüber anderen Ethnien bevorzugt. Für Studenten aus armem Milieu und mit Migrationshintergrund gestaltete sich ein Studienabschluss schwieriger. Juden, besonders durch ihren Habitus als fremd empfundene Ostjuden, wurden an der 'Universität Deutscher Nation' in der Reichshauptstadt Wien kaum integriert. Zusätzlich schien die mosaische Konfession ein Assimilationshindernis zu sein. Mit der Zuordnung jüdischer Studenten und Akademiker zu einer eigenen, 'Israelitischen Nation', wurde in Wien assimilierten Juden das Gefühl und Bewusstsein genommen, zum deutschen Kulturkreis und folglich zur 'Deutschen Nation' zu gehören.

Der Börsenkrach von 1873 machte die bis dahin manifestierten Konflikte sichtbar. 1873 plante die Reichshauptstadt der Habsburgermonarchie eine große Weltausstellung, in der sie ihren kosmopolitischen Charakter präsentieren wollte. Die technischen Errungenschaften wurden als Leistungsprodukt des Wirtschaftsliberalismus dargestellt. Wien wollte den anderen Ländern beweisen, dass Österreich in Ökonomie, Kunst und Wissenschaft zu den führenden Ländern Europas zählte. In einer grandiosen Inszenierung wurde die Ausstellung am 1. Mai 1873 eröffnet. Am 9. Mai brach mit dem Börsenkrach diese Welt der Illusionen zusammen. Der euphorische Fortschrittsoptimismus hatte seine Grenze erreicht. Die nun folgenden, gesellschaftlichen, sozialen und kulturellen Umbrüche verunsicherten nicht nur, sie erhöhten auch die Aggressionsbereitschaft einer zutiefst 'ängstlichen' Gesellschaft. Die Zweite Wiener Medizinische Schule, eine der renommiertesten Institutionen der Reichshauptstadt, bemühte sich unter dem ansteigenden Leistungsdruck und den knapper werdenden Ressourcen ihr wissenschaftliches Niveau zu halten. Um die wissenschaftlichen Erfolge weltweit als Produkt der eigenen Nation präsentieren zu können, konzentrierte sich das zum Großteil deutschliberale Professorenkollegium in der wissenschaftlichen Förderung auf eine leistungsorientierte 'deutsche' Elite. In der Epoche nationaler Identitätsfindung und zunehmender nationaler Konflikte sollte 'deutsche' Wissenschaft nur von Deutschen vertreten werden. Wer einer anderen Ethnie oder Konfession angehörte, hatte als Konkurrent im Ringen um Praxisstellen und Universitätskarriere weniger Erfolgschancen. Um diese Barrieren aufzuheben, distanzierten sich immer mehr der in Wien assimilierten Juden vom orthodoxen Judentum, konvertierten zum Christentum und ordneten sich in die 'deutsche' Kulturnation ein.

Ostjüdische Medizinstudenten, die aus den Kronländern der Habsburgermonarchie zugewandert waren, wurden mit Angriffen konfrontiert. In ihrem Streben nach bürgerlicher Emanzipation durch höhere Bildung boten sie als bedrohlich erscheinende Konkurrenz die Projektionsfläche für Existenzängste des gebildeten Bürgertums. Fremd sein wurde als Begriff negativ kodiert. Die sozialen Ängste, welche Juden als Fremde hervorriefen, wurden in stereotypen Krankheitsbildern ausgedrückt und auf Ostjuden als „Fremdkörper" projiziert. Die Reaktionen auf die Inhalte des Buches „Lehren und Lernen an den Universitäten Deutscher Nation", verfasst von Theodor Billroth, Professor für Chirurgie, lösten die ersten antisemitischen Ausschreitungen an der Medizinischen Fakultät der Universität Wien aus. Entgegnungen und Protestaktionen aus den jüdischen Kreisen Wiens wurden zu wenig ernst genommen. Die Regierung der Habsburgermonarchie setzte den Tumulten keine großen Sanktionen entgegen. Sie tolerierte sie und unterstützte damit die Entstehung von scharfen Trennlinien zwischen jüdischen und deutschen Studenten. Biologistische Erklärungsmuster verdeutlichten die neuen Kategorien. Der immer populärer werdende Rassediskurs führte dazu, dass die Zugehörigkeit zum Judentum nicht mehr an die Konfession gebunden war, sondern an ein Konglomerat bestimmter biologisch-körperlicher Merkmale. Neben der physischen Struktur wurden auch Charaktereigenschaften der einzelnen Individuen einer 'Rasse' untersucht. Es wurden Unterschiede im Blut von Juden und Deutschen festgestellt und die Studienberechtigung von Ostjuden wegen mangelnder Intelligenz hinterfragt. Durch ihre im Vergleich zu den Deutschen angeblich geringe Körperkraft sei den Juden der anstrengende Arztberuf nicht zuzumuten, erklärten medizinische Autoritäten.

Frauen wurde das Recht auf freien Universitätszugang vollkommen verwehrt. Berufstätige Akademikerinnen passten nicht in das idealisierte bürgerliche Rollenbild der 'deutschen' Frau, das ihnen ihren Platz in der Familie zuschrieb. Während in West- und Nordeuropa sowie in den Vereinigten Staaten von Amerika Frauen ab ungefähr Mitte des 19. Jahrhunderts Medizin studierten, verwehrten sich die Medizinprofessoren der Habsburgermonarchie gegen ein Frauenstudium. Jene jungen Frauen, die sich trotzdem für ein Medizinstudium entschieden, studierten im Ausland. Die Habsburgermonarchie und Preußen leisteten in Europa am stärksten Widerstand gegen ein gesetzlich verankertes Recht auf ein Studium von Frauen. Als Frauen im letzten Drittel des 19. Jahrhunderts ihr Recht auf ein Medizinstudium massiver einfordern, wurde dieselbe biologistische Argumentation wie bei Juden angewandt. Die neue Konkurrenz wurde durch Hinweise auf die schwächliche körperliche Konstitution der Frau, die unterschiedliche Koexistenz des Blutes von Mann und Frau und das geringere Gehirngewicht der Frau aufgehalten. Auch sie waren „Fremdkörper", die organisch defekt gesehen wurden.

Die Eindringungsversuche in einen sakralen Raum, den „Tempel der Wissenschaften", wie Joseph Späth, Professor für Gynäkologie und 1872 Rektor der Universität Wien, seine Institution bezeichnete, wurden bewusst verhindert. Er war nun mal von strengen Hierarchien bestimmt und nach patriarchalischer Ordnung gestaltet. Die elitäre Grundhaltung wurde in konservativen bürgerlichen Familien und in Studentenverbindungen geformt, wo die Gleichberechtigung von Mann und Frau abgelehnt und Rollenklischees weitervermittelt wurden. Das festgeschriebene Frauenbild beeinflusste die Einstellung der Universitätsprofessoren in der Entscheidung, Frauen zum Medizinstudium zuzulassen. Sie verbargen ihre Unsicherheit gegenüber den bevorstehenden, für sie radikalen Veränderungen, hinter ihrer akademischen Position. Die Gefährdung der wissenschaftlichen Seriosität durch die Präsenz von Frauen in den Hörsälen der Medizinischen Fakultät der Universität Wien, sowie die für Frauen scheinbar notwendige Änderung des Curriculums, bestimmten den Diskurs.

Neue Begriffe wie „Geschlechterdifferenz" wurden von Medizinern eingesetzt, um soziologisch zu begründen, warum Frauen nicht Medizin studieren sollten. Um die bürgerliche Ordnung weiterhin aufrechterhalten zu können, wurden die Bürgerrechte der Frauen negiert. Die Universität Wien und das Unterrichtsministerium beharrten auf einer Geschlechtertrennung im höheren Bildungsbereich und nahmen damit eine verfassungswidrige Position ein. Nur vereinzelt ließen Medizinprofessoren, wie zum Beispiel der Anatom Carl Bernhard Brühl, Frauen als außerordentliche Hörerinnen an ihren Vorlesungen teilnehmen. Der Bedarf an Ärztinnen in den südöstlichen Kronländern der Habsburgermonarchie zwang die Regierung, im Ausland promovierten Ärztinnen die Genehmigung für die Eröffnung einer Praxis zu erteilen. Der Islam gestattete Frauen keine ärztliche Untersuchung, die von einem Arzt durchgeführt wurde. Gleichzeitig versuchten im Deutschen Reich Medizinerinnen, durch Berichte von Patientinnen nachzuweisen, dass Ärztinnen bei der Behandlung von Frauen- und Kinderkrankheiten sensibler handelten als ihre Kollegen.

Mit der Konstituierung des „Vereins für erweiterte Frauenbildung in Wien" 1888 begann sich das gebildete Bürgertum verstärkt für höhere Mädchenbildung und das Medizinstudium für Frauen zu engagieren. Der Verein vernetzte sich mit Bildungsvereinen in der Schweiz und in Deutschland. Er distanzierte sich bewusst von dem radikalen Flügel anderer österreichischer Frauenvereine und fand daher genügend aufgeschlossene Bürgerinnen und Bürger als Mentorinnen und Mentoren. Medizinerinnen, die in der Schweiz promoviert wurden, ermutigten Frauen in Österreich und Deutschland zum Medizinstudium. Die positiven Erfahrungswerte der Schweizer Medizinprofessoren in der gemeinsamen Ausbildung von Ärzten und Ärztinnen trugen dazu bei, dass sich die Universität Wien und das Unterrichtsministerium mit dem Medizinstudium für Frauen in Österreich auseinandersetzen mussten. Das Recht auf freien Universitätszugang von Frauen wurde mittlerweile nicht mehr nur juridisch interpretiert, sondern darüber hinaus als soziale und wirtschaftliche Frage gesehen. Der wirtschaftliche Druck in der Krise und das Streben nach Emanzipation, veranlassten auch Töchter aus bürgerlichem Elternhaus und des Adels, einen Beruf zu ergreifen. Sie lösten sich vom tradierten Rollenbild und besuchten die neu gegründeten höheren Mädchenschulen.

Im Vergleich zu Universitäten in Westeuropa, die eine demokratische Struktur aufwiesen, wurden die Universitäten der Habsburgermonarchie autoritär geführt. Der autoritäre Führungsstil band die Studenten an die Professoren und machte jene zu neuen Vaterfiguren und Identifikationsobjekten. In der Ritualisierung von Vorlesungen und Prüfungen wurde der Habitus einer autoritären Führungspersönlichkeit deutlich erkennbar. Chirurgie-Professoren wurden durch sensationelle Erstoperationen von der staunenden Gesellschaft und ihren in Bewunderung ergebenen Studenten zu neuen „Göttern" erhoben. Die Sakralisierung der Medizin verstärkte das ohnehin überhöhte Selbstbild soweit, dass sich Chirurgen selbst als „gottähnlich" empfanden. Der Wunsch nach Heilung des Patienten wurde mit der hohen Erwartung einer Heilsbringung verbunden, was bei manchen Medizinern Allmachtphantasien entstehen ließ. Indem der Auftrag für die 'deutsche' Wissenschaft und die 'Deutsche Nation' mit missionarischem Sendungsbewusstsein ineinander verwoben wurden, formte sich die Medizin zu einer politischen „Ersatzreligion".

Frauen hatten am „Altar der Wissenschaft", wie der Professor für Anatomie, Joseph Hyrtl, die Medizin verklärt nannte, noch immer ebenso wenig Platz, wie im Altarraum der katholischen Kirche. Die Avantgarde der bürgerlichen Frauenbewegung in Wien forderte die Regierung der Habsburgermonarchie auf, Frauen zum Medizinstudium zuzulassen. Diese ersuchte Professoren der Wiener Universität um eine Stellungnahme zum Frauenstudium. Die Antworten der Professoren waren inhaltlich teils sachlich gehalten, teils polemisch. Eduard Albert, Professor für Chirurgie, wollte 1895 mit der Broschüre „Die Frauen und das Studium der Medizin" in einer extremen These von Charakterdifferenz und unterschiedlicher intellektueller Leistungsfähigkeit der Frau nachweisen, dass sie für ein Medizinstudium nicht geeignet seien. Die Reaktionen auf seine Schrift waren äußerst heftig. Zahlreiche Kontroversen unter Medizinern und in den Medien widerlegten Alberts chauvinistische Ansichten. Reaktionen von Frauen und Männern stellten klar, dass die Zulassung von Frauen zum Medizinstudium an Universitäten der Habsburgermonarchie im Vergleich zu internationalen Standards dringend erforderlich war. Ein Bericht der Wiener Ärztekammer zum Frauenstudium verzögerte die Genehmigung des Medizinstudiums für Frauen erneut.

Wie der Antifeminismus zeigt auch der Antisemitismus deutlich, dass die Angst vor potentiellen Mitbewerbern und Mitbewerberinnen um Praxisstellen und in akademischen Karrieren ein wesentlicher Grund für die Abwehr von Frauen und Juden in der Medizin war. Konkurrenzängste boten die Erklärung für die heftig diskutierte „Frauenfrage" und „Judenfrage" an der Medizinischen Fakultät der Universität Wien. Das wurde besonders deutlich, als in den letzten beiden Jahrzehnten des 19. Jahrhunderts der prozentuelle Anteil von jüdischen Studenten an der Medizinischen Fakultät der Universität Wien kräftig anstieg. Bis 1890 waren achtundvierzig Prozent der Medizinstudenten an der Universität Wien mosaischer Konfession. Die Überrepräsentanz der Juden wurde politisch instrumentalisiert und für wissenschaftspolitische Propaganda benützt. Politisch aktive Professoren machten gegen jüdische Studenten und Mediziner mobil. Deutschnationale

Studentenverbindungen schlossen jüdische Studenten durch den „Arierparagraphen" von ihren Vereinen aus. In einer Welt der deutschen Männerbünde war weder für Juden noch für Frauen Platz. Politik und Wissenschaft stellten keine voneinander trennbaren Räume dar. Die Universität stand immer im Dialog mit der Politik. Professoren und Studenten erfüllten dort Funktionen, die wiederum ihr Denken und Handeln in der „Gelehrtenrepublik" beeinflussten. Ihre Rolle als Vermittler zwischen den beiden Welten, der des Geistes und jener der Politik und ihres Scheiterns, war untrennbar mit dem Zerfall der Habsburgermonarchie verbunden.

Medizinprofessoren missbrauchten wissenschaftliche Kontroversen, um die Hierarchie im Professorenkollegium deutlich zu machen. Durch eine bewusst gesteuerte Bevorzugung deutscher Assistenten und Dozenten wurden andere Ethnien von wissenschaftlichen Karrieren ferngehalten, auch jene assimilierten Juden, die sich in der Reichshauptstadt Wien eigentlich als Deutsche empfanden. Als Mitglieder von akademischen Vereinen und Burschenschaften bezogen deutsche Professoren ihre Studenten in Machtkonflikte mit ein. Das führte zu vermehrten antisemitischen Ausschreitungen in Vorlesungen jüdischer Professoren. Die „jüdische" Poliklinik, 1871 von Johann Schnitzler als Gegenmodell zur elitären Universität Wien „Deutscher Nation" gegründet, wurde zum Angriffsziel von deutschen Ärzten. Noch vor Schnitzlers Tod 1893 gab es Bestrebungen, die Poliklinik „judenrein" zu machen. 1895 nahm der Dekan der Medizinischen Fakultät wiederholt an Vorlesungen teil, um Beleidigungen der jüdischen Professoren und Angriffe auf jüdische Studenten zu verhindern. Ein Jahr später wurden jüdische Studenten von schlagenden Burschenschaften durch das „Waidhofner Prinzip" für Deutsche auf Grund ihrer „Ehrlosigkeit" als nicht satisfaktionsfähig erklärt.

In diesem politisch explosiven Klima begann Sigmund Freud an der Medizinischen Fakultät der Universität Wien seine akademische Karriere. Mit Beginn des Medizinstudiums 1873 wurde er erstmals mit dem akademischen Antisemitismus konfrontiert. Jener war auch mitverantwortlich für die Verzögerung der Ernennung Freuds zum außerordentlichen Professor der Neuropathologie. Freud lehnte den orthodoxen Ritus des Judentums für sich selbst ab, verstand sich aber als Jude. National ordnete er sich dem deutschen Kulturkreis zu und war Mitglied einer deutschen Burschenschaft. Der Wissenschaftler Freud nahm eine ambivalente Stellung ein. Er bezog seine klinisch-empirischen Methoden weder auf die streng naturwissenschaftlich orientierte Medizin der Wiener Schule, noch auf spekulative Denkmodelle. Die Psychoanalyse nahm für Freud eine Position zwischen Medizin und Philosophie ein. Sie fügte sich nicht in das Leitbild der Wiener Medizinischen

Schule. Kollegen sahen darin einen Rückfall in die naturphilosophisch orientierte Medizin und machten Freud in der Medizin zum Außenseiter. Freud kannte diese Rolle als Jude und nützte sie, um von außen die Psychoanalyse zu entwickeln.

In der autoritären Struktur des Kaiserreichs fand der Neuropathologe ein reichliches Reservoir zur Begriffsbildung. In „Das Unbehagen in der Kultur" beschreibt Freud die Ausbildung eines „Über-Ichs" für die Gesellschaft, unter dessen Einfluss sich die Kulturentwicklung vollzieht. Das Kultur-Über-Ich stellt wie beim Einzelnen strenge Idealforderungen auf, die erfüllt werden müssen. Das „Ich" ist durch das „Über-Ich" einer ständigen Zensur unterworfen. Freuds Neurosenlehre bot die Erklärung des Verhaltens der neurotischen Wiener Gesellschaft gegenüber Juden und Frauen im Fin de Siècle. Künstler und Intellektuelle enttarnten es als Lüge und Scheinwelt. Die von einer starren Moral geprägte Gesellschaft wurde plötzlich mit der sexuellen Natur des Menschen konfrontiert. In Freuds „Traumdeutung" wurde Sexualität politisiert und Politik sexualisiert.

Als Antwort auf die modernen Sexualtheorien wurden mit Hilfe von Darwins Selektionstheorie sexuelle Degenerations- und Entartungsschemata der Körper und der 'Rasse' erstellt. Körper- und 'Rassenhygiene' spalteten das Wiener Bürgertum. Auf der einen Seite stand der reine, deutsche Körper, auf der anderen der entartete, jüdische. Fallgeschichten, Systematiken, Definitionen, experimentelle Beobachtungen und physiologische Untersuchungen beschrieben, was „gesund" und was „entartet" sei. Die Stigmatisierung des jüdischen Körpers erreichte einen ersten Höhepunkt. Klaus Hödl erklärte, dass das Wort Jude zum Synonym für die „kranke Sexualität" wurde, der jüdische Körper zum Stereotyp für den „beschädigten männlichen Körper" und das „Negative" in der Psyche des Menschen. In das Konstrukt der 'Rasse' wurde der Topos des Geschlechts eingefügt. Franz X. Eder verdeutlicht die so entstandenen Gegensätze: Die „femme fragile" stand der „femme fatale" gegenüber, die unauffällige Studentin der nervösen Dame der Wiener Gesellschaft, die deutsche Frau der jüdischen. Der Entwurf einer naturwissenschaftlichen Kategorisierung der Geschlechter und Ethnien misslang vorerst, weil letztlich die Wiener Moderne mit der Tradition der veralteten Rollenklischees und kollektiven Kategorisierungen brach. Der vielseitige Begriff „Moderne" steht hier für „wissenschaftliche und technische Rationalisierungen", für das Sichtbarmachen der Brüche in scheinbar geordneten Strukturen und das Hinterfragen der Kontinuität des Bewährten.

Im Judentum entstand ein neues Nationalbewusstsein. Sowohl die als Gegenentwurf zu den deutschen Burschenschaften gegründete jüdische Studentenverbindung „Kadimah", als auch die Visionen Theodor Herzls für einen „Judenstaat" trugen dazu bei, dass jüdische Medizinstudenten eine eigene nationale Identität entwickeln konnten. Im gebildeten Bürgertum entstand ein neues Bewusstsein von Weiblichkeit. Die zunehmende soziale, intellektuelle und sexuelle Emanzipation der Frau führte zur Durchsetzung des Medizinstudiums für Frauen. Rosa Kerschbaumer, eine geborene Russin, erhielt 1890 durch Kaiser Franz Joseph I. die Nostrifikation ihres in der Schweiz erworbenen akademischen Grades und als erste Frau in Österreich eine Praxisgenehmigung. 1897 wurde Gabriele Possanner von Ehrenthal nach einem abgeschlossenen Medizinstudium in der Schweiz an der Universität Wien zum zweiten Mal in Medizin promoviert. Beide Ärztinnen öffneten damit die Türen für die ersten Studentinnen an der Medizinischen Fakultät. Ab dem Studienjahr 1897/98 nahmen einige als außerordentliche Hörerinnen an Vorlesungen teil. Ab 3. September 1900 konnten sie legal immatrikulieren und ihr Medizinstudium an der Universität Wien abschließen. Im Wintersemester 1900/01 studierten elf Frauen an der Medizinischen Fakultät der Universität Wien. Am 24. Dezember 1903 schloss Margarete Hönigsberg als erste Wiener Medizinstudentin das Medizinstudium an der Universität Wien ab. Am 27. April 1910 wurde Hönigsberg-Hilferding auf Empfehlung von Paul Federn als erste Frau in die Wiener Psychoanalytische Vereinigung aufgenommen.

Bis zum Wintersemester 1913/14 erhöhte sich die Zahl der Medizinstudentinnen auf 188. Die Studentinnen kamen zu einem hohen Prozentsatz aus dem gebildeten Bürgertum, beinahe ein Drittel aus Familien, wo der Vater bereits Arzt war. Von den achtzehn Medizinerinnen, welche im Zeitraum vom 20. Dezember 1897 bis 22. Dezember 1906 promoviert oder deren in der Schweiz erworbener akademischer Grad an der Universität Wien nostrifiziert wurden, waren sechs römisch-katholisch, elf mosaischen Glaubens und eine ohne Bekenntnis. Die jüdische Ärztin widerlegte endgültig die alten Vorurteile, dass weder Frauen noch Juden zum Medizinstudium befähigt seien. 1930 habilitieren sich Helene Wastl an der Universität Wien in Physiologie und Carmen Reichsgräfin Coronini-Cronberg in Pathologie. Während die Embryologin Florence Sabin 1917 an der John Hopkins Medical School als erste Frau eine ordentliche Professur erhielt und die Russin Lina Stern 1918 auf den neu eingerichteten Lehrstuhl für Physiologische Chemie an die Medizinische Fakultät der Universität Zürich berufen wurde, verzögerte die Medizinische Fakultät der Universität Wien die Berufung von Frauen auf einen Lehrstuhl. Erst 1966 erhielt die Medizinhistorikerin Erna Lesky einen Lehrstuhl für Geschichte der Medizin an der Universität Wien. Seit 1365, dem Jahr der Universitätsstiftung, war sie die erste Frau im Professorenkollegium der Medizinischen Fakultät.

Dieses Buch beruht auf einer ausführlichen Arbeit mit Quellen aus dem Institut für Geschichte der Medizin der Medizinischen Universität Wien, dem Archiv der Universität Wien, der Universität Zürich, der Wiener Stadt- und Landesbibliothek und der Österreichischen Nationalbibliothek. Es ist weniger ein wissenschaftstheoretischer Diskurs und Literaturvergleich als vielmehr der Versuch, ein Zeitbild der Wiener Medizinische Schule in einer Epoche der Wirtschaftskrise und politischen sowie gesellschaftlichen Umbrüchen zu illustrieren. Es ist nicht die Absicht dieses Buches, Ikonen zu stürzen und an Traditionen der Wiener Medizinischen Schule zu rütteln. Es will jedoch darauf hinweisen, dass Menschen in Zeiten existentiell bedrohlicher Krisen und tiefgreifender gesellschaftlicher Veränderungen ähnlich handeln können, wenn auch immer in einem verschiedenen universitären Umfeld, unter anderen wissenschaftspolitischen Zielsetzungen und in sich permanent veränderten Wissenschaftskulturen.

Mein besonderer Dank für das Zustandekommen dieses Buches gilt dem Präsidenten der Österreichischen Akademie der Wissenschaften, Helmut Denk. Er hat das Projekt „Carl Freiherr von Rokitansky" an der Österreichischen Akademie der Wissenschaften, Kommission für Geschichte der Naturwissenschaften, Mathematik und Medizin, genehmigt und als *„Advocatus Rokitansky"* die Projektleitung übernommen. Da die daraus resultierende Publikation „Freiheit der Naturforschung. Carl Freiherr von Rokitansky und die Wiener Medizinische Schule: Wissenschaft und Politik im Konflikt", nur den Zeitraum von 1804 bis 1878 umfasst, ist dieses Buch als Fortsetzung mit dem Fokus auf die Wiener Moderne zu verstehen. Präsident Professor Denk bestärkte mich, in differenzierten Darstellungen berühmter Mediziner den Menschen hinter dem Mythos sichtbar zu machen.

Ich danke ebenso Hermann Hunger, der mir als Obmann der Kommission für Geschichte der Naturwissenschaften, Mathematik und Medizin an der Österreichischen Akademie der Wissenschaften die Chance bot, das Buch zu publizieren und im Organisationsteam für die „3rd International Conference of the European Society for the History of Science. Styles of Thinking in Science and Technology" 2008 an der Österreichischen Akademie der Wissenschaften mitzuarbeiten. Es war für mich eine ehrenvolle Aufgabe, gemeinsam mit ihm und Gerhard Holzer die Proceedings zu publizieren. Stellvertretend für viele, die es wichtig fanden, den akademischen Antisemitismus an der Wiener Medizinischen Schule zu untersuchen, möchte ich dem Pathologen Michael Schüller, Wien und Jean Jacques Dreifuss, Universität Genf, Institut für Neurowissenschaften, für ihre Impulse danken. Die Wissenschaftshistorikerinnen Maria Rentetzi, Margaret Rossiter, Ida Stamhuis, Éva Vámos, Annette Vogt und Natalia Tikhonov, Commission Women in Science of the International Union for History and Philosophy of Science, zeigten mir, welche Bedeutung und Erfolge Netzwerke in Wissenschaft und Wissenschaftsgeschichte haben können.

Da sich dieses Buch auch auf den schwierigen Weg von Frauen zur akademischen Karriere konzentriert, danke ich besonders zwei Frauen, die dieses Buch ermöglichten: Soňa Štrbáňová, Institute of Contemporary History, Academy of Sciences of the Czech Republic, Prague, und ab 2010 Präsidentin der European Society for the History of Science, sowie der Psychoanalytikerin Jutta Menschik-Bendele, erste Professorin der Alpen-Adria Universität Klagenfurt, Institut für Psychologie, Abteilung für Klinische Psychologie, Psychotherapie und Psychoanalyse. Beide Frauen stehen auch noch im 21. Jahrhundert stellvertretend für alle Pionierinnen in akademischen Positionen, die bis dahin Männerdomäne waren.

Karl Sablik, Institut für Geschichte der Medizin der Medizinischen Universität Wien, durch all die Jahre seit meiner Dissertationsbetreuung mein wissenschaftlicher Berater, danke ich für die Einführung. Erst durch einen Blick von außen wird die Bedeutung der Auseinandersetzung mit den Themen akademischer Antisemitismus und Antifeminismus wirklich bewusst.

I. UNIVERSITÄT ALS „HEIMAT"

1. KONSTRUKT DEUTSCHE NATION

Die Universität Wien, gestiftet 1365 von Rudolf IV., wirkte im Mittelalter wie ein geistiger Magnet auf Scholaren aus ganz Europa. Die *lingua franca* Latein, das Kommunikationsmittel im gelehrten Europa, erleichterte die Migration und den Wissenstransfer zwischen den einzelnen Universitäten. Entsprechend der Universitätsorganisation der *„universitas doctorum magistrorum et scolarium studii Wyennensis"*, wurden alle an der Universität Wien immatrikulierten Scholaren akademischen 'Nationes' zugeteilt. Sie vermittelten eine Gruppenzugehörigkeit in einer fremden Stadt, die nicht national gebunden war,[1] aber half, die studentische Kultur zu verstehen und zu leben.[2] Die Einteilung in eine Österreichische, eine Sächsische, eine Böhmische und eine Ungarische Nation wurde am 6. Juni 1366 in einem Statut vom Rektor festgesetzt.[3] Diese 'Nationes', als „rein geographische Zusammenschlüsse nach den vier Weltgegenden",[4] blieben bis 1849 bestehen, obwohl die mittelalterlichen Landsmannschaften schon lange nicht mehr den Anforderungen einer modernen Universitätsorganisation entsprachen.[5] Mit

---

[1] Ernst *Bruckmüller*, Nation Österreich. Kulturelles Bewußtsein und gesellschaftlich-politische Prozesse 2. ergänzte und erweiterte Auflage (= Studien zu Politik und Verwaltung 4, Wien-Köln-Graz, 1996) 25.

[2] Astrid *Steindl*, Akademische Nationen. In: Kurt *Mühlberger*, Thomas *Maisel* (Hgg.), Aspekte der Bildungs- und Universitätsgeschichte, 16. bis 19. Jahrhundert (Wien 1993) 15–39, hier 18.

[3] Gustav *Otruba*, Die Universitäten in der Hochschulorganisation der Donaumonarchie – nationale Erziehungsstätten im Vielvölkerreich 1850 bis 1914. In: Christian *Helfer*, Mohammed *Rassem* (Hgg.), Student und Hochschule im 19. Jahrhundert, Studien und Materialien (= Studien zum Wandel von Gesellschaft und Bildung im Neunzehnten Jahrhundert 12, Göttingen 1975) 75–155, hier 96: Da die Österreichische Nation schon nach einigen Jahren zu viele Mitglieder hatte, wurde sie in eine Österreichische und Rheinische Nation unterteilt. Die Österreichische umfasste Studenten und Lehrer aus den Österreichischen Ländern, Aquilea, Kurwalchen, Italien und Trient, die Rheinische Nation Universitätsmitglieder aus dem restlichen süd-, südwest- und westdeutschen Raum sowie Franzosen, Spanier und Scholaren aus Holland, Flandern und Brabant.

[4] Oswald *Redlich*, Die geschichtliche Stellung und Bedeutung der Universität Wien. Inaugurationsrede. In: Die feierliche Inauguration des Rektors der Wiener Universität für das Studienjahr 1911/12 am 26. Oktober 1911 (Wien 1911) 75.

[5] Franz *Gall*, Die Doktorenkollegien der vier Fakultäten an der Wiener Universität (1849–1873). In: *Helfer, Rassem* (Hgg.), Student und Hochschule im 19. Jahrhundert, 47–61,

der Ausgliederung der 'Nationes' verloren Studenten nicht nur ihre Gruppenidentität, sondern auch Mitsprache im universitären System.

Parallel zu den akademischen 'Nationes' bildeten sich gegen Ende des 18. Jahrhunderts die deutschen Corps heraus, die in Abgrenzung zum Charakter der 'Nationes' ganz klar im Auftrag der nationalen Identitätsbildung standen. Ihre neue „geistige Heimat"[6] wurde über das Bewusstsein, einer bedeutenden Kulturnation anzugehören, definiert.[7] Studenten begannen sich neu zu organisieren. Beeinflusst von den Ideen der Französischen Revolution und der Philosophie der Aufklärung forderten sie andere Machtverhältnisse. In Anlehnung an den „Gesellschaftsvertrag" von Jean Jacques Rousseau, der eine Gesellschaft von „Freien und Gleichen" anstrebte, widersetzten sie sich dem absolutistischen Herrschaftssystem, wo der Monarch über seine Untertanen, gleich welchen Volkes, herrschte. Der Wille des Volkes sollte die politische Einheit legitimieren und die sich daraus herausgebildete Nation sollte sich für jeden öffnen, der ihr durch freie Entscheidung angehören wollte.[8]

Georg Friedrich Wilhelm Hegel als „bedeutendster Vordenker eines starken […] totalitären Staates" überhöhte in seinen Schriften den modernen Staat sakral. Er förderte damit die Entwicklung zum Nationalismus und zum modernen Staatskult nachhaltig. Seine Ideen brachen mit der Aufklärung, auch wenn oder gerade weil die französischen Aufklärer ihr Land „zur Erlösung der Menschheit konzipierten".[9] Gleichzeitig säkularisierte Hegel die Weltgeschichte mit „eschatologischen christlichen Ideen".[10] Für ihn bestand der Sinn der Geschichte in der „Verwirklichung der Idee des Geistes, des 'Weltgeistes'". Das Germanische Reich, nach dem Orientalischen, Griechischen und Römischen, das vierte welthistorische Reich, begann für Hegel mit der Reformation. Ihm wurde die „Verheißung der Weltgeschichte" zugeordnet. Anstelle der von Gott dem jüdischen Volk übertragenen, welthisto-

---

hier 55. Mit Dezember 1864 wurden die akademischen „Nationes" vollständig aus der Universitätsorganisation ausgegliedert, mit dem Universitätsorganisationsgesetz vom 27. April 1873 wurde der Akt legitimiert.

[6] Plenarversammlung des Doctoren-Collegiums. In: Wiener Medizinische Wochenschrift 15,7 (1865) 112.

[7] Dieter Oberdörfer, Der Wahn des Nationalen. Die Alternative der offenen Republik (Freiburg-Basel-Wien ²1994) 37.

[8] Michael Wladika, Hitlers Vätergeneration. Die Ursprünge des Nationalsozialismus in der k.u.k. Monarchie (Wien-Köln-Weimar 2005) 21.

[9] Michael Ley, Mythos und Moderne. Über das Verhältnis von Nationalismus und politischen Religionen (Wien-Köln-Weimar 2005) 71.

[10] Ebd., 72.

rischen Mission, wurde nun das Germanische Reich gesetzt. Die Germanen wurden die neuen Träger der „Heilsgeschichte".[11]

Hegels Staatstheorie wurde zur Machtstaatstheorie, wo der Staat einen „göttlichen Selbstzweck" erfüllte.[12] Im Wintersemester 1807/08 stellte Johann Gottlieb Fichte in seinen „Reden an die deutsche Nation" das philosophische Konstrukt für einen „Kulturnationalismus" mit politischen Konsequenzen auf.[13] Für ihn waren die Deutschen das „Urvolk", dem es gelang, sich dem „sittlichen Verfallsprozess" der romanischen Länder zu widersetzen. Sie seien „göttlich" und von der Prädestinationslehre her dazu bestimmt, „den drohenden Weltuntergang abzuwehren und zum Retter der gesamten Welt zu werden".[14] Fichte empfahl, die Jugend „zur Liebe zum Nationalerbe" und zur „Opferbereitschaft" für die eigene Nation zu erziehen. Nicht mehr das einzelne Individuum sollte von Bedeutung sein, sondern es sollte sich in das kollektive Ich der 'Deutschen Nation' einfügen.[15] Dafür mussten Egoismus und Individualismus überwunden werden. Um dem Anspruch, neue Gesellschaftssysteme entstehen zu lassen, gerecht zu werden, sollten „neue Menschen" geschaffen werden. Diese Gesellschaftsutopien glichen christlichen Erlösungsvorstellungen und versprachen „völlig harmonische Gesellschaften". Die „Revolutionierung" der gesamten Gesellschaft wurde zum „Programm".[16]

Durch die Teilnahme von Studenten und Professoren an den Befreiungskriegen des von Napoleon besetzten Deutschland und Österreich, gewann der deutsche Nationalismus als Gegengewicht zur Repression Frankreichs an den Universitäten an Popularität.[17] Bestärkt und gefördert wurde er von Friedrich Ludwig Jahn, der das „nationale Pathos" nach den Befreiungskriegen nützte und die Jugend zu begeistern verstand.[18] In seinem bekanntesten Buch „Deutsches Volkstum" bewarb er das Turnen als Mittel „gegen Verweichlichung und zur Vorbereitung des Kampfes für das Vaterland". Als er 1811 in Berlin einen Turnplatz auf der Hasenheide eröffnete, legte er in der

---

[11] Ebd., 73.

[12] Ebd., 74.

[13] Lieve *Gevers*, Louis *Vox*, Studentische Bewegungen. In: Walter *Ruegg* (Hg.), Geschichte der Universität in Europa. Band III: Vom 19. Jahrhundert zum Zweiten Weltkrieg 1800–1945 (München 2004) 227–299, hier 230.

[14] *Ley*, Mythos und Moderne, 10.

[15] *Wladika*, Hitlers Vätergeneration, 23.

[16] *Ley*, Mythos und Moderne, 9.

[17] Wolfgang *Hardtwig*, Nationalismus und Bürgerkultur in Deutschland 1500–1914 (Göttingen 1994) 109.

[18] *Wladika*, Hitlers Vätergeneration, 24.

Ansprache dar, wohin er die Jugend führen wollte, nämlich zur „Liebe zu Deutschland" und zum „Haß auf die Franzosen".[19] Prägend für ihn war die Begegnung mit Ernst Moritz Arndt an der Universität Greifswald. Der Professor für Geschichte und Philologie schrieb „Haßgesänge gegen Frankreich [und] [träumte] von einem Deutschland [...], das Elsass, die Schweiz und die Niederlande umfasst". Er nahm an, dass „die Überlegenheit des deutschen Volkes in seinem Blut verwurzelt sei."[20] Arndt erklärte „des Deutschen Vaterland" nicht geographisch, sondern setzte die Grenzen „soweit die deutsche Zunge klingt".[21]

Am 12. Juni 1815 gründeten Corps, inspiriert von Ideologen wie „Turnvater" Jahn und Arndt, in Jena eine Studentenvereinigung, die nachträglich als „Ur-Burschenschaft" bezeichnet wurde.[22] Von den Gründungsmitgliedern wurde festgelegt, dass „nur ein Deutscher und Christ" Mitglied sein könne.[23] Sie erhoben den Nationalismus zum politischen Ideal und trugen ihn in die Universitäten hinein.[24] Eine weitere Erhöhung verlieh der Philosoph und Theologe Friedrich Schleiermacher dem ohnehin bereits mythologisierten Nationalismus durch seine Predigten. Mit sakraler Symbolik wurden Deutsche zu „Aposteln" der „Gottheit" Nation erhoben.[25]

Michael Ley sieht den Nationalismus unter diesem Aspekt als „Theomanie", als religiöse Wahnidee. In Nationen und Völker wurden Heilserwartungen gesetzt. Die Erlösungshoffnungen, die an die angebliche Größe der Nation gebunden wurden, glichen für ihn den „eschatologischen Bildern der monotheistischen Offenbarungsreligionen".[26] Getragen vom mythischirrationalen Denken, konstruierten Corps mit Berufung auf Literatur und Philosophie eine neue Weltanschauung, die in der Vorstellung von Johann

---

[19] Ebd., 25.

[20] Leon *Poliakov*, Geschichte des Antisemitismus 6: Emanzipation und Rassenwahn (Worms 1987) 185. Siehe Karel *Absolon*, The Surgeon's Surgeon. Theodor Billroth 1829–1894, 4 volumes, hier 1 (Lawrence/Kansas 1979–1987) 5: Absolon beschreibt Arndt als „poetic personification of the German nationalism".

[21] *Oberdörfer*, Der Wahn des Nationalen, 36.

[22] *Gevers, Vox*, Studentische Bewegungen. In: *Ruegg* (Hg.), Geschichte der Universität in Europa III, 230.

[23] Heribert *Schiedel*, Martin *Tröger*, Zum deutschnationalen Korporationswesen in Österreich, online unter <http://www.doew.at/thema/thema_alt/rechts/burschen/burschis. html Der völkische Nationalismus> (29. März 2010).

[24] *Hardtwig*, Nationalismus und Bürgerkultur, 110.

[25] *Wladika*, Hitlers Vätergeneration, 24.

[26] *Ley*, Mythos und Moderne, 7.

Gottfried Herders „Volksgeist"[27] ihren gemeinsamen emotionalen Nenner fand.[28] Die „mythische Idee des Volksgeistes" schuf die intellektuelle Basis für nationalistische Ideologien.[29] Aus den Trümmern des von Napoleon zerstörten „Heiligen Römischen Reichs Deutscher Nation" sollte eine eigenständige 'Deutsche Nation' aufgebaut werden, die sich über Sprache und Symbole definierte.[30] Sprache, emotional gebunden als „Muttersprache", bildete mit dem „Vaterland" einen nationalen, wertegebundenen Dualismus, den Michael Wladika als ein „heiliges Band" beschreibt.[31] Die Kraft der Symbolik wurde besonders deutlich, als die Corps sich in Verbundenheit mit den Freiheitskämpfern gegen Napoleon für die Farben des Lützower Jägerkorps – Schwarz-Rot-Gold – für ihre Fahnen und Bänder an den Mützen entschieden.[32] Diese „deutschen Farben" wurden zum Symbolträger des deutschen Nationalismus an allen Universitäten Deutschlands und der Habsburgermonarchie.[33]

Am 18. Oktober 1817 veranstalteten Mitglieder deutscher Vereinigungen mit Studenten eine Gedenkfeier zum vierten Jahrestag der Völkerschlacht von Leipzig und des dreihundertjährigen Jubiläums der kirchlichen Reformation durch Martin Luther. Als Höhepunkt des „Wartburgfestes", wie die Protestveranstaltung gegen die reaktionären Regierungen der Länder des Deutschen Bundes genannt wurde, wurden Bücher sowie Perücken mit Zöpfen und Korporalstöcke als Symbole der alten Ordnung verbrannt. Das Fest verlief relativ diszipliniert, auch wenn es österreichischen Hofbeamten als Provokation erschien. Der österreichische Gesandte in Dresden berichtete dem Kaiserhof in Wien, dass dreißig Professoren und über achthundert Studenten an der „ja-

---

[27] Siehe Jonny *Moser*, Der Antisemitismus der Deutschnationalen in Österreich. In: Jüdisches Museum der Stadt Wien (Hg.), Die Macht der Bilder. Antisemitische Vorurteile und Mythen. Katalog der Ausstellung des Jüdischen Museums der Stadt Wien in der Volkshalle des Wiener Rathauses vom 27. April bis 31. Juli 1995 (Wien 1995) 149–155, hier 149: Die „schöpferische Volksgeist-Idee" Herders sei als politische Religion der Romantik verklärt und als Entschuldigung für den Ausschluss von Juden aus der deutschen Volksgemeinschaft benützt worden.

[28] *Wladika*, Hitlers Vätergeneration, 22.

[29] *Ley*, Mythos und Moderne, 10.

[30] Ebd., 23.

[31] Ebd., 24.

[32] Günter *Steiger*, Werner *Fläschendräger* (Hgg.), Magister und Scholaren: Professoren und Studenten. Geschichte deutscher Universitäten und Hochschulen im Überblick (Leipzig-Jena-Berlin 1981) 97.

[33] *Gevers*, *Vox*, Studentische Bewegungen. In: *Ruegg* (Hg.), Geschichte der Universität in Europa III, 260.

kobinischen Orgie" teilgenommen hätten.[34] Diese Studenten verstanden sich als emanzipatorische Vorkämpfer der deutschen Einheit, wobei schon eine antijüdische Grundhaltung zu erkennen war, wie die Auswahl der Bücher für die Bücherverbrennung beim Wartburgfest zeigte.[35] 1818 schlossen sich die deutschen Studenten als „Speerspitze der nationalen Bewegung" in Jena zur Allgemeinen Deutschen Burschenschaft zusammen.[36] Die „respektlose Generation", wie sie Alan Palmer nennt, forderte eine bürgerlich-freiheitliche Regierung und die Mitsprache in der Universitätsorganisation.[37] Staatskanzler Clemens Wenzel Fürst von Metternich-Winneburg befürchtete, dass die Treffen der Burschenschaften zu potentiellen Auslösern nationaler Unruhen werden könnten und damit nach den Napoleonischen Kriegen die mühsam errungene Ordnung im Reich bedrohten.[38] Mit den „Karlsbader Beschlüssen" vom August 1819 untersagte der Staatskanzler Studentenverbindungen und Burschenschaften.[39] Die Verdrängung des politischen Engagements von Studenten bewirkte keine Auflösung der Verbindungen, sondern führte zu weiteren Aktionen im nichtöffentlichen Raum.[40]

Die deutschen Studenten trafen sich auf illegalen Burschentagen in Städten ohne Universitäten wie 1820 in Dresden oder 1827 in Bamberg.[41] In Dresden forderten Corps bereits den Ausschluss der „vaterlosen Juden".[42] Wäh-

---

[34] Alan *Palmer*, Metternich. Der Staatsmann Europas. Eine Biographie, deutsche Übersetzung Iris *Foerster*, Hellmut *Rolf* (London 1972, Düsseldorf 1977) 226f.

[35] Miriam *Rürup*, Ehrensache. Jüdische Studentenverbindungen an deutschen Universitäten 1886–1937 (= Hamburger Beiträge zur Geschichte der deutschen Juden XXXIII, Göttingen 2008) 53.

[36] Helmut *Rumpler*, Eine Chance für Mitteleuropa. Bürgerliche Emanzipation und Staatsverfall in der Habsburgermonarchie (= Österreichische Geschichte 1804–1914, ed. Herwig *Wolfram*, Wien 1997) 203.

[37] *Steiger, Fläschendräger* (Hgg.), Magister und Scholaren, 88.

[38] *Rumpler*, Eine Chance für Mitteleuropa, 154. Siehe dazu *Palmer*, Metternich, 227: Metternich ließ Jena und das Großherzogtum Weimar als „Hort unerwünschter liberaler Gefühle" beobachten, weil er befürchtete, Berlin könne sich zum Zentrum des deutschen Jakobinismus entwickeln.

[39] Günther *Hödl*, Um den Zustand der Universität zum Besseren zu reformieren. Aus acht Jahrhunderten Universitätsgeschichte (= Passagen Wissenschaft und Bildung, Wien 1994) 137.

[40] *Hardtwig,* Nationalismus und Bürgerkultur, 148.

[41] *Steiger, Flaschendräger* (Hgg.), Magister und Scholaren, 97.

[42] Schiedel, Tröger, Zum deutschnationalen Korporationswesen in Österreich, online unter <http://www.doew.at/thema/thema_alt/rechts/burschen/burschis.html#Der völkische Nationalismus> (29. März 2010).

rend ihre Zusammenkünfte beobachtet, aber nicht verhindert wurden, überwachte die Regierung die politischen Aktivitäten ihrer Demagogen genau. Die „Demagogen-Verfolgungen" an Universitäten in Deutschland führten zu Verhaftungen und erzwungenen Emigrationen von Universitätsprofessoren. Manchen wurde die *Venia legendi* entzogen. „Turnvater" Jahn verbüßte bis 1825 eine Freiheitsstrafe auf der Festung Spandau, der „Wartburgheld" Lorenz Oken musste in die Schweiz emigrieren und Arndt verlor 1820 seine Professur in Bonn.[43] Wilhelm von Humboldt wurde des Ministeramts enthoben, weil er die „Karlsbader Beschlüsse" als „schändlich, unnational, ein denkend Volk aufregend" interpretiert hatte.[44]

2. STUDENTISCHER NATIONALISMUS

1830 rief die Juli-Revolution in Frankreich zum Widerstand gegen das autoritäre Regime auf. In Stuttgart organisierten Studenten 1832 einen illegalen Burschentag, dem eine Veranstaltung auf der Maxburg bei Hambach in der Pfalz folgte. 30.000 Bürger nahmen daran teil, was wie eine Massendemonstration gewirkt habe.[45] In der Eröffnungsrede des „Hambacher Festes" am 27. Mai forderte der Jurist und Publizist Jakob Siebenpfeiffer ein „freies deutsches Vaterland".[46] Die danach folgenden Gründungsversuche studentischer Befreiungsbewegungen wurden von Behörden radikal verfolgt, die Teilnehmer des Hochverrates angeklagt oder sogar zum Tode verurteilt. Nach einem gescheiterten Aufstand 1833 in Frankfurt am Main begann eine Verfolgungskampagne gegen liberal und national gesinnte Studenten.[47]

1842 machte der irische Augenarzt William Robert Wilde Studien über Bildungs- und Wissenschaftsinstitutionen in den Ländern des Deutschen Bundes. Er beobachtete das Verhalten von Studenten in Deutschland und Österreich und stellte grundlegende Unterschiede fest. In Königsberg, Bonn oder Heidelberg erschienen ihm die Studenten in ihrem Habitus als eine „almost distinct race of beings".[48] In Österreich hingegen habe Wilde den

---

[43] *Poliakov*, Geschichte des Antisemitismus 6, 185.

[44] *Steiger, Flaschendräger* (Hgg.), Magister und Scholaren, 92.

[45] Ebd., 97.

[46] Jakob *Siebenpfeiffer*, „Die Wiedergeburt des Vaterlandes". Rede auf dem Hambacher Fest 27. 5. 1832. In: Peter *Alter* (Hg.), Nationalismus, Dokumente zur Geschichte und Gegenwart eines Phänomens (München–Zürich 1994) 88–89, hier 88.

[47] Christophe *Charle*, Vordenker der Moderne. Die Intellektuellen im 19. Jahrhundert (= Europäische Geschichte, Frankfurt am Main 1996) 86f.

[48] William Robert *Wilde*, Austria: Its literary, scientific and medical institutions. With notes upon the present state of science (Dublin–London–Edinburgh 1843) 77: Mit der

Eindruck gehabt, dass die Studenten sich den bürgerlichen Normen offensichtlich schneller anpassten und leichter unterordneten.[49] Politisch weniger informiert und von der Regierung stärker kontrolliert als ihre Kommilitonen in Deutschland, würden sie sich weder exzentrisch kleiden, noch politisch betätigen. Burschenschaften seien strengstens verboten.[50] Wilde fand, dass die Studenten in Österreich fast keine Informationen über das politische Geschehen im Ausland erhielten. Niemand dürfe das 'Vaterland' ohne lange vorher eingereichte Sondergenehmigung verlassen, unabhängig von Alter, Gesellschaftsklasse oder beruflicher Position. Es gäbe keine Cliquenbildungen wie an anderen Universitäten in Europa. Das österreichische Bildungssystem erziehe Studenten nicht zur Autonomie und mache Angst vor der Exekutive. Aus seinen Beobachtungen schloss der Augenarzt, dass an Österreichs Universitäten kein revolutionäres Potential vorhanden sei.[51] Trotz strengster staatlicher Kontrolle konnte die Entstehung von politischen

---

Verleihung des akademischen Grades habe sich ihr äußeres Erscheinungsbild plötzlich verändert: „The riotous, odd-looking student of the morning leaves in the evening the scenes of his academic life a sober, hard-headed, clean-shaven, reputable, everyday German."

[49] Ebd., 76.

[50] Ebd., 77: „The students attending the Vienna University are much more orderly characters than those with whom I have mixed in other parts of Germany. [...] The Austrian students are, generally speaking, a quiet, poor, hard-working, temperate, and submissive race – less mischievous, and less equally well-informed than their Prussian and Rheinish neighbours. The Burschenschaft has never been allowed to exist in Austria, and the police, secret and public, are too numerous and too vigilant, even if it did, to permit of its evil tendencies. The students are either too poor or too matter-of-fact to indulge in the same eccentricities of dress and conduct as others of a like class elsewhere." Siehe Peter Evan *Turnbull*, Austria. Reise durch die Oesterreichischen Staaten (London 1840, Leipzig 1841) 150: „Die Universitäten unterscheiden sich auf bemerkenswerte Weise von den übrigen im deutschen Raum. Keine betrunkenen Schlägereien, kaum irgendwelche Duelle, keine Trupps von Studenten, die sich sechs Mann hoch Seite an Seite mit langen Pfeifen in den Mündern und Bierdunst in den Köpfen durch die Straßen drängen, keine populären Professoren, die sich um Mitternacht auf die Straße begeben, um der schneidigen Jugend ergebenst für das Kompliment ihrer lautstarken Serenade zu danken."

[51] *Wilde*, Austria: Its literary, scientific and medical institutions 78: „They have little opportunity of acquiring a knowledge of the political condition of other countries; for the Austrian of even the middle class, no matter what may be his age or station, cannot leave his fatherland without the special permission of the government, to obtain which he is required to give a year's notice. They herd not together in the same cliques or masses, as at other universities; and the system that keeps them pensioners in youth and placemen in manhood, holds this class, if not attached to, at least in just dread of the executive. I

Aktivitäten in Studentenkreisen weder in Deutschland noch in Österreich verhindert werden. Gerade die Taktik „massiver Repression" habe aus angepassten Studenten Revolutionäre gemacht.[52] Mit der Februar-Revolution von 1848 in Paris wurden letztendlich sowohl in Berlin als auch in Wien Revolutionen ausgelöst, wenn auch nicht in der gleichen Intensität. Die „Doktorenrevolution" in Wien endete mit der Flucht von Metternich nach England und der Aufhebung der „Karlsbader Beschlüsse" durch den Deutschen Bund.[53]

Am 10. November 1859, zwei Tage vor dem 100. Geburtstag von Friedrich Schiller, veranstalteten Studenten und Professoren der Universität Wien einen Fackelzug. Die Ehrung des deutschen Dichters und Freiheitshelden bedeutete ein offenes Bekenntnis zur 'Deutschen Nation'. Obwohl studentische Verbindungen noch immer offiziell verboten waren, traten Studenten mit Kappen und Bändern ihrer Verbindungs-Couleur auf.[54] Die Inhalte der Festreden waren tendenziös liberal und national. Die Regierung tolerierte die „Schillerfeier" und es gab keine Konsequenzen für die Beteiligten.[55] Noch am selben Tag wurde die Studentenverbindung „*Olympia*" gegründet, am 10. Mai 1860 die „*Libertas*", am 10. November 1860 die „*Marcomannia*" und am 24. November die „*Silesia*".[56] Mit „*Bohemia*", „*Hilaria*" und „*Germania*" gab es bis zum Jahresende 1860 in Wien sieben Studentenverbindungen.[57] Die Mitgliedschaft stand anfangs für alle offen, die sich als Deutsche verstanden.[58]

---

do not think from what I have seen of this portion of the community that revolution will ever spring from them."

[52] *Susanne Preglau-Hämmerle,* Die politische und soziale Funktion der österreichischen Universität. Von den Anfängen bis zur Gegenwart. Mit einem Vorwort von Anton *Pelinka* (Innsbruck 1986) 95.

[53] Robert *Kann,* Geschichte des Habsburgerreiches 1526 bis 1918 (= Forschungen zur Geschichte des Donauraumes 4, Wien-Köln-Weimar 1993) 230.

[54] Steiger, *Fläschendräger* (Hgg.), Magister und Scholaren, 97: Siehe Franz *Gall,* Alma Mater Rudolphina 1365–1965 (= Die Wiener Universität und ihre Studenten, Wien ³1965) 175: Das Tragen von Kappen und Bändern mit bestimmter Farbsymbolik sei erstmals öffentlich beim Fackelzug zu Ehren Schillers 1859 gestattet worden.

[55] *Preglau–Hämmerle,* Die politische und soziale Funktion der österreichischen Universität, 108.

[56] Beate *Haubner,* Von Schiller zu Badeni. Die politische Bedeutung der deutschnationalen Burschenschaften in Wien (Diplomarbeit Universität Wien 1996) 11f.

[57] Armand Freiherr *von Dumreicher,* Aus meiner Studentenzeit (Wien 1909) 3.

[58] Robert *Hein,* Studentischer Antisemitismus in Österreich, ed. Österreichischer Verein für Studentengeschichte (= Beiträge zur österreichischen Studentengeschichte 10, Wien 1984) 15.

Der ehemalige Student der Rechtswissenschaften, Armand Freiherr Dumreicher von Österreicher, Sohn des Professors für Chirurgie, Johann Heinrich Freiherr Dumreicher von Österreicher, erklärte in den Erinnerungen „Aus [s]einer Studentenzeit" genauer, was das für die „*Silesia*" bedeutete: Von einem Verbindungsmitglied wurde erwartet, dass es sich zu „deutschem Volkstum, deutscher Sitte und Geisteskultur wie freiheitlicher Entwicklung in Staat und Kirche" bekannte.[59] Maßgebend sei vor allem die „Aufrechterhaltung des germanischen Elements in den bedrohten Provinzen" gewesen, womit die östlichen Kronländer der Habsburgermonarchie gemeint waren.[60] Am 25. Mai 1861 wählte seine Studentenverbindung Schwarz-Rot-Gold als Verbindungsfarben, am 7. November bezeichnete sie sich offiziell als Burschenschaft mit dem Motto „Ehre, Freiheit, Vaterland!".[61] Die Statuten der „*Silesia*" enthielten von Beginn an klare „völkische Ziele".[62] Wie jeder deutschliberalen Studentenverbindung gehörten auch der „*Silesia*" einige Juden an, die aber, so Dumreicher, „ausnahmslos zur deutschen Sache hielten". Dass sich relativ bald „Spannungen [des] Bekenntnisses" oder der „Rasse" entwickeln würden, habe damals keiner der Studenten geahnt.[63] 1862 nannten sich auch die „*Olympia*", „*Bohemia*", „*Hilaria*", „*Germania*" und „*Marcomannia*" Burschenschaften.[64] In ihrem öffentlichen Auftreten waren sie nationaler und radikaler als Mitglieder von Corps, stellt Beate Haubner fest. Zu wenig differenziert ist aber ihre Milieuzuordnung der Burschenschaftler in das ärmliche Milieu und der Corpsstudenten in das gehobene Bürgertum und den Adel.[65] Beide Milieus waren in beiden Formen von Studentenverbindungen vertreten.

Der „Lessing-Kommers", zu Ehren des deutschen Dichters Gotthold Ephraim Lessing, erhielt durch die Anwesenheit von liberalen Politikern und Universitätsprofessoren bereits einen legalen Charakter.[66] Er wurde für den 23. Jänner 1862 ebenso von der „*Silesia*" organisiert wie der „Fich-

---

[59] *Dumreicher*, Aus meiner Studentenzeit, 3.

[60] Ebd., 18.

[61] *Haubner*, Von Schiller zu Badeni, 17.

[62] *Gall*, Alma Mater Rudolphina, 175. Siehe *Haubner*, Von Schiller zu Badeni, 18: Die „Libertas" gehörte ab 16. Juni 1861 zu den Burschenschaften.

[63] *Dumreicher*, Aus meiner Studentenzeit, 10.

[64] *Haubner*, Von Schiller zu Badeni, 19.

[65] Ebd., 21.

[66] Gernot *Stimmer*, Eliten in Österreich 1848 – 1970 (= Studien zu Politik und Verwaltung, 57/I, Wien-Köln-Graz 1997) 122.

te-Kommers" am 19. Mai 1862 und der „Hebbel-Kommers"[67] am 2. Juni 1863 zu Ehren des deutschen Dichters Friedrich Hebbel. Die „Verbindungs-kneipen", in denen die Kommerse geplant wurden, befanden sich meist in den Wiener Bezirken Landstraße und Josefstadt. Juristen und Philoso-phen trafen sich in Lokalen in der Nähe des alten Universitätsgebäudes, Medizinstudenten in jenen in der Nähe des Allgemeinen Krankenhauses.[68] Ab dem Wintersemester 1863/64 agierte die „Silesia" bei der Neuaufnah-me von jüdischen Studenten vorsichtig, aus der irrealen Angst heraus, sie könnte eine „Judenverbindung" genannt werden.[69] Durch ihre nationalisti-sche Einstellung vermied die „Silesia" immer mehr Kontakte zu jüdisch-liberalen Kreisen, auch wenn jene das „österreichische Deutschtum" re-präsentierten und seit Generationen in Wien lebten.[70] Vor allem versuchte die Wissenschaftselite der Deutschliberalen den Aufstieg gesellschaftlich unterprivilegierter Studenten zu erschweren.[71] Noch nicht assimilierte jüdi-sche Zuwanderer aus den östlichen Kronländern der Habsburgermonarchie gehörten für sie in Wien nicht zu den Deutschen, auch wenn sie die Uni-versität besuchten und manches Mal besser Deutsch sprachen als andere Wiener Studenten.

Mit der 500-Jahr-Feier der Universität Wien 1865 wurde die *Alma Mater Rudolphina* den „Universitäten Deutscher Nation"[72] zugeordnet. Die Um-strukturierung der bis dahin katholisch dominierten und internationalen Universität Wien zur liberalen, deutschen Staatsuniversität barg ein nicht zu unterschätzendes politisches Konfliktpotential. Die Habsburgermonarchie war nun einmal eine Vielvölkermonarchie. Auch wenn die Amts- und Un-terrichtssprache Deutsch war, ließ sich die sprachliche „Suprematie" über die anderen Kulturen nicht auf den universitären Bereich übertragen. Mit

---

[67] Siehe *Haubner*, Von Schiller zu Badeni, 25: Auch die „*Libertas*" sei in Verbindung mit Hebbel gestanden.

[68] *Dumreicher*, Aus meiner Studentenzeit, 19.

[69] *Wladika*, Hitlers Vätergeneration, 44.

[70] Albert *Hiller*, Der Leseverein der deutschen Studenten. In: Lese- und Redevereine der deutschen Hochschüler in Wien „Germania" (Hg.), Die Lesevereine der deutschen Hochschüler an der Wiener Universität. Gedenkschrift, anläßlich des demnächst zwan-zigjährigen Bestandes (Wien 1912) 10–31, hier 11.

[71] *Preglau–Hämmerle*, Die politische und soziale Funktion der österreichischen Universi-tät, 143.

[72] Siehe dazu: Die Universitäts-Jubelfeier. Wien, 3. August. In: Die Presse 18,213 (1865) 4: Nach der Festrede des ehemaligen Staatsministers Anton Ritter von Schmerling wur-den von Studenten Trinksprüche auf 'deutsche' Universitäten ausgerufen, die den „deut-schen Geist und deutsches Streben" lobten.

der Eingliederung der Universität Wien in den Verbund deutscher Universitäten wurden deutsche Studenten besser gefördert und deutsche Professoren in Berufungsverfahren bevorzugt. Es schadete der universitären Weiterentwicklung, dass nichtdeutsche Nachwuchswissenschaftler ungleiche Chancen gegenüber Deutschen hatten.[73]

Unter Einfluss außenpolitischer Ereignisse gewann die nationale Identifikation der deutschen Studenten und Professoren und ihre Zugehörigkeit zu einer 'deutschen' Universität immer mehr an Bedeutung. Studentenverbindungen, insbesondere Burschenschaften, wurden zu Ideologen und Anwälten der 'deutschen Wissenschaft' und des deutschen Nationalbewusstseins.[74] Mit der Nationalisierung der Universität und der Wissenschaft verlor die Medizinische Fakultät der Universität Wien einen Teil ihrer Weltoffenheit, ihrer Toleranz und ihrer Humanität. Die zunehmende Nationalisierung der Universität Wien wurde von Professoren gesteuert, die von anderen 'deutschen' Universitäten nach Wien berufen wurden und Studenten durch ihr Führungscharisma gewinnen konnten. Der deutsche Chirurg Theodor Billroth war charismatisch.

3. NATIONALE PRÄGUNG

Christian Albert Theodor Billroth, geboren am 26. April 1829,[75] in Bergen auf der norddeutschen Insel Rügen, war künstlerisch begabt, sensibel und – milieubedingt – empfänglich für den Nationalismus. Seine Jugend war geprägt vom Verlust des Vaters[76] mit fünf Jahren und dem bescheidenen Milieu, in dem er mit seiner Mutter und den vier jüngeren Brüdern danach in Greifswald in der Nähe der Großeltern lebte. Die Kinder besuchten sie mit ihrer Mutter, wurden aber nicht in das Haus aufgenommen. Daraus re-

---

[73] *Preglau-Hämmerle*, Die politische und soziale Funktion der österreichischen Universität, 75.

[74] Ebd., 108.

[75] Siehe Hans-Jürgen *Peiper,* Die Heimat Theodor Billroths und sein Geburtshaus in Bergen/Rügen. In: Hans-Jürgen *Peiper*, Wilhelm *Hartel* (Hgg.), Das Theodor-Billroth-Geburtshaus in Bergen auf Rügen. Ursprung – Lebensweg – Gedenkstätte (Göttingen 2010) 13–22, hier 20f.: Das Geburtshaus von Theodor Billroth wurde von der Deutschen Gesellschaft für Chirurgie erworben, 1999 bis 2002 komplett restauriert und mit Seminar- und Vortragsräumen zu einem Begegnungszentrum für Wissenschaft und Kunst ausgebaut.

[76] Siehe ebd., 18: Billroths Vater starb 1834 an einer Bauchfellentzündung als Folge einer Ruhrerkrankung.

sultierte einerseits der starke Wille zum sozialen Aufstieg, andererseits die enge Verbindung zur Musik. Das Haus des Großvaters, Johann Christian Billroth, Geheimrat und seit 1821 Bürgermeister in Greifswald, war das musikalische Zentrum der Stadt. Seine Großmutter Dorothea Willich war in ihrer Jugend eine bekannte Sängerin gewesen. Sie feierte am Berliner Hoftheater gleichzeitig mit dem Sängerpaar Eunike große Erfolge. Die musikalische Begabung von Theodor Billroth ließ sich über Generationen hinweg sowohl in den Familien des Vaters als auch der Mutter nachweisen.[77] Billroth spielte mit seiner Mutter Klavier, wobei Robert Schuhmann sein Lieblingskomponist gewesen sei.[78] Billroth wäre selbst gerne Musiker geworden, aber seine Mutter verbot, dass er sich für einen Beruf mit geringen Zukunftsperspektiven entschied.[79]

Sein Großvater wurde nach dem Tod des Vaters zur männlichen Identifikationsfigur. Er war eng befreundet und verwandt mit Arndt, dem Vertreter des extrem deutsch betonten „Nationalgefühls".[80] Der nach den Napoleonischen Kriegen ohnehin präsente Franzosenhass und das dadurch bedingte übersteigerte deutsche Nationalbewusstsein formten Billroths nationale Identität. Für seine komplexe Identität waren viele Faktoren entscheidend, aber der Einfluss der Familie und deren Umfeld, der ersten von einer „Kollektivität oktroyierten Lebensform, [blieb] relativ stabil". Die dort erworbe-

---

[77] Martin *Nagel*, Karl-Ludwig *Schober*, Günther *Weiß*, Theodor Billroth. Chirurg und Musiker (Regensburg 1994) 20f.

[78] N. v. *Jagic*, Theodor Billroth und Johannes Brahms. Einleitender Vortrag anlässlich der Weihestunde zum 50. Todestag von Theodor Billroth. Gehalten am 11. Februar 1944 an der II. Medizinischen Universitätsklinik. Manuskript, Bibliothek Institut für Geschichte der Medizin, Medizinische Universität Wien.

[79] Theodor *Billroth*, Autobiographie, bis 1880 von ihm selbst geschrieben. Abdruck des handschriftlichen Originals, in: Helmut *Wyklicky*, Unbekanntes von Theodor Billroth. Eine Dokumentation in Fragmenten (= Veröffentlichungen der Österreichischen Akademie der Wissenschaften, Mathematisch-Naturwissenschaftliche Klasse, Wien 1993) 13, 17ff., 33 f., 41–44, 50–53, 64, 70f., 92f., hier 19: „B[illroth] wurde nur durch das energische Widerstreben und die ernste Erziehung seiner vernünftigen Mutter abgehalten, sich ausschließlich der Musik zu widmen, wofür er ihr später ganz besonders dankbar war." Siehe Erna *Lesky*, Billroth als Mensch und Arzt. In: Deutsches medizinisches Journal 17,24 (1966) 739–743, hier 739: Lesky geht nicht auf die autoritäre Erziehung von Billroths Mutter ein: „Seine Mutter gehörte zu jenen seltenen Frauen, die mit liebevoller Energie den schwärmerisch künstlerischen Sohn [...] auf ein großes, ernstes und nicht weniger schönes Lebensziel, den Arztberuf, hinlenkte."

[80] Ernst *Kern*, Theodor Billroth. Biographie anhand von Selbstzeugnissen (München-Wien-Baltimore 1993) 11.

ne Lebensgrundhaltung wurde als „natürlich" wahrgenommen. Die soziale
Prägung der Kindheit und Jugend, dieser frühe Part der Selbstidentifikation,
war „im Ich tief verankert" und konnte als Erwachsener nur mehr wenig verändert werden.[81] Billroth erfasste die Bedeutung des nationalen Identitäts-
bildungsprozesses genau und setzte sich damit auch später auseinander:
„Die Verhältnisse, unter denen man aufwächst, die ersten Jugendeindrücke
entscheiden da mehr, als alle späteren Reflexionen im Mannesalter. [...] In
meiner Jugend [wurde] alles was schlecht und gemein am Menschen ist, als
französisch bezeichnet. Später sahen wir wohl ein, daß dem nicht so sei;
doch die Jugendeindrücke sitzen gar fest."[82]

---

[81] Marie *Jahoda*, Nationalismus und Weltprobleme. In: Friedrich *Stadler* (Hg.), Wissenschaft als Kultur. Österreichs Beitrag zur Moderne (= Veröffentlichungen des Instituts
Wiener Kreis 6, Wien-New York 1997) 19–27, hier 21f. Siehe ebd., 24: Für Marie Jahoda
haben daher alle Erscheinungsformen des Nationalismus „eine gemeinsame, unausrott-
bare psychologische Wurzel: die persönliche Identitätsbildung".

[82] Theodor *Billroth*, Brief an Professor His in Basel. Wien, 21. Mai 1871. In: Theodor *Billroth, Briefe*, ed. Georg *Fischer,* 5. vermehrte Auflage (Hannover-Leipzig 1899) 136.
Eine der wichtigsten Quellen für die Darstellung seiner Persönlichkeit sind die Briefe
Theodor Billroths. 1895 bis 1922, in neun Auflagen – herausgegeben von Georg Fischer
– erschienen, beeindrucken die differenzierten Darstellungen der Wissenschaftskultur
an Medizinischen Fakultäten im 19. Jahrhundert: Theodor *Billroth*, Briefe, ed. Georg
Fischer 1.–9. Auflage (Hannover-Leipzig 1895–1922). Billroths Schüler Alexander Fra-
enkel bezeichnet sie als „das Allerheiligste seiner Individualität": Alexander *Fraenkel*,
Christian Albert Theodor Billroth. In: Neue Österreichische Biographie 1815–1918.
Erste Abteilung Biographien VII (Wien 1931) 84–112, hier 103. Von Helmut Wyklic-
ky, dem ehemaligen Leiter des Instituts für Geschichte der Medizin der Medizinischen
Universität Wien, werden sie als „Kulturdenkmal" verstanden: Helmut *Wyklicky*, „Ein
Columbus für die Medizin". In: Die Presse vom 5. Februar 1994, 27; von dem Medizinhistoriker Sherwin B. Nuland als „precious contribution to Vienna's intellectual life":
Sherwin B. *Nuland*, The Masterful Spirit – Theodor Billroth. In: The Classics of Surgery Library (1984) 3–44, hier 12. Fischer schreibt in der Einleitung zur ersten Auflage,
am 11. Oktober 1895, dass es in einer „gehetzten, raschlebigen Zeit" nicht angebracht
sei, mit der Herausgabe der Billroth-Briefe „ein Jahrzehnt oder länger zu warten", denn
„frisch sollen die Blumen sein, welche wir für das Paradies der Erinnerung pflücken".
In: *Billroth*, Briefe, ed. Georg *Fischer*, 1. Auflage (Hannover-Leipzig 1895) VIII und III.
Jede der nach 1895 folgenden Auflagen der Briefedition ist keine erweiterte Auflage,
denn laut Forderung des Verlages durfte immer nur eine gewisse Anzahl von Briefen
abgedruckt werden. Für die Aufnahme neuer Briefe wurde eine bestimmte Anzahl aus
der vorhergehenden Auflage entfernt: Persönliche Auskunft von Wyklicky am 5. Jänner
1996. Im Vergleich der fünften (1899) mit der achten Auflage (1910) wird sichtbar, dass
in der achten Auflage bereits achtundsiebzig Briefe fehlen, die in der fünften noch ab-

Nach dem Abitur immatrikulierte Billroth am 3. November 1848 an der Medizinischen Fakultät der Universität Greifswald. Ostern 1849 übersiedelte er gemeinsam mit seinem väterlichen Freund und Mentor Wilhelm Baum an die Universität Göttingen, der dort eine Professur für Chirurgie erhalten hatte.[83] Billroth inskribierte zu Studienbeginn Vorlesungen in Physikalischer und Allgemeiner Chemie sowie in Logik, aber auch Solo- und Ensemblegesang und Harmonielehre. Von den fünf Studenten, die Gesangunterricht nahmen, waren vier Medizinstudenten.[84] In Göttingen begann seine lebenslange Freundschaft mit dem Studienkollegen Georg Meissner.[85] Beide waren „enthusiastische Musikfreunde"[86]: Billroth der „Romantiker, […] der Stimmungsmensch", Meissner der „Klassiker": herb, beherrscht und sachlich. Billroth sei schon in jungen Jahren „Weltmann" gewesen, Meis-

---

gedruckt waren. Es gibt bis heute keine Gesamtausgabe aller Briefe, welche die Familie Billroth zur Herausgabe zur Verfügung gestellt hatte. 1929 gab Isidor Fischer, Bibliothekar der Gesellschaft für Ärzte in Wien die Briefe an Billroth, geschrieben von seinen Zeitgenossen, heraus: Isidor *Fischer* (Hg.), Theodor Billroth und seine Zeitgenossen. In Briefen an Billroth. Aus dem Archiv der Gesellschaft der Ärzte in Wien (Berlin-Wien 1929). Otto Gottlieb-Billroth, verheiratet mit Billroths Tochter Martha, veröffentlichte 1935 den Briefwechsel zwischen Billroth und Brahms: Otto *Gottlieb-Billroth* (Hg.), Billroth und Brahms im Briefwechsel. Mit Einleitung, Anmerkungen und 4 Bildtafeln (Berlin-Wien 1935). Reprint der Originalausgabe zum 125-jährigen Jubiläum des Verlags (Wien 1991). Die Briefe Theodor Billroths an seinen Jugendfreund Georg Meissner wurden 1941 vom Medizinhistoriker Walter von Brunn ediert: Walter von *Brunn* (Hg.), Jugendbriefe Theodor Billroths an Georg Meissner (Leipzig 1941). Einundneunzig Jahre nach Billroths Tod begann Absolon die Billroth-Seegen-Briefe – Briefe an eine „Seelenfreundin" – zu publizieren. Hermine von Seegen war die Gattin eines Kollegen. Absolon erhielt die Seegen-Briefe aus dem Privatbesitz von Billroths Enkel Hans: Karel *Absolon* (ed.), The intimate Billroth (Rockville, Maryland 1986); Karel *Absolon,* Theodor *Kern* (Hgg.), Theodor Billroth privat. Briefe seiner Mitwisserin. Die Billroth-Seegen-Briefe (Rockville, Maryland 1985–1987). Immer sei die Familie Billroth bemüht gewesen, die intime Privatsphäre Billroths vor der Öffentlichkeit zu schützen: Persönliche Mitteilung von Wyklicky am 5. Jänner 1996.

[83] Hans-Peter *Schmiedebach*, Auf den Spuren des jungen Billroth in Greifswald. In: *Peiper, Hartel* (Hgg.), Das Theodor-Billroth-Geburtshaus, 63–68, hier 65.

[84] Ebd., 67.

[85] Martin *Allgöwer*, Ulrich *Tröhler*, Biographical note on Theodor Billroth. In: British Journal of Surgery 68,10 (1981) 678–679, hier 678.

[86] Walter von *Brunn*, Einleitung. In: *Brunn* (Hg.), Jugendbriefe Theodor Billroths, 3–12, hier 4.

sner hingegen ein „ausgesprochener Partikularist, kleindeutsch, etwas eng, altmodisch im Äußeren" und eng gebunden an seine Heimat.[87]

Im zweiten Semester hörte Billroth bei einem Konzert der „Corps Hannoverania" am 2. Februar 1850 einen Liederabend der schwedischen Sängerin Jenny Lind.[88] Er hatte für die Studentenverbindung an diesem Abend die Aufgabe des Kassiers übernommen.[89] „Wie der Gesang zum Herzen drang, vergeß' ich nimmer mein Lebelang", schrieb er in einem emotionalen Brief an seine Mutter.[90] Am folgenden Abend gab Lind für die Studenten nochmals ein Konzert, wo Billroth ersucht wurde, die Sängerin am Flügel zu begleiten.[91] Die Studenten schenkten Lind ein Band in den Verbindungsfarben und nahmen sie als Ehrenmitglied in ihre Studentenverbindung auf.[92] Um die hohen Erwartungen der Mutter zu erfüllen, konzentrierte sich Billroth trotz großer Musikbegeisterung in Zukunft auf das Medizinstudium. Baum und der Physiologe Rudolf Wagner machten dem Medizinstudenten bewusst, dass Wissenschaft und Kunst einander auch ergänzen können.[93]

Im Herbst 1851 machte Billroth unter Leitung von Wagner mit Meissner eine Studienreise nach Triest, um dort den Verlauf der Nervenbahnen am Beispiel des Zitterrochens zu erforschen.[94] Während der Reise besuchten sie

---

[87] Ebd., 6f. Siehe dazu Christian *Andree*, Rudolf Virchow – Theodor Billroth. Leben und Werk. In: Katalog der Ausstellung der Stiftung Pommern im Rantzaubau des Kieler Schlosses vom 9. Juni bis 2. September 1979 (Kiel 1979) 7–23, hier 7: Andree bezeichnet Virchow als den „Klassiker" und Billroth als den „Romantiker".

[88] Ludwig *Weiler*, Christian Theodor Billroth. Mit zwei Kunstdrucktafeln (Essen 1942) 17. Siehe ebd., 38f.: Nach Weilers Recherchen habe Billroth mit dem Corps sympathisiert, sei aber kein Mitglied geworden.

[89] Ebd., 14.

[90] *Billroth*, Brief an Frau Pastor Billroth in Greifswald. Jenny Lind in Göttingen. Februar 1850, geschrieben für meine liebe Mutter. In: *Billroth*, Briefe, ed. *Fischer*, 5. vermehrte Auflage, 1–14, hier 14.

[91] Dietmar *Grieser*, Nachsommertraum (St. Pölten-Wien-Linz ⁵2003) 125.

[92] *Billroth*, Brief an Frau Pastor Billroth in Greifswald. Februar 1850. In: *Billroth*, Briefe, ed. *Fischer*, 5. vermehrte Auflage, 14.

[93] *Billroth*, Brief an Professor Baum in Göttingen. Berchtesgaden, 9. August 1877. In: *Billroth*, Briefe, ed. *Fischer*, 5. vermehrte Auflage, 210. Siehe ebd., 209: „Sie waren doch der Erste", schrieb Billroth an Baum, „der den Funken der Begeisterung für das Erhabene und Große in der Wissenschaft in meine damals noch schwankende Seele und noch schwankenderen Charakter warf." Siehe weiter *Nuland*, The Masterful Spirit, 14: Wagner habe Billroth über die experimentelle Physiologie, durch Tierversuche und die richtige Anwendung des Mikroskops, in „the excitement of research atmosphere" eingeführt.

[94] Autobiographie von Dr. Th. Billroth. In: *Wyklicky*, Unbekanntes von Billroth, 34.

auch die Universitäten Giessen, Marburg, Heidelberg und Wien.[95] Dort erhielt Billroth von seinem Bruder Robert brieflich die Nachricht, dass seine Mutter verstorben war.[96] Billroth verließ Göttingen und inskribierte an der Universität Berlin Medizin. Seine Großmutter finanzierte den Studienabschluss,[97] da ihm seine Mutter „nur ein äusserst bescheidenes Vermögen hinterlassen" hatte.[98] Die Dissertation schrieb Billroth bei Ludwig Traube, Professor für Experimentelle Pathologie.[99] Er beschrieb Traube als hervorragenden Lehrer, der Auskultation und Percussion mit praktischen Übungen demonstrierte. Sein Eindruck war, dass sich der „Jude mit dem Kapitel entsetzlich gründlich beschäftigt" habe.[100] Billroth nahm sogar an, dass viele seiner Professoren der mosaischen Konfession angehörten, weil „am Sonnabend fast keine Collegia" stattfanden.[101] Am 30. September 1852[102] wurde Billroth an der Universität Berlin promoviert. In seiner Dissertation, „De natura et causa pulmonum affectionis quae nervo utroque vago dissecto exoritur",[103] forderte er in der sechsten These: „Dissertationes medicae inaugurales Germano sermone scribendae sunt in Germania."[104]

Nach dem Militärdienst und Studienaufenthalten in Wien und Paris kehrte Billroth im Herbst 1853 nach Berlin zurück und eröffnete eine Praxis. In den ersten beiden Monaten konsultierte ihn kein einziger Patient.[105] Billroth bewarb sich um eine Assistentenstelle bei Bernhard von Langenbeck, Professor für Chirurgie an der Charité in Berlin.[106] 1856 habilitierte er sich als

[95] *Kern*, Billroth-Selbstzeugnisse, 17.

[96] *Wyklicky*, Unbekanntes von Billroth, 38.

[97] *Billroth*, Brief an Professor Baum in Göttingen. Berlin, 9. November 1851. In: *Billroth*, Briefe, ed. *Fischer,* 5. vermehrte Auflage, 15.

[98] Autobiographie Billroths. In: *Wyklicky*, Unbekanntes von Billroth, 41.

[99] Ebd., 45.

[100] *Billroth*, Brief an Georg Meissner, Berlin, 13. November 1851. In: *Brunn* (Hg.), Jugendbriefe Theodor Billroths an Georg Meissner, 23.

[101] *Billroth*, Brief an Georg Meissner, Berlin, 15. November 1851. In: Ebd., 22.

[102] Nachweis der Promotion im Standesbuch der Medizinischen Fakultät der Universität Wien 1867, Wiener Doctoren Collegium, 1, Folio 40.

[103] *Kern*, Billroth-Selbstzeugnisse, 28.

[104] *Wyklicky*, Unbekanntes von Billroth, 37. Wyklicky ergänzt, dass der Chirurg Rudolf Wagner in einem Brief an Billroth „offenherzig" zugestanden habe, Dissertationen lieber in deutscher Sprache zu lesen.

[105] Autobiographie von Dr. Th. Billroth. In: *Wyklicky*, Unbekanntes von Billroth, 42ff.

[106] *Kern*, Billroth–Selbstzeugnisse, 32: Kern zitiert einen Brief Billroths an Georg Meissner, 2. November 1873, indem er erwähnt, dass er „bis auf den heutigen Tag nicht wisse" wie er zur Ehre einer Assistentenstelle bei Langenbeck gekommen sei. Der Chirurg

Privatdozent für Chirurgie und Pathologische Anatomie.[107] Billroth erwähnt
in seiner Autobiographie, „dass verschiedene Bewerbungen um Spitalstellen
missglückten",[108] jedoch nicht konkret, dass er für den Lehrstuhl für Pathologische Anatomie an der Universität Berlin vorgeschlagen wurde. Im
Berufungsverfahren wurde Rudolf Virchow erstgereiht.[109] Billroth akzeptierte die Absage und fand es „nicht unehrenhaft [...], mit Virchow rivalisiert
zu haben, wenn [er] auch aus dem Felde geschlagen" wurde. Karl Schober,
der alle Akten der Medizinischen Fakultät der Universität Berlin und den
Briefwechsel von Billroth im Berufungsverfahren für den Lehrstuhl für Pathologie überprüfte, konnte nicht feststellen, dass sich die beiden Bewerber im Vorfeld persönlich trafen.[110] Billroth konzentrierte sich im folgenden
Studienjahr auf Vorlesungen in Allgemeiner und Spezieller Chirurgie sowie
auf Operationskurse.[111] Sie waren sehr gut besucht und Billroth wurde in
Studentenkreisen zur „Modefigur".[112]

4. „DEUTSCHE" MEDIZIN

Am 20. August 1858[113] heiratete Billroth Christel Michaelis, die Tochter von
Caroline und Edgar Michaelis. Ihr Vater war Hofarzt, ihre Mutter stammte
aus einer Sänger- und Schauspielerfamilie. Dem bürgerlichen Rollenbild des
19. Jahrhunderts entsprechend, führte sie ein offenes Haus für die Kollegen

---

habe ihn so gut gekannt, wie „jeden der bei ihm Collegia und Klinik gehört und von ihm
examiniert" wurde. Erst als ihm ein bekannter Assistenzarzt an Langenbecks Klinik
mitteilte, dass sich sein ehemaliger Lehrer für ihn interessiere, habe er sich sofort beworben.

[107] Autobiographie von Dr. Th. Billroth. In: *Wyklicky*, Unbekanntes von Billroth, 51.

[108] Ebd., 52.

[109] Siehe *Billroth*, Brief an Georg Meissner. Berlin, 8. Mai 1856. In: *Brunn* (Hg.), Jugendbriefe Theodor Billroths an Georg Meissner, 171: „Du musz't bedenken, daß ich hier
Niemand habe mit dem ich mich aussprechen kann, sondern meine Ideen höchstens in
meinem Cigarrendampf reflectieren lassen kann. [...] Was meine Stellung hier betrifft,
so wirrst[!] Du wissen, dass Virchow mittlerweile definitiv herberufen ist, und dass damit hier meine pathologisch-anatomische Carrière aufgegeben ist."

[110] Karl Ludwig *Schober*, Die Gründung des Berliner Lehrstuhles für Pathologische Anatomie im Jahre 1856 (Virchow und Billroth) Typoskript. o. O. o. J. Bibliothek des Instituts
für Geschichte der Medizin, Medizinische Universität Wien.

[111] Autobiographie von Dr. Th. Billroth. In: *Wyklicky*, Unbekanntes von Billroth, 52.

[112] *Billroth*, Brief an Professor His in Basel, Berlin. 11. November 1857. In: *Billroth*, Briefe,
ed. *Fischer*, 5. vermehrte Auflage, 26.

[113] *Weiler*, Christian Theodor Billroth, 73.

und Studenten ihres Gatten und widmete sich der Erziehung der Kinder.[114] Langenbeck genehmigte Billroth als Mitarbeiter ausnahmsweise, außerhalb der Klinik zu wohnen. Im Regelfall wohnten Assistenzärzte im Krankenhaus, um jederzeit einsatzbereit zu sein.[115] Die Adresse des jungen Ehepaares in Berlin war Louisenstraße 38.[116] Im folgenden Jahr bewarb sich Billroth für den Lehrstuhl für Chirurgie an der Universität Zürich. Hier war sein Konkurrent im Berufungsverfahren Johann Nussbaum, Privatdozent an der Chirurgischen Klinik in München. Nussbaum wurde Erstgereihter und erhielt am 10. Dezember 1859 den Berufungsbescheid. Nachdem er am 17. Dezember jedoch ablehnte, wurde Billroth ersucht, die Lehrkanzel für Chirurgie an der Universität Zürich zu übernehmen. Billroth stimmte am 22. Dezember zu, am 23. Dezember erhielt er, dreißig Jahre alt, das Berufungsdekret.[117] Am 1. April 1860 trat er die Stelle mit einer Lehrverpflichtung von zehn bis zwölf Wochenstunden an. Er erhielt ein Jahresgehalt von 3000 Frans und zusätzlich die Kollegiengelder der Studenten.[118]

Arnold Huber glaubt, dass Billroth in Zürich am Anfang Anpassungsschwierigkeiten gehabt habe. Seine Frau sei unglücklich gewesen und er habe seiner Meinung nach zu wenig verdient. „Schließlich", so schrieb er an seinen Lehrer Baum, bleibe „ein Deutscher in Zürich stets ein Fremder".[119] Als neuer Vorstand der Chirurgischen Klinik verlangte Billroth von seinen Assistenten die Führung von Krankengeschichten auf vorgegebenen Formularen und führte Operationsstatistiken ein.[120] Bei jedem Patienten musste eine „retrospektive und prospektive Analyse" seines Krankheitsverlau-

---

[114] *Andree*, Virchow-Billroth, In: Katalog der Ausstellung der Stiftung Pommern ed. Stiftung Pommern, 111. Siehe Robert *Gersuny*, Theodor Billroth. (= Meister der Heilkunde 4, Wien 1922) 14: „Dem scharfsinnigen Forscher stand die geistvolle Ehefrau zur Seite, die für seine künstlerischen Neigungen das wärmste Mitempfinden hatte."

[115] *Fraenkel*, Billroth. In: Neue Österreichische Biographie 1815–1918, 91.

[116] *Weiler*, Christian Theodor Billroth, 73.

[117] Eliane *Schwöbel-Schrafl*, Was verdankt die Medizinische Fakultät Zürich ihren ausländischen Dozenten? 1833 bis 1863 (= Züricher Medizingeschichtliche Abhandlungen, Neue Reihe 176, Zürich 1985) 104f. Anders aber *Billroth*, Briefe, ed. *Fischer*, 5. vermehrte Auflage, 40. In der Anmerkung erwähnt Georg Fischer, dass Billroth das Dekret am 24. Dezember erhielt.

[118] Karel *Absolon*, Theodor Billroth. The Making of a Surgeon (1852–1859). In: Surgery Annual 10 (1978) 417–441, hier 440.

[119] Arnold *Huber*, Theodor Billroth in Zürich 1860 bis 1867 (= Züricher Medizingeschichtliche Abhandlungen, Zürich 1924) 144.

[120] *Schwöbel-Schrafl*, Was verdankt die Medizinische Fakultät Zürich ihren ausländischen Dozenten, 108.

fes erstellt werden.[121] Kurt Blaukopf sieht ihn als einen „Organisator des Wissens".[122] Für Rüdiger Siewert steht Billroth „am Anfang des Qualitätsmanagements in der Chirurgie". Durch die Vorschreibung einer „patientenbezogenen Dokumentation" und einer regelmäßigen Körpertemperaturmessung habe er die besten Voraussetzungen dafür geschaffen.[123] In den Chirurgie-Vorlesungen stieg die Hörerzahl von sechs bis acht auf vierunddreißig Studenten an der Klinik an und auf zwanzig im Hörsaal. Billroth stellte einen detaillierten Studienplan für acht Semester auf und erweiterte ihn durch „Spezialvorlesungen" als Fortbildung, die nicht für Studenten, sondern für Lehrende an der Medizinischen Fakultät obligatorisch waren.[124] Er hielt Vorlesungen in Geschichte der Medizin und arbeitete zusätzlich noch für die „Neue Zürcher Zeitung" als Musikkritiker. Seine Artikel unterzeichnete er mit „t" oder „th".[125] Billroth lernte Bratsche und spielte im privaten Kreis bei Kammermusik-Abenden Klavier oder Bratsche. In Zürich begann Billroth einen Briefwechsel mit Johannes Brahms. Im Herbst 1865 gab Brahms ein Konzert in Zürich. Er berichtete Klara Schumann in einem Brief, dass er Billroth erst dort persönlich kennen lernte.[126] Billroth verkehrte in Zürich auch im Haus der Wesendoncks auf dem Grünen Hügel und komponierte für manche der Anwesenden, wie für Friedrich Hegars Gattin Lieder, „als Andenken an eine durchtanzte Nacht".[127]

1863 gab Billroth sein erstes Lehrbuch heraus.[128] Er erwog die Vor- und Nachteile der Publikation in Deutsch oder in einer Sprache, mit der er ein in-

---

[121] J. Rüdiger *Siewert*, Das Phänomen Theodor Billroth – Versuch einer Deutung. In: *Peiper*, *Hartel* (Hgg.), Das Theodor-Billroth-Geburtshaus, 49–62, hier 50.

[122] Kurt *Blaukopf*, Theodor Billroth über Musik. Wissenschaft und Kunstbetrachtung. In: Alice *Bolterauer*, Dietmar *Goltschnigg* (Hgg.), Moderne Identitäten (= Studien zur Moderne 6, Wien 1999) 91–108, hier 97.

[123] *Siewert*, Das Phänomen Theodor Billroth In: *Peiper*, *Hartel* (Hgg.), Das Theodor-Billroth-Geburtshaus 50.

[124] *Schwöbel-Schrafl*, Was verdankt die Medizinische Fakultät Zürich ihren ausländischen Dozenten, 112.

[125] Ebd., 110.

[126] *Jagic*, Theodor Billroth und Johannes Brahms, 2.

[127] *Huber*, Theodor Billroth in Zürich, 151.

[128] Theodor *Billroth*, Die allgemeine chirurgische Pathologie und Therapie in fünfzig Vorlesungen. Ein Handbuch für Studirende und Aerzte. Mit Holzschnitten (Berlin 1863). Siehe weiter Theodor *Billroth*, Handbuch der allgemeinen und speciellen Chirurgie mit Einschluss der topographischen Anatomie, Operations- und Verbandlehre. Mit 136 Kupfertafeln, 52 lith. Umrisstafeln und zahlreichen Holzschnitten. Bearbeitet von Dr. *Agatz* in Augsburg, Prof. Dr. *Billroth* in Zürich, Prof. Dr. F. *Esmarch* in Kiel, Dr. E. *Gurlt*

ternationales Publikum erreichen könnte.[129] Der Chirurg war sich bewusst, dass eine Publikation in Deutsch finanziell weniger lukrativ war und in Englisch oder Französisch mehr Prestige brachte, aber er entschied sich für die deutsche Sprache. Über sie definierte sich die 'Deutsche Nation' und mit ihr präsentierte er die 'deutsche' Wissenschaft. 1862 erhielt er ein Angebot für einen Lehrstuhl an der Universität Rostock, 1864 an der Universität Heidelberg. Beide lehnte der mittlerweile in Zürich erfolgreiche Chirurg ab.[130] Zum Dank veranstalteten Studenten für ihn Fackelzüge und Bankette, was seine hohe Popularität als Professor bezeugte.[131] Alleine an dem Festessen nahmen angeblich zweihundert „Männer aus allen Kreisen der Gesellschaft" teil.[132] Otto Kappeler, einer der drei Assistenten Billroths an der Universität Zürich, berichtete von der starken Bindung an den „mächtig anregenden Lehrer, den genialen Forscher von seltener Arbeitskraft". Es sei für sie „eine glückliche Fügung des Geschicks" gewesen, zumindest für eine kurze Zeit „neben der Bahn dieses wunderbaren Mannes einhergehen" zu dürfen.[133] Die frühe Idealisierung Billroths durch Assistenten und Studenten zeigt ein völlig unreflektiertes Verhältnis dem Professor gegenüber, verbunden mit persönlicher Abhängigkeit von der bewunderten Autorität. Im Mai 1865 gründete der Chirurg an der Medizinischen Fakultät der Universität Zürich eine Verbindung, in der Studenten in einstündigen wissenschaftlichen Sitzungen die Rolle der Lektoren übernahmen und Professoren jene der Hörer.

---

in Berlin u.a. redigirt von Dr. v. *Pitha*, Professor der Chirurgie in Wien und Dr. *Billroth*, Professor der Chirurgie in Zürich. Erster Band. Erste Abteilung. Mit 68 in den Text gedruckten Holzschnitten und 6 Curventafeln (Erlangen 1865) und Theodor *Billroth*, Chirurgische Klinik. Zürich 1860-1867. Erfahrungen aus dem Gebiete der praktischen Chirurgie. Mit 3 lithographischen Tafeln und 15 Holzschnitten (Berlin 1869).

[129] *Billroth*, Brief an Professor Esmarch in Kiel, Zürich, 29. Mai 1863. In: *Billroth*, Briefe, ed. *Fischer*, 5. vermehrte Auflage, 56: „Principienfrage: 1) Soll die Sache national deutsch bleiben? Dann der Erfolg pecuniär sehr fraglich. 2) Sollen die Beiträge nur von Deutschen kommen, doch zur Verbreitung die Uebersetzung in drei Sprachen gegeben werden? Schon besser für den pecuniären Erfolg, doch vielleicht nicht sicher genug für den reellen Werth der Beiträge. 3) Soll das Unternehmen ein internationales werden? Sollen wir Beiträge aus Frankreich, England, Rußland [etc.] (Amerika mit seinem chirurgischen Humburg schließe ich aus) annehmen? Dann erhalten wir vielleicht eine Fluth von Schund, und die Abwehr ist sehr schwierig."

[130] *Nuland*, The Masterful Spirit. In: The Classics of Surgery Library (1984) 23.

[131] Georg *Atzrott*, Theodor Billroth – ein deutscher Professor in Wien. In: Medizinische Welt 44 (1936) 1605–1606, hier 1606.

[132] *Huber*, Theodor Billroth in Zürich, 171.

[133] Ebd., 107.

Die Mitgliedschaft der Professoren-Studenten-Verbindung stand allen Hörern der Medizinischen Fakultät Zürich offen, auch ausländischen Ärzten, die in Zürich Postgraduate-Kurse besuchten.[134] Student sein in der Schweiz bedeutete nämlich nicht nur „Jünger der Wissenschaft" zu sein, sondern auch „akademischer Bürger, Commiliton, Schüler seiner Lehrer, Mitglied der Gesellschaft".[135]

Der am 16. Juni 1866 begonnene und eigentlich nur sieben Wochen dauernde „Bruderkrieg" zwischen Preußen und Österreich verstärkte Billroths Nationalbewusstsein. Der Krieg war von österreichischer Seite geprägt von Fehleinschätzungen und Fehlentscheidungen. Die Habsburgermonarchie bestätigte in militärischer Hinsicht, dass sie „eher die Prinzipien der Vergangenheit und einer zu Ende gehende Epoche vertrat".[136] Ludwig August von Benedek, der Sohn eines Arztes aus Ödenburg, Westungarn, führte auf Befehl des Kaisers die österreichische Nordarmee am 3. Juli in die Schlacht von Sadowa, dem Dorf nahe der Stadt Königgrätz.[137] Gegen eine Armee anzutreten, die „besser organisiert, besser geführt und besser ausgerüstet" war, programmierte ein Versagen des österreichischen Generalstabs voraus.[138] Das Schlachtfeld Königgrätz habe auf der Seite der Verlierer ein „Trauma" ausgelöst. Für die Deutschen in Österreich entstand jene „Bipolarität", die in der Bereitschaft mündete, „das eigene Reich zu zerstören, um von Preußen erlöst zu werden".[139] Auf Seite der Sieger verstärkte der Triumph besonders im deutschen Bildungsbürgertum das Nationalgefühl, weil es sich in seiner Überlegenheit bestätigt fühlte. Am 25. Juli 1866 schrieb Billroth an Professor Wilhelm Lübke in Stuttgart, dass er „immer ein guter Preuße" gewesen sei, doch er habe nicht geahnt, dass „eine solche Kraft darin steck[e]". Er wünsche, „mit auf dem Schlachtfeld" zu sein.[140]

Am 15. November 1866 starb Billroths einziger Sohn Theodor im achten Lebensjahr an Scharlach. Er war taubstumm und lebte in einer „Anstalt" für

---

[134] *Absolon,* The Surgeon's Surgeon 1, 239.

[135] Agnes *Bluhm,* Leben und Streben der Studentinnen in Zürich. Vortrag, gehalten am 1. März 1890 in Wien. In: Jahresbericht des Vereines für erweiterte Frauenbildung in Wien, II. Vereinsjahr, October 1889 – October 1890, 2 (1890) 16–27, hier 18.

[136] Adam *Wandruszka,* Schicksalsjahr 1866 (Graz-Wien-Köln 1966) 159.

[137] *Rumpler,* Eine Chance für Mitteleuropa, 399.

[138] *Kann,* Geschichte des Habsburgerreiches, 254.

[139] *Wladika,* Hitlers Vätergeneration, 3.

[140] *Billroth,* Brief an Professor Lübke in Stuttgart. Zürich, 25. Juli 1866. In: *Billroth,* Briefe, ed. *Fischer,* 5. vermehrte Auflage, 72.

Kinder mit besonderen Bedürfnissen.[141] Zwei der fünf Töchter waren noch sehr jung an Tuberkulose gestorben.[142] Einem Freund teilte Billroth mit, dass er „in vollkommene Melancholie verfallen" sei und „nächtelang geweint" habe.[143] Er wollte nicht länger in Zürich bleiben und vertiefte sich ganz in Lehre und Forschung.[144] Billroth verließ Zürich aber auch, weil er den Eindruck hatte, sich an dieser Universität nicht weiterentwickeln zu können.[145] Er bewarb sich für eine Professur an der Zweiten Chirurgischen Klinik der Universität Wien. Wien war für ihn wie Berlin einer „der größesten[!] Plätze [s]einer Wissenschaft".[146] Das Anforderungsprofil des Professorenkollegiums der Medizinischen Fakultät verlangte einen Chirurgen, „von welchem die größte Förderung der Wissenschaft zu erwarten steht, [...] der als Lehrer, Operateur und Schriftsteller durch besondere Genialität sich schon ausgezeichnet hat, der noch in voller Manneskraft steht [...] und geeignet ist, eine chirurgische Schule zu gründen, welche der Universität zum Ruhme und dem Lande zum größten Nutzen gereichen soll".[147]

Am 16. März 1867 erfuhr Billroth von dem Chirurgen Franz Freiherr von Pitha das Abstimmungsergebnis des Professorenkollegiums. Professor Leopold von Dittel, Wien, hatte eine Stimme erhalten, Professor Josef Weinlechner, Wien, fünf Stimmen und Professor Theodor Billroth, Zürich, elf Stimmen.[148] „Also Victoria! mein geehrter Freund", schrieb Pitha an Bill-

---

[141] *Huber*, Theodor Billroth in Zürich, 147. Siehe *Billroth*, Brief an His vom 9. April 1866, zit. in: *Wyklicky*, Unbekanntes von Billroth, 67: „Ist ein so guter kleiner Kerl, und meist so glücklich, so wenig sich seines mangelhaften geistigen Zustandes bewußt."

[142] *Gersuny*, Billroth (1922) 14. Siehe *Billroth*, Brief an Dr. Eiser in Frankfurt am Main. Wien, 28. Oktober 1885. In: *Billroth*, Briefe ed. *Fischer*, 5. vermehrte Auflage, 348: „Was bleibt für mich? [...] Drei Töchter sind mir von 6 Kindern geblieben." Siehe *Kern*, Billroth – Selbstzeugnisse, 17: Sowohl Billroths Mutter als auch die vier Brüder starben noch vor dem 40. Lebensjahr ebenfalls an Tuberkulose.

[143] *Billroth*, Brief an Professor Lübke in Stuttgart. Zürich, 26. Dezember 1866. In: *Billroth*, ed. *Fischer,* 5. vermehrte Auflage, 76.

[144] *Huber*, Theodor Billroth in Zürich, 148.

[145] Ebd., 172.

[146] *Billroth*, Brief an Professor His in Basel. Zürich, 9. April 1866. In: *Billroth*, Briefe, ed. *Fischer,* 5. vermehrte Auflage, 67.

[147] Erna *Lesky,* Die Wiener medizinische Schule im 19. Jahrhundert (= Studien zur Geschichte der Universität Wien 6, Graz-Köln 1965) 435.

[148] Protocoll vom 16. März 1867, Personalakte Theodor Billroth, Medicinische Dekanats-Acte 258 aus 1866/67, Z. 690, Archiv der Universität Wien.

roth, „sie werden mit offenen Armen empfangen werden".[149] Der Pathologe Carl von Rokitansky teilte Billroth mit, dass die Stimmenmehrheit „in
allen Kreisen mit der größten Befriedigung" aufgenommen worden sei.[150]
Der achtunddreißig Jahre alte Chirurg war nun Ordinarius der Zweiten Chirurgischen Klinik der Medizinischen Fakultät und zugleich Direktor des
Operationsinstituts. Mit einem Gefühl des Triumphes, aber auch der Unsicherheit, nahm er die Entscheidung an. Am 12. Mai 1867 erhielt Billroth das
Berufungsdekret.[151]

Nach der verlorenen Schlacht Österreichs in Sadowa 1866 erwartete
er allerdings, in Wien mit einer Aversion gegenüber einem Preußen, „einem Ketzer", wie er sich selbst bezeichnete, konfrontiert zu werden.[152] Sein
Schüler Vinzenz von Czerny formulierte es positiv. Billroths Berufung sei
„Österreichs beste Rache für Sadowa" gewesen, da sie „Preußen einfach
das beste Stück weggenommen" habe.[153] Die Idee, die Niederlage von Sadowa ausgleichen zu müssen, indem an eine bestimmte Person eine hohe
Erwartungshaltung als „Erlöser" gebunden wurde, erhielt historische Kontinuität. Die „Rache" sollte die ungeheure „Schmach" tilgen, die in Österreich einen „bis heute spürbaren Minderwertigkeitskomplex gegenüber allen
Deutschen" ausgelöst habe.[154] Bezeichnenderweise hatte der Sprecher der

---

[149] Franz Freiherr *von Pitha,* Brief an Theodor Billroth. Wien, 16. März 1867. In: *Fischer*
(Hg.), Billroth und seine Zeitgenossen, 18f.

[150] Carl *von Rokitansky,* Brief an Theodor Billroth. Wien, 1. April 1867. In: *Fischer* (Hg.),
Billroth und seine Zeitgenossen, 19.

[151] *Billroth,* Brief an Professor Lübke in Stuttgart. Zürich, 2. Juni 1867. In: *Billroth,* Briefe,
ed. *Fischer,* 5. vermehrte Auflage, 85: „Ein Roman will es mir scheinen, daß ich zum k.
k. Professor der ersten chirurgischen Klinik und als erster Direktor des Operationsinstituts ernannt bin, ernannt von Sr. Apostolischen Majestät des Kaisers [!] von Österreich,
ich ein Mensch von 38 Jahren, der sich so gräßlich grün erscheint, daß ihn bei diesem
Gedanken fast ein Grauen ergreift."

[152] Siehe *Billroth,* Brief an Professor Lübke in Stuttgart. Zürich, 5. März 1867. In: *Billroth,*
Briefe, ed. *Fischer,* 5. vermehrte Auflage, 83: „Seit einigen Wochen saugt eine immer
anwachsende Partei der Wiener medicinischen Fakultät sehr stark an meiner Sphäre;
ich bewundere die Leute! Sie wollen einen Preußen, einen Ketzer in die erste dortige
Chirurgenprofessur bringen; es mag wohl Muth dazu gehören, das jetzt in Wien zu
wollen."

[153] Helmut *Wyklicky,* Die Ära Billroths in Wien. In: Kunst des Heilens. Aus der Geschichte der Medizin und Pharmazie. Niederösterreichische Landesausstellung 1991, Katalog
des N.Ö. Landesmuseums, Neue Folge Nr. 276 (Wien 1991) 647-650, hier 648.

[154] *Wladika,* Hitlers Vätergeneration, 2: In der nationalsozialistischen Ära sei unter preußischen Konservativen der „Witz" kursiert, dass „der Österreicher Adolf Hitler [...] der
ungeheure Rächer für Königgrätz" sei. Siehe *Wandruszka,* Schicksalsjahr 1866, 202:

„*Silesia*" am 20. März 1867 gefordert, dass ihre bis dahin als großdeutsch deklarierten Farben „Schwarz-Rot-Gold" durch die Farben des Norddeutschen Bundes „Schwarz-Weiß-Rot" ersetzt werden sollten.[155] Tatsächlich wurde Billroth als ein in Preußen ausgebildeter Chirurg mit Auslandserfahrung bewusst gewählt. Einerseits sollte die Chirurgie als Wissenschaft positioniert werden, da sie bis Mitte des 19. Jahrhunderts innerhalb der medizinischen Disziplinen nicht den gleichen Stellenwert hatte, wie zum Beispiel die Interne Medizin.[156] Andererseits bevorzugten das Professorenkollegium der Medizinischen Fakultät und das Ministerium für Unterricht Professoren aus Deutschland, um das Niveau der Universität Wien den Universitäten in Deutschland anzugleichen und wissenschaftlich konkurrenzfähig zu bleiben.[157]

Am 11. Oktober 1867 legte Billroth in der Antrittsvorlesung dem aufmerksamen Auditorium sein Programm für die Bildung einer Chirurgen-

---

Besonders in den ersten Jahren nach Hitlers Machtergreifung sei von einer österreichischen „Rache für Königgrätz" gesprochen worden. Der Historiker Wilhelm Schüssler schreibt in einer Studie über „Königgrätz 1866", die Niederlage habe sich in den Jahren der Weimarer Republik ab 1919 „wie ein rächender Arm aus dem Grabe des 1866 verscharrten Großdeutschtums gereckt". Es gehöre zu den Folgen der Schlacht von Königgrätz, „daß die Eroberung des kleindeutschen Reichs durch den Österreicher Hitler 1933 möglich wurde".

[155] *Wladika*, Hitlers Vätergeneration, 32.

[156] Siehe Joseph *Hochgerner*, Studium und Wissenschaftsentwicklung im Habsburgerreich. Studentengeschichte seit Gründung der Universität Wien bis zum Ersten Weltkrieg (= Studenten in Bewegung. Österreichische Studentengeschichte vom Mittelalter bis zur Gegenwart 1, Wien 1983) 130: Bis Anfang des 19. Jahrhunderts hatte die Chirurgie keinen wissenschaftlichen Rang, sondern galt als Handwerk, das pragmatisch erlernt werden konnte. Erst im Frühliberalismus wurde die Chirurgie als wissenschaftliche Disziplin gesehen. Reformen des Medizinstudiums, die in der josephinisch-aufgeklärten Ära eingesetzt hatten, wurden durch die franziszeische Repression wieder aufgehalten.

[157] Siehe handschriftlicher Abdruck des Gutachtens von Franz von Pitha und Transkription des Textes in: Emanuel *Berghoff*, Zur Besetzungsfrage der Schuh'schen Klinik. In: Wiener klinische Wochenschrift, Sonderdruck 21 (1931) 1–5, hier 2f: „In der Besetzungsfrage [...] hätte das Professorenkollegium keine glücklichere Wahl treffen können, als zu Billroth. [...] Prof. Theodor B[illroth] hat sich in der verhältnismäßig kurzen Zeit seiner öffentlichen Wirksamkeit durch Schrift und Tat schon lange einen so guten Namen in der ärztlichen Welt errungen, daß er gegenwärtig tatsächlich zu den ersten Koryphäen der Chirurgie in Europa zählt. [...] Die Akquisition einer so ausgezeichneten Lehrkraft liegt daher im tiefsten Interesse unserer Universität und man wird ihr nur Glück wünschen können."

schule vor. Billroths universitätspolitische Bestrebungen waren unver-
kennbar national gefärbt. Die „Einleitung in die allgemeine Chirurgie",[158]
so der Titel der Vorlesung, zeigte einen kultur- und universitätskritischen
Ansatz, der eine Aversion gegenüber französischen kulturellen Einflüssen
„auf deutsche Sitten" erkennen ließ. Der Chirurg lehnte die naturphilosophisch orientierte Medizin vollkommen ab. Er hielt nichts von „hochgelahr-
ten, philosophisch hochgebildeten Herren *Doctores Medicinae* mit ihren
Allongenperücken".[159] Erfüllt von großem Sendungsbewusstsein[160] für die
naturwissenschaftlich orientierte Medizin, appellierte er an das Vertrauen
in ihn als Experten der modernen Medizin. Nur durch Akzeptanz seiner
Autorität als Chirurg könne er die „Wiener Schule" zum Triumph führen.[161]
Billroth ordnete sich nicht in das Professorenkollegium der Medizinischen
Fakultät ein, sondern erhob einen Führungsanspruch: „Ich darf und werde
mich hier keiner Partei anschließen", schrieb er an den Augenarzt Horner,
einen Freund aus der gemeinsamen Studienzeit bei Albrecht von Graefes in
Berlin, „sondern muß selbst Führer einer Partei werden".[162] Im selben Jahr

---

[158] Theodor *Billroth*, Einleitung in die allgemeine Chirurgie. Erste Vorlesung des Professors Dr. Th. Billroth in Wien. In: Wiener Medizinische Wochenschrift 17,82 (1867)
1305–1309; 17,83 (1867) 1323–1327 und 17,84 (1867) 1337–1341, hier 1323.

[159] *Billroth*, Einleitung in die allgemeine Chirurgie. In: Wiener Medizinische Wochenschrift 17, 82 (1867) 1308.

[160] Siehe Alexander *Fraenkel*, Theodor Billroth und die moderne Chirurgie. In: Beiträge zur Geschichte der Medizin 4: Julius Wagner–Jauregg, Rudolf Maresch, Alexander Fraenkel, A. F. Seligmann, Josef Skoda, Theodor Meynert, Carl von Rokitansky
und Theodor Billroth (Wien-Leipzig 1927) 22–29, hier 27: „Jener hochsittliche, innere,
selbstauferlegte Zwang, der das Bewußtsein der Erfüllung einer Sendung verleiht, zu
der man sich nicht berufen, sondern auserwählt fühlt", sei ein Persönlichkeitsmerkmal
Billroths gewesen.

[161] *Billroth*, Einleitung in die allgemeine Chirurgie. In: Wiener Medizinische Wochenschrift 17,82 (1867) 1341f.: „Ich [...] schätze mich glücklich, dass mir das Geschick einen
Platz angewiesen hat, wo ich Gelegenheit habe, mit grossen Hülfsmitteln auf eine grosse
Anzahl von Schülern zu wirken. [...] Vertrauen Sie sich meiner Führung an! ich glaube
den Weg von Theorie zur Praxis zu kennen, denn ich gehe ihn täglich hunderte von
Malen hin und zurück. [...] Wollen Sie mir auf meinen Wegen, selbst wenn dieselben
mühsam sind, treulich folgen, so hoffe ich, dass die Wiener Schule ihre ewige Jugend
bewahre. Sie, meine Herren, müssen freilich das Meiste dazu thun, denn die
Zukunft einer Schule beruht auf der Arbeit der Schüler, wie die Zukunft eines Staates
auf der Arbeit seiner Bürger."

[162] *Billroth*, Brief an Professor Horner in Zürich. Wien, 29. Dezember 1867. Zit. in *Andree*,
Virchow-Billroth, In: Katalog der Ausstellung der Stiftung Pommern ed. Stiftung Pommern, 146: „Die Studenten und fremden Ärzte kommen mir mit offenem Herzen entge-

als Billroth an die Universität Wien berufen wurde, beschloss die Regierung der Habsburgermonarchie, für alle Bürger und Bürgerinnen die Grundrechte in der Verfassung zu verankern und damit den neoabsolutistischen Regierungskurs zu verlassen.

---

gen, die „medicinische Presse" beleckt mich in ekelhaftester Weise", schreibt Billroth dazu.

II. BÜRGERLICHE GRUNDRECHTE UND MEDIZINSTUDIUM

1. PROBLEMKREIS GESCHLECHT

Die liberale Ära der Habsburgermonarchie begann offiziell mit der ersten repräsentativen Verfassung vom 21. Dezember 1867. Die bürgerlichen Staatsgrundgesetze, fünf Verfassungsgesetze, sollten die Reichsvertretung und die Ausübung der Regierungs- und Vollzugsgewalt regeln, die richterliche Gewalt nach dem Prinzip der Gewaltenteilung bestimmen und ein Reichsgericht zum Schutze der Rechte des Einzelnen einsetzen.[1] Alle Bürger und Bürgerinnen der Monarchie, alle Ethnien und Konfessionen sollten vor dem Gesetz gleich behandelt werden, was die Deklaration der Menschenrechte von 1789 ohnehin forderte. Die neue Rhetorik von der Gleichheit aller Bürger vor dem Gesetz bestimmte nun die „politische Landschaft Österreichs", auch wenn die bürgerlichen Staatsgrundgesetze „mehrheitlich in ihren sozialen Konsequenzen sehr rasch wieder eingeschränkt wurden".[2] Für die Universität Wien bedeuteten die bürgerlichen Grundrechte, dass jeder Bürger und auch jede Bürgerin der Monarchie, unabhängig von Ethnie und Konfession, studieren konnte, sofern er oder sie die Zulassungsbedingungen erfüllte. Durch die unscharfen Formulierungen der Gesetzestexte[3] war es aber sowohl den Universitätsbehörden als auch dem Unterrichtsministerium möglich, in gewissen Fragen nicht gesetzeskonform zu handeln und eigene Interpretationen zu finden. Die bürgerlichen Grundrechte wurden wiederholt verletzt.

Mit Artikel 3 wurde zwar versprochen, dass jeder Bürger seinen Beruf frei wählen dürfe, doch das Versprechen galt nicht für Frauen. Die bürgerlichen Grundrechte wurden als „Männerrechte" interpretiert, weil Frauen nicht als gleichwertig und dem Manne untergeordnet gesehen wurden.[4]

---

[1] *Kann*, Geschichte des Habsburgerreiches, 309.

[2] John W. *Boyer*, Karl Lueger (1844–1910). Christlichsoziale Politik als Beruf. Aus dem Englischen übersetzt von Otmar *Binder* (= Studien zu Politik und Verwaltung 93, Wien-Köln-Weimar 2010) 38.

[3] Siehe Alan *Sked*, The Decline and Fall of the Habsburg Empire 1815–1918. Der Fall des Hauses Habsburg. Der unzeitige Tod eines Kaiserreiches. Aus dem Englischen von Stephen *Tree* (London-New York 1989, Berlin 1993) 261: Wesentliche Begriffe wie „Nationalität" oder „Landessprache" wurden in ihrer Begrifflichkeit nicht genauer definiert.

[4] Renate *Flich*, Wider die Natur der Frau? Entstehungsgeschichte der höheren Mädchenschulen in Österreich, dargestellt anhand von Quellenmaterial (= Frauenforschung 3, Wien 1992) 13.

Indem sie über biologische und gesellschaftsrelevante Kriterien definiert
wurden, waren sie von der „res publica", von politischer Partizipation und
von öffentlichen Positionen, ausgeschlossen.[5] Das Wort „Bürgerinnen" kam
im Gesetzestext gar nicht vor. Diese Tatsache ermöglichte es sowohl Universitätsbehörden als auch dem Unterrichtsministerium, Frauen nicht zum
Studium zuzulassen. Ihr eingefordertes Recht auf ein Universitätsstudium
wurde bis zur Jahrhundertwende negiert. Der drohende Verlust der bürgerlichen Ordnung durch Frauen, welche ihr Bürgerrecht einforderten, veranlasste Regierungsmitglieder, gebildete Bürger und Universitätsprofessoren
eine verfassungswidrige Position einzunehmen.[6] Sie fühlten sich durch eine
mögliche neue Geschlechterordnung verunsichert, aber auch bedroht.[7] Einige wenige unterstützten Frauen in ihren Bestrebungen. Mit dem Bemühen
um politische Partizipation in der Durchsetzung der Bürgerrechte wurden
Frauen politisiert. Sie artikulierten ihre Ansprüche und entwarfen Gegen-
konzepte zum tradierten Rollenbild.[8]

1870 wies die Frauenrechtlerin Marianne Hainisch in einem Vortrag
des 1866 gegründeten „Frauenerwerbvereins" darauf hin, dass Knaben und
Mädchen auch in Österreich die gleichen Bildungschancen erhalten sollten.
Die „Praxis" führe nämlich alle dubiosen Theorien über die Nichteignung
von Frauen ad absurdum.[9] Aber ihr Antrag zur Errichtung von Mittel- und
Fachschulen für Mädchen stieß „selbst bei hochgebildeten Frauen" auf großen Widerstand. Trotz der gesicherten Finanzierung wurde ein Realgymnasium für Mädchen abgelehnt.[10] 1871 eröffnete der „Frauenerwerbsver-
ein" unter Leitung von Hainisch eine vierklassige Höhere Bildungsschule

---

[5] Eva *Horn*, Geschlecht und Moderne. Ein Vorwort. In: Geneviève *Fraisse*, Geschlecht
    und Moderne. Archäologien der Gleichberechtigung (Frankfurt am Main 1995) 7–21,
    hier 8.

[6] Birgit *Bolognese-Leuchtenmüller*, „Und bei allem war man die Erste". Einführende
    Bemerkungen zum Thema Frauen und Medizin. In: Birgit *Bolognese-Leuchtenmüller*,
    Sonja *Horn* (Hgg.), Töchter des Hippokrates. 100 Jahre akademische Ärztinnen in Öste-
    rreich (Wien 2000) 9–25, hier 17.

[7] *Horn*, Geschlecht und Moderne. In: *Fraisse*, Geschlecht und Moderne, 9.

[8] Heidrun *Zettelbauer*, „Die Liebe sei Euer Heldentum". Geschlecht und Nation in völki-
    schen Vereinen der Habsburgermonarchie (Frankfurt am Main-New York 2005) 15.

[9] Margret *Friedrich*, „Ein Paradies ist uns verschlossen...", Zur Geschichte der schuli-
    schen Mädchenerziehung in Österreich im „langen" 19. Jahrhundert (Wien-Köln-Wei-
    mar 1999) 128.

[10] Marianne *Hainisch*, Bericht über den International Council mit einem Rückblick auf die
    österreichische Frauenbewegung an der Jahrhundertwende, erstattet am 29. März 1901
    (Wien 1901) 12.

für Mädchen. Sie erreichte zwar nicht das Bildungsniveau des ursprünglich
geplanten Unterrealgymnasiums, aber sie bot einen wesentlich umfang-
reicheren Lehrplan als andere in Wien etablierte Privatinstitute für Mädchen.[11]

Obwohl manche Politiker in verschiedenen Debatten im Abgeordnetenhaus des österreichischen Reichsrats wiederholt die Bedeutung von Mäd-
chenmittelschulen ansprachen, setzte sich die Regierung nicht ernstlich mit
dem Thema auseinander. Erst am 15. Februar 1872 erhielt das Unterrichtsministerium im Rahmen der geplanten Hochschul- und Mittelschulreform
den Auftrag, „zur Reform und Förderung des höheren Unterrichts für die
weibliche Jugend [...] eine Mittelschule für Mädchen zu gründen".[12] Mit der
Begründung, dass in Expertenkreisen noch keine Übereinstimmung für die
genaue Organisation dieser Schulform bestehe, wurde die Konkretisierung
der Pläne weiterhin verzögert.[13] Ab 1874 erhielt die Höhere Bildungsschule
des „Frauenerwerbsvereins" allerdings staatliche Subventionen als Alternative zur Neugründung einer Mädchenmittelschule.[14]

Alle diese Behinderungen und Verzögerungen dienten vornehmlich
dazu, Frauen den Zugang zur Universität zu erschweren, wenn nicht unmöglich zu machen. Mit dem Durchbruch der Naturwissenschaften beriefen
sich Wissenschaftler auf eine biologische Ordnung der Geschlechter, die das
Verhältnis der Geschlechter zueinander naturalisierte. Das neue Geschlech-
terkonzept unterschied streng zwischen einer weiblichen und männlichen
Sphäre und trennte damit die Welt des Bürgertums in einen privaten und
öffentlichen Raum.[15] Durch diese Trennung der Sphären konnte die Wirksamkeit der Diskriminierung gewahrt werden. Die Aufteilung der gesellschaftlichen Räume, die Spaltung zwischen den Bereichen, habe zu einer
„Entzweiung im Geiste" geführt. Männer und Frauen hätten nicht mehr die
gleiche Sprache gesprochen.[16] Als gängigste Begründung gegen ein Frauenstudium wurden in der Habsburgermonarchie oder im Deutschen Reich
die Unterschiede zwischen männlichem und weiblichem Gehirn angeführt.
Nicht nur angeblich anatomische Unterschiede wurden wissenschaftlich ein-

---

[11] *Friedrich*, „Ein Paradies ist uns verschlossen...", 94f.
[12] Jahrbuch des k. k. Ministeriums für Cultus und Unterricht für 1872 (Wien 1873) 212, zit.
in: Ebd., 93f.
[13] Ebd. 94.
[14] Ebd., 96f.
[15] *Zettelbauer*, „Die Liebe sei Euer Heldentum", 14.
[16] *Fraisse*, Geschlecht und Moderne, 86.

gebracht, sondern vom Sichtbaren wurde auf das Unsichtbare geschlossen und damit die weibliche Psyche erklärt.

Als der Anatom Franz Joseph Gall, geboren am 9. März 1758, die Frage „*Ubi sunt instrumenta animae?*" durch Tastbefunde des Schädels zu beantworten versuchte, wurden seine Forschungen von der Regierung und der Kirche als Gefahr gesehen. Die von ihm begründete Phrenologie war eine topologisch ausgerichtete Lehre, die versuchte, Begabungen und Anlagen in bestimmten, klar abgegrenzten Gehirnarealen zu lokalisieren. Dabei wurde ein enger Zusammenhang zwischen der Form des Schädels und der Form des Gehirns gesehen und geglaubt, daraus den Charakter eines Menschen erkennen zu können.[17] Gall war überzeugt, dass in der Gehirnstruktur von Mann und Frau biologisch bestimmte Unterschiede nachgewiesen werden konnten. Die schon im 18. Jahrhundert diskutierten physiologisch-anatomischen Unterschiede zwischen Frauen, die sich von Gefühlen leiten ließen und Männern, wo die Vernunft im Handeln dominierte, versuchte Gall durch anatomische Untersuchungen des Gehirns zu belegen.[18]

Der „corticale Hinterlappen" sei bei Frauen „im Verhältnis zum gesamten *Cortex* stärker entwickelt", was darauf schließen ließe, dass sich dort „die Organe für die Gemütseigenschaften" befänden. Während dieser Untersuchungen stellte er auch fest, dass das Kleinhirn der Frau weniger ausgeprägt sei als jenes des Mannes. Der Grund dafür sei die Lokalisation des Geschlechtstriebs im Kleinhirn, der beim Mann doch stärker entwickelt sei als bei der Frau. Galls „cerebrale Differenzierung" machte nicht nur für seine Zeitgenossen die psychophysiologischen Unterschiede zwischen Mann und Frau deutlich. Sie führten in weiterer Folge zu dieser wissenschaftlich legitimierten Ordnung der Geschlechter nach intellektueller Kapazität und emotionaler Befindlichkeit.[19]

---

[17] *Lesky*, Die Wiener medizinische Schule, 21. Siehe Sigrid *Oehler-Klein* (Hg.), Franz Joseph *Gall* und Johann Kasper *Spurzheim*, Untersuchungen ueber die Anatomie des Nervensystems ueberhaupt, und des Gehirns insbesondere. Ein dem franzoesischen Institute ueberreichtes Mémoire. Nebst dem Berichte der H. H. Commissaire des Instituts und den Bemerkungen der Verfasser über diesen Bericht. Einleitung. (Hildesheim-Zürich-New York 2001) V–XIX, hier V: Galls Interesse galt vor allem den Schädeln von Künstlern, Menschen mit besonderen Begabungen, aber auch Kriminellen. Er legte eine umfangreiche Sammlung aus Gips- und Wachsmodellen an, um die einzelnen Schädelformen zu vergleichen.

[18] Michael *Hagner*, Homo cerebralis. Der Wandel vom Seelenorgan zum Gehirn (Berlin 1997) 104.

[19] *Ebd.*, 105.

Auf Galls anatomisch-physiologische Unterscheidung der Geschlechter im Gehirnaufbau beriefen sich die Anatomen Theodor Bischoff und Nikolas Rüdiger genauso gerne wie die Gynäkologen Späth und Möbius, wenn sie Begründungen suchten, warum Frauen nicht für ein Universitätsstudium geeignet seien.[20] „Ideologisch verbrämt" und philosophisch-darwinistisch untermauert", bauten Mediziner Widerstände gegen das Frauenstudium auf.[21] Es gelang den männlichen Eliten vortrefflich, Argumente zu finden, wobei sich zwei Regeln als überall einsetzbar zusammenfassen ließen. Erstens: Die Frau sei „biologisch inferior und geistig nicht zu höheren Leistungen" befähigt und zweitens: eine Frau mit Bildung und Intellekt sei „widernatürlich und deviant".[22] Weiblichkeit war ihrer Logik nach ein „Gegenstück zur Männlichkeit, als Marginales, Unterdrücktes und mit einem Mangel Behaftetes".[23] Die Suche der etablierten Akademiker nach Argumenten, warum Frauen gerade für ihren Beruf ungeeignet seien, konnte zwar auch in anderen Berufsgruppen nachgewiesen werden, doch Mediziner bemühten sich auffallend intensiv darum.[24] Rosa Mayreder war der Meinung, dass die Aussagen dieser Wissenschaftler über das Wesen der Frau keine wissenschaftlichen Erkenntnisse, sondern vielmehr ein Produkt von „Männerphantasie" seien. Sie wiesen vor allem auf die „psychosexuellen Anlagen" dieser Männer hin.[25]

---

[20] Ebd., 94.

[21] Waltraud *Heindl*, Zur Entwicklung des Frauenstudiums in Österreich. In: Waltraud *Heindl*, Marina *Tichy* (Hgg.), „Durch Erkenntnis zu Freiheit und Glück …". Frauen an der Universität Wien (ab 1897) (= Schriftenreihe des Universitätsarchivs der Universität Wien 5, Wien 1990) 17–26, hier 22.

[22] Sonja *Stipsits*, „… so gibt es nichts Widerwärtigeres als ein die gesteckten Grenzen überschreitendes Mannweib." Die konstruierte Devianz – Argumente gegen das Frauenstudium und Analyse der Umstände, die 1900 dennoch zur Zulassung von Frauen zum Medizinstudium geführt haben. In: *Bolognese-Leuchtenmüller, Horn* (Hgg.), Töchter des Hippokrates, 27–43, hier 30.

[23] *Horn*, Geschlecht und Moderne. In: *Fraisse*, Geschlecht und Moderne, 11.

[24] Marina *Tichy,* Die geschlechtliche Un-Ordnung. Facetten des Widerstands gegen das Frauenstudium von 1870 bis zur Jahrhundertwende. In: *Heindl, Tichy* (Hgg.), „Durch Erkenntnis zu Freiheit und Glück …", 27–48, hier 28.

[25] Ursula *Kubes-Hofm*ann, „Etwas an der Männlichkeit ist nicht in Ordnung". Intellektuelle Frauen am Beispiel Rosa Mayreder und Helene von Druskowitz. In: Lisa *Fischer*, Emil *Brix* (Hgg.) Die Frauen der Wiener Moderne (Wien-München 1997) 124–136, hier 132.

2. GESCHLECHTERDIFFERENZ IM MEDIZINSTUDIUM

1872 erschien Bischoffs Schrift „Das Studium und die Ausübung der Medicin durch Frauen"[26]. Der Münchner Professor für Anatomie und Physiologie konstatierte eine „geistige Minderwertigkeit der Frauen", welche ein Medizinstudium unmöglich mache.[27] Das populistisch gehaltene Buch wurde im Deutschen Reich kontroversiell diskutiert und in Österreich sofort rezipiert. Es sensibilisierte Mediziner und Medizinstudenten für die bevorstehenden Veränderungen im Studienalltag durch die Anwesenheit von Frauen. Angeregt durch die heftigen Diskussionen im Deutschen Reich, wählte der neu gewählte Rektor der Universität Wien, Späth, für seine Inaugurationsrede schon am 12. November 1872 ein ähnliches Thema wie Bischoff: „Das Studium der Medizin und die Frauen". Der Gynäkologe rief damit „in weiten Kreisen ein lebhaftes Interesse und einen ungetheilten Beifall hervor", berichtete die Wiener Medizinische Presse und druckte die Rede ungekürzt ab.[28]

Späth stellte fest, dass Bischoff den Frauen „jede Fähigkeit für wissenschaftliche Forschung" absprach. Mit der Behauptung: „Es fehlt dem weiblichen Geschlechte nach göttlicher und natürlicher Anordnung die Befähigung zur Pflege und Ausübung der Wissenschaften und vor allem der Naturwissenschaften und der Medizin", untermauere er seine Argumentation. Wenn Bischoff die „geistige Inferiorität" der Frau mit dem geringeren Gewicht des Großhirns als „Organ des Bewusstseins, der Intelligenz und der höheren geistigen Fähigkeiten" zu beweisen versuche, sei er nicht ernst zu nehmen. Bischoff berücksichtige nicht einmal das relative Gehirngewicht im Vergleich zur Körpergröße, welches er bei der Frau mit 1:36 und beim Mann mit 1:35 angebe.[29] Bischoffs Beweisführung gegen das Frauenstudium fand Späth daher unwissenschaftlich und völlig überholt.[30]

---

[26] Theodor Ludwig Wilhelm *von Bischoff*, Das Studium und die Ausübung der Medicin durch Frauen (München 1872).

[27] Marita *Kraus*, „Man denke sich nur die junge Dame im Seziersaal ... vor der gänzlich entblößten männlichern Leiche". Sozialprofil und Berufsausübung weiblicher Ärzte zwischen Kaiserreich und Republik. In: Hiltrud *Häntzschel*, Hadumod *Bußmann* (Hgg.), Bedrohlich gescheit. Ein Jahrhundert Frauen und Wissenschaft in Bayern (München 1997) 139–151, hier 140.

[28] Joseph *Späth*, Das Studium der Medizin und die Frauen. Rektoratsrede, gehalten am 12. November 1872. In: Wiener Medizinische Presse 13,48 (1872) 1109–1118, hier Anmerkung, 1109.

[29] Ebd. 1111.

[30] Ebd. 1112.

Späth erklärte dem Auditorium, dass er mit seinem Thema „Das Studium der Medizin und die Frauen" nur zum „Nachdenken [...] anregen" wolle, da es auch an Österreichs Universitäten bald aktuell sein werde. Verschiedene Motive hätten ihn bewogen, die Situation genauer zu analysieren. Für ihn stehe fest, dass „die soziale Stellung der Frauen" ein Gradmesser für die Kultur eines Volkes sei. Es verfalle dem „Barbarismus", wenn die „Achtung vor der Frauenwürde" verloren gehe und das „Weib zur Sklavin, zur Sache", degradiert werde, wie die Geschichte des Orients deutlich demonstriere. Auch in der österreichischen Gesellschaft besäße die Frau noch zu wenig Rechte. Sie müsse dem Manne „in jeder Hinsicht vollkommen gleich" gestellt werden. „Der Tempel der Wissenschaften" sollte für Frauen wie für Männer offen sein.[31] „Kunst und Wissenschaft [würden] keine Privilegien [kennen], keinen Unterschied des Standes, [noch] des Geschlechtes. Sie [seien] Gemeingut der Menschheit". Allein durch die „allgemeinen Menschenrechte" könne sich jeder Mensch „geistig so vollkommen als möglich entwickeln und [müsse] in diesem Streben allseitige Unterstützung finden".[32] Späth erwähnte Petersburg, wo Professor Max von Gruber, ein „Landsmann", den Frauen den Zutritt zu den Hörsälen ermöglichte und Zürich, wo schon im Wintersemester 1864/65 eine Russin mit dem Medizinstudium beginnen konnte.[33] Die *Studiosae et Doctorices medicinae* aus der Schweiz würden nun überall in Europa das Recht auf ein Frauenstudium einfordern und auch in Wien an die Türen der Hörsäle klopfen.[34] Späth sah die Frage des Frauenstudiums als „ein Politikum ersten Ranges".[35]

Im weiteren Verlauf der Rede des Rektors der Universität Wien stellte sich heraus, dass er zwar als Wissenschaftler für ein Frauenstudium eintrat, als Mann des Wiener gebildeten Bürgertums sich aber nicht vom traditionellen bürgerlichen Rollenbild der Frau lösen konnte. Späth versuchte den bedeutenden Auftrag der Frau für die Gesellschaft ebenso wissenschaftlich zu begründen, mit einer unverkennbaren Sympathie für die Theorien von Charles Darwin. Biologistisch wurde das „Naturgesetz" herangezogen, welches jedem „Wesen eine bestimmte Mission in der Schöpfung" zuweise. Er

---

[31] Ebd., 1109.
[32] Ebd., 1112.
[33] Ebd., 1110.
[34] Ebd., 1111.
[35] *Heindl*, Zur Entwicklung des Frauenstudiums. In: *Heindl, Tichy* (Hgg.), „Durch Erkenntnis zu Freiheit und Glück ...", 17.

ordnete den Raum der Frau deutlich der Familie zu.[36] „Jedes Individuum [finde] an der Stelle seine Verwendung, für welches es nach seiner Eigenart am besten pass[e]". Die Auswahl bestimme der körperliche und geistige Unterschied zwischen Mann und Frau, die „Geschlechterdifferenz".[37] Der Mann verfüge über einen „kalte[n] Verstand, [der] mit zäher Ausdauer in die Tiefe [...] dringen" könne, die Frau sei bestimmt von „Gemüth und Mitgefühl". Sie sehe, Späth zitierte hier Arthur Schopenhauer, „vor allem nur das Oberflächliche, Zunächstliegende".[38] Der Mann sei „das schaffende, die Frau das pflegende Prinzip". Der Gynäkologe sah den Mann in der Leistungsfähigkeit unbeeinflusst von den Hormonen, die Frau hingegen in all ihren Lebensphasen abhängig davon. Nach ihrer körperlichen und geistigen Konstitution sei die Frau zur Kindererziehung bestimmt. Wenn sie versuche, sich dieser Bestimmung zu entziehen, stelle sie sich gegen die „Naturgesetze". Ihre „geistigen Anlagen [wie] Zartgefühl und Mitleid" seien auf Kind und Familie ausgerichtet. Die Familie sei die Basis der Gesellschaft und sei der „Verwilderung" preisgegeben, wenn Kinder die ersten Jahre nicht mit der Mutter in Geborgenheit verbringen könnten.[39]

Späth band die biologistische Argumentation in einen ethischen und sozialen Kontext ein und appellierte damit an die gesellschaftliche Verantwortung der Frau. Da die Ausbildung zur Ärztin gerade in jene sensible Entwicklungsphase zwischen dem 10. und 25. Lebensjahr falle, wo der weibliche Organismus im Hinblick auf die zukünftige Aufgabe als Mutter geschont werden müsse, sei höhere Bildung nicht zu verantworten. Und wie sollte eine ausgebildete Ärztin ihren Beruf mit der Kindererziehung und dem „Familienleben [...] den von der Natur vorgezeichneten heiligsten Pflichten der Frau" vereinbaren können, fragte der Gynäkologe.[40]

Er glaubte als Experte sprechen zu können, wenn er klar stellte, dass Frauen für sein Fach nicht geeignet seien, selbst wenn von Frauen angeblich die Forderung nach Frauenärztinnen gestellt würde. In operativen Eingriffen

---

[36] *Späth,* Das Studium der Medizin und die Frauen. In: Wiener Medizinische Presse 13,48 (1872) 1112f.

[37] *Fraisse,* Geschlecht und Moderne, 128. Für Geneviève Fraisse ist Geschlechterdifferenz „eine Denkfigur [mit] Schlüsselcharakter".

[38] Siehe *Bischoff,* Das Studium und die Ausübung der Medicin durch Frauen, 45: „Der männliche Geist sei „tiefer, weiter und schärfer", er dringe „mehr in das Innere der Dinge" ein, während der weibliche „mehr das Aeussere, den Schein" erfasse. Späth rezipiert daher nicht nur Schopenhauer, den er als seriöse Quelle angibt, sondern auch Bischoff.

[39] *Späth,* Das Studium der Medizin und die Frauen. In: Wiener Medizinische Presse 13,48 (1872) 1113.

[40] Ebd., 1114.

bei Geburten würde ihnen nicht nur die „physische Kraft" fehlen, sondern vor allem die Ausdauer, das logische Denken und die nötige Gelassenheit.[41] Außerdem könnten Frauen keine Geheimnisse bewahren, was nicht nur bei „gewöhnlichen Erkrankungen, sondern auch in delikateren Dingen", womit Späth die damals häufig vorkommenden Geschlechtskrankheiten andeutete, von Bedeutung sei. Ein Medizinstudium für Frauen vertrage sich nicht „mit unserem Begriffe von Weiblichkeit".[42] Es widerspreche „unserem Gefühle, eine in ihrer Jugendblüthe aufknospende Jungfrau mit dem Skalpelle in der Hand die Leichen durchwühlen zu sehen!" Wenn unter diesen „Umständen" die Universitäten für Frauen geöffnet würden, werde er als Rektor der Universität Wien mit einem entschiedenen „nein" dagegen auftreten.[43] Im selben Jahr, als der Rektor der Universität Wien seine Rede hielt, studierten an der Universität Zürich bereits neunzig Frauen Medizin, achtundachtzig von ihnen waren Russinnen.[44]

Die Unvereinbarkeit von Studium und Familienführung war ein gängiges Argument in der Ablehnung von universitärer Bildung für Frauen. Einwürfe wie: die Frau verleugne dadurch die „von der Natur vorgezeichneten heiligsten Pflichten der Frau" oder: durch ein Studium gehe „der für die Ehe notwendige, sittliche Ernst" verloren, erschienen in der bürgerlichen Gesellschaft verständlich, um so mehr, wenn die Begründungen von anerkannten Medizinern kamen.[45] Die Vorstellung einer zarten und schwachen Frau, deren Aufgabe es war, dem Mann zu gefallen und liebevoll seine Kinder zu erziehen, bot einen Sicherheitsrahmen für Männerkarrieren und die nächste heranwachsende Generation.[46] Ein Medizinstudium schien mit diesem traditionellen weiblichen Rollenklischee nicht vereinbar. Regula Julia Leemann meint, dass die „(zugeschriebene) Unvereinbarkeit" von Weiblichkeit und Kinderfrage besonders in jenen Männerberufen diskutiert werde, „in denen das doing gender Teil des professionellen Handelns" sei.[47]

---

[41] Ebd., 1115.

[42] Ebd., 1116.

[43] Ebd., 1117.

[44] Ernst Moriz *Kronfeld*, Die Frauen und die Medicin. Professor Albert zur Antwort. Zugleich eine Darstellung der ganzen Frage (Wien 1895) 13f.

[45] *Zettelbauer*, „Die Liebe sei Euer Heldentum", 408.

[46] Gertrud *Simon*, „Die tüchtige Hausfrau: gebildet, aber nicht gelehrt". Das bürgerliche Frauenbild als Erziehungsziel im 18. und 19. Jahrhundert. In: Ilse *Brehmer*, Gertrud *Simon* (Hgg.), Geschichte der Frauenbildung und Mädchenerziehung in Österreich (Graz 1997) 32–43, hier 34.

[47] Regula Julia *Leemann,* Chancenungleichheiten im Wissenschaftssystem. Wie Geschlecht und soziale Herkunft Karrieren beeinflussen (Zürich 2002) 42.

Barbara Serloth weist darauf hin, dass der Geschlechterdualismus, der den ganzen Aufbau der Rede von Späth durchdringt, immer biologistische Elemente in sich berge. Daher bringe er von männlicher Seite gezwungenermaßen antifeministische Grundwerte ein.[48] Geneviève Fraisse wiederum hebt deutlich hervor, dass es widersinnig sei zu glauben, die Frau stehe außerhalb der Gesellschaft, nur weil sie sich im privaten Raum befände. Haushaltsführung und Mutterschaft seien ein wesentlicher Teil des öffentlichen Lebens und kein Geschehen in abgeschlossenen Räumen. Wenn die Ausgrenzung der Frau aus dem öffentlichen Raum mit Verdrängung gleichgesetzt werde, führe das zu einem „starren Verständnis der Geschlechterdifferenz" und trage nicht dazu bei, neue Perspektiven zu öffnen.[49]

3. PROBLEMKREIS KONFESSION

Der heftige Widerstand gegen ein Medizinstudium für Frauen machte deutlich, dass die angestrebte Gleichheit aller Bürgerinnen und Bürger vor dem Gesetz in der Habsburgermonarchie schwer umzusetzen war. Sie würde zumindest länger dauern als in Ländern mit einer weniger autoritären und konfessionell gebundenen Regierungsform. Das Misstrauen gegenüber anderen Ethnien, dem anderen Geschlecht und anderen Konfessionen konnte an Universitäten durch eine neue Gesetzeslage nicht beseitigt werden. Artikel 14 der bürgerlichen Grundrechte versprach die „volle Glaubens- und Gewissensfreiheit". Niemand sollte *de iure* mehr „zu einer kirchlichen Handlung oder zur Teilnahme an einer kirchlichen Feierlichkeit" gezwungen werden können.[50] *De facto* war gar kein Zwang nötig, um Nichtkatholiken und besonders Juden von der Notwendigkeit der Taufe für den gesellschaftlichen Aufstieg zu überzeugen. Die Taufe blieb „das Entreebillett zur deutschen Kultur", wie es Heinrich Heine treffend formulierte. Sie war nicht selten die Grundvoraussetzung, um eine universitäre Karriere überhaupt erst zu

---

[48] Barbara *Serloth*, Biologismus und Antisemitismus als Selbstverständlichkeit. Einige ideelle Grundeinstellungen der bürgerlichen Frauenbewegung Deutschlands der Weimarer Zeit im Spiegel der nationalsozialistischen Frauenpolitik. In: Ilse *Korotin*, Barbara *Serloth* (Hgg.), Gebrochene Kontinuitäten. Zur Rolle und Bedeutung des Geschlechterverhältnisses in der Entwicklung des Nationalsozialismus (Innsbruck-Wien-München 2000) 30–52, hier 32.

[49] *Fraisse*, Geschlecht und Moderne, 86f.

[50] Karl *Vocelka*, Verfassung oder Konkordat? Der publizistische und politische Kampf der österreichischen Liberalen um die Religionsgesetze des Jahres 1868 (= Studien zur Geschichte der österreichisch-ungarischen Monarchie 17, Wien 1978) 48.

ermöglichen.[51] Mit Artikel 17 wurden der Regierung die Leitung und Aufsicht über das gesamte Unterrichts- und Erziehungswesen übertragen.[52] Die katholische Kirche verlor dadurch ihr Mitspracherecht an der Universitätsorganisation. Doch bis zur Aufhebung des Konkordates am 30. Juli 1870 wurden weiterhin Ansprüche auf Mitbestimmung gestellt. Dadurch entstand der Eindruck, die Kirche beachte die neue Verfassung nicht.[53] Erst mit dem neuen Universitätsorganisationsgesetz vom 27. April 1873 schuf sich die Staatsuniversität Wien Distanz zur katholischen Kirche. Paragraph 12 besagte: „Die Fähigkeit, zu akademischen Würden gewählt zu werden, ist von dem Glaubensbekenntnis unabhängig."[54]

Während in der Schweiz alle Ethnien und Konfessionen Medizin studieren konnten, verschlossen sich die katholisch dominierten Universitäten der Habsburgermonarchie lange gegenüber anderen Konfessionen, besonders gegenüber dem Judentum. Die Gründe waren einerseits in der Universitätsgeschichte zu suchen und andererseits im latent vorhandenen Antijudaismus des Katholizismus. Bis zum Inkrafttreten des Toleranzpatents Josephs II. vom 2. Januar 1782 konnte in den Universitätsmatrikeln der Universität Wien kein Hinweis auf Promotionen jüdischer Studenten gefunden werden.[55] Die Ursache lag darin, dass es orthodoxen Juden nicht gestattet war, bei der Promotion den Eid „de tuenda immaculata Conceptione B.M.V." abzulegen. Aus demselben Grund wurden im Ausland promovierte jüdische Ärzte an der Medizinischen Fakultät Wien abgewiesen, wenn sie eine Approbation ihres Doktor-Diploms verlangten. Eine Praxis konnten nur jene Ärzte er-

---

[51] Siehe H. *Rosin*, Die Juden in der Medizin (Berlin 1926) 24, zit. in: Thomas Rainer *Ehrke*, Antisemitismus in der Medizin im Spiegel der „Mitteilungen aus dem Verein zur Abwehr des Antisemitismus" 1891–1931. (Inaugural-Dissertation zur Erlangung des Doktors der Zahnmedizin der Johannes-Gutenberg-Universität in Mainz, Mainz 1978) 16: „Nur die Taufe gewährt dem, der seine Vergangenheit verleugnet und das Erbe seiner Väter im Stich gelassen hatte, als unsittlichen Lohn dafür die Erreichung aller akademischen Würden."

[52] *Vocelka*, Verfassung oder Konkordat, 218.

[53] Manfred *Fleischer*, Die politische Rolle der Deutschen aus den böhmischen Ländern in Wien 1804–1918. Studien zur Migration und Wirken politisch-administrativer Eliten (= Europäische Hochschulschriften 831, Reihe III, Geschichte und ihre Hilfswissenschaften, Frankfurt am Main-Berlin-Bern 1999) 321.

[54] Alois *Gruber*, Der Gesetzentwurf über die Organisation der Universitäts-Behörden. Regierungsvorlage (Wien 1872) 6.

[55] Roland *Simon*, Die Juden und die Medizin. Ein Beitrag zur österreichischen Bildungssoziologie. Materialsammlung zu einer Theorie der Bildungsethik (Wien 1989) 14.

öffnen, die an der Medizinischen Fakultät Wiens promoviert hatten, eine Vorgabe, die Juden gezwungenermaßen ausschloss.[56]

Ab 1782 wurde der Eid auf die „Unbefleckte Empfängnis der Heiligen Jungfrau Maria" bei Promotionen weggelassen. Noch im selben Jahr legte Jacob David als erster Jude an der Medizinischen Fakultät Wien in Chirurgie eine Prüfung ab. Im Zeitraum von 1789 bis 1802 promovierten vierzehn jüdische Medizinstudenten an der Universität Wien.[57] Doch trotz gleicher Qualifikationen wurden jüdische Ärzte gegenüber katholischen weiterhin benachteiligt. Der Medizinhistoriker Max Neuburger weist durch Akten der Medizinischen Fakultät der Universität Wien nach, dass katholische Ärzte „scharfe [...] Kämpfe" gegen ihre jüdischen Kollegen führten. Nicht nur die katholische Kirche, auch die Regierung habe orthodoxen Juden verboten, christliche Patienten und Patientinnen zu behandeln.[58]

1842 verlangte Anton von Rosas, Professor für Augenheilkunde, jüdische und christliche Studenten in einem adäquaten Verhältnis zum jüdischen und christlichen Bevölkerungsanteil zu Medizinern auszubilden. Als Begründung gab er an, dass jüdische Ärzte „für Christen eben so wenig passen wie israelitische Juristen und Theologen".[59] Mit der Zuordnung jüdischer Studenten und Akademiker zu einer eigenen, „Israelitischen Nation", nahm er assimilierten Juden das Gefühl, zum deutschen Kulturkreis und somit zur 'Deutschen Nation' zu gehören. Die Vorschriften „der weisen österreichischen Regierung", die Juden von allen „Zivilämtern und bürgerlichen Gewerben" ausschlossen, bestätigten Rosas, dass seine Heimat sie „nur als tolerierte Nation" behandle.[60] Für Rosas waren jüdische Ärzte eine ungewollte Konkurrenz, der er weder an der Universität, noch in der Praxis einen zu großen Einfluss zugestehen wollte. Die Angst vor einer starken Zunahme jüdischer

---

[56] Max *Neuburger,* Die ersten an der Wiener medizinischen Fakultät promovierten Ärzte jüdischen Stammes. In: Monatsschrift für Geschichte und Wissenschaft des Judentums 62 (1918) 219–222, hier 219. Siehe *Ehrke,* Antisemitismus in der Medizin, 29: An manchen Universitäten in Deutschland ersetzten Medizinische Fakultäten im 18. Jahrhundert die christliche Eidesformel durch einen eigens für Juden formulierten „Doktoreid".

[57] *Simon,* Die Juden und die Medizin, 13.

[58] *Neuburger,* Die ersten an der Wiener medizinischen Fakultät promovierten Ärzte jüdischen Stammes. In: Monatsschrift für Geschichte und Wissenschaft des Judentums 62 (1918) 219.

[59] Anton *Edler von Rosas,* Ueber die Quellen des heutigen aerztlichen Missbehagens, und die Mittel um demselben wirksam zu steuern. In: Medicinische Jahrbücher des Kaiserlich Königlichen Österreichischen Staates Bd. 40 oder neueste Folge, Bd. 31 (Wien 1842) 17.

[60] Ebd. 18.

Ärzte in Wien war irreal, denn von den vierhundert praktizierenden Ärzten waren 1842 nur acht mit israelitischem Glaubensbekenntnis eingetragen.[61]

Um Fehlinterpretationen im Eintreten gegen den „zu großen und jährlich zunehmenden Andrang der Israeliten zur Medicin" im Voraus zu vermeiden, rechtfertigte Rosas sein Vorgehen bei jüdischen Kollegen. Weder Intoleranz, noch „blinder National- oder Glaubenshass" seien die Motive seines Handelns. Er würde es sogar „sehr bedauern, wenn sich vielleicht mancher sehr ehrenwerthe israelitische Kunstgenosse durch [s]eine Worte verletzt glauben sollte". Doch allein die Aussage, dass die zu hoch erscheinende Zahl „israelitischer" Ärzte der Medizin „als Kunst und Wissenschaft, ja selbst der Menschheit, zum Nachtheil" gereiche,[62] war ein Nachweis eines verleugneten Antijudaismus und ein Vorläufer des akademischen Antisemitismus, da Rosas die Juden ja bereits in einer „Israelitischen Nation" zusammenfasste.

Jener wurde noch deutlicher in der Aussage, die „Israelitische Nation" könne als Handelsvolk gar nicht den „Geist echter Heilkunst" vertreten, denn Handel habe „Egoismus [als] Leitstern". Das Denken, Sehnen, Fühlen und Agieren der „Israeliten" sei nur gewinnorientiert. Ein Arzt habe „die blutige Dornenkrone des göttlichen Meisters" zu tragen. Diese „echte christliche Bruderliebe" könne ein „Israelit" nicht üben, weil er „seit 3000[!] Jahren im Feindeshasse so sehr erhärtet" sei. Jüdische Ärzte könnten daher keine Christen behandeln. Es stehe ihnen frei, jeden anderen Beruf zu wählen, doch Arzt, Jurist oder Theologe für Christen müsse ausgeschlossen werden.[63] Rosas konstruierte das Feindbild „Israelit" als „Parasitenpflanze um den hehren Baum ärztlichen Wissens und ärztlicher Kunst". In der Sorge um den Verlust des Ansehens und Einflusses christlicher Ärzte in der Reichshauptstadt Wien prognostizierte er umso weniger „Früchte", je mehr sich die „Parasitenpflanze" um den Baum „schlingen" werde. Er werde „von seinen frischen Lebenssäften verlieren [und] endlich ganz verkümmern".[64] Rosas malte plastische Bilder aus der Natur mit starker Symbolik, die zu Begriffsdarstellungen der deutschen Romantik[65] und naturphilosophisch orientierten Medizin passten.

---

[61] *Hochgerner*, Studium und Wissenschaftsentwicklung im Habsburgerreich, 130.

[62] *Rosas*, Ueber die Quellen des heutigen aerztlichen Missbehagens, In: Medicinische Jahrbücher 40 (Wien 1842) 16.

[63] Ebd., 18.

[64] Ebd., 19.

[65] In den Versuchen, „Volk" oder „Nation" zu beschreiben, wurde in der deutschen Romantik mit starken Symbolen aus der Natur gearbeitet. Als ein Beispiel siehe Johann Gottfried Herders Vergleich eines Volkes mit einer Pflanze: Johann Gottfried *Herder*, Über die Bedeutung des Nationalstaates 1792. In: *Alter* (Hg.), Nationalismus, 189f., hier

Die israelitische Kultusgemeinde reagierte beunruhigt auf Rosas fanatische Suche nach den „Quellen des heutigen aerztlichen Missbehagens" im Judentum. Stellvertretend für die Glaubensgemeinschaft versuchte der Rabbiner Isaak Noa Mannheimer[66] den Universitätsprofessor über „Juden und Judentum" aufzuklären.[67] Die staatliche Zensurbehörde, welche im Vormärz alle Schriften vor der Publikation überprüfte, konnte nicht viel gegen Rosas unternehmen. Rosas gehörte selbst zur Gruppe der vierundzwanzig amtlichen Zensoren und hatte dadurch die Möglichkeit, kritische Stimmen gegen seine polemische Schrift zu unterdrücken.[68] Er konnte ferner problemlos eine eigene Zeitschrift herausgeben, die von der Zensur befreit war.[69] Von Kollegen der Medizinischen Fakultät wurden seine diskriminierenden Aussagen über jüdische Ärzte und das Judentum noch Jahre später heftig diskutiert. Rosas habe durch seinen Aufsatz in den „Medicinischen Jahrbüchern" „einen wahren Sturm in der Fakultät" ausgelöst. Er wurde aber auch als „Manifest" gegen die strebsamen jüdischen Medizinstudenten verwendet, um sie für den Verlust des wissenschaftlichen Niveaus an der medizinischen Fakultät verantwortlich machen zu können.[70]

189: „Die Natur erzieht Familien; der natürliche Staat ist also auch *ein* Volk, mit *einem* Nationalcharakter. Jahrtausendelang erhält sich dieser in ihm und kann, wenn seinem mitgebornen Fürsten daran liegt, am natürlichsten ausgebildet werden; denn ein Volk ist sowohl eine Pflanze der Natur als eine Familie, nur jenes mit mehreren Zweigen. Nichts scheint also dem Zweck der Regierungen so offenbar entgegen als die unnatürliche Vergrößerung der Staaten; die wilde Vermischung der Menschengattungen und Nationen unter einem Zepter."

[66] Siehe *Rumpler*, Eine Chance für Mitteleuropa, 24: Isaak Noa Mannheimer wurde 1824 Direktor der Wiener kaiserlich-königlich genehmigten öffentlichen israelitischen Religionsschule. Im Dezember 1825 war er Mitinitiator des Neubaus der Synagoge der Stadt Wien.

[67] Siehe dazu Isaak Noa *Mannheimer*, Einige Worte über Juden und Judentum und Anton *Edler von* Rosas, Erwiderung. In: Außerordentliche Beilage zur Österreichischen Medizinischen Wochenschrift Nr. 34 (1842) 11–16, zit. in: Max *Neuburger* (Hg.), Die Wiener Medizinische Schule im Vormärz (Wien-Berlin-Leipzig 1921) 292 (Anmerkungen).

[68] Ernst Anton *Quitzmann*, Reisebriefe aus Ungarn, dem Banat, Siebenbürgen, den Donaufürstentümern, der Europäischen Türkei und Griechenland (Stuttgart 1850), zit. in: *Neuburger* (Hg.), Die Wiener Medizinische Schule im Vormärz, 289–302, hier 292: Die „Provozierten" verlangten eine Erklärung über Rosas Verhalten, welche aber „durch Einschreiten der Zensur – der Herr Professor ist nämlich selber Zensor – abgeschnitten" worden sei.

[69] *Hochgerner*, Studium und Wissenschaftsentwicklung im Habsburgerreich, 131.

[70] *Quitzmann*, Reisebriefe, zit. in: *Neuburger* (Hg.), Die Wiener Medizinische Schule im Vormärz, 292.

4. PROBLEMKREIS MIGRATION UND FREMDE KULTUR

In Artikel 19 der neuen Verfassung wurde jedem „Volksstamm [...] ein unverletzliches Recht auf Wahrung und Pflege seiner Nationalität und Sprache" versichert.[71] Das bedeutete, dass Studenten aller Ethnien während und nach dem Studium die gleichen Chancen geboten werden sollten. Doch die Deutschen der Habsburgermonarchie wurden, besonders nach 1867, bevorzugt behandelt. Die Unterrichts- und Amtssprache war Deutsch[72] und ausgezeichnete Sprachkenntnisse begünstigten Karrieren.[73]

Nach 1867 nützten besonders jüdische Studenten den freien Hochschulzugang. Bis 1869 stieg ihr Anteil an der Medizinischen Fakultät der Universität Wien auf dreißig Prozent und an der Juridischen auf zwanzig. Die Philosophische Fakultät hingegen verzeichnete nur einen Anteil von zwölf Prozent jüdischer Studenten.[74] Jus und Medizin waren die beliebtesten Studienrichtungen von Juden. Der Historiker Robert Hein nennt sie die „jüdischen Wissenschaften".[75] Die Ursache für die Bevorzugung ist darauf zu

---

[71] *Kann*, Geschichte des Habsburgerreiches, 309: Paragraph 19 lautete: „(Abs. 1) Alle Volksstämme des Staates sind gleichberechtigt, und jeder Volksstamm hat ein unverletzliches Recht auf Wahrung und Pflege seiner Nationalität und Sprache. (Abs. 2) Die Gleichberechtigung aller landesüblichen Sprachen in Schule, Amt und öffentlichem Leben wird vom Staate anerkannt. (Abs. 3) In den Ländern, in welchen mehrere Volksstämme wohnen, sollen die öffentlichen Unterrichtsanstalten derart eingerichtet sein, daß ohne Anwendung eines Zwanges zur Erlernung einer zweiten Landessprache jeder dieser Volksstämme die erforderlichen Mittel zur Ausbildung in seiner Sprache erhält." Siehe Edmund *Bernatznik*, Die österreichischen Verfassungsgesetze mit Erläuterungen (Wien ²1911) 151: Bereits in der nur kurzfristig gültigen „oktroyierten Verfassung" vom 4. März 1849 wurde in Paragraph 5 allen „Volksstämmen" Gleichberechtigung und „ein unverletzliches Recht auf Wahrung und Pflege seiner Nationalität und Sprache" zugestanden.

[72] Siehe Peter *Baumgart,* Joseph II. und Maria Theresia 1765–1790. In: Anton *Schindling, Walter Ziegler* (Hgg.), Die Kaiser der Neuzeit 1519–1918. Heiliges Römisches Reich, Österreich, Deutschland, (München 1990) 249–276, hier 267: Gottfried van Swieten, Präsident der Studienhofkommission, forderte schon 1784, dass im Rahmen der Nationalerziehung Deutsch zur Staatssprache erklärt und zur offiziellen Unterrichtssprache für alle Länder der Monarchie erhoben werden sollte. Die historischen Rechte der anderen Völker wurden dabei zu wenig berücksichtigt.

[73] *Flich*, Wider die Natur der Frau, 13.

[74] Albert *Lichtblau*, Antisemitismus und soziale Spannung in Berlin und Wien 1867–1914 (= Dokumente, Texte, Materialien 9, veröffentlicht vom Zentrum für Antisemitismusforschung der Technischen Universität Berlin, Berlin 1994) 14.

[75] *Hein*, Studentischer Antisemitismus, 22.

rückzuführen, dass jüdischen Jugendlichen durch das Studium der Tora und des Talmuds die Auseinandersetzung mit Gesetzestexten bekannt war. Die Medizin wiederum wurde im Judentum neben religiösen Studien als einzige wissenschaftliche Betätigung anerkannt. Der relativ hohe Anteil jüdischer Studenten an den Fakultäten für Jus und Medizin entsprach daher jüdischer Tradition.[76] Das Streben nach Bildung, welches eng mit der Emanzipationsbewegung der Juden in Verbindung stand, wurde von Nichtjuden nur als „illegitimer Wettbewerb" interpretiert.[77]

Der Drang zur Universität im letzten Drittel des 19. Jahrhunderts zeigte deutlich den Stellenwert der höheren Bildung im Judentum:[78] „Der eigentliche Wille des Juden, sein immanentes Ideal ist der Aufstieg ins Geistige, in eine höhere kulturelle Schicht",[79] beschreibt Stefan Zweig die Bedeutung universitärer Bildung bei Juden in „Der Welt von Gestern". „Der Fromme, der Bibelgelehrte, gilt tausendmal mehr innerhalb der Gemeinde als der Reiche; selbst der Vermögendste wird seine Tochter lieber einem bettelarmen Geistesmenschen zur Gattin geben als einem Kaufmann. [...] Auch der ärmste Hausierer wird versuchen, wenigstens einen Sohn unter den schwersten Opfern studieren zu lassen, und es wird als Ehrentitel für die ganze Familie betrachtet, jemanden in ihrer Mitte zu haben, der sichtbar im Geistigen gilt, einen Professor, einen Gelehrten, einen Musiker, als ob er durch seine Leistung sie alle adle."[80] Ehre wurde im bürgerlichen Werteverständnis gleichgesetzt mit Prestige. Ein Sohn, der ein Studium abgeschlossen hatte, hob damit das Prestige der gesamten Familie.[81]

Zweig, geboren 1881 in Wien,[82] studierte Philosophie, obwohl er seine „Seele längst der Literatur verschrieben" hatte.[83] Die Familie seines Vaters, von Mähren nach Wien zugewandert, emanzipierte sich „früh vom

---

[76] Ebd., 23.

[77] *Rürup*, Ehrensache. Jüdische Studentenverbindungen an deutschen Universitäten, 54.

[78] Karl *Sablik*, Die österreichische medizinische Forschung und der Anteil der jüdischen Österreicher. In: Wolfgang *Plat* (Hg.), Voll Leben und voll Tod ist diese Erde. Bilder aus der Geschichte der jüdischen Österreicher (1190 bis 1945) (Wien 1988) 160–170, hier 160.

[79] Siehe Stefan *Zweig*, Die Welt von Gestern. Erinnerungen eines Europäers (Stockholm 1944, Frankfurt am Main 1993) 35. Zweig hebt hervor, dass die Juden gerade in der „Kaiserstadt" Menschen begegnet seien, welche „de[n]selbe[n] tiefe[n] Instinkt für geistige und ästhetische Werte" besaßen wie sie selbst.

[80] Ebd., 25.

[81] *Rürup*, Ehrensache. Jüdische Studentenverbindungen an deutschen Universitäten, 33.

[82] *Zweig*, Die Welt von Gestern, 8.

[83] Ebd., 118.

orthodox Religiösen". Als „leidenschaftliche Anhänger der Zeitreligion des Fortschritts [...] passten sie sich mit erstaunlicher Geschwindigkeit der höheren Kultursphäre an".[84] Die Familie seiner Mutter gab sich „bewusst international".[85] Jeder beherrschte mehr als eine Fremdsprache. Die „Bankiers, Direktoren, Professoren, Advokaten und Ärzte" dieser „guten" Familie wussten zu verhindern, dass ein Mädchen „nach unten" heiratete.[86] Dieselbe Familie sorgte dafür, dass ihre Söhne durch ein Studium in die bürgerliche Gesellschaft aufstiegen. Es erschien Zweig, als meinten sie damit die Befreiung von einem Judentum, welches „das Ghetto [ihnen] aufgezwungen" hatte. Durch „Anpassung an eine andere Kultur, womöglich eine universale Kultur", versuchte sie alle „Defekte[...] und Engheiten und Kleinigkeiten" zu überwinden. „Die Flucht ins Geistige durch eine überproportionierte Überfüllung der intellektuellen Berufe" wurde den Juden aber ebenso zum Verhängnis wie zuvor die Konzentration auf das „Materielle". Sie gehörte „zu den ewigen Parodien des jüdischen Schicksals".[87]

Das gebildete jüdische Bürgertum, dem Zweig dann angehörte, stand wie der österreichische Hochadel der Habsburgermonarchie „völlig loyal" gegenüber. Beide Kulturen setzten einen „flexiblen, multinationalen Charakter des Reiches im Ganzen" voraus. Solange die Herrschaft in den Händen des Hochadels lag und die multinationale Vielfalt der Monarchie als kulturelle Bereicherung gesehen wurde, konnte sich ein rassischer Antisemitismus nicht durchsetzen. Daher gab sich die jüdische Bourgeoisie Wiens betont liberal.[88] Wie die Eltern identifizierten sich auch die Söhne mit dem Liberalismus „als Garant für religiöse Toleranz und Gleichheit vor dem Gesetz". Für Hannah Arendt[89] bildeten die Juden in Österreich „das Staatsvolk par excellence", denn sie ordneten sich als „übernationale[s] Volk" in die multikulturelle Habsburgermonarchie ein.[90] Doch für John Boyer ist es „naiv zu glauben", dass die Integration in die bürgerliche politische Kultur der liberalen Ära so einfach akzeptiert wurde. Das „Schweigen", mit dem „das jüdische Problem" verdrängt worden sei, die bewusst vermittelte „Idylle"

---

[84] Ebd., 19.

[85] Ebd., 23.

[86] Ebd., 24.

[87] Ebd., 26.

[88] *Boyer*, Karl Lueger, 38.

[89] Siehe Hannah *Arendt*, The Origin of Totalitarism (New York 1958).

[90] *Wladika*, Hitlers Vätergeneration, 48.

der säkularisierten Juden, habe nur über ein bestehendes Spannungsfeld hinweggetäuscht.[91]

Die Diskrepanz zwischen Juden, die sich dem deutschen Kulturkreis zugehörig fühlten und jenen, die zugewandert waren, sowie zwischen der deutschen und jüdischen Kultur selbst, war zwar nach außen hin nicht so deutlich sichtbar. Doch sie barg ein hohes Konfliktpotential in sich. Denn neben Söhnen aus diesen in Wien etablierten jüdischen Familien besuchten nun auch viele ungarisch-jüdische Studenten die Medizinische Fakultät der Universität Wien. Manche von ihnen stammten aus dem ungarisch-aristokratischen Milieu der Reichshauptstadt, andere kamen aus Zuwanderer-Familien, die sich relativ rasch in das liberale Wiener Milieu assimilierten. Dazu kamen die Söhne der deutschsprachigen Bevölkerung Westungarns, die Wert darauf legten, dass ihre Söhne an der international bekannten Wiener Medizinischen Schule ihre Ausbildung erhielten, anstatt die Vorteile der näher gelegenen Universität in Pest zu nützen.[92] Doch je mehr jüdische Studenten nach 1867 nach Wien strömten oder aus ärmeren Gesellschaftsschichten nach oben drängten, desto größer wurde der Wunsch des Bürgertums nach Abgrenzungen. Die neue „religiöse und nationale Geographie" zeigte deutlich, dass die Universität Wien auf rasche Veränderungen nicht vorbereitet war.[93]

Auch an anderen Universitäten, zum Beispiel im Deutschen Reich, wurden die sozialen Ängste, welche orthodoxe Juden durch ihr fremdartiges Erscheinungsbild hervorriefen, an Stereotypen festgemacht und hier wiederum besonders auf Ostjuden als „Fremdkörper" projiziert. Sie sollten angeblich „Zuträger von Krankheiten" sein.[94] Durch ihre traditionelle Kleidung in Kaftan und ungewohnter Haartracht lösten diese ostjüdischen Studenten „Assoziationen vom voremanzipatorischen, fremdartigen Juden" aus und revitalisierten damit das traditionelle Judenklischee des frühen 19. Jahrhun-

---

[91] *Boye*r, Karl Lueger, 38.

[92] Laszlo *Szögi*, Zur Geschichte des Universitätsbesuches innerhalb der Habsburger-Monarchie 1790–1850. In: *Mühlberger, Maisel* (Hgg.), Aspekte der Bildungs- und Universitätsgeschichte, 361–409, hier 375.

[93] Michael *Werz*, Verkehrte Welt des short century. Zur Einleitung. In: Detlev *Claussen,* Oskar *Negt,* Michael *Werz* (Hgg.), Kritik des Ethnonationalismus (= Hannoversche Schriften 2, Frankfurt am Main 2000) 6–15, hier 8.

[94] Bianca *Bican*, Akademischer Antisemitismus in Deutschland im 19. Jahrhundert. Heinrich von Treitschke. In: George *Guțu*, Doina *Sandu* (Hgg.), Interkulturelle Grenzgänge. Akten der wissenschaftlichen Tagung des Bukarester Instituts für Germanistik zum 100. Gründungstag. Bukarest 5.–6. November 2005 (= GGR-Beiträge zur Germanistik Contribuții de germanistică ale S.G.R. 16, București 2007) 430–443, hier 431.

derts.[95] Unter Gymnasiasten, Studenten, Rechtsanwälten und Ärzten waren immer mehr Juden zu finden. Neben jenen Studenten, deren Familien schon lange in Wien integriert waren, studierten nun vermehrt Ostjuden in Wien. Ihre Familien waren wegen der erhöhten, ökonomischen Anziehungskraft zu Beginn der liberalen Ära aus den Kronländern der Monarchie in die Reichshauptstadt gezogen.[96] Das Juristenmonopol versuchte zwar zu verhindern, dass Universitätsabsolventen aus niedrigem Milieu in „herrschaftsrelevante Spitzenpositionen" in Verwaltung und Justiz aufstiegen.[97] Doch die Ängste einer Bedrohung durch Fremde, die ihre Positionen einnehmen könnten, blieben.

---

[95] Norbert *Kampe*, Studenten und „Judenfrage" im Deutschen Kaiserreich. Die Entstehung einer akademischen Trägerschicht des Antisemitismus (= Kritische Studien zur Geschichtswissenschaft 76, Göttingen 1988) 88.

[96] John *Bunzl*, Zur Geschichte des Antisemitismus in Österreich. In: John *Bunzl,* Bernd *Marin*, Antisemitismus in Österreich. Sozialhistorische und soziologische Studien. Mit einem Vorwort von Anton *Pelinka* (= Vergleichende Gesellschaftsgeschichte und politische Ideengeschichte der Neuzeit, Innsbruck 1983) 9–88, hier 25.

[97] *Preglau–Hämmerle*, Die politische und soziale Funktion der österreichischen Universität , 140. Siehe dazu *Bunzl*, Zur Geschichte des Antisemitismus in Österreich. In: *Bunzl, Marin*, Antisemitismus in Österreich, 72: Die Steigerung des prozentuellen Anteils jüdischer Studenten an der Medizinischen im Vergleich zur Juridischen und Philosophischen Fakultät bis 1889/90 betrug: Juridische Fakultät: 22 Prozent – Medizinische Fakultät: 48 Prozent – Philosophische Fakultät: 15 Prozent.

III. URSACHEN UND FOLGEN DER WIRTSCHAFTSKRISE

1. FORTSCHRITTSGLAUBE UND WELTAUSSTELLUNG

Während die Universität Wien 1873 zur Staatsuniversität erklärt wurde, versuchte sich das Wirtschaftsbürgertum der Habsburgermonarchie mit der zunehmenden Industrialisierung von der staatlichen Vormundschaft zu lösen. Zur vollständigen Emanzipation fehlte jedoch sowohl das Eigenkapital als auch der Esprit für erfolgreiche Unternehmen. Der Schritt in die Selbständigkeit wurde seltener getan, weil die Sicherheit des staatlichen Schutzes als Arbeitnehmer nur ungern verlassen wurde.[1] Trotz „äußern Friedens" konnten „innere Spannungen" nicht verleugnet werden. Den großen wirtschaftlichen Aufschwung, den der Liberalismus in Westeuropa bewirkte, erreichte die Habsburgermonarchie nicht. Das Wirtschaftsbürgertum verstand es kaum, die sozialen Umstrukturierungen als Chance zur politischen Veränderung zu nützen.[2] Es ging stattdessen erneut eine ökonomische und gesellschaftliche Bindung mit der Aristokratie ein.[3] Das bedeutete, dass ein autoritäres System gegenüber einem demokratischen noch mehr Anziehungskraft ausübte.

Der Wunsch nach Nähe zum Adel demonstrierte die Wahl ihrer Wohngegend in Wien, die Palais innerhalb der Ringstraße und die prunkvollen Feste in ihren Repräsentationsräumen. Die „zugewanderten sozialen Aufsteiger" des Wirtschaftsbürgertums wie die protestantischen Geymüller und Fries, die griechisch-orthodoxen Sina, die jüdischen Biedermann, Eskeles oder Wertheimstein wurden am Beginn ihrer wirtschaftlichen und gesellschaftlichen Karriere vom Adel jedoch nicht akzeptiert.[4] Erst ihr finanzielles Geschick und der dadurch erworbene Reichtum hoben ihren gesellschaftlichen Status, um letztendlich in die Zweite Wiener Gesellschaft des Großbürgertums aufsteigen zu können. Die Türen des Adels wurden für Wirtschaftsbürger durch die Nobilitierung geöffnet. Die Beifügung eines „von" zum Familiennamen reihte sie zumindest in den niederen Adel ein.

---

[1] *Rumpler*, Eine Chance für Mitteleuropa, 245.

[2] Birgit *Illner*, Psychoanalyse oder die Kunst der Wissenschaft. Freud, die erste Schülergeneration und ihr Umgang mit der Literatur (Bern-Berlin-Bruxelles-Frankfurt am Main-New York-Oxford-Wien 2000) 64.

[3] *Rumpler*, Eine Chance für Mitteleuropa, 239.

[4] Ebd., 246.

„Diese Art Adel, den sich manche jüdische Familie aus eigener Machtvoll-
kommenheit zulegte", schrieb Zweig, habe ihn und „[s]einen Bruder schon
als Kinder bald amüsiert, bald verärgert. Immer bekamen [sie] zu hören, daß
dies 'feine' Leute seien und jene 'unfeine', bei jedem Freunde wurde nachge-
forscht, ob er aus 'guter' Familie sei und bis ins letzte Glied Herkunft sowohl
der Verwandtschaft als des Vermögens überprüft."[5] Klaus Hödl erkennt in
der „Topographie Wiens mit seinen distinkten kulturellen Konfigurationen"
sogar eine sexualisierte Anordnung, weil der „geographisch-kulturellen
Unterteilung [...] Geschlechtskategorien zugeordnet werden" konnten. Jene
Bezirke Wiens, die sich als Domäne des Adels und der Macht innerhalb der
Ringstraße befanden, seien „männlich konnotiert" gewesen, die außerhalb
liegenden Vorstadtbezirke mit ihren „süßen Mädls" weiblich. Diese Diskrepanz habe sich auch in der zeitgenössischen Literatur gespiegelt, wo „das
Weibliche alle Elemente [umfasste], die mit der Kultur des Zentrums unver-
einbar schienen".[6]

Trotz aller Widersprüche und Gegensätze waren das liberale Wiener Bürgertum und der Adel in ihrem Fortschrittsglauben überzeugt, auf dem Weg
zur „besten aller Welten" zu sein. Dieser Glaube an den „ununterbrochenen,
unaufhaltsamen 'Fortschritt' besaß im 19. Jahrhundert, nach Zweigs Erinnerungen in der „Welt von Gestern", die „Kraft einer Religion". Es wurde dem
Fortschritt mehr Glauben geschenkt als der „Bibel, und sein Evangelium
schien unumstößlich bewiesen durch täglich neue Wunder der Wissenschaft
und der Technik". Elektrische Straßenbeleuchtung, Autos anstatt Pferdekut-
schen, die ersten Fernsprechgeräte und Elektroherde sowie Fließwasser in
manchen Wohnungen hoben im letzten Drittel des Jahrhunderts für jene,
die es sich leisten konnten und in den inneren Bezirken Wiens wohnten, den
Lebensstandard. Durch die Errungenschaften der Wissenschaft, dem „Erz-
engel des Fortschritts", waren auf den Straßen immer weniger „Verkrüp-
pelte, Kropfige, Verstümmelte" zu sehen. Die Menschen waren „schöner,
kräftiger, gesünder" geworden, seit „der Sport ihnen die Körper stählte". Es
schien, als ob selbst „die Armut der großen Massen" gelindert werden kön-

---

[5] *Zweig*, Die Welt von Gestern, 24.

[6] Klaus *Hödl*, Genderkonstruktionen im Spannungsfeld von Fremd- und Selbstzuschreibung. Der „verweiblichte Jude" im diskursiven Spannungsfeld im zentraleuropäischen
Fin de Siècle. In: A. G. Gender-Killer (Hg.), Antisemitismus und Geschlecht. Von „effeminierten Juden", „maskulinisierten Jüdinnen" und anderen Geschlechtsbildern (Münster 2005) 81–101, hier 82.

ne. Soziologen und Professoren standen im Wettbewerb, den tristen Alltag des „Proletariats gesünder und sogar glücklicher zu gestalten".[7]

Für 1873 war in Wien eine Weltausstellung geplant. Große Umbauarbeiten in der Stadt und der Errichtung vieler neuer Gasthöfe in der Leopoldstadt sowie Luxushotels entlang der Ringstraße, förderten den Bauboom und das „Spekulationsfieber". Der unbeirrbare Glaube an den Fortschritt und die grenzenlose wirtschaftliche Leistungskapazität spiegelten sich in den pompösen Bauten.[8] Ihre Architekten positionierten die Gebäude so, dass sie „den Raum in der Horizontale" vergrößerten und die breite Allee oder der Corso zum Zentrum wurde. Im „weiten, durchgehend kreisförmigen Raum der Ringstraße waren die bedeutendsten Repräsentationsgebäude des Bürgertums" wie die Universität, das Parlament und das Rathaus positioniert. Auch wenn die Innenstadt mit der Hofburg und den sie umgebenden Gebäuden imperialer Macht durch die Ringstraße „zum Musealen herabgewürdigt" wurde, zog die Ringstraße keine klare Grenze zwischen der architektonischen Symbolik des Adels und jener des Bürgertums.[9] Im Stil vom Palais eines Adeligen und Wirtschaftsmagnaten wurden Hotels wie das Grand Hotel errichtet, das Hotel Austria erhielt im Speisesaal ein Deckengemälde von Friedrich Schicher, das im Renaissancestil erbaute Britannia wurde mit Badewannen aus Carrara-Marmor ausgestattet und das Hotel Metropol erreichte den imposanten Eindruck mit 460 Zimmern.

Mit diesen schnellen Veränderungen im Stadtbild, in Technik und Wirtschaft, konnte die viel dringender erforderliche Sozial- und Gesundheitsreform nicht mithalten. Die desolaten Zustände in der Versorgung Armer und Kranker drückten sich in der Sterblichkeitsstatistik aus: nur in Petersburg war die Mortalitätsrate in Europa noch höher. Die Hygiene war in Wien gegenüber anderen Metropolen wie Paris und London äußerst mangelhaft. Die Trinkwasserversorgung mit frischem Quellwasser war noch in Arbeit. Immer wieder brachen Typhusepidemien in der Stadt aus. 1831, 1854/55 und 1866 waren viele Menschen an Cholera-Epidemien gestorben.[10]

---

[7] *Zweig*, Die Welt von Gestern, 16.

[8] Jutta *Pemsel,* Die Wiener Weltausstellung von 1873. Das gründerzeitliche Wien am Wendepunkt (Wien 1989) 31.

[9] Carl E. *Schorske*, Fin-de-Siècle Vienna – Politics and Culture. Wien. Geist und Gesellschaft im Fin de Siècle. Aus dem Amerikanischen von Horst *Günther* (New York 1980, München-Zürich 1994) 31f.

[10] Ebd., 32. Siehe Feuilleton, Wien 17. August. In: Wiener Medizinische Wochenschrift 5,33 (1855) 523: Am 17. August 1855 wurde die 32. Versammlung der Deutschen Naturforscher und Ärzte wegen Cholera abgesagt.

Als 1872 in Ungarn und Galizien erneut Choleraerkrankungen gemeldet wurden, befürchteten die Behörden, in Wien könnte durch die vielen ausländischen Besucher der Weltausstellung eine neue Cholera-Epidemie ausgelöst werden. Albert von Mosetig-Moorhof, dem die medizinische Leitung für die Weltausstellung übertragen worden war, appellierte mit Unterstützung der Medien an die Verwaltung der Stadt Wien, präventive Maßnahmen zu setzen. Er erreichte 1872 zumindest die Einsetzung eines Gesundheitsrats. Eine Sanitätspolizei überprüfte die Desinfektion der Kanäle und die Qualität des Trinkwassers, das Marktkommissariat verstärkte die Lebensmittelkontrolle. Der Bürgermeister der Stadt Wien, Kajetan Felder, bemühte sich um die Errichtung eines nach modernsten Erkenntnissen angelegten kommunalen Krankenhauses im Pavillon-Stil. Es lag außerhalb des verbauten Stadtgebiets in der Triester-Straße 207 und hatte mit dreihundert Betten genügend Kapazität, um bei Epidemien Erkrankte aufnehmen zu können. Ein weiteres Gefahrenpotential für Infektionen lag in der Prostitution. In der Reichshauptstadt allein gab es um 1870 4.000 bis 5.000 Prostituierte. Um die Übertragung von Geschlechtskrankheiten einzuschränken, erhielten Prostituierte in Wien 1873 von der Polizei Gesundheitsbücher, welche sie unter Androhung von Strafe bei Nichtbefolgung zu regelmäßigen ärztlichen Untersuchungen verpflichteten. Da für die Weltausstellung auch Prostituierte aus anderen Ländern Europas erwartet wurden, war sanitätsbehördlich und medizinisch äußerste Vorsicht geboten.[11]

Am 1. Mai 1873 eröffnete Kaiser Franz Joseph I. in Wien die Weltausstellung. Sie sollte für die Reichshauptstadt ein überdimensional großes Forum des „Wirtschafts- und Kulturoptimismus" der liberalen Ära werden.[12] Die Rotunde im Wiener Prater, ein für die Weltausstellung neu errichteter Prunkbau, symbolisierte den „Dom des Fortschrittsglaubens".[13] Albert Prinz von Sachsen-Coburg gab bei der ersten Weltausstellung 1851 in London als Initiator vor, wie in Zukunft die neuesten Entwicklungen und Errungenschaften in einem Zeitabstand von fünf Jahren präsentiert werden könnten. Sie sollten „ein treues Zeugnis und lebendiges Bild von demjenigen Standpunkte der Entwicklung [geben], zu welchem die Menschheit gelangt" sei. Weltausstellungen waren nicht nur Leistungsschauen, sie wurden von jeder Großstadt auch ideologisch, national und politisch besetzt. Fürstenbesuche

---

[11] *Pemsel,* Die Wiener Weltausstellung von 1873, 33.

[12] Erich *Zöllner,* Vorwort. In: Ebd., 7. Siehe *Pemsel,* Die Wiener Weltausstellung von 1873, 41: Weltausstellungen wurden im 19. Jahrhundert wegen der günstigen Witterung in den Sommermonaten bewusst von Mai bis Oktober abgehalten.

[13] Ebd., 10.

und prunkvolle Jubiläumsfeiern mit internationalen Gästen boten genügend Gelegenheit zur Demonstration politischer Macht und wirtschaftlicher Stärke.[14] Dreiunddreißig regierende Fürsten, dreizehn Thronfolger und zwanzig Prinzen besuchten die Weltausstellung, unter ihnen Kaiser Wilhelm I., Zar Alexander II., Viktor Emanuel II., König von Italien oder der Schah von Persien.[15] Doch während die „alten hochstämmigen Silberpappeln und andere Exemplare von Baumriesen" in den Praterauen den Ehrengästen in Wien beim ersten Rundgang durch die Ausstellung einen beeindruckenden Rahmen boten, war der Innenraum der Rotunde mit den Ausstellungsobjekten nur halbfertig. Manche Ausstellungspavillons wurden erst im Juni und Juli eröffnet.[16]

Trotz aller Widerstände lobten sogar konservative Zeitschriften wie das „Vaterland" die Weltausstellung als „kulturhistorisches Großereignis für den Fortschritt Österreichs".[17] Die Exponate der Ausstellung wurden von einer internationalen Jury beurteilt und die besten mit Medaillen prämiert. Zu den österreichischen Repräsentanten der Jury gehörten neben dem Eisenwarenproduzenten Franz von Wertheim und Heinrich von Ferstel auch Joseph Thonet und Ludwig Lobmeyr sowie Billroth. Die Wiener Glasfirma Lobmeyer, die Lebensmittelfirma Haas und die Möbelfirma Thonet erreichten durch Prämierungen bei Weltausstellungen ihr internationales Prestige.[18] Es fällt jedoch auf, dass die prämierten Aussteller selbst in der internationalen Jury saßen. Einen breiten Raum der Ausstellung nahm der Sektor Bildung ein. Unter Leitung von Karl von Stremayr, Minister für Kultus und Unterricht, wurde unter Anleitung von Experten wie Wilhelm Franz von Exner, dem Geologen Franz von Hauer oder dem Pathologen Rokitansky darauf geachtet, dass Wien als Bildungs- und Wissenschaftsstadt präsentiert wurde. Anerkannte Mediziner sahen ihre Stellung als Universitätsprofessoren als Auftrag, nicht nur den Fortschritt in der Wissenschaft, sondern auch jenen in der Gesellschaft mitzugestalten.

Das Mitwirken in internationalen Komitees für eine Weltausstellung bot ihnen jedoch zusätzlich den geeigneten Rahmen zur Selbstrepräsentation. Die Expertengruppe für Bildung legte auf Bildung zur „Erlangung materiellen Wohlstands" ebenso Wert, wie auf Persönlichkeitsbildung durch

---

[14] Ebd., 9.

[15] Ebd., 43.

[16] Ebd., 41.

[17] Vaterland vom 1. Mai 1873, 119 (1873) 1, zit. in: Ebd., 42.

[18] Liste der Mitglieder der internationalen Jury, 1. – 4. Ausgabe, Wien 1873, zit. in: Ebd., 62.

humanistische Bildungsideale. Im „Pavillon des kleinen Kindes", wo nur
Österreich, England, China und Japan ausstellten, wurde erstmals die Früh-
förderung des Kleinkindes berücksichtigt. Lernen wurde als lebenslanger
Prozess verstanden, von der Geburt bis zur Erwachsenenbildung im fort-
geschrittenen Alter.[19] Eine weitere Novität der Wiener Weltausstellung
war die Präsentation der „Bedeutung der Frauenarbeit auf pädagogischem,
volkswirtschaftlichem, künstlerischem und literarischem Gebiete [...] um
dadurch eine Grundlage für Reformbewegungen auf dem Gebiete des weiblichen Unterrichts" anzustreben. Die Darstellung sollte sich aber von den
„nebulosen Frauenemanzipationsideen der Gegenwart" abgrenzen und nur
die Erfolge der liberalen Ära für die Berufstätigkeit von Frauen darstellen.[20]

2. BÖRSENKRACH UND WIRTSCHAFTSPESSIMISMUS

Eine Woche nach Eröffnung der Wiener Weltausstellung brach mit dem Börsenkrach die Illusion des permanenten Fortschritts zusammen. Am 9. Mai
1873, dem „Schwarzen Freitag", führte der Zusammenbruch der Börse zu
Panik und Flucht. Der von einem galizischen Börsenbesucher verwendete
Begriff „Krach" wurde in die wirtschaftliche und politische Rhetorik aufgenommen.[21] In einem Brief an den Freund und Kollegen Emil du Bois-
Reymond in Berlin bestätigte Ernst Wilhelm von Brücke, Professor für Physiologie an der Universität Wien, dass der Begriff bereits wenige Tage später
angewandt wurde. „In meiner Familie ist alles seinen ruhigen Gang gegangen", schrieb der Physiologe, auch der „grosse Krach" habe ihn „in keiner
Weise berührt. Nur die Suspension der Bankacte" habe ihn „in helle Wuth
versetzt".[22] Manchen erschienen die Aktienverluste so dramatisch, dass sie
nur mehr den Suizid als Lösung sahen. Unmittelbar nach der Katastrophe
wurden 152 Suizide gemeldet und 1874 stieg die Zahl auf 214.[23]
    Die Panik, welche der Börsenkrach in der Bevölkerung ausgelöst hatte,
beruhte auf dem Bewusstwerden der Instabilität auf den Finanzmärkten und

---

[19] Ebd., 72.

[20] Mitteilungen des k.k. österreichischen Museums IV (1873) 108, zit. in: Ebd., 74.

[21] *Rumpler*, Eine Chance für Mitteleuropa, 464.

[22] Ernst Wilhelm *von Brücke*, Brief an Emil du Bois-Reymond, Wien, Währinger Strasse
1, 16. Mai 1873. In: Ernst Wilhelm *von Brücke*, Briefe an Emil du Bois-Reymond, hgg.
und bearbeitet von Hans *Brücke*, Wolfgang *Hilger,* Walter *Höflechner,* Wolfram *Swoboda* (= Publikationen aus dem Archiv der Universität Graz 8/1, Graz 1978) 183f.

[23] *Rumpler*, Eine Chance für Mitteleuropa, 465.

deren möglichen Folgen.[24] Max Nordau, Arzt, späterer Zionist und kultur-kritischer Essayist,[25] bezeichnete das „Börsenspiel als eine furchtbare sozi-ale Krankheit, eine Epidemie, die ganz Wien ergriffen hatte". Anstelle der Anerkennung des Wertes von Geld seien Äußerlichkeiten wichtig geworden. Teuerungen und überhöhte Honorarforderungen seien die Folge gewesen. Der Utopist hoffte, dass „der 'Krach' hoffentlich ein Gewitter [sei], das die Luft reinig[e], wenn nicht für immer, so doch für eine geraume Zeit; [und] die Krankheit des fieberhaften Verlangens nach mühelosem Erwerb mit dem Kurszettel vom Tage der Panik radikal geheilt [werde]".[26] Mit dem Börsen-krach war „das goldene Zeitalter der Sicherheit"[27] vorbei und stürzte die Gesellschaft in eine tiefe soziale und politische Krise. Die Konsequenzen der „hochkapitalistischen Wirtschaftsentwicklung" und der damit verbun-denen Spekulationen betrafen das Großbürgertum genauso wie das klein- und mittelbürgerliche Milieu. Nicht nur einkommensschwache Familien verarmten.[28] Besonders anfällig dafür waren jene Bevölkerungsgruppen, die tatsächlich am Existenzminimum leben mussten. Für die kontinuierliche Mobilisierung der Massen von Arbeitern sorgten jedoch Gruppierungen, die weniger um ihre Existenz fürchteten, als vielmehr um ihre führende Positi-on im öffentlichen Leben.[29]

---

[24] Susanne *Herrnleben*, Liberalismus und Wirtschaft. In: Leopold *Kammerhofer* (Hg.), Studien zum Deutschliberalismus in Zisleithanien 1873–1879. Herrschaftsfundierung und Organisationsformen des politischen Liberalismus (= Studien zur Geschichte der österreichisch-ungarischen Monarchie 25, Wien 1991) 175–195, hier 184.

[25] Siehe William M. *Johnston*, The Austrian Mind. An Intellectual and Social History 1848–1938. Österreichische Kultur- und Geistesgeschichte. Gesellschaft und Ideen im Donauraum 1848–1938 (University of California Press 1972, Wien-Graz-Köln 1974) 364: Von Budapest nach Wien zugewandert, wurde Max Nordau neben Theodor Herzl und Theodor Hetzka zum dritten jüdischen Utopisten und als Führer des politischen Zionismus „Theodor Herzls Statthalter".

[26] Hedvig *Ujvári*, Feuilletons über die Wiener Weltausstellung 1873 im Pester Lloyd. In: Kakanien revisted 25/10/2005, 1, online unter <http://www.kakanien.ac.at/beitr/fall-studie/HUjvari1.pdf> (14. Juni 2009). Nordau greift seine Bedenken gegenüber Bör-sespekulationen ein Jahrzehnt später in Max *Nordau*, „Die conventionellen Lügen der Kulturmenschheit" (Leipzig 1899) erneut auf und behandelte sie im Kapitel „Die wirth-schaftliche Lüge".

[27] *Zweig*, Die Welt von Gestern, 14.

[28] Waltraud *Heindl*, Frauenbild und Frauenbildung in der Wiener Moderne. In: *Fischer*, *Brix* (Hgg.) Die Frauen der Wiener Moderne, 21–33, hier 22.

[29] Bruce *Pauley*, Eine Geschichte des österreichischen Antisemitismus. Von der Ausgren-zung zur Auslöschung (Wien 1993) 62.

Für die Wirtschaft bedeutete der Börsenkrach den größten Einbruch seit 1830.[30] Er reichte in alle Bereiche des öffentlichen Lebens und steuerte nicht nur die Wirtschaft, sondern auch Wissenschaft und Kunst in eine neue Richtung. Der Börsenkrach von 1873 war nämlich nicht nur eine ökonomische Krise, sondern auch eine ideologische. Der politische Liberalismus, der sowohl von Regierungsmitgliedern als auch von Wissenschaftlern, Intellektuellen und Journalisten mitgetragen wurde, hatte durch sie deutlich an Prestige verloren.[31] Das Vertrauen der Liberalen in ihr Modell von „Freiheit und Fortschritt" und in sein „Wertesystem"[32] war brüchig geworden.[33]

In „Regierungskreisen" habe man längst gewusst, dass ein angegebenes Kapital von 2,25 Milliarden Gulden, welches aus dem Ertrag von Aktienspekulationen für Eisenbahngesellschaften, Baufirmen und Industriegründungen angewachsen war, nicht von wirklich getätigten Einzahlungen herrühren konnte. Es sei ebenso bekannt gewesen, dass daran weder das Kapital der Finanzmagnaten Rothschild, Königswarter und Todesco noch jenes der aufsteigenden Generation jüdischer Bankiers und Unternehmer beteiligt gewesen sei.[34] Es war für die Masse der Verlierer von Aktien nur angenehmer, für die „große Depression"[35] nach dem „Krach" die erfolgreichen jüdischen Familien verantwortlich machen zu können. Tatsächlich wurden in der Zeit der Wirtschaftseuphorie und des unbegrenzt erscheinenden Wachstums Warnsignale einfach negiert. Bereits 1871 wurden in der Finanzierung des Eisenbahnbaus Schwachpunkte registriert. Die Baumwoll- und Seidenindustrie verzeichnete 1872 eine Stagnation und die Eisenindustrie konnte am Beginn des Jahres 1873 nur mehr „auf Lager" arbeiten. Warnungen der Tageszeitung „Die Presse" wurden überhört.[36] Die „Neue Freie Presse" zeigte sich darüber wenig erstaunt, denn „gerade die Warnungen eines Blattes,

---

[30] *Hochgerner*, Studium und Wissenschaftsentwicklung im Habsburgerreich, 167.

[31] *Rumpler*, Eine Chance für Mitteleuropa, 464.

[32] *Illner*, Psychoanalyse oder die Kunst der Wissenschaft, 64.

[33] Siehe Pieter M. *Judson*, Exclusive Revolutionaries. Liberal Politics, Social Experience, and National Identity in the Austrian Empire, 1848–1914 (= Social History, Popoular Culture, and Politics in Germany, University of Michigan ⁴1999) 167: „The depression created a populist outcry against the liberal parties as some of the more scandalous details surrounding the Krach gradually came to light."

[34] *Rumpler*, Eine Chance für Mitteleuropa, 463.

[35] *Hochgerner*, Studium und Wissenschaftsentwicklung im Habsburgerreich, 167.

[36] *Herrnleben*, Liberalismus und Wirtschaft. In: *Kammerhofer* (Hg.), Studien zum Deutschliberalismus, 179.

das den Lesern täglich neue verlockende Angebote zur Zeichnung von Aktien machte, mussten ins Leere gehen".[37]

Wirtschaft und Regierung versprachen sich durch die glanzvolle Eröffnung der Wiener Weltausstellung eine Abwendung der Börsenkrise. Die gigantisch geplante Wiener Weltausstellung sollte diesen Verlust ausgleichen und zu einem Magnet für ausländische Interessenten am liberalen Wirtschaftserfolg und der Stolz der Bevölkerung Wiens werden. Doch die Besucherzahlen waren geringer als erwartet. Aufgrund der zum Entsetzen der Organisatoren ausgebrochenen Cholera Ende Juni 1873, die sich durch die hochsommerlichen Temperaturen bald zu einer Epidemie ausweitete, verließen die finanzstärksten Besucher im Hochsommer Wien.[38] Die Cholera war vermutlich von einem Kaufmann aus Trevisio, der im Weltausstellungshotel „Donau" in der Nordbahnstraße wohnte, nach Wien eingeschleppt worden. In nur drei Tagen waren dreizehn Personen infiziert, von denen acht unmittelbar danach starben. Bis Mitte August erreichte die Choleraepidemie ihren Höhepunkt. 1873 verstarben 2.983 Menschen in Wien an Cholera.[39]

Auf Grund der desolaten Wohnverhältnisse in Wiener Arbeitersiedlungen starben 1.525 Menschen der „arbeitenden Classe" gegenüber 639 der „bemittelten Classe".[40] Aus Angst vor einer Cholerainfektion waren die eleganten Hotels im Ersten Wiener Gemeindebezirk bei weitem nicht ausgebucht. Die Ausgaben in der Höhe von 19 Millionen Gulden waren durch Gesamteinnahmen von 4,2 Millionen Gulden nur geringfügig gedeckt. Allein durch die finanzielle Unterstützung des Staates konnte ein Fiasko verhindert werden.[41] Der Internationale Medizinische Kongress, welcher vom 1. bis 8. September 1873 im Rahmen der Weltausstellung stattfand, wurde daher bewusst als Präsentation der Leistungen einer liberalen Wissenschaftspolitik angelegt. Eine eigene Wissenschaftsmesse versuchte einem internationalen Publikum zu beweisen, dass Wien das intellektuelle Zentrum der Habsburgermonarchie war. Rokitansky hielt als Präsident des Organisationskomitees des Kongres-

---

[37] Neue Freie Presse vom 1. Jänner 1873, Morgenblatt, 1f.

[38] *Rumpler*, Eine Chance für Mitteleuropa, 464. Siehe Helga *Maier*, Börsenkrach und Weltausstellung in Wien. Ein Beitrag zur Geschichte der bürgerlich-liberalen Gesellschaft um das Jahr 1873 (Dissertation Universität Graz 1973).

[39] *Pemsel*, Die Wiener Weltausstellung von 1873, 79.

[40] Anton *Drasche*, Gesammelte Abhandlungen, ed. von seinen Schülern zu dessen vierzigjährigen Doktor-Jubiläum (Wien 1893) Tabelle III, zit. in: *Pemsel*, Die Wiener Weltausstellung von 1873, 80.

[41] *Rumpler*, Eine Chance für Mitteleuropa, 465.

ses die Eröffnungs- und Abschlussrede.[42] Der Pathologe präsentierte die Wiener Medizinische Schule im internationalen Rahmen. Medizinprofessoren stellten Objekte und Präparate aus, die in ihrer Feinheit und Besonderheit Aufsehen erregten. Die anatomischen Korrosionspräparate von Joseph Hyrtl, Professor für Anatomie an der Universität Wien, wurden nach einer Technik der Niederländischen Medizinischen Schule des 18. Jahrhunderts hergestellt.[43] Weitere Aussteller waren Billroth und Adam Politzer, Professor für Pädiatrie. Die hohe Qualität ihrer Ausstellungsobjekte wurde durch Wissenschaftspreise honoriert.[44] Als die Weltausstellung Allerseelen 1873 geschlossen wurde, blieb als Resümee ein finanzielles Desaster zurück. Der Schriftsteller und Kritiker Ferdinand Kürnberger nannte es auf Grund des Börsenkrachs und der Cholera-Epidemie „unser zweites Königgrätz".[45] Sie leisteten nach Bürgermeister Felder die „Totengräberdienste" für den Fortschrittsglauben.[46]

3. POLITISCHE LAGERBILDUNG AN DER UNIVERSITÄT

Zu Beginn des Wintersemesters 1873/74 wurde sichtbar, wie stark die Wirtschafts- und Finanzkrise die Medizinische Fakultät der Universität Wien beeinflusst hatten. „Angst, Unfähigkeit, eine gesteigerte Wahrnehmung der Härte der sozialen Existenz: diese Züge gewannen eine neue Bedeutung in dem sozialen Klima, in dem der Glaube des Liberalismus von den Ereignissen erschüttert worden war", verdeutlicht Carl Schorske die brisante Lage

---

[42] Siehe dazu Wiener Medizinische Presse 14,36 (1873) 828–831 und 1062. Der Redakteur dieser Zeitschrift, Johann Schnitzler, beschrieb in seinem Organ ausführlich das Programm und die einzelnen Sitzungen.

[43] *Lesky*, Die Wiener medizinische Schule, 239. Siehe ebd., 240: Die dauerhaften Präparate verschiedener Organteile wurden hergestellt, indem „bis in die feinsten Anastomosen Blut- und Lymphgefäße mit Wachs, Harzen und anderen erstarrenden Massen" injiziert wurden. Das Wegätzen des Gewebes um die injizierten Gefäße habe Hyrtl als „Meister der Korrosionsanatomie" perfekt beherrscht.

[44] Rudolf-Josef *Gasser*, Professor Joseph Hyrtl (1810–1894). Eine Skizze zu Leben und Werk des großen Anatomen des 19. Jahrhunderts. In: Der Anatom Joseph Hyrtl 1810–1894, Katalog, ed. anläßlich der Eröffnung des Hyrtl-Museums Perchtoldsdorf am 10. Mai 1991 und der Sonderausstellung der Hyrtl-Bibliothek im Bezirksmuseum Mödling 10. Mai bis 27. Oktober 1991. Hyrtl-Symposium 1991, Mödling, Perchtoldsdorf, 9.–12. Mai 1991 (Wien-München-Bern 1991) 19–59, hier 47.

[45] Ferdinand *Kürnberger*, Briefe an eine Freundin (1858–1879), hg. Otto Erich *Deutsch* (= Schriften des Literarischen Vereins in Wien VIII, Wien 1907) 247, zit. in: *Pemsel,* Die Wiener Weltausstellung von 1873, 79.

[46] Ebd., 77.

nach dem Börsenkrach.[47] Die Krise verschlechterte nicht nur die ohnehin bestehende labile Studien- und Arbeitsplatzsituation der Medizinstudenten. Sie war auch mitverantwortlich für die Zuspitzung der nationalen und konfessionellen Konflikte, mit denen die Medizinische Fakultät seit Jahren konfrontiert war. Im Professorenkollegium verschärfte sich ein Konflikt zwischen den Professoren, der seit der Gründung des Deutschen Reiches 1871 bestand und nun deutlich sichtbar wurde. Durch das Scheitern des Liberalismus als des treibenden Wirtschaftsfaktors wurde auch die liberale Bildungspolitik hinterfragt. Die drohende politische Spaltung der liberalen Professoren in ein deutschliberales, Österreich loyales Lager, und ein deutschnationales,[48] mit Orientierung zum Deutschen Reich hin, war nicht mehr zu verhindern. Auf beiden Seiten standen Führungspersönlichkeiten, die immer stärker divergierende Weltbilder vertraten und sich nicht nur politisch nicht mehr einigen konnten.

Der Vertreter der Deutschliberalen war Rokitansky, geboren am 19. Februar 1804 in Königgrätz, Hradec Králové, Böhmen.[49] Er war Mitbegründer der Zweiten Wiener Medizinischen Schule, Wissenschaftspolitiker im Unterrichtsministerium, Präsident der Kaiserlichen Akademie der Wissenschaften und der Gesellschaft der Ärzte in Wien, sowie Mitglied der Liberalen im Herrenhaus des Österreichischen Reichsrats. Rokitansky versuchte in diesen Funktionen zwischen den vielen Ethnien und verschiedenen Konfessionen der Habsburgermonarchie vermittelnd zu wirken und Lösungen für

---

[47] *Schorske*, Wien, 6. Siehe Maria *Rentetzi*, Trafficking Materials and Gendered Experimental Pratices: Radium Research in Early 20th Century Vienna. Chapter 3 (New York 2007) 3, online unter <http://www.gutenberg-e.org/rentetzi> (17. Juni 2010). Rentetzi erklärt das Scheitern mit Carl Schorske als produktiven Auslöser für die Herausbildung der „Wiener Moderne": „Starting in the early 1960s, the work of historian Carl Schorske became the dominant paradigm in understanding 1900 Vienna as the birthplace of a major part of modern culture and thought. The defeat of liberalism and the political crisis of the 1890s provided the context for elucidating the cultural success of the city. [...] Viennese modernism was produced through the cultural elite's reaction to this 'failure of liberalism'."

[48] Markus Erwin *Haider*, Im Streit um die Österreichische Nation. Nationale Leitwörter in Österreich 1866 bis 1938 (Wien-Köln-Weimar 1998) 136: „Deutschnational als Parteibezeichnung" wurde erstmals in einer Ausgabe der „Presse" von 1871 erwähnt. Die Zeitung warnte „vor einer möglichen Spaltung der liberalen Verfassungspartei". Das „Epitheton deutschnational" stand in diesem Kontext für eine „drohende politische Neugründung".

[49] Geburtsregister 1804, SOkA HK, fond Děkanský úřad Hradec Králové, inv. č. 114, kart. č. 36 (Státni okresni Archiv Hradec Králové).

die immer schwieriger werdende Frage des friedlichen Zusammenlebens zu finden.[50] Für den Pathologen bot die multikulturelle Reichshauptstadt Wien eine Chance für die Begegnung verschiedener Kulturen in gegenseitiger Toleranz. Die Universität Wien müsse daher für Studenten verschiedenster Ethnien offen sein. Nationalismus würde die „Solidarität der Wissenschaft" spalten. „Je reger das Nationalgefühl" sei, erläuterte der Pathologe in „Zeitfragen betreffend die Universität", desto eher könne einer Institution „zweifelhafte[r] Werth[...]" und Erfolg[...]" prognostiziert werden.[51]

Auf Seite des sich Richtung Deutschnationalismus entwickelnden politischen Lagers positionierte sich Billroth. Der Liberale Rokitansky mit seiner toleranten Haltung und seiner Abneigung gegenüber autoritärer Führung war für den Chirurgen ein geeignetes Angriffsziel. Billroth teilte Rokitanskys liberale Bildungspolitik nicht mehr und boykottierte 1873/74 alle Besetzungsvorschläge des Professorenkollegiums der Medizinischen Fakultät.[52] Der Chirurg weigerte sich, österreichische Professoren an die Medizinische Fakultät zu berufen, weil er von ihnen zu wenig Reformbereitschaft erwartete. Sie könnten den Nimbus der 'Universität Deutscher Nation' gefährden.[53] In der Eröffnungsvorlesung des Wintersemesters 1874/75 kritisierte Billroth Rokitansky in seiner Funktion als medizinischer Studienreferent im Unter-

---

[50]   Siehe Ottokar *Rokitansky*, Carl Freiherr von Rokitansky. In: Walter *Pollak* (Hg.), Tausend Jahre Österreich. Eine biographische Chronik 2: Vom Biedermeier bis zur Gründung der modernen Parteien (Wien-München 1973) 351–357, hier 356: Ottokar Rokitansky sieht seinen Vorfahren als „Altliberalen, Großösterreicher und Anhänger der Dynastie", der den „überspannten nationalen Ansprüchen und den Bestrebungen, die an dem Gefüge der Monarchie rüttelten", entgegentrat.

[51]   Carl *Rokitansky*, Zeitfragen betreffend die Universität mit besonderer Beziehung auf Medizin (Wien 1863) 30. Siehe Felicitas *Seebacher*, „Freiheit der Naturforschung!" Carl Freiherr von Rokitansky und die Wiener Medizinische Schule: Wissenschaft und Politik im Konflikt. Mit einem Vorwort von Helmut *Denk* und einer Einführung von Günther *Hödl*. Bildteil: Karl *Sablik* (= Österreichische Akademie der Wissenschaften, Mathematisch-Naturwissenschaftliche Klasse. Veröffentlichungen der Kommission für Geschichte der Naturwissenschaften, Mathematik und Medizin 56, Wien 2006) 174ff.

[52]   Das Unterrichts-Ministerium und die Wiener medicinische Fakultät (Wien 1874) 6.

[53]   *Billroth*, Brief an Virchow. 1. Jänner 1875. In: *Andree*, Virchow – Billroth. In: Katalog der Ausstellung der Stiftung Pommern, ed. Stiftung Pommern, 18. Siehe ebd.: „Wir liegen hier immer noch in Wehen, um einen Nachfolger Rokitansky's zur Welt zu befördern. Da derselbe, wie uns officiös bedeutet ist, durchaus schwarz-gelb sein soll, so habe ich als Geburtshelfer schon gestreikt."

richtsministerium.[54] Er hatte die neue Rigorosenordnung von 1872 mitgestaltet, wonach Medizinstudenten generell ihr Studium mit dem akademischen Titel *„Doctor universae medicinae"* abschlossen. Billroth empfand, dass sie zu liberal gehalten war. Sie lasse den Studenten große Eigenverantwortung in der Wahl der Studienfächer und kontrolliere die Anwesenheit bei Vorlesungen nicht mehr genau.[55]

Der Chirurg verstand die allgemeine Unzufriedenheit mit den Universitätsreformen, die Sorge um den Ansturm von Studenten aus den östlichen Kronländern der Monarchie und die Angst vor neuer Konkurrenz am Arbeitsplatz in einer Zeit der Wirtschaftkrise zu nützen. Er verdeutlichte den Hörern, dass die Entwicklung neuer „Lehr- und Lernformen" den „Träger[n] der deutschen Wissenschaft im Vereine mit den Studenten" zustehe. Reformen an „deutschen Universitäten" müssten Deutsche durchführen.[56] „Beschränkte und kurzsichtige Rathgeber", womit Billroth konkret den aus Böhmen stammenden Rokitansky meinte, dürften nicht die Macht haben, „die innere Kraft unserer *alma mater* zu brechen".[57] Mit diesen Aussagen im Hörsaal, vor Studenten aus allen Teilen der Habsburgermonarchie, ordnete Billroth in Wien nicht nur die Universität, sondern auch die Wissenschaft deutlich der 'Deutschen Nation' zu. Er sprach nur die deutschen Studenten an und überging die Anwesenheit von Studenten anderer Ethnien. Der Chirurg erniedrigte Rokitansky vor einem Auditorium, das auch seine Vorlesungen besuchte. Die heftigen Reaktionen von Kollegen der Universität und in den Medien[58] überging Billroth. Selbst eine Vorladung von Unterrichtsminister Stremayr schien ihn wenig zu bewegen.[59]

---

[54] *Theodor Billroth*, Ein Wort an seine Schüler. In: Wiener Medizinische Wochenschrift 24,43 (1874) 943–946, hier 943.

[55] Erna *Lesky*, Probleme medizinischen Unterrichtes in der Zeit Billroths. Antrittsvorlesung, gehalten am 29. November 1962. In: Wiener klinische Wochenschrift 75,13 (1963) 221–224, hier 222.

[56] *Billroth*, Ein Wort an seine Schüler. In: Wiener Medizinische Wochenschrift 24,43 (1874) 946.

[57] Ebd., 943.

[58] Siehe Tagesneuigkeiten. Wiener Medizinische Presse. 15,15 (1874) 1041: Billroth sei Kritik an der Regierung gestattet, „nur die Art wie, und der Ort, wo" er dies inszeniere, würden zu „Kritik und Abwehr" herausfordern. Es sei undenkbar, „Studenten zu Richtern" aufzurufen und man überlege in „Professoren-Kreisen" ernstlich, eine „Vertrauensadresse" an den Unterrichtsminister zu richten.

[59] *Billroth*, Brief an Hermine Seegen, 26. Oktober 1874. In: *Kern*, Billroth – Selbstzeugnisse, 178. Siehe ebd.: „Ich wurde heute vor Exzellenz Stremayr zitiert, ich bin nun gespannt, was er mit mir anfangen wird. Criminalprocess, Disciplinarverfahren, Entlas-

1874, ein Jahr nach dem Börsenkrach, hatte Billroth die 'deutsche' Wissenschaft mit einer politischen Ideologie an der Medizinischen Fakultät der Universität Wien verankert. Billroth sprach nicht nur die Studenten mit ungewissen Zukunftschancen im Arztberuf an. Auch manche deutschliberale Professoren wechselten teils aus Überzeugung, teils als Mitläufer, die sich Vorteile erhofften, in das sich neu formierende deutschnationale Lager über.[60] Die starke Konzentration auf eine Universität 'Deutscher Nation', welche Billroth propagierte, war im letzten Drittel des 19. Jahrhunderts allerdings nur möglich, weil es kein entsprechend selbstbewusstes Gegenangebot von der „Monarchie- und Österreich-treuen" Seite der Professorenschaft mehr gab. In einer Epoche des zunehmenden Nationalismus, wo nationale Identitätsbildung auch über große Leistungen der Wissenschaft definiert wurde, war es für manche Professoren nicht mehr so leicht möglich, Wissenschaft neutral zu sehen und nicht an eine Ethnie zu koppeln. Für Friedrich Stadler, Professor für Wissenschaftsgeschichte, -theorie und -philosophie an der Universität Wien, ist „nationale Wissenschaft" nicht mehr als „ethnozentrische Ideologie". Trotzdem findet er es wichtig, dass „Identitäten, Stereotypen und Denkmuster österreichischer Wissenschaftskultur ohne Voreingenommenheit [...] diskutiert werden".[61]

4. BIOLOGISTISCHE SPALTUNG DER GESELLSCHAFT

Die politische Trennung der Professoren und Studenten der Universität Wien in zwei konträre nationale Lager widerspiegelte einerseits die politische Stimmung in der Gesellschaft der Reichshauptstadt, andererseits waren die Universitäten daran erheblich beteiligt. Ihre Wissenschaftler trugen zur Entstehung neuer Gesellschaftstheorien, neuer Klassifikationen und neuer Spaltungen wesentlich bei. Auf dem Wege von aristokratischen zu demokratischen Gesellschaftsformen wurde die Modernisierung durch teils spekulative Theorien verhindert. Sie wurden geglaubt, weil sie von wissenschaftli-

---

sung? Letzterer würde ich wohl durch Einreichung meiner Entlassung zuvorkommen. Im Wesentlichen habe ich nur gesagt, was in meiner Fakultät alle bewegt. Meine Wurzeln reichen zum Glück tiefer als in die Gunst der österreichischen Regierung."

[60] Siehe *Haider*, Im Streit um die Österreichische Nation, 136: Die „deutsch-nationalen Gruppierungen" bildeten ihre Identität in der Abgrenzung von „Nationalität und Österreichertum". Während in dem Wort „deutsch" nur eine „kulturnationale Verbindung" mit dem Deutschen Reich gesehen wurde, war das Wort „deutschnational" mit dem Wunsch nach einem staatlichen Zusammenschluss mit dem 'Brudervolk' verbunden.

[61] Friedrich *Stadler*, Wissenschaft als Kultur? In: *Stadler* (Hg.), Wissenschaft als Kultur, 9–18, hier 13.

chen Autoritäten erstellt wurden. Wie seriös sie wirklich waren, war für die
Modernisierungsgegner weniger wichtig. Der Berliner Naturwissenschaftler
Ernst Heinrich Haeckel, der aus dem Darwinismus gesellschaftspolitische
Theorien abzuleiten versuchte, passte in ihre Denkschemata. Wenn er das
Selektionsprinzip von Darwin „nichts weniger als demokratisch, sondern
im Gegenteil aristokratisch im eigentlichsten Sinne des Wortes!"[62] interpretierte, fühlten sich die Anhänger einer strikten Grenzziehung zwischen
verschiedenen gesellschaftlichen Gruppierungen bestätigt. Haeckel verband
nämlich das Selektionsprinzip mit dem ursprünglich aristokratischen „Rassediskurs". Eine gefährlichere Verbindung hätte er der ohnehin zum Adel
aufblickenden Gesellschaft nicht darbieten können. Die Übertragung der
Selektionstheorie auf den Menschen legitimierte für 'oben' die Bildung einer
politischen Elite und erschwerte für 'unten' den Aufstieg von sozial Schwächeren, die bestimmte Auswahlkriterien nicht erfüllen konnten. Diese Einteilung in sozialdarwinistische Kategorien führte das prinzipiell produktive
Potential einer multiethnischen Gesellschaft letztendlich in eine Auslese-
und Ausgrenzungspolitik. Die Kriterien, nach denen die Selektionstheorie
auf politischer Ebene angewandt wurde, orientierten sich nach den indifferenten Vorstellungen eines zum Herrschen prädestinierten 'Volkes', das
über die anderen 'Völker' dominieren durfte. Was nicht funktionierte, wo
die nationale Elite versagte, dafür wurden die 'Anderen' und die 'Fremden'
verantwortlich gemacht.[63]

Dadurch, dass die Zuordnung zu diesem 'Staatsvolk' nicht mehr nur durch
Abstammung, sondern auch durch das gleiche „Blut" erfolgte, enthielt der
damit in Verbindung stehende völkische Nationalismus „immanent eine ras-
sistische Komponente". Zuwanderung und Einbürgerung von Fremden, die
anderen Ethnien angehören, waren weder erwünscht, noch mit der Idee der
„Volksnation" vereinbar. Eine „Volksnation" könne kein Einwanderungsland
werden.[64] Ein Vielvölkerstaat stand im diametralen Gegensatz zu den Vorstellungen der Nationalisten. Politische Herrschaft war für sie nicht „völker-
übergreifend" festgelegt, sondern sollte sich auf ein einziges Volk konzent-

---

[62] Ernst *Haeckel*, Freie Wissenschaft und freie Lehre. Eine Entgegnung auf Rudolf Virchows Münchener Rede über „Die Freiheit der Wissenschaft im modernen Staat" (Berlin 1877, Leipzig ²1908) 69. „Der Darwinismus, die Selektionstheorie", sei nicht mit dem
„Transformismus [der] Deszendenztheorie" gleichzusetzen. Die Selektionstheorie lehre,
so behauptete Haeckel, „daß im Menschenleben wie im Tier- und Pflanzenleben überall
und jederzeit nur eine kleine bevorzugte Minderheit existieren und blühen" könne.

[63] *Rumpler*, Eine Chance für Mitteleuropa, 487.

[64] *Oberdörfer*, Der Wahn des Nationalen 34.

rieren. Ihm wurde zugestanden, zwischen Freund und Feind, Gut und Böse nach „völkischen Kollektiven" unterscheiden zu können.[65] Eric Hobsbawm beschreibt drei Kriterien, die ein Volk zu einer Nation machen: erstens die historische Verbindung mit dem Staat, in dem sie leben, zweitens das lange Bestehen einer „kulturellen Elite", die sich über eine nationale „Literatur- und Amtssprache" definiert und drittens, „die erwiesene Fähigkeit zur Eroberung". Erst letztere beweise, dass sich „ein Volk als soziale Gattung im Kampf ums Dasein erfolgreich behaupten konnte".[66]

Unterstützung fand der Nationalismus bei den neu aufstrebenden wissenschaftlichen Disziplinen, wie Sprachwissenschaften, Völkerkunde und Anthropologie. In der gemeinsamen Sprache und Kultur einer Nation komme nämlich das Nationalbewusstsein am deutlichsten zum Ausdruck. Um seine „ureigenste und reinste Form bei den Urvölkern", den Germanen und „Ariern", wieder zu finden, müsse die deutsche Sprache von „Fremdwörtern gereinigt" und die Kultur des deutschen Volkes „von fremden Einflüssen befreit" werden. Sprachwissenschaften und Völkerkunde wurden zu „ideologischen Schlüsseldisziplinen". Historiker und Philologen konstruierten dafür nachträglich die angeblich noch bei den Ahnen bestehende ideale politische Ordnung, Sprache und Kultur.[67] Die starke Betonung der Sprache für die nationale Bindung wurde auch in der Wissenschaft ein zentrales Thema, umso mehr, als die Wissenschaftssprache Latein durch die Nationalsprachen ersetzt wurde. Eine bis dahin multikulturelle Universität Wien konnte so zu einer 'Universität Deutscher Nation' umgepolt werden.

Während die Sprachwissenschaften „sprachlich verbundene Großgruppen als 'Rassen' im Sinne einer Abstammungsgemeinschaft" verstanden,[68] arbeitete die Anthropologie mit „anatomisch-physiologischen und ethnographisch vergleichenden Studien" verschiedener 'Völker'.[69] Beide wurden vom Rassismus missbraucht. Jeder 'Rasse' beziehungsweise Abstammungs-

---

[65] Ebd., 35.

[66] Eric J. *Hobsbawm*, Nations and nationalism since 1780. Programme, myth, reality. Nationen und Nationalismus. Mythos und Realität seit 1780. Aus dem Englischen von Udo *Rennert* (New York-Melbourne 1990, Frankfurt-New York ²1992) 50f.

[67] *Oberdörfer*, Der Wahn des Nationalen, 37.

[68] Annegret *Kiefer*, Das Problem einer „jüdischen Rasse". Eine Diskussion zwischen Wissenschaft und Ideologie (1870–1930) (= Marburger Schriften zur Medizingeschichte 29, Frankfurt am Main, Bern, New York 1991) 19.

[69] Carl *Rokitansky*, Eröffnungsrede, gehalten in der constituirenden Versammlung der anthropologischen Gesellschaft in Wien am 13. Februar 1870. In: Mittheilungen der anthropologischen Gesellschaft in Wien. I. Band – ausgegeben den 30. März 1870. Probenummer 3–10, hier 7.

gemeinschaft wurden bestimmte physische und psychische Erkennungsmerkmale zugeschrieben. Die weiße „Rasse" wurde in eine „semitische"
und „arische" geteilt.[70] Zur „semitischen Sprachfamilie" wurden alle Semiten, auch die Araber, gezählt, zur „semitischen Abstammungsgemeinschaft"
als eigene Sprach- und Volksgruppe allerdings nur die Juden. Dafür musste
die Bezeichnung „Jude" von der Konfession gelöst und säkularisiert werden. Den Semiten wurden die Arier gegenübergestellt. Als Nachkommen
der Indogermanen wurden sie als Angehörige eines selbst ernannten „Her-
renvolks" gesehen.[71] „Imagined Communities" nennt sie Benedict Anderson treffend.[72] Mit dem wertenden „Rassen-Epitheton arisch" wurde nach
biologistischen Denkkategorien eine „großgewachsene, blonde, blauäugi-
ge, standfeste, familienliebende, aber kriegerische Rasse" konstruiert. Ihre
„echten Männer und Frauen" unterschieden sich „aufs deutlichste von den
Semiten, welche die Zivilisation mit ihren kränklichen Nachkommen, ihrem
Krämerdenken und ihrem dekadenten Modernismus zu zerstören drohten".[73]
Die Anthropologische Gesellschaft in Wien sah es daher als ihre Aufgabe an
nachzuweisen, dass die Deutschen das „Volk mit der höchsten Kultur" waren. „Deutsch-Österreicher" wurden den „germanischen [oder] nordischen
Völkern" zugeordnet, aber auch der „keltisch[en] [Rasse]".[74]

Genau diese biopolitischen Kategorien setzte Wilhelm Marr in seinem
Pamphlet „Der Sieg des Judentums über das Germanentum"[75] 1873 gezielt
zur Aufwiegelung der Gesellschaft ein. Passend zum Krisenjahr erklärte es
die Ursachen des Börsenkrachs im Versagen der jüdischen Finanzpolitik.
Die Hetzschrift beeinflusste die politische Ideologie des Deutschnationalismus in Schuldzuweisungen an die Juden. „Der Vater des Antisemitismus",

---

[70] *Kiefer*, Das Problem einer „jüdischen Rasse", 19.

[71] Doris *Sottopietra*, Variationen eines Vorurteils. Eine Entwicklungsgeschichte des Antisemitismus in Österreich (Wien 1997) 48.

[72] Benedict *Anderson*, Die Erfindung der Nation (Frankfurt am Main-New York 1995), zit.
in: *Ley*, Mythos und Moderne, 8.

[73] Peter *Gay*, The Cultivation of Hatred (Volume 3 of The Bourgeois Experience) Kult der
Gewalt. Aggression im bürgerlichen Zeitalter (New York-London 1998, München 2000)
97.

[74] Brigitte *Fuchs*, „Rasse", „Volk", Geschlecht und Sexualität: Anthropologische Diskurse
und deren politische Funktionalisierung in Österreich 1860–1945. In: *Korotin, Serloth*
(Hgg.), Gebrochene Kontinuitäten, 151–179, hier 165.

[75] Wilhelm *Marr*, Der Sieg des Judentums über das Germanentum vom nicht konfessionellen Standpunkt aus betrachtet (Bern 1873).

wie Marr wiederholt in der Literatur bezeichnet wird,[76] trug wesentlich zur Verschärfung des 'Feindbilds Jude' bei, indem er die Juden als eine „verschlagene, wurzellose und verschwörerische Rasse" darstellte. Für ihn lag die einzige Lösung der 'Judenfrage' in einer strikten Trennung der 'Rassen'.[77] Marr grenzte sich ganz bewusst vom Antijudaismus ab und fand „die religiöse Seite des Hasses blödsinnig". Juden seien ein „eigene[s], fremde[s] Volk, [denn] ein Vaterland hatten die Juden nie. [...] Mit ihrer Schlauheit [habe] die semitische Rasse, zäher und stärker, [...] alle überlebt."[78] Mit Marrs Antisemitismus wurde die „Judenfeindschaft" auf eine politische Ebene gehoben. Nicht der einzelne Jude wurde abgelehnt, sondern das Judentum als Kollektiv.[79] Dadurch konnte aus dem bisher konfessionell fundierten Antijudaismus der rassische oder moderne Antisemitismus entstehen. Die bewusst angestrebte Verknüpfung mit dem Nationalismus führte zum „völkischen" Nationalismus, der mit einem „gemäßigten Nationalbewusstsein" nichts mehr gemeinsam hatte.[80] Indem die „Verschiedenartigkeit" von Menschen als „Verschiedenwertigkeit" interpretiert wurde, schuf man neue Völkerhierarchien. Die Selektionskriterien orientierten sich an indifferenten Vorstellungen eines zum Herrschen bestimmten Volkes oder einer angeblich dafür prädestinierten Nation. Da der Begriff Antisemitismus als Pendant zum Semitismus aber nicht in die wissenschaftliche Debatte aufgenommen wurde, barg er die verschiedensten Interpretationsmöglichkeiten.[81]

Annegret Kiefer interpretiert den Antisemitismus als „Ideologie der Unzufriedenheit mit der Moderne, der Angst vor ihr". Er sei eine Reaktion auf die raschen politischen und ökonomischen Veränderungen, welche die Industrielle Revolution ausgelöst habe.[82] Menschen, welche die Orientierung in der Moderne verloren hatten, konnten in einer neuen, „individuellen und kollektiven Verankerung" aufgehoben werden.[83] Das Angebot dafür kam von deutschnationaler Seite. Der Antisemitismus war „antiliberal, antidemokratisch [und] antikirchlich". Er wurde getragen von der Masse des Mittelstandes in den Städten und der Bevölkerung am Land, gelenkt von konservati-

---

[76] Siehe *Wladika*, Hitlers Vätergeneration, 60: Marr habe den Begriff „Antisemitismus" zwar nicht erfunden, wie fälschlich wiederholt in der Literatur erwähnt wird, aber er habe ihn „zumindest in das politische Vokabular eingeführt".

[77] *Pauley*, Eine Geschichte des österreichischen Antisemitismus, 62.

[78] Zit. in: *Wladika*, Hitlers Vätergeneration, 60.

[79] *Rürup*, Ehrensache. Jüdische Studentenverbindungen an deutschen Universitäten, 54.

[80] *Stimmer*, Eliten in Österreich, 181.

[81] *Sottopietra*, Variationen eines Vorurteils, 58.

[82] *Kiefer*, Das Problem einer „jüdischen Rasse", 103.

[83] *Zettelbauer*, „Die Liebe sei Euer Heldentum", 12.

ven Parteien und Vereinen.[84] Das Kleinbürgertum, welches nach 1873 die Zukunftsperspektive verloren hatte, wurde besonders anfällig für ihre populistischen Führer, die Hoffnung und Sicherheit versprachen.[85] In der bewusst gesteuerten feindlichen Haltung gegenüber Juden wurde erkennbar, dass es in Österreich „eine eindeutige Kontinuität zwischen altem und modernem Antisemitismus" gab. Boyer sieht sie als „eine Mixtur aus wirtschaftlichem Protest, kalkuliertem Opportunismus und irrationalen Ängsten, versetzt mit traditionellem katholischen Antijudaismus und, in vereinzelten Fällen, unverhohlenem Rassenhass".[86]

Die antisemitische „Bewegung" stellte in diesem Zeitraum ein gesamteuropäisches Phänomen dar. In Frankreich oder in der Habsburgermonarchie war sie deutlich stärker und einflussreicher als im Deutschen Reich.[87] Sichtbar wurde der moderne, rassisch fundierte Antisemitismus in der Schule, der Armee und an der Universität, wo er öffentlich praktiziert und durch Studenten als Trägergruppe radikalisiert wurde.[88] An der Universität Wien erhöhten sich durch den rassischen Antisemitismus die bestehenden sozialen Spannungen zwischen jüdischen und nichtjüdischen Studenten, Professoren und praktizierenden Ärzten.[89] Es sei jedoch zu monokausal erklärt, meint Werner Kümmel, wenn der Antisemitismus nur als Reaktion auf das Vordringen der Juden in jene öffentlichen Bereiche verstanden würde, die bis dahin für sie versperrt waren.[90] Für Sigmund Livingston ist Antisemitismus irrational. Er sieht ihn als eine Kumulierung von Emotionen, Vorurteilen, Angst vor den eigenen Komplexen, falschem Rassismus, Egoismus und vorgespiegelter Vornehmheit. Der Antisemit baue Fiktion auf Fiktion. Um dieses Gedankengebäude zu festigen, berufe er sich auf eine bekannte Autorität, die das pseudowissenschaftliche Konstrukt zusätzlich stützen sollte. Livingston, dessen Buch „Must men hate?" 1944 in dritter Auflage er-

---

[84] *Kiefer*, Das Problem einer „jüdischen Rasse", 103.

[85] Hartmut *Scheible* (Hg.), Arthur Schnitzler in Selbstzeugnissen und Bilddokumenten (Reinbeck bei Hamburg 1976) 26.

[86] *Boyer*, Karl Lueger, 39.

[87] Thomas *Geisen*, Antirassistisches Geschichtsbuch. Quellen des Rassismus im kollektiven Gedächtnis der Deutschen (Frankfurt am Main 1996) 53.

[88] *Rürup*, Ehrensache. Jüdische Studentenverbindungen an deutschen Universitäten, 54.

[89] *Sottopietra*, Variationen eines Vorurteils, 59.

[90] Werner Friedrich *Kümmel*, Antisemitismus und Medizin im 19./20. Jahrhundert. In: Jürgen *Peiffer* (Hg.), Menschenverachtung und Opportunismus. Zur Medizin im Dritten Reich. Mit Beiträgen von Götz *Aly*, Jürgen *Bierich*, Ulrich *Drews*, u. a. (Tübingen 1992) 44–67, hier 48.

scheint, weiß daher genau, dass Antisemitismus eine gefährliche Form von „*paranoia*" ist, die sich aller Rationalität und Logik widersetzt.[91]

5. VERSTÄRKUNG DES NATIONALBEWUSSTSEINS

Die enge Bindung zwischen Antisemitismus und Nationalismus wird in der Biographie Billroths deutlich sichtbar. Der Chirurg fühlte sich 1869 als Deutscher in Österreich noch immer als Fremder und an der Universität in seinen Ideen unverstanden. Er glaubte, im deutsch-österreichischen Kulturkreis nicht integriert zu sein und empfand sich „ganz außer Deutschland", was er „mehr geistig innerlich oppositionell als politisch" verstand. Für ihn war Österreich nicht mehr als eine „ungarisch-czechische Provinz, [wo] der Deutsche [...] nur geduldet" war. Auf Grund von Differenzen im Professorenkollegium glaubte Billroth, die österreichischen Professoren sähen es als „Wunder und besonderes Unglück" an, dass er an die Universität Wien berufen worden sei. Sie stellten sich ihm gegenüber gemeinsam in „Opposition, wenn [er] einen Antrag stelle."[92]

Mit Interesse nahm Billroth daher im August 1870 gemeinsam mit seinem Schüler Czerny und mit Jaromir Freiherr von Mundy als Feldarzt am Deutsch-Französischen Krieg teil. Die Mediziner waren vom Österreichischen Patriotischen Hilfsverein als freiwillige Delegierte im Dienste des Roten Kreuzes an die Kriegsschauplätze entsandt worden.[93] Billroths Motivation zur Teilnahme an diesem Krieg war vor allem eine humanitäre,[94] aber auf Grund des Gefühls der fehlenden Akzeptanz in Österreich auch eine politische.[95] Er nützte die Chancen für kriegschirurgische Erfahrun-

---

[91] Sigmund *Livingston*, „Must men hate?" (Cleveland ³1944) 77.

[92] *Billroth*, Brief an Georg Fischer. Wien, 25. Dezember 1869. In: *Billroth*, Briefe, ed. *Fischer*, 5. vermehrte Auflage, 110.

[93] Siehe Georg *Fischer*, Anmerkung. In: *Billroth*, Briefe, ed. *Fischer*, 5. vermehrte Auflage, 116: Das Rote Kreuz wurde von dem Genfer Kaufmann Henri Dunant „unter dem Eindruck der Greuel der Schlacht bei Solferino 1859" am 2. August 1864 im Rahmen der Genfer Konvention gegründet.

[94] Siehe *Nagel, Schober, Weiß*, Theodor Billroth, 154: Für seine „aufopferungsvolle und uneigennützige Wirksamkeit" wurde Billroth am 20. Oktober 1870 zum Ehrenmitglied des Österreichischen Patriotischen Hilfsverein ernannt.

[95] Siehe *Billroth*, Brief an Frau Hofrath Billroth in Wien. Weißenburg, 30. August 1870. In: *Billroth*, Briefe ed. *Fischer*, 5. vermehrte Auflage, 127: „Sei ruhig über den Ausgang und das baldige Ende des Krieges. Ich verlasse mich auf Moltke und Bismarck. Vor den Österreichern fürchten wir uns nicht; laß sie nur immer reden und lache sie innerlich aus. Deutschland's glorreiche Entstehung zu erleben hatte ich nicht gehofft."

gen, die er in Publikationen dokumentierte.[96] Andererseits verstärkte die Teilnahme am Deutsch-Französischen Krieg den in seiner Jugend geprägten „Franzosenhaß". Verständnislos fragte Billroth Lübke in einem Brief: „Wie Sie den Franzosenhaß in Deutschland leugnen können, begreife ich nicht. Haben Sie denn nicht von Ihren Großeltern in Ihrer Jugend immer wieder und wieder gehört, wie dieses bestialische Volk uns und unser Land aussog? Hat man Ihre Fantasie nicht ebenso wie in meiner Familie und in der Familie meiner Frau in der Kindheit mit den Gräuelscenen und Brutalitäten erfüllt, die die Franzosen bei uns vollführten? [...] Haben Sie nicht mit anderen Knaben im Spiele die Franzosen verhauen und ihnen ewige Rache und Vernichtung geschworen? Sang man in Ihrer Familie nicht bei jedem Familienfeste Arndt'sche Lieder und die Soldatenlieder von anno 1813! [...] Auch meine Mädchen suchen wir in diesem Sinne des Franzosenhasses und des deutschen Fanatismus zu erziehen."[97] Der von Arndt 1813 formulierte Schlachtruf: „Zum Rhein! Übern Rhein! Alldeutschland in Frankreich hinein" rekrutierte für die preußische Armee im Deutsch-Französischen Krieg neben Medizinern auch Freiwillige aus deutschnationalen Studentenverbindungen wie der „*Silesia*".[98] Aus der „Verherrlichung" einer angeblich glorreichen nationalen Vergangenheit wurden „nationale Tugenden hergeleitet,

---

[96] Siehe Theodor *Billroth*, Chirurgische Briefe aus den Kriegs-Lazarethen in Weißenburg und Mannheim 1870. Ein Beitrag zu den wichtigsten Abschnitten der Kriegschirurgie, mit besonderer Rücksicht auf Statistik (Berlin 1872) und Theodor *Billroth*, Jaromir von *Mundy*, Historische und kritische Studien über den Transport der im Felde Verwundeten und Kranken auf Eisenbahnen (Wien 1874).

[97] *Billroth*, Brief an Professor Lübke in Stuttgart. Wien, 24. Juni 1871. In: *Billroth*, Briefe, ed. *Fischer*, 5. vermehrte Auflage, 138. Siehe *Absolon*, The Surgeon's Surgeon 2, 49: „France and the French were not to his liking. Billroth had nothing good to say about the national characteristics of the French, even though he admitted that he himself was part French." Siehe Stacey B. *Day*, Review Essay: The Surgeon's Surgeon. Theodor Billroth 1867–1894 (Vol. II and III) by Prof. Karel B. *Absolon*, Lawrence, Kansas 1981. In: Kosmas. Journal of Czechoslovak and Central European Studies 1,2 (1981) 117–131, hier 118: Stacey Day sieht die Interpretation der Billroth Briefe vom Kriegsschauplatz in Karel Absolons Billroth-Biographie „The Surgeon's Surgeon" als eine gute Analyse der soziokulturellen Aspekte des Pangermanismus, des Pflichtbewusstseins und der Loyalität gegenüber dem Vaterland. Siehe auch *Kern*, Billroth – Selbstzeugnisse, 149: Kern interpretiert manche Billroth-Briefe über seine Kriegserfahrungen als „deutsch-chauvinistisch", andere „von unversöhnlichem Franzosenhaß diktiert".

[98] *Wladika*, Hitlers Vätergeneration, 40.

kulturelle und rassische Überlegenheit begründet und [...] der opferreiche Weg zur Nationswerdung als Passionsgeschichte nachgezeichnet".[99]

Die Kapitulation der französischen Truppen bei Sedan am 2. September 1870 bedeutete das Ende des Französischen Kaiserreiches. Der Sieger, Preußen, war nach der Ausrufung seines Königs Wilhelm I. zum Deutschen Kaiser am 18. Jänner 1871 im Spiegelsaal von Versailles für die Habsburgermonarchie als Bündnispartner verloren.[100] Das Gefühl einer zunehmenden Isolierung nach 1871 konstruierte Ängste, die von Deutschen in Wien durchaus real angesehen wurden. Sie zerstörten endgültig die Hoffnung auf eine Wiedervereinigung mit dem Deutschen Reich. Feiern anlässlich des Sieges der Deutschen über die Franzosen wurden in Österreich verboten, was laut „Neuer Freier Presse" „dem deutschen Geiste Österreichs ein unverdientes Sedan bereitet" habe.[101] Nach 1871 erfolgte eine Neudefinition des Begriffs „Österreicher" als versuchte Abgrenzung zu den Deutschen im Deutschen Reich und eine parteipolitische Besetzung der Begriffe „deutsch" und „österreichisch". Nunmehr stand das „Deutschtum" einem „Österreichertum" gegenüber. Die politischen Ideen, die in den beiden Begriffen zu transportieren versucht wurden, definierten sich für das Deutschtum über „deutschen Geist, [...] deutsche Wissenschaft, deutsche Literatur" als Symbole einer Verbindung der gesamtdeutschen Nation zu einem Deutschen Reich.[102] Für das Österreichertum bezog sich die Identifikation auf eine weitgehend zentralistisch organisierte Habsburgermonarchie mit „katholischem Charakter". Die „österreichgläubigen" kaiserlichen Beamten und Armeeoffiziere, „die ersten und privilegierteren Diener der Dynastie", traten für die Farben „Schwarz–Gelb" ein und lehnten sich gegen ein „Schwarz-Rot-Goldenes" Preußentum auf.[103]

Billroth, durch die Teilnahme am Krieg in seiner deutschen Identität gestärkt, begrüßte die neue politische Situation. Deutschlands Ringen um die Gründung des Deutschen Reiches verglich der Anhänger von Darwin mit dem „Kampf ums Dasein". „Der *Furor teutonicus* tobte in mir", schrieb Billroth enthusiastisch in einem Brief, „der deutsche Urmensch kam überall

[99]   *Ley*, Mythos und Moderne, 8.

[100]   Werner *Conze*, Ereignisse und Entwicklungen 1851–1918. In: Dieter *Langewiesche* (Hg.), Ploetz, Das deutsche Kaiserreich 1867/71 bis 1918. Bilanz einer Epoche, Einführung von Theodor *Schieder* (Freiburg–Würzburg 1984) 81–116, hier 88.

[101]   Neue Freie Presse vom 8. Februar 1871, Morgenblatt zit. in: *Haider*, Im Streit um die österreichische Nation, 118.

[102]   Ebd.

[103]   Gordon *Brook-Shepherd*, Österreich. Eine tausendjährige Geschichte (London 1995, Wien 1998) 143.

heraus, der jeder anderen Nation mißtraut". Der erhebende Eindruck, sich auf der Seite des Sieges und der Macht „wenigstens in der Fantasie ganz als starke Bestie zu fühlen" prägte Billroth nachhaltig.[104] „Das nationale Glücksgefühl nach dem siegreichen Kriege",[105] welches Billroth Brahms euphorisch beschrieb, vermittelte er auch an Studenten weiter, die nicht am Krieg teilgenommen hatten. Zwischen individueller Identität, Kleingruppen- und nationaler Großgruppenidentität fand eine Verknüpfung statt, die durch gemeinsame Rituale in studentischen Verbindungen und einer engen Bindung an eine nationalisierte Wissenschaft aufrecht erhalten wurde.[106] Billroth sah seine „Mission[107] [darin] die Jugend zu deutscher Arbeit, deutschem Denken und deutscher Sitte" zu erziehen. Er war überzeugt, dass „[s]eine Art, für Deutschland zu wirken, in [s]einem Lehramt liege".[108] Hinter diesem pädagogischen Auftrag verbarg sich das Streben, nach der Gründung des Deutschen Reiches 1871 die Wiedereingliederung Österreichs zu erreichen. Dafür wurde der Liberalismus verworfen, eine deutschnationale

---

[104] *Billroth*, Brief an Professor His in Basel. Wien, 21. Mai 1871. In: *Billroth*, Briefe, ed. *Fischer*, 5. vermehrte Auflage, 136f.: „Wir fühlten in Deutschland alle, jetzt ist der Moment gekommen, wo es sich entscheiden wird, ob Deutschland zu ewiger politischer Ohnmacht verdammt ist, oder stark genug ist, ein selbständiger Staat zu sein. [...] Es hat etwas wollüstig Berauschendes, sich wenigstens in der Fantasie ganz als starke Bestie zu fühlen. [...] Man kann sich in Deutschland für ein deutsches Kaiserthum begeistern als den Ausdruck einer nationalen Zusammengehörigkeit, doch zu einer internationalen Republik fehlt jeder Boden. [...] Seit es ein Deutschland giebt, möcht' ich in Deutschland wieder sein."

[105] *Gottlieb-Billroth* (Hg.), Billroth und Brahms im Briefwechsel, 42.

[106] Vamik V. *Volkan*, Das Versagen der Diplomatie. Zur Psychoanalyse nationaler, ethischer und religiöser Konflikte. Aus dem Amerikanischen übersetzt von Anni *Pott* (Gießen ³2003) 35.

[107] Siehe *Billroth*, Brief an Professor His in Basel. Wien, 21. Mai 1871. In: *Billroth*, Briefe, ed. *Fischer*, 5. vermehrte Auflage, 137: „Ich fühle, daß ich hier eine Art Mission habe, die stramme wissenschaftliche Arbeit zu thun und zu lehren, wie man sie thut." Siehe weiter *Billroth*, Brief an Professor Gurlt in Berlin. Wien 2. März 1871, in: Ebd., 135: „Es ist eine Lebensfrage für uns Deutsche hier, daß wir wenigstens unseren wissenschaftlichen Zusammenhang mit dem Deutschen Reich behalten."

[108] Siehe *Billroth*, Brief an Professor Lübke in Stuttgart. Wien 31. Dezember 1872. In: Briefe, ed. *Fischer*, 5. vermehrte Auflage, 152. Billroth spricht in seinen Briefen wiederholt von seiner „Deutschlandsehnsucht". Siehe *Wladika*, Hitlers Vätergeneration, 2: Otto Wagener, dem späteren Vertrauten Hitlers, sei erklärt worden, dass Deutsche im Ausland „deutscher denken und völkischer empfinden als die meisten, die in Deutschland [...] leben. Denn diese nehmen alles, was deutsch ist, als selbstverständlich hin. Bei den anderen spielt die Sehnsucht nach Deutschland eine große Rolle".

„Konfrontationspolitik" griff die multiethnische Habsburgermonarchie an. Außer bei „einigen zumeist aus dem Deutschen Reich stammenden Profes- soren" habe dieser radikale Kurs aber keine breite Mehrheit gefunden.[109]

---

[109] Ebd., 42.

IV. MEDIZINSTUDIUM AN „UNIVERSITÄTEN DER DEUTSCHEN NATION"

1. KULTURKRITIK AN „LEHREN UND LERNEN"

1875 erschien Billroths voluminöse kulturhistorische Studie „Über das Lehren und Lernen der medicinischen Wissenschaften an den Universitäten der deutschen Nation".[1] Im Sommersemester dieses Studienjahres studierten an

---

[1] Theodor *Billroth*, Über das Lehren und Lernen der medicinischen Wissenschaften an den Universitäten der deutschen Nation nebst allgemeinen Bemerkungen über Universitäten. Eine culturhistorische Studie (Berlin 1875, Wien 1876). In der Folge wird hier die in Wien bei Carl Gerold's Sohn erschienene Ausgabe zitiert. Siehe Reiner *Speck*, Die Allgemeine Wiener Poliklinik und „Professor Bernhardi". Zum hospital-historischen und biographischen Hintergrund in Arthur Schnitzlers gleichnamiger Komödie. In: Historia Hospitalium 14 (1981/82) 301–320, hier 319: Speck weist im Literaturverzeichnis nach, dass „Lehren und Lernen" bereits 1875 in Berlin erschien. Die Diskussion um Billroths „Lehren und Lernen" wurde ausführlich erörtert in Felicitas *Seebacher*, „Germanen reinsten Wassers". Deutschnationalismus und akademischer Antisemitismus am Fallbeispiel des Chirurgen Theodor Billroth (Diplomarbeit Universität Klagenfurt 1996), in Ausschnitten publiziert in: Felicitas *Seebacher*, „Der operierte Chirurg". Theodor Billroths Deutschnationalismus und akademischer Antisemitismus. In: Zeitschrift für Geschichtswissenschaft 54,4 (2006) 317–338 und in der Dissertation Felicitas *Seebacher*, „Primum humanitas, alterum scientia". Die Wiener Medizinische Schule im Spannungsfeld von Wissenschaft und Politik (Dissertation Universität Klagenfurt 2000) aus dem bildungs- und wissenschaftspolitischen Umfeld der Wiener Medizinischen Schule differenzierter dargestellt. Für dieses Buch wurden einzelne Kapitel der Dissertation neu bearbeitet und durch Quellen sowie neue Literatur zu Billroths Deutschnationalismus und akademischen Antisemitismus erweitert. Siehe Tatjana *Buklijas*, Surgery and national identity in late nineteenth-century Vienna. In: Studies in History and Philosophy of Science Part C: Studies in History and Philosophy of Biological and Biomedical Sciences 38,4 (2007) 756-774, hier 757, online unter <http://pubmedcentralcanada.ca/articlerender.cgi?tool=pubmed&pubmedid=18053931> (20. September 2008): „To my knowledge, the only author who has studied in detail the relationship between medicine and national politics in late imperial Vienna is Seebacher (2000, 2006a). She usefully explores the national politics of professors, but does not attempt to explain its relationship with their research, clinical practice and teaching methods." Siehe auch Tatjana *Buklijas*, Emese *Lafferton*, Science, medicine and nationalism in the Habsburg Empire from 1840s to 1918. In: Studies in History and Philosophy of Science Part C: Studies in History and Philosophy of Biological and Biomedical Sciences 38 (2007) 674–686, online unter <http://www.univie.ac.at/igl.geschichte/ash/Seminar%20Surman%20WS08/Tatjana.pdf> (20. Juni 2010).

der Medizinischen Fakultät der Universität Wien 512 Katholiken und 421 „Israeliten".[2] 505 waren „Inländer" und 668 „Ausländer".[3] Keine Fakultät verzeichnete einen so hohen Ausländeranteil wie die Medizinische. Billroth sah diese Konstellation als Bildungsmisere an der Universität Wien, welche seiner Meinung nach die Lehre erschwerte und die Ausbildung von guten Ärzten verhinderte. Es sei ein „nationales Unglück", wenn dieser Zustand erhalten bliebe, erklärte er im Vorwort. 1873 begann der Chirurg mit der Literaturrecherche, um einen Überblick „über das deutsche Universitätswesen" zu gewinnen.[4] Im Oktober 1874 plante er einen Aufsatz, Anfang Jänner 1875 nannte er die Arbeit eine „Broschüre"[5] und bis Oktober 1875 war es ein Buch von mehr als 500 Seiten. Es war nicht als objektive wissenschaftliche Darstellung gedacht,[6] sondern als eine „Völkerfamilien-Angelegenheit", eine Auseinandersetzung mit „nationale[n] Culturfragen", wie Billroth im Vorwort die politische Tendenz des Buches festlegte.[7] Deshalb habe er mehr Wert auf eine zusammenhängende Abhandlung gelegt, als auf ein „Mosaik von Meinungen", welches seiner Empfindung nach durch das Einfügen von Literaturzitaten zwangsläufig entstanden wäre.[8]

---

[2] Jahresbericht des k. k. Ministeriums für Cultus und Unterricht für 1875 (Wien 1876) LXXI.

[3] Ebd. LXX.

[4] *Billroth*, Über das Lehren und Lernen, III.

[5] *Billroth*, Brief an Professor His in Leipzig. Wien, 8. Januar 1875. In: *Billroth*, Briefe, ed. *Fischer*, 5. vermehrte Auflage, 180: „Nun stecke ich in einer Arbeit, die, wie ich hoffe, nützlich sein wird, deren Material mir aber schon über den Kopf wächst: Eine Broschüre „Über das Lehren und Lernen der medicinischen Wissenschaften."

[6] Siehe *Billroth*, Über das Lehren und Lernen, IV: Billroth wollte „nirgends einen Zweifel über eine persönliche Meinung lassen".

[7] Ebd., VI: „Mit politischer Geographie und europäischer Staatsweisheit hat dies Buch nichts zu thun; es handelt sich hier um eine Völkerfamilien-Angelegenheit, um nationale Culturfragen, welche alle deutschen Professoren, Aerzte und Studenten, auch wohl gelegentlich die Unterrichts-Ministerien gleich angeht, sie mögen in Russland, in der Schweiz, in Österreich, im Deutschen Reich oder sonstwo ihren Wohnsitz haben.".

[8] Siehe ebd., Vf.: „Die Zahl der vortrefflichen Bücher, Broschüren, Reden etc. über das deutsche Universitätswesen, welche ich vor und während der Ausarbeitung dieser Studien gelesen habe, ist so gross, dass ich später nicht immer mehr aufzufinden vermochte, von woher mir die Anregung zu diesem oder jenem Gedankengang kam; ich bitte jedoch den Leser, aus der geringen Menge von Citaten anderer Autoren nicht schliessen zu wollen, dass ich mir dadurch den Schein der Priorität oder Originalität der discutirten Ansichten zu geben beabsichtigte. Es lag mir daran, Alles möglichst zusammenhängend und klar zu gestalten, nicht ein Mosaik von Meinungen zu geben."

Sein Kollege Brücke sieht in Billroth wegen seines lockeren Umgangs
mit Quellen einen „unverfrorene[n] Kerl".[9] Heinrich Rohlfs, ein Historiker
aus Göttingen, nennt ihn deswegen einen „deutsche[n] Professor comme il
faut", der das „Zopfthum der deutschen Professoren mit Pietät kultiviere"
und glaube, in jeder Disziplin kompetent zu sein.[10] Ferner habe Billroth den
Titel des Buches falsch gewählt, denn seine kulturhistorische Studie sei keine „strenge, minutiöse Feststellung des Thatsächlichen", sondern vielmehr
eine Abhandlung, die „einer Metamorphose in spezifisch-preussischem
Chauvinismus" unterzogen worden sei.[11] Positiv erwähnt Rohlfs, dass Billroth zwar kein Historiker sei, aber durch seine „Liebe für die Geschichte der
Medizin" sich von den meisten naturwissenschaftlich orientierten Medizinern abhebe, die sich nur auf die moderne Forschung konzentrieren. Auch
sein Stil sei besser als jener von anderen medizinischen Schriftstellern, er
formuliere prägnanter.[12]

Richard von Volkmann gegenüber begründete der Workaholic Billroth,
warum er sich in Arbeit flüchtete und sein inneres Gleichgewicht verloren
hatte: „Da wundern sich die Leute, daß ich soviel arbeite; es ist doch nur
ein Vorwand, allein mit meiner Fantasie sein zu dürfen. Entweder muß ich
toll arbeiten, oder mich toll im Menschenstrudel herumdrehen. Mir ist jede

---

[9] Siehe *Brücke*, Brief an Du Bois, Währinger Strasse 1. 26. Februar 1876. In: *Brücke*,
     Briefe an Emil Du Bois-Reymond 1, 208: „Billroth's Buch ist sehr ungleich je nach den
     Quellen, die ihm zu Gebote standen, oder richtiger gesagt, die er angezapft hat. Wo
     er historische und amtliche Quellen hat benützen können, ist es gut: seine practischen
     Freunde an verschiedenen Universitäten, an die er sich um Nachrichten gewendet hat,
     scheinen mitunter mit unpractischer Eile zu Werke gegangen zu sein. Er ist übrigens ein
     unverfrorener Kerl."

[10] Heinrich *Rohlfs*, Historisch-kritische Bemerkungen über Dr. Th. Billroth's „kulturhi-
     storische Studie": Das Lehren und Lernen der medizinischen Wissenschaften an den
     Universitäten der deutschen Nation etc. In: Wiener Medizinische Presse 17,3 (1876)
     100–103, hier 101.

[11] Ebd., In: Wiener Medizinische Presse 17,1 (1876) 14–18, hier 17f.: „„Kulturhistorisch"
     ist in neuester Zeit ein Schlag- und Stichwort geworden. Wir waren daher sehr gespannt,
     zu erfahren, wie der Verfasser seiner Aufgabe sich entledigt habe. [...] Eine vom kul-
     turhistorischen Standpunkte aus verfasste Geschichte der Medizin berührt auch alle
     übrigen Wissenschaften und Künste, zieht das ganze geistige Leben mit in die Untersu-
     chung und bemüht sich, die gegenseitigen Einflüsse und Wirkungen nachzuweisen. So
     verschieden daher diese Standpunkte sind, so gilt doch für die Bearbeitung sowohl des
     kulturhistorischen als blos historischen Themas als oberstes Prinzip: die strenge, minu-
     tiöse Feststellung des Thatsächlichen."

[12] Ebd. 15f.

innere Ruhe abhanden gekommen. Wenn ich den Leuten noch so ruhig, gemessen und wohlwollend vorkomme, kocht in mir oft Alles vor Leidenschaft, und ein psychisches Fieber durchschauert mich. Das ist schon seit Jahren so; es ist das Resultat starker Gehirnüberreizung".[13] Einer vertrauten 'Seelenfreundin' gegenüber äußerte der Chirurg am 29. November 1875, dass sein neues Buch „das einzige Werk [s]eines Lebens [sei], dem [er] nie objektiv gegenüberstehen" könne. Es sei „im Rembrandt-Stil gehalten [...], tiefe Schatten und scheinende Lichter, unharmonisch und unvermittelt, schneidende Kontraste, das Spiegelbild [s]einer zerfahrenen Seele". Er befürchtete, sein „mühevoll errungener Ruhm [werde] plötzlich durch eine physische oder moralische Unbesonnenheit verlöschen".[14]

Billroth gliederte das Buch in fünf Hauptkapitel, wobei Kapitel IV über „Die Zusammensetzung des medicinischen Lehrkörpers an den deutschen Universitäten" das umfangreichste darstellte. Kapitel I gab einen Überblick über die Geschichte der Medizin, Kapitel II „Der Lehrstoff. Jetzige deutsche Methode des Lehrens der medicinischen Wissenschaften. Lehrfreiheit" erörterte unter anderem die Bedeutung der Naturwissenschaften für das Medizinstudium. Kapitel V bezog sich auf „Die Stellung der naturwissenschaftlich-medicinischen Facultät zur Universität" und Kapitel III setzte sich mit „Die Schüler und der zukünftige Arzt" auseinander. Der Chirurg hob darin den wissenschaftlichen Ehrgeiz der Deutschen hervor, ihren Idealismus und ihr „Streben nach Erkenntnis".[15]

Das zweite Unterkapitel, „Der Andrang zum Studium der Medicin in Wien"[16], befasste sich auch mit den Studienvoraussetzungen der ostjüdischen Studenten. Die meisten Zuwanderer aus den östlichen Kronländern der Habs-

---

[13] *Billroth,* Brief an Volkmann in Halle. Wien, 31. Oktober 1875. In: *Billroth*, Briefe, ed. *Fischer,* 1. Auflage, 149.

[14] *Billroth*, Brief an Hermine Seegen. Wien, 20. November 1875. In: *Kern*, Billroth – Selbstzeugnisse, 179f.

[15] *Billroth,* Über das Lehren und Lernen, 38f.: „Auf allen Seiten also macht die deutsche Nation immer höhere Ansprüche an sich selbst; es liegt in dem ihr innewohnenden idealen Geist, dass ihr Streben nach Erkenntnis endlos rücksichtslos ist. [...] Schule soll durch die Akademie der Geist der endlosen Forschung, der rastlosen Arbeit, der verzehrenden Sehnsucht nach Wahrheit eingehaucht werden. Die Aufgabe ist schwer, doch nicht zu schwer für deutsche Kraft!" Siehe Postkarte von Theodor Billroth an Geheimrat Hasse in Göttingen. Wien, 30. April 1875. In: Katalog der Ausstellung der Stiftung Pommern ed. Stiftung Pommern, 137: „Ich arbeite an einem ausführlichen Buch über das Lehren und Lernen der medicinischen Wissenschaften. [...] Mein Buch ist historisch-kritisch über die medicin. Fakultäten, vor allem soll es Deutsch sein."

[16] *Billroth,* Über das Lehren und Lernen, 148–154.

burgermonarchie waren Werkstudenten, was bedeutete, dass sie ihr Studium durch verschiedene Arbeiten finanzierten. Während der Vorlesungen waren sie deshalb unkonzentriert oder erschienen erst gar nicht, was sich auf den Studienerfolg auswirkte und die Studienzeit verlängerte.[17] Billroth entwertete das Streben der ostjüdischen Studenten nach höherer Bildung, kritisierte sie wegen ihres Aussehens und Verhaltens und erniedrigte die erst kurz in Wien lebenden Immigranten wegen ihrer mangelnden Sprachkenntnisse. „Streber mit einem Strohkopf" nannte er sie, die „mit blöden halb blinden Augen, mit Händen wie Blei, einem Gehirn wie Lehm, mit einem lexikalischen Wissen und einem rührenden Nichts-Können" in den Vorlesungen säßen. Bei Prüfungen seien sie ängstlich, unfähig, die Fragestellung zu verstehen und sprachlich zu wenig versiert, um „ihre Gedanken in deutscher oder sonst einer Sprache" wiedergeben zu können.[18]

Billroth nahm an, dass die Ursache für den Drang der ostjüdischen Studenten zum Medizinstudium im übertriebenen Ehrgeiz der Eltern liege. Sie

---

[17] Ebd., 148: „Nach Wien kommen, zumal aus Galizien und Ungarn, junge Leute, meist Israeliten, welche absolut gar nichts haben, und denen man die wahnsinnige Idee beigebracht hat, sie könnten in Wien zugleich Geld erwerben (durch Unterricht, kleine Börsendienste, durch Hausiren mit Schwefelhölzern oder indem sie zugleich sich als Post- oder Telegraphenbeamte in Wien oder anderswo anstellen lassen etc.) und dabei Medicin studiren. Diese für jeden mit Wiener Verhältnissen wenig bekannten höchst räthselhaften Existenzen, nicht selten zugleich Bassermann'sche Gestalten, deren Zahl zum Glück von Jahr zu Jahr abnimmt, können anderswo gar nicht vegetiren, [...] sie können nur in Wien studiren." Anders aber Johann von *Dumreicher*, Über die Nothwendigkeit von Reformen des Unterrichts an den medicinischen Facultäten Österreichs (Wien 1878) 25: „Die Namen Balassa, Hyrtl, Oppolzer, Pitha, Skoda, Schuh, Schroff, Wagner (der Gründer der neuen pathologisch-anatomischen Wiener Schule), die Namen vieler anderer hervorragender, noch wirkender Professoren und Aerzte beweisen überdies, dass an diesen Facultäten in Oesterreich gerade Studirende, welche während ihrer Studienzeit über sehr bescheidene Mittel verfügen konnten, sich zu den besten Leistungen in der Wissenschaft emporgeschwungen haben, im Gegensatze zu der Anschauung, welche heut zu Tage ausgesprochen wird, dass nur Wohlhabende sich dem Studium der Medicin zuwenden sollen und nur diese sich mit Erfolg demselben widmen können."

[18] *Billroth*, Über das Lehren und Lernen, 149: „Solche Streber mit einem Strohkopf, mit blöden halb blinden Augen, mit Händen wie Blei, einem Gehirn wie Lehm, mit einem lexikalischen Wissen und einem rührenden Nichts-Können, die giebt es gerade unter diesen armen Medicin Studirenden in ziemlicher Menge; sie zittern, wenn man sie im Examen anspricht, und verlieren ihr bischen[!] Verstand völlig, wenn man sie scharf ansieht; sie verstehen oft so mangelhaft Deutsch, dass sie die Fragen weder sprachlich noch geistig auffassen, und sind ganz ausser Stande ihre Gedanken in deutscher oder sonst einer Sprache auszudrücken."

hingen für ihn der Vorstellung nach, dass ihre Söhne aus dem ärmlichen Herkunftsmilieu in das bürgerliche Milieu aufsteigen könnten. Dafür seien sie bereit, auf vieles zu verzichten. Ostjüdische Studenten entschieden sich für ein Medizinstudium, ohne die wichtigsten intellektuellen und sozialen Voraussetzungen mitzubringen. Sie kämen aus „kleinsten, elendsten Verhältnisse[n]" und seien nie im Stande, ihren „engen Horizont" zu verlassen.[19] In der Darstellung der Problematik überfüllter Universitäten durch den Zustrom ostjüdischer Studenten wurde Billroth ausnehmend verletzend und nationalistisch. Er verwendete für Menschen Begriffe wie „Unkraut" oder „Elemente", die immerhin der Diktion des Rassismus zuzuordnen sind. „Das leider nicht ganz auszurottende Unkraut der Wiener Studentenschaft, [die] schlimme[n] galizische[n] und ungarische[n] jüdische[n] Elemente" der multikulturellen Reichshauptstadt Wien, seien die eigentliche Ursache der Probleme an der Universität.[20] Um möglichen Fehlinterpretationen vorzubeugen, machte Billroth klar, dass er nicht „wünsch[e], dass man [ihn] mit den jetzt so beliebten modernen Judenschimpfern zusammenwürfe."[21] Er wiederholte, was Rosas 1842 an der Universität Wien propagiert hatte. Auch der Professor für Augenheilkunde hatte versucht, seine Angriffe auf Juden zu relativieren. Auch er gab vor zu „bedauern, wenn sich vielleicht mancher sehr ehrenwerthe israelitische Kunstgenosse durch [s]eine Worte verletzt glauben sollte".[22]

---

[19] Ebd., 150: „Man denke sich den mässig begabten, zu Handelsgeschäften untauglichen Sohn eines kleinen jüdischen Kaufmannes in Galizien oder Ungarn [...] der gerade so viel erwirbt, dass er mit seiner Familie nicht verhungert; die Eitelkeit der Mutter verlangt einen Schriftgelehrten, einen Talmudisten in der Familie; mit tausend Schwierigkeiten wird er auf die Schule gebracht; er macht mit Mühe sein Maturitäts-Examen; nun kommt er nach Wien mit seinen Kleidern und hat sonst nichts. Was hat der Knabe, was der Jüngling für Anregungen, was für Eindrücke bis dahin gehabt? Die kleinsten, elendsten Verhältnisse haben ihn stets umgeben; er wird den engen Horizont nie wieder los."

[20] Ebd., 152: „Alles in Allem genommen wurzelt das leider nicht ganz auszurottende Unkraut der Wiener Studentenschaft nicht in der Wiener Universität und ihren Einrichtungen, sondern in der mit den verschiedensten nationalen Elementen überfüllten Weltstadt Wien, in welche die Universität nun einmal hineingesetzt ist. Ich habe wiederholt der Wahrheit entsprechend hervorgehoben, dass es meistens nicht deutsche, sondern vorwiegend schlimme galizische und ungarische jüdische Elemente sind, welche in früher erwähnter Weise nur in Wien gedeihen können."

[21] Ebd.

[22] *Rosas*, Ueber die Quellen des heutigen aerztlichen Missbehagens, In: Medicinische Jahrbücher 40 (Wien 1842) 16.

Billroth setzte diesen „verschiedensten nationalen Elementen [die] sehr tüchtigen, innerlich und äusserlich gebildeten wohlerzogenen jungen Männer" der 'Deutschen Nation' gegenüber. In der Förderung der „grosse[n] Majorität der deutschen Studenten Wien's, de[n] Studenten aus den urdeutschen alten Reichsländern", sah Billroth die Zukunft. Zu ihnen zählte er auch die Medizinstudenten aus großen Teilen Böhmens, das vorwiegend von „Franken" besiedelt sei und „germanisirten Czechen".[23] Die Ausbildung dieser deutschen Studenten zu exzellenten Ärzten sei gefährdet, weil sich „in Wien so viele in jeder Beziehung Unberufene" in das Medizinstudium und den Arztberuf „hineindräng[t]en". Der Chirurg wollte nicht, dass auf Grund ihrer mangelnden Vorkenntnisse das Niveau des Medizinstudiums auf das Niveau der Wundarztausbildung sinke. Billroth erwartete von jeder Regierung, dass sie für „dumme, unwissende, verhungerte Studenten" keine finanziellen Mittel zur Verfügung stellte, um sie „zu dummen, unwissenden, verhungerten Ärzten umzuformen".[24] Der Chirurg wollte als Universitätsprofessor eine intellektuelle, soziale und nationale Elite zu Medizinern ausbilden. Die „höchst mögliche wissenschaftliche Ausbildung des Arztes" sei nämlich „eine wichtige nationale Culturfrage".[25]

Der „fanatische[...] Germane"[26] Billroth erörterte ausführlich, warum Juden nicht zur deutschen Kultur- und Sprachnation gehörten, auch wenn sie sich diesem Kulturkreis zugehörig fühlten, sich vollständig assimiliert hatten und ein ausgezeichnetes Deutsch sprachen. Da Billroth aber den kulturell besetzten Nationsbegriff mit einem auf Abstammung beruhenden, völkischen und rassischen Nationsbegriff vermischte, genügte ihm die Beherrschung der deutschen Sprache für die Aufnahme in die 'Deutsche Nation' nicht. Juden seien „eine scharf ausgeprägte Nation" und könnten nie Deutsche werden, behauptete der Chirurg.[27] So seien „jüdische Deutsche [...]

---

[23] Ebd., 151.

[24] Ebd., 152.

[25] Ebd., 64f.

[26] *Billroth,* Brief an Fischer. Wien, 11. Januar 1873. In: *Billroth*, Briefe, ed. *Fischer,* 5. vermehrte Auflage, 154.

[27] Siehe *Wladika*, Hitlers Vätergeneration, 53: Ähnlich wurde bereits in einem Artikel der „Wiener Kirchenzeitung" vom 25. März 1865, 185, mit dem polemischen Titel „Die Nationalität der Juden im Gegensatz zum Deutschtum" argumentiert: „Der Jude ist kein Deutscher, sondern ein Asiate und zwar ein Semite. Der Gebrauch der deutschen Sprache macht den Juden ebenso wenig zum Deutschen, wie der Gebrauch der französischen Sprache den Neger auf Domingo zum Franzosen macht." Wladika ordnet diesen Artikel ganz klar dem Rassenantisemitismus zu und weist darauf hin, dass er „ein wenig an die Äußerungen Billroths erinnert".

doch eben nur zufällig deutsch redende, zufällig in Deutschland erzogene
Juden, selbst wenn sie schöner und besser in der deutschen Sprache dichten
und denken, als manche Germanen vom reinsten Wasser". Es sei „weder
zu erwarten, noch zu wünschen", dass sie jemals „deutschnational" werden
und dasselbe wie Deutsche in „nationalen Kämpfen" empfinden. Für Billroth fehlte Juden das historische Bewusstsein der 'Deutschen Nation'. Auch
ihr Blut als Träger von Charaktereigenschaften, wie die völkische Ideologie
glaubhaft machen wollte, unterscheide sich in der Zusammensetzung vollkommen vom Blut der Deutschen. „Trotz aller Reflexion und individueller
Sympathie [empfinde er] die Kluft zwischen rein deutschem und rein jüdischem Blut heute [...] so tief [...], wie von einem Teutonen die Kluft zwischen
ihm und einem Phönizier empfunden sein mag."[28]

In einem Brief an Wilhelm His beschwerte sich der Chirurg, dass „eine
naturwissenschaftliche Behandlung socialer Fragen" selbst in modernen intellektuellen Kreisen noch nicht voll akzeptiert werde. „Das *Genus homo* in
jeder Beziehung wie das *Genus canis* oder *bos* zu behandeln", sei selbst für
„die Besten" ein Problem.[29] Für ihn schien der Sozialdarwinismus passend,
um kulturelle und soziale Unterschiede darzustellen. In den Angriffen auf
jüdische Studenten unterschied Billroth in weiteren Aussagen nicht mehr
deutlich zwischen Zuwanderern aus den östlichen Kronländern und jenen
jüdischen Studenten, die sich in Wien assimiliert hatten. Er generalisierte,
was bewirkte, dass sich alle in Wien lebenden Juden von seinem Buch ange-
sprochen fühlen mussten. Um weitere jüdische Ärzte zu verhindern, sollte
die Zuwanderung von Medizinstudenten aus den östlichen Kronländern der
Habsburgermonarchie, so weit als möglich, verhindert werden. Der Antisemitismus gegenüber jüdischen Ärzten und der 'jüdischen' Medizin zeigte die
Ablehnung des Juden *per se*. Jüdische Ärzte wurden in ihrer Legitimität in
Frage gestellt und als Träger der modernen, naturwissenschaftlichen Medizin abgelehnt. Das „antijüdische Ressentiment", welches jegliche rationale

---

[28] *Billroth*, Über das Lehren und Lernen, 153f.
[29] *Billroth,* Brief an Wilhelm His. Wien, 3. Oktober 1876. In: *Billroth*, Briefe, ed. *Fischer,*
5. vermehrte Auflage, 77f.: „Meine Affaire vom vorigen Winter ist so gut wie vergessen,
und ich muß es meinen vielen jüdischen Freunden und Verehrern beiderlei Geschlechts
hier rühmend nachsagen, daß sie die Rücksichtslosigkeit, die ich – sei es mit Recht oder
Unrecht – für nöthig hielt, vergessen haben und mir nichts nachtragen. Fester scheinen
sich die Pfeile in Deutschland bei einem großen Theil der Collegen eingebohrt zu haben."

Erklärung für den Antisemitismus ablehnte, wandte sich gegen die Integration von Juden und generell gegen eine moderne Gesellschaft.[30]

2. REZEPTION UND REZENSION

Als Josef Meller, Professor für Augenheilkunde an der Universität Wien, 1920 eine Stellungnahme zur geplanten Unterrichtsreform an der Medizinischen Fakultät herausgab, verwies er auf Billroths „Lehren und Lernen". Er bezeichnete es als „Schatzkästlein, das Billroth mit seiner weiten Erfahrung, mit seinem edlen Sinn, seiner tiefen Menschenkenntnis und seiner überragenden Lebensweisheit [...] als ein kostbares Vermächtnis hinterlassen" habe. Meller wandte sich an die „deutsche Studentenschaft" und forderte sie auf, „Erzieher [Ihres] Volkes [...] zu strengem Pflichtgefühl und unbeirrbarer Pflichterfüllung" zu werden. Sie sollten eine „bessere Zukunft vorbereiten und vielleicht noch selber den Tag erleben, da das deutsche Volk aus Nacht und Grauen emporsteigen [werde] zu neuem Leben und neuem Glanze".[31] 1944 wurde Billroths Buch „Lehren und Lernen" anlässlich seines fünfzigsten Todestages dann als universitätspolitisches Vorbild präsentiert. Billroths Ansichten über ostjüdische Studenten wurden von Leopold Schönbauer nicht mehr erwähnt. Der Medizinhistoriker hob vor allem Billroths Appell an die Medizinstudenten hervor, sich der Verantwortung für den Arztberuf bewusst zu werden.[32]

„Das Reizvolle" am Studium von Billroths Buch sei in den Parallelen zwischen den damaligen und heutigen „Verhältnissen" zu suchen, schrieb der Grazer Professor A. Winkelbauer in einer Festschrift 1944.[33] Die „politischen und sozialen Konflikte" seien heute zwar etwas verschoben, doch die Inhalte seien noch immer gültig. Der Grund für die noch immer bestehenden Missstände liege im „deutschen Nationalcharakter".[34] Winkelbauer bewunderte in Billroths Buch ein „starkes Nationalgefühl, das innere bren-

[30] Klaus *Hödl,* Die Pathologisierung des jüdischen Körpers. Antisemitismus, Geschlecht und Medizin im Fin de Siècle (Wien 1997) 68.

[31] Josef *Meller,* Wahrworte zur Frage der Änderung des Unterrichts in der Heilkunde. In: Sonderdruck der Wiener klinischen Wochenschrift 21,1 (1920) 7.

[32] Leopold *Schönbauer,* Theodor Billroth. Zu seinem 50. Todestag am 6. Februar 1944. In: Zentralblatt für Chirurgie 71,4 – 6 (1944) 106–110, hier 109.

[33] A. *Winkelbauer,* Ueber das Lehren und Lernen der Chirurgie. In: Wolfgang *Denk,* Leopold *Schönbauer* (Hgg.), Billroths Erbe. Vorträge anlässlich des 50. Todestages von Theodor Billroth in Wien am 5. und 6. Februar 1944 (= Veröffentlichungen der Wiener Akademie für ärztliche Fortbildung 4, Wien 1944) 89–97, hier 89.

[34] Ebd., 90.

nende Interesse an der medizinischen Wissenschaft und die faszinierende, hinreißende Wucht seiner Darstellungskunst".[35] Die Stadt Wien stiftete einen Wissenschaftspreis, der nach dem berühmten deutschen Chirurgen benannt wurde. Wien als Stadt der Wissenschaft sei in der Lage, „für den Reichtum und die Schöpferkraft der gesamten Volksgemeinschaft hier einen besonderen Beitrag zu leisten, der uns stolz macht", betonte der Bürgermeister der Stadt in der „Weihestunde" anlässlich der ersten Preisverleihung.[36] Der „Billroth-Preis der Stadt Wien" in der Höhe von 10.000 Reichsmark werde in Zukunft „für überragende, die medizinische Wissenschaft neue Wege weisende Leistungen" verliehen. Das Preisrichterkollegium wurde aus acht Personen ausgewählt, unter ihnen der Vorsitzende des städtischen Gesundheitswesen, ein Vertreter der Medizinischen Fakultät, ein Vertreter des Kulturamtes der Stadt Wien und fünf Preisrichter, die vom Reichsstatthalter nach „freiem Ermessen bestellt und abberufen" werden.[37] Der Preis wurde nur „an deutschblütige Ärzte und Ärztinnen" vergeben.[38]

Historiker und Historikerinnen sowie Medizinhistoriker und Medizinhistorikerinnen des späteren 20. und 21. Jahrhunderts beleuchteten Billroths „Lehren und Lernen" durchaus kritisch, auch wenn die Folgewirkungen seines Buchs in der nationalsozialistischen Ära weniger bekannt sein durften. George Berkley zum Beispiel kritisiert zu Recht die nationale Selektion in der Medizin. Durch Billroths Buch sei die ohnehin bestehende Distanz zwischen Juden und Deutschen in der Reichshauptstadt wesentlich vergrößert worden.[39] Sherwin B. Nuland sieht die Trennung der Studenten in zwei Gruppen verschiedener Wertigkeit in „Lehren und Lernen" als „tasteless".[40] Juden seien nach Billroths Definition „an alien race among pure Germans". Nuland war über Billroths „perception that Jewish students at the Vienna Medical School were unwelcome and obnoxious" entsetzt. Er präsentiere „an image of Jews that is all too familiar to students of racist theory". Nuland bestand auf Billroths Antisemitismus. Er war für ihn ein „sociocultural anti-Semit".[41] Wladika interpretiert Billroths Buch noch schärfer. Er sieht 1875, das Jahr wo „Lehren und Lernen" in Berlin erstmals publiziert wurde, als

---

[35] Ebd., 97.

[36] Hans *Blaschke*, Eröffnung der Weihestunde durch den Bürgermeister der Stadt Wien, SS-Brigadeführer. In: *Denk, Schönbauer* (Hgg.), Billroths Erbe, VII–X, hier VIII.

[37] Ebd., IX.

[38] Ebd., X.

[39] George *Berkley*, Vienna and its Jews. The Tragedy of Success 1880s–1980s (Cambridge, MA 1988) 71.

[40] *Nuland*, The Masterful Spirit. In: The Classics of Surgery Library (1984) 35.

[41] Ebd., 36.

„Epochedatum" für den rassischen Antisemitismus. Billroth habe sowohl den „Erfolg der jüdischen Assimilation" in Frage gestellt, als auch die Erfolge der Juden in Wissenschaft und Medizin sowie, aus angeblich mangelnder Intelligenz, ihre Befähigung zum Arzt. Er habe Juden im Kollektiv negative Charakteristika zugeschrieben und zur „eigenen Nation" deklariert, die „ihre nationalen Traditionen" immer beibehalte. Da ihre Merkmale „ewig von Natur aus gegeben seien" und weder durch Assimilation noch durch Taufe verändert werden könnten, habe Billroth „eindeutig einen klaren, modernen, rassistischen Antisemitismus" vertreten.[42]

Für Boyer hingegen war der Chirurg nach dem Forschungsstand um 1980 ein „sociocultural elitist" und noch kein Antisemit.[43] In seinem beinahe zwanzig Jahre später erschienenen Buch über „Karl Lueger" gibt Boyer dem studentischen Antisemitismus eine „dezidiert rassische Konnotation". Zu Billroths Aussagen über das Ausbildungsniveau ostjüdischer Studenten und das ärmliche Milieu, in dem sie leben mussten, nimmt er nach wie vor eine vorsichtige Position ein. Sie bleiben für ihn „wenig schmeichelhafte [...] Kommentare". Der Historiker erwähnt jedoch erklärend, dass ihm die „Kommentare [...] Grußbotschaften [...] vom Leseverein der deutschen Studenten, einer deutschnationalen Studentenvereinigung", einbrachten.[44] Für Tatjana Buklijas hatte Billroths Buch „an enormous impact: controversial for its politics, it nevertheless became an important source on German tradition of medical education".[45] Reiner Speck erkannte in Billroths unreflektiertem Blick auf ostjüdische Studenten als „negative Auslese [...] eine antisemitische Tendenz".[46] Billroths Biograph Karel Absolon analysiert die Reaktionen auf „Teaching and Learning the Medical Sciences" ausführlich: The echo that Billroth's work produced was thunderous. Enemies of all sorts

---

[42] *Wladika*, Hitlers Vätergeneration, 45.

[43] John *Boyer*, Political Radicalism in Late Imperial Wien: Origins of the Christian Social Movement 1848–1897 (Chicago-London 1981) 89.

[44] *Boyer*, Karl Lueger, 41.

[45] *Buklijas*, Surgery and national identity In: Studies in History and Philosophy of Science Part C: Studies in History and Philosophy of Biological and Biomedical Sciences 38,4 (2007) 763. Die Medizinhistorikerin bezeichnet den Chirurgen als „unashamedly elitist, [who] believed that 'higher scientific education demands not inconsiderable financial means, so that only the propertied, well-to-do classes of the population can gain it'. Many contemporaries and historians interpreted this as racial anti-Semitism. Assimilated Viennese Jews were strongly offended and liberal newspapers attacked Billroth for what they saw as a travesty of liberal ideas".

[46] *Speck*, Die Allgemeine Wiener Poliklinik. In: Historia Hospitalium 14 (1981/82) 307.

appeared".[47] Die Entwicklung Billroths vom deutschnationalen Denker zum soziokulturellen Antisemiten wurde für Absolon zum Problem. Absolons persönliche Kontroversen mit Nuland bestätigten, dass er sich nicht der Tragweite von Billroths Buch bewusst war: „Theodor Billroth was stated until most recent times to be an anti-Semite, on basis of misinterpretation of remarks he had published in his 'Lehren und Lernen...'. Irving Stone in his biographical novel on Sigmund Freud (1977), accused Billroth of complicity in diminishing the psychoanalyst's career in Vienna and simply for introducing Hitlerism!"[48] In der Übersetzung von Absolons Billroth-Biographie durch Ernst Kern wurde jede negative Kritik an Billroths Buch und der Persönlichkeit des Chirurgen weggelassen. Wie viel tatsächlich fehlte, zeigte die deutliche Reduktion des Volumens in der „deutschen Auflage"[49].

Unter Begleitung von Abraham Flexner, „the great American educator par excellence", wurde „Lehren und Lernen" 1924 von David P. Berenberg ins Englische übersetzt.[50] Flexner sah Billroths Studie als „fundamental exemplar of scholarship and useful as that". Jahrzehnte später kommentierte Absolon die Entstehungsgeschichte der englischsprachigen Version und die Inhalte von Billroths Studie in der Übersetzung. Er wies darauf hin, dass der Chirurg schon an der Universität Zürich in Reformvorschlägen eine nationale Universität empfohlen habe. Billroth habe sich aber erst in Wien für eine genauere Ausarbeitung entschieden, weil ältere Fakultätsmitglieder wie Rokitansky durch mangelnde Reformbereitschaft jeglichen Fortschritt blockiert haben sollten. Die Medizinische Fakultät der Universität Wien habe nämlich einen enormen Zuwachs an Studenten gehabt, wodurch dringend neue Universitätsstrukturen geschaffen werden mussten.[51] Absolon war der

---

[47] *Absolon*, The Surgeon's Surgeon 2, 170.

[48] *Absolon*, The Surgeon's Surgeon 3, 142. Siehe Berthold *Sutter*, Die politische und rechtliche Stellung der Deutschen in Österreich 1848 bis 1918. In: Adam *Wandruszka*, Peter *Urbanitsch* (Hgg.), Die Habsburgermonarchie 1848–1918, 3,1: Die Völker des Reiches (= Österreichische Akademie der Wissenschaften. Im Auftrag der Kommission für die Geschichte der Österreichisch-Ungarischen Monarchie 1848–1918, Wien 1980) 154–339, hier 180: Tatsächlich verschärfte sich bis Ende des 19. Jahrhunderts die Forderung nach einer national einheitlichen Hochschule. Die Deutschnationalen forderten die Einführung eines *Numerus Clausus* für nichtdeutsche Studenten und Professoren.

[49] Ernst *Kern*, Großmeister der Chirurgie. Theodor Billroth 1829–1894, 1. deutsche Auflage (Rockville, Maryland 1989).

[50] Theodor *Billroth*, The medical Sciences in the German Universities. A study in the History of Civilization. Introduction by William H. *Welch* (New York 1924).

[51] Karel *Absolon*, The Study of Medical Sciences. Theodor Billroth and Abraham Flexner. An Analysis from Past to Present (Rockville, Maryland 1986) 121.

Überzeugung, dass Billroth mit der Studie „Lehren und Lernen" dafür einen wesentlichen Beitrag geleistet habe. Um Billroths angeblichen soziokulturellen Antisemitismus zu widerlegen, zitierte Absolon einen Brief von Billroths Enkel Hans. Hans Billroth-Gottlieb,[52] der Sohn von Billroths Tochter Martha und Otto Billroth-Gottlieb, war 1933 nach Amerika emigriert – sein Vater war Jude – und hatte Absolon viele Originaldokumente zur Bearbeitung für seine Billroth-Biographie zur Verfügung gestellt. Der Brief von Billroth-Gottlieb an Absolon hatte folgenden Inhalt: „As one of the two grandsons of Theodor Billroth, I was born in 1891, I was interested to learn, that you do receive letters accusing my grandfather of antisemitism. This accusation is spread by different people: by non-Jews who in the thirties were seduced by the Nazis and now wish to maintain that antisemitism was something even great men expressed, also by Jews, who feel offended by the passage on Galician and Hungarian Jewish medical students in Billroth's book 'Lehren und Lernen der medicinischen Wissenschaften'. The accusers obviously do not understand that disliking let alone rejecting all Jews, which of course is what antisemitism does, was entirely alien to my grandfather's big idealism and humanitarian spirit, of which I know much through my mother Martha Gottlieb-Billroth. [...] What my grandfather faulted in many of the Jewish students from Galicia and Hungary was their lack of social culture and social graces which he considered to be highly desirable qualities in physicians. [...] Billroth was very fond of my Jewish father and wrote to Hermine Seegen that he was glad to receive him in his family.[53] [...] I believe that my grandfather felt that the mentality of many German Jews

---

[52] Siehe *Absolon*, The Surgeon's Surgeon 4, 11: Hans Billroth-Gottlieb (1891–1987), der Sohn von Martha und Otto Gottlieb-Billroth arbeitete in Amerika zwanzig Jahre als Chemiker in der Forschung der Du Pont Gesellschaft. Mit Absolon verband ihn eine persönliche Freundschaft. Er war sein Mitarbeiter in der Übersetzung von Billroths Briefen ins Englische und beteiligte sich bei der Edition der Billroth-Seegen Briefe. Siehe *Nagel, Schober, Weiß*, Theodor Billroth, 296: In Hans Billroth-Gottliebs Archiven befanden sich etwa eintausend veröffentlichte und unveröffentlichte Briefe Billroths, woraus noch „wichtige Erkenntnisse" über Billroth zu erwarten seien.

[53] Ähnlich argumentiert *Kern*, Billroth – Selbstzeugnisse, 187: Billroth habe seinen Schwiegersohn „Otto Gottlieb [...] freudig willkommen geheißen und Billroths engste Freunde, das Ehepaar Prof. Seegen waren Juden." Anders aber *Absolon*, The Surgeon's Surgeon 3, 140: Billroth habe dem zukünftigen Ehemann seiner Tochter Martha einen Konfessionswechsel empfohlen, damit später keine berufliche Probleme auftreten könnten. Die Meinung Billroths über die Heirat seiner Tochter siehe ebd., 138: „When I saw last fall how completely Martha had recovered, I had given up the notion that she was suffering of any organic disease. I am certain now that her marriage and especially a

was a bit strange to him. I do not consider this to be antisemitism."[54] Zur Ergänzung erklärt Absolon, dass die Juden sich selbst in zwei Gruppen teilten: Österreicher jüdischer Konfession und Juden, die in Österreich lebten. Billroth habe in der ersten Gruppe viele Freunde gehabt, aber nur wenige, wenn überhaupt, in der anderen.[55]

Generell sieht die Geschichte der Medizin und die Geschichtsforschung „Lehren und Lernen" freilich als „das am meisten umstrittene Werk von Theodor Billroth".[56] Das als kulturhistorische Studie bezeichnete Buch „Lehren und Lernen" wurde in der Literatur deshalb so kontrovers diskutiert, weil selten die zeitgenössischen Reaktionen auf diese Studie überprüft wurden. Da das Buch schon 1875 in Berlin und nicht erst 1876 in Wien erschien, muss die Quellensuche für die Feststellung des Wirkungsgrades der antisemitischen Inhalte im Jahr 1875 beginnen. Ausgangsdatum für die Recherche zur Rezeption der Studie in diesem Buch war ein Brief, den Billroth am 27. Oktober 1875 an Volkmann schrieb. Darin teilte der Chirurg seinem Freund in Halle mit, dass er ihm mit „Lehren und Lernen" sein „neuestes Opus" schicken werde, damit „keines [s]einer Bücher [in] [s]einer Sammlung" fehle.[57] Erste Hinweise auf die Inhalte des Buches gab eine Glosse auf der Titelseite vom „Neuen Wiener Tagblatt", datiert 16. November 1875. Mit der Überschrift „In der Gelehrten-Republik", warnte der Verfasser des Artikels dringend vor einer politischen Besetzung der Wissenschaften: „In der Gelehrten-Republik kennt man keinen Unterschied der Nationalitäten, der Konfessionen, der politischen Parteien, keine Revanche pour Sedan, keine Enthüllungen *Pro nihilo*, keinen recht- oder linkseitigen Parlamentsstreiter [...]. Aber wer malt unseren Schrecken, wenn wir auch dort ein 'Lehren und ein Lernen' nach Nationalitäten und Konfessionen unterscheiden sehen, und der leidige Streit um Stamm und Sprache und Kirchenglauben selbst auch dorthin getragen wird."[58] Wenn Billroth „Lehren und Lernen" als „den Conservativen zu liberal und den Liberalen zu konservativ"[59] beschrieb, erfasste

---

pregnancy will make her recover completely. If I would not have been persuaded I, of course, would not have agreed to the marriage."

[54] *Absolon*, The Study of Medical Sciences, 104f.

[55] Ebd., 103.

[56] *Nagel, Schober, Weiß,* Theodor Billroth, 64.

[57] *Billroth,* Brief an Volkmann in Halle. Wien, 27. Oktober 1875. In: *Billroth*, Briefe, ed. *Fischer,* 5. vermehrte Auflage, 188.

[58] S. *Pflüger*, In der Gelehrten-Republik. In: Neues Wiener Tagblatt. Demokratisches Organ, Dienstag, den 16. November, 9,316 (1875) 1f.

[59] *Billroth*, Brief an Professor Meißner in Göttingen. Wien, 1. November 1875. In: *Billroth*, Briefe, ed. *Fischer,* 5. vermehrte Auflage, 192.

er damit exakt die politische Brisanz des Buches. Es forderte alle politischen Lager heraus und verstärkte sowohl bei den einen, als auch bei den anderen, die durch ökonomische und politische Krisen ohnehin vorhandene deutschnationale und antisemitische Stimmung. Billroth verstand sie zu nützen, denn, so stellt Boyer fest, das Wiener Bürgertum war „längst antiklerikal und antisemitisch eingestellt".[60]

3. ANTISEMITISCHE AUSSCHREITUNGEN

Sobald das Buch im Handel erhältlich war, wurde es sowohl in der Scientific Community als auch in den Medien heftig diskutiert.[61] An der Universität Wien formierten sich die Studenten in zwei konträren Gruppierungen: pro und contra Billroth. Die „Parteiisierung" wurde im Hörsaal sichtbar, im Krankenzimmer, im Kaffeehaus und in den Studentenlokalen. Schon lange habe die Wiener Studentenschaft kein Thema mehr gehabt, schrieb die „Wiener Medizinische Presse", das so heftige Diskussionen ausgelöst habe. Am 6. Dezember 1875 wurde Billroth im Hörsaal der Zweiten Chirurgischen Klinik der Universität Wien von Mitgliedern verschiedener „ultradeutscher Verbindungen" mit stürmischem Applaus begrüßt. Es wurde sogar kolportiert, dass Billroth „diese Beifallsbezeugungen selbst bestellt" habe, was jüdische Studenten als Provokation empfanden. In der nächsten Vorlesung des Chirurgen wurde ein Teller von Student zu Student weitergegeben, auf dem „ein medizinisches Präparat", gespickt mit „Zündhölzchen", lag.[62] Jeder Student verstand die Anspielung auf Billroths Anmerkung in „Lehren und Lernen". Er hatte darin beschrieben, wie arme jüdische Studenten ihren Lebensunterhalt mit dem Verkauf von „Zündhölzchen" finanzierten.[63]

---

[60] *Boyer*, Karl Lueger, 82.

[61] Siehe *Billroth*, Brief an Professor Socin in Basel. Wien, 21. November 1875. In: *Billroth*, Briefe, ed. *Fischer*, 5. vermehrte Auflage, 194: „Die hiesigen politischen Blätter haben sich der Anmerkungen bemächtigt und es dahin gebracht, daß das große Publikum meint, ich habe ein 500 Seiten dickes Buch über die Juden geschrieben.... Oh! Welche Gerüche steigen mir auf!"

[62] Die Studenten contra Professor Billroth. In: Wiener Medizinische Presse 16,50 (1875) 1207.

[63] *Billroth*, Über das Lehren und Lernen, 148. Siehe 'Die Presse' vom 11. Dezember 28,342 (1875) 7: Bei einer kürzlich erfolgten Demonstration sei ein Teller „auf dem ein eben exstirpirtes Sarkom herumgezeigt wurde, mit Zündhölzchen – dem von Billroth angegebenen Handelsartikel angehender jüdischer Mediciner – besäet zu Billroth" zurückgekehrt.

Am 10. Dezember eskalierte der Konflikt zwischen den beiden Gruppierungen der Studenten im Hörsaal. Nach einem „Pfiff" und wiederholten „*Pereat*" Rufen von Seite der von Billroth diskriminierten jüdischen Studenten setzten immer lauter werdende „Prosit" Rufe der deutschen Kommilitonen zu Ehren Billroths ein. Sie übertönten jegliche Versuche des Chirurgen, die Studenten zur Ruhe zu bringen. Das darauf folgende „Handgemenge" wurde von „ungarischen Studenten, zumeist jüdischer Konfession" beendet, indem sie in lautem „Trabschritte" den Hörsaal verließen. Billroth versuchte, die Vorlesung fortzusetzen, doch er wurde erneut durch laute Rufe und körperliche Attacken auf jüdische Studenten so lange unterbrochen, bis auch die restlichen jüdischen Studenten den Hörsaal verlassen hatten.[64] Presseberichten zufolge sei Billroth der Situation ziemlich hilflos gegenüber gestanden. Er habe die Vorlesung unter dem Vorwand beendet, dass sich durch den Protest in der letzten Vorlesung „ein großes Material im Krankensaal angehäuft habe".[65] Die „Morgen-Post" berichtet hingegen, er sei nicht mehr im Stande gewesen, „beschworene Geister zu bändigen".[66] Mit dem Ruf „Juden hinaus", in Anwesenheit des berühmten Chirurgen, wurde an der Universität Wien erstmals der akademische Antisemitismus gezielt als selektives politisches Instrumentarium eingesetzt.[67]

---

[64] Fremden-Blatt vom 11. Dezember 29,341 (1875) 3. Siehe 'Die Presse' vom 11. Dezember 28,342 (1875) 7f.: „Als aber heute der Professor den Hörsaal betrat, empfing ihn ein Theil der Studenten mit Zischen und Pereat Rufen. Natürlich provocirte dies bei den Anhängern des Professors Gegendemonstrationen, die zu einer so erbitterten Stimmung führten, daß es sogar zu Thätlichkeiten kam. Professor Billroth suchte durch einige Worte die erregten Gemüter zu beruhigen und da dies nicht gelang, wartete er ab, bis der Sturm sich gelegt und setzte dann seine Vorlesung fort. Am Schlusse der Vorlesung wiederholte sich der Scandal."

[65] Fremden-Blatt vom 11. Dezember 1875, 3: „Professor Billroth, der aufgeregt der unangenehmen Szene zugeschaut und sich vergebens bemüht hatte, sich Gehör zu verschaffen, bemerkte, daß er es für unstatthaft finde, an einem solchen Orte zu demonstriren und die Ursache, die hierzu Veranlassung gegeben, sei ihm unbegreiflich."

[66] Morgen-Post, vom 11. Dezember, 25,341 (1875) 3. Sowohl das Fremden-Blatt als auch die Morgen-Post bedauern die Ausschreitungen an der Universität. Sie vermuten, dass der Pfiff von einem Nichtstudenten herrührte und – so betont die Morgen-Post – dass eine Manifestation, die Billroth persönlich zum Gegenstand habe, „nur als Produkt einiger Tollköpfe mitleidig belächelt" werden könne.

[67] Neue Freie Presse vom 11. Dezember 1875, 4: „Das Geschrei 'Juden hinaus', wie es heute im Hörsaale gehört wurde, erinnert an die confessionellen Hetzen. [...] In den Räumen der Wiener Aula, die bisher in erster Reihe für den liberalen Gedanken einstand und niemals den confessionellen Gegensatz duldete, erscheint eine solche Provocation als eine Ungeheuerlichkeit." Siehe weiter 'Die Presse' vom 12. Dezember 28,342 (1875) 2:

Ein anonymes Schreiben an Ferdinand von Arlt, Professor für Augenheilkunde, belegte, dass gewisse Inhalte von Billroths „Lehren und Lernen"
von den deutschnationalen Studenten sofort rezipiert wurden. Im Schreiben wurde behauptet, dass in Arlts Vorlesungen in den ersten Reihen nur
„halbblinde Juden" säßen. Sie besetzten „die besten Plätze", obwohl sie für
die Vorlesungen gar nicht inskribiert seien. Am selben Tag, wo in Billroths
Hörsaal Fronten zwischen deutschen und jüdischen Studenten aufgebaut
wurden, las Arlt den anonymen Brief in seinem Hörsaal vor. Er ersuchte die
Studenten in der ersten Reihe, ihre Namen zu nennen und fand dort tatsächlich vorwiegend jüdische Studenten vor. Arlt bekräftigte, dass er sie nur als
„fleißige, strebsame Hörer" kenne. Der darauf folgende „Excess" deutscher
Studenten geriet auch bei ihm außer Kontrolle. Bis zu diesem Zeitpunkt
habe die „Wiener Studentenschaft" nicht zwischen „Christ oder Jude oder
Heide" unterschieden, schrieb die „Neue Freie Presse". Es sei eine „Schande
vor der ganzen gebildeten Welt", sich auf ein so niedriges Niveau zu begeben. Der Tageszeitung war es indessen wichtig, dass „der Name Billroth,
den man bisher makellos auf der Hochwacht der Wissenschaft leuchten gesehen hat, nicht durch Verknüpfung mit so gemeinen Excessen verdunkelt
werde".[68] Der Dekan der Medizinischen Fakultät Wien, Carl Wedl, Roki-
tansky-Schüler und Professor für Histologie, wollte die „Affaire Billroth"
möglichst rasch beenden und hängte am schwarzen Brett eine Ermahnung
an die Studenten aus. Der Auftrag dazu wurde in einer Sitzung des Professo-
ren-Kollegiums am 9. Dezember 1875 erteilt, wo beschlossen wurde, Anstif-
ter weiterer „Exzesse" mit einem Verweis von der Universität zu bestrafen.
Hörsäle dürften „nicht zum Tummelplatz von Parteiungen herabgewürdigt
werden".[69]

Billroth entzog sich der Verantwortung: im Kollegium und vor den Studenten. Als ihm vom Unterrichtsministerium eine vorübergehende Suspen-

---

„Unsere Leser kennen [...] Inhalt und wissenschaftliche Tendenz des Buches, in dem
dieser glückliche und resolute Operateur mit einer Unverfrorenheit sondergleichen neben vielen Richtigem auch manche Paradoxen vorgebracht und namentlich – diese ne-
bensächliche Partie spielt bei den gegenwärtigen Universitäts-Scandalen die Hauptrolle
– einige sehr unhöfliche Stellen über seine jüdischen Zuhörer aus Ungarn und Galizien.
Die Rache dafür sollte nicht ausbleiben."

[68] Neue Freie Presse, Morgenblatt, vom 11. Dezember 1875, 6.

[69] Neues Wiener Tagblatt, vom 13. Dezember 9,343 (1875) 8. Der gleiche Text ist im Fremden-Blatt vom 13. Dezember 29,343 (1875), 2, abgedruckt, ebenso in der Morgen-Post
vom 13. Dezember, 25,343 (1875) 3.

dierung angedroht wurde, reagierte er mit einem Ansuchen um Demission.[70] Der Chirurg konnte und wollte die allgemeine Aufregung um die Inhalte von „Lehren und Lernen" nicht verstehen: „Überall [spreche] man von der Niedertracht [s]einer Bücher. [...] Die Minister [hielten] in [s]einer Angelegenheit geheime Sitzungen [und] [wüssten] nicht, [wie sie] gegenüber der Presse" reagieren sollten.[71] Billroth schien sich nicht bewusst gewesen zu sein, welchen sensiblen Bereich er mit dem Hinterfragen des offenen Universitätszuganges durch nationale und soziale Selektion berührte. Acht Jahre nach Inkrafttreten der österreichischen Staatsgrundgesetze glaubte er, neue Studienzulassungsrichtlinien vorgeben zu müssen. Billroths Buch „Lehren und Lernen" war aufgebaut auf der von ihm selbst gewählten Mission, die Universität nach „deutscher Methode" zu reformieren. In Kapitel II von „Lehren und Lernen" machte er darauf aufmerksam, dass „eine höhere wissenschaftliche Ausbildung [...] nur von der besitzenden, wohlhabenden Classe der Menschen erreicht werden könne", was eine bürgerliche Emanzipation und soziale Mobilität durch Bildung ausschloss. Billroth plädierte in seinem Buch „nicht nur für eine Geistes-Aristokratie, sondern zugleich für eine Geld-Aristokratie". Genau wie die Kultur eines Volkes von der Höhe seines „Besitzstand[es]" abhängig sei, gehöre zum Erfolg des Studiums außer Begabung auch Geld.[72] Soziale „Selbstüberschätzung gewisser Zugereister" wurde Billroth vom satirischen Blatt „Kikeriki" zum Vorwurf gemacht. „Bescheidenheit, das erste Attribut der Medizin", kenne der Chirurg nicht. Billroth, einem intelligenten Menschen und ausgezeichneten Chirurgen, fehle eine für Ärzte entscheidende Fähigkeit: „die Gabe, der Menschheit zu nützen, ohne einen Theil derselben herauszufordern".[73]

Doch hinter dieser, in der Öffentlichkeit so erfolgreich und stark auftretenden Persönlichkeit, stand ein labiler Mensch,[74] der über das angebliche

---

[70] Morgen-Post vom 14. Dezember, 25,344 (1875) 4: „Von Seiten des Unterrichtsministeriums war nämlich dem Professor Billroth [...] die Nothwendigkeit nahegelegt worden, seine Vorlesungen auf eine kurze Zeit – etwa auf die Dauer eines Semesters – zu unterbrechen. Professor Billroth antwortete hierauf, indem er um seine Demission ansuchte, und erklärte, seine Vorlesungen an der Wiener Universität am bevorstehenden Schlusse des Semesters abzubrechen und seine Lehrtätigkeit hierorts zu beschließen."

[71] *Billroth*, Brief an Volkmann in Halle. 15. Dezember 1875. In: *Kern*, Großmeister der Chirurgie, 177.

[72] *Billroth*, Über das Lehren und Lernen, 64.

[73] Kikeriki. Humoristisches Volksblatt, 19. Dezember, 15,101 (1875) 4.

[74] Siehe *Atzrott*, Billroth. In: Medizinische Welt 44 (1936) 1607: „Inmitten seiner großen Erfolge [sah er] plötzlich [...] Nebel, Sumpf, Moor und Irrlichter."

Unverständnis und distanzierte Verhalten seiner Umwelt enttäuscht war.[75] Er setzte lieber auf seine Studenten, von denen er sich verstanden fühlte und mied Konfrontationen mit kritischen Kollegen. Am 15. Dezember 1875 besuchten die Mitglieder des nationalistischen „Lesevereins der deutschen Studenten Wiens" Billroth in seiner Privatwohnung. Ihr Sprecher, der Jusstudent Anton Haider, übergab eine „Adresse". In der Ansprache nahm er Bezug auf „die Ereignisse der letzten Tage", wo für ihn und seine Kommilitonen deutlich geworden sei, warum ihr Professor in seinem Buch die deutschen Studenten so stark hervorgehoben habe.[76] Die Angriffe auf Billroth in den Medien, von Institutionen und einzelnen Personen, hätten sie noch enger an den verehrten Professor „gefesselt". Mit „Ein Billroth ist der unsere!", bekannte sich der 'Leseverein' geschlossen zu seinem charismatischen 'Führer'.[77] Billroth erhielt von den deutschen Studentenvereinen die ungeteilte Bewunderung, weil er in der bedrückenden Arbeitsmarktsituation soziale Sicherheit für die Zukunft versprach. „Die einstimmig beschlossene Solidaritätsadresse" des 'Lesevereins der deutschen Studenten Wiens' als ein Dokument des Bekenntnisses zur 'deutschen' Wissenschaft und 'deutschen' Medizin wurde auch von drei jüdischen Mitgliedern unterzeichnet: Heinrich Friedjung, Freud und Viktor Adler.[78] Für Freud war die „Medizinstadt Wien eine deutsche Stadt". Während Freuds Studienzeit wurde Wien „von Ärzten regiert", die aus dem Deutschen Reich berufen wurden oder dort ihre

---

[75] Siehe dazu Wolfgang *Genschorek*, Wegbereiter der Chirurgie. Johann Friedrich Dieffenbach, Theodor Billroth (= Humanisten der Tat 13. Hervorragende Ärzte im Dienste der Menschen, Leipzig 1982) 195: Billroth habe sich durch sein „stark von Emotionen diktiertes, schnell niedergeschriebenes Werk" vor allem im Kollegenkreis „zu voreiligen und auch zu widersprüchlichen Äußerungen verführen" lassen.

[76] Adresse des Lesevereines der deutschen Studenten Wien's an den Professor Dr. Th. Billroth, überreicht am 15. December 1875. In: Theodor *Billroth*, Antwort auf die Adresse des Lesevereines der deutschen Studenten (Wien 1875) In: Beilage der Deutschen Zeitung Nr. 1421 vom 16. Dezember 1875, 5f.: „Sie [haben] in Ihrem jüngsten Werke: 'Ueber Lehren und Lernen der medicinischen Wissenschaften etc.' Ihre Erfahrungen und Ansichten über eine Reihe der wichtigsten Fragen, welche das herrlichste Gut der deutschen Nation, die Universität, in ihren Grundlagen berühren, mit ritterlicher Offenheit und stolzem Freimuthe niedergelegt."

[77] Ebd., 7. Siehe *Boyer*, Political Radicalism in Late Imperial Wien, 89: „The precise nature of Billroth's antisemitism was never clarified, but his less than flattering comments on the educational background and financial status of Eastern Jewish students led the Leseverein der deutschen Studenten, a German National group, to congratulate the surgeon for his remarks."

[78] *Wladika*, Hitlers Vätergeneration, 46.

Ausbildung erhalten hatten. Sie prägten Freuds nationale Identität während des Medizinstudiums mit.[79] Adler hielt am 22. Jänner 1876 an einem „Redeabend" einen Vortrag über „Lehren und Lernen", in dem er sich klar für Billroth positionierte.[80]

In der Antwort auf die Adresse des 'Lesevereins' erklärte Billroth den deutschen Studenten, dass er nur „mit den zeitlichen Waffen der Wahrheit für ewige Wahrheiten" gekämpft habe.[81] Sein Buch sei eine generelle Warnung für zukünftige Medizinstudenten aus ärmlichen Verhältnissen. Die angebliche Sorge des Chirurgen galt vor allem den zuwandernden Ostjuden. Billroth, der „arme Pfarrerssohn aus Rügen",[82] relativierte die abwertenden Beschreibungen ostjüdischer Studenten. Er zeigte nunmehr Verständnis für diese „Märtyrer ihres Strebens". Er sei selbst kein guter Schüler gewesen,[83] habe während der Studienzeit in Berlin wenig Geld zur Verfügung gehabt und wolle „gerade deshalb gern Jeden vor Trübsal bewahren".[84] Er habe nicht die Absicht gehabt, durch sein Buch eine universitätspolitische Revolte auszulösen. Seiner Meinung nach habe er seine „culturhistorischen und kritischen Studien" vom nationalen und nicht politischen oder konfessionellen

---

[79] Peter *Gay*, Freud entziffern. Essays. Aus dem Amerikanischen von Elisabeth *Vorspohl* (New Haven-London 1990, Frankfurt am Main 1992) 72. Anders aber Christfried *Tögel*, Das Wahrscheinliche ist nicht immer das Wahre. Anmerkungen zu Sigmund Freuds Umgang mit Krisen und ihrem Niederschlag in seinem Werk, online unter <http://www.freud-biographik.de/wahr.htm> (3. Juni 2010): Tögel zeigt sich überrascht, dass Freud trotz judenfeindlicher Erlebnisse, am Beginn seines Medizinstudiums, Mitglied im „Leseverein der deutschen Studenten Wiens" wird. Er fragt, wieso „ein junger intelligenter Jude […] Mitglied eines Vereins mit antisemitischer Ausrichtung" werden konnte. Tögel erklärt den Beitritt mit der These des „jüdischen Selbsthasses." Besonders junge jüdische Intellektuelle, die glaubten, ihre Herkunft sei ein Karrierehindernis, „beugten sich – manche allerdings nur zeitweise – dem Assimilationsdruck".

[80] *Hein*, Studentischer Antisemitismus, 19.

[81] *Billroth*, Antwort auf die Adresse des Lesevereines, 12.

[82] *Billroth*, Brief an Dr. von Mundy in Wien. Wien, 4. Dezember 1891, „Nachts 2 ¼ Uhr". In: *Billroth*, Briefe, ed. *Fischer*, 5. vermehrte Auflage, 516. Siehe *Nagel, Schober, Weiß*, Theodor Billroth, 22: Billroth habe mit seiner Mutter und den vier Brüdern nach dem Tod seines Vaters in Greifswald „in knappsten Verhältnissen" gelebt. Die Familie seines Großvaters Billroth habe die junge Witwe „nach Kräften" unterstützt.

[83] Siehe *Billroth*, Brief an Prof. Lübke in Stuttgart. Wien, 11. Januar 1869. In: *Billroth*, Briefe, ed. *Fischer*, 5. vermehrte Auflage, 100; „Wie es möglich gewesen ist, daß ich von allen meinen Brüdern der wenigst gescheidte, der schlechteste, miserabelste Gymnasialschüler in eine solche Stellung gekommen bin, ist mir sehr unklar; nur meinem Idealismus und meiner Fantasie habe ich es zu danken!"

[84] *Billroth*, Antwort auf die Adresse des Lesevereines, 9.

Standpunkt aus behandelt.[85] Gerade dieser nationale Aspekt war aber mitentscheidend für die weitere Entwicklung der Hochschulpolitik. Der Chirurg bestätigte die deutschen Studenten in ihrem Bestreben, die Universität Wien als 'Universität Deutscher Nation' zu verstehen und zu festigen. Er versprach ihnen, auch in Zukunft ihren „Burschen-Comment" hochzuhalten: „*Vivat, Floreat, Crescat Academia Imperialis Viennensis! Decus et Gloria Austriae! Deliciae Populorum Germanorum!*"[86] Nur zwei Jahre später wurde in den ersten Studentenverbindungen jüdischen Studenten die Mitgliedschaft verweigert.

4. REAKTIONEN DES JÜDISCHEN BÜRGERTUMS UND DER POLITIK

Das jüdische gebildete Bürgertum Wiens griff erst nach reiflicher Überlegung in die Diskussion um Billroths „Lehren und Lernen" ein. Stellvertretend für diesen beachtlichen Teil der Wiener Bevölkerung schrieb der Hof- und Gerichtsassessor Ferdinand Horn einen „Offenen Brief" an Hofrat Billroth. Da das Buch „Lehren und Lernen" „eine Sturmflut von Erörterungen und öffentlichen Kundgebungen des Beifalls oder Missfallens" ausgelöst habe, wollte Horn mit seiner Stellungnahme warten, bis er in „ruhiger, sachlicher" Atmosphäre darauf antworten konnte. Er könne zwar nicht den „fachwissenschaftlichen Inhalt" von Billroths kulturhistorischer Studie beurteilen, da er von Beruf Jurist sei. Zu den „Bemerkungen allgemeiner Natur, namentlich über die Stellung des jüdischen Elements in der heutigen bürgerlichen Gesellschaft", habe er sehr wohl etwas zu sagen, ja er sehe sich sogar dazu gezwungen: „Sie erklären, Herr Hofrat, daß Sie nicht wünschen mit den modernen Judenschimpfern zusammengeworfen zu werden. Aber gestatten Sie mir, Ihnen hierauf zu bemerken, daß gerade Sie Ihren Gesinnungen gegen Ihre jüdischen Mitbürger in viel grausamerer Weise Ausdruck geben, als dies sonst zu geschehen pflegt. Sie entziehen denselben sozusagen das Heimatrecht auf deutschem Boden und im deutschen Volke. Ich weiß ganz wohl, daß Sie nicht daran denken, dieser Anschauung praktische Folgen in dem Sinne zu geben, daß Ihre jüdischen Mitbürger heute veranlaßt werden sollen, Haus und Hof zu verlassen und sich irgendwo in der alten oder neuen Welt eine neue Heimat zu suchen. So lassen Sie mich Ihnen denn erklären, daß ich Ihnen nie und nimmer das Recht einräumen werde, mich in

---

[85] Ebd., 11.
[86] Ebd., 13.

meinem Vaterlande zum Fremdling zu machen."[87] Horn nimmt mit der Idee
einer Suche nach einer „neuen Heimat" für die im deutschen Kulturkreis
assimilierten Juden die Vision von Herzls „Judenstaat" vorweg. Er ahnt zugleich, welche gesellschaftspolitischen Konsequenzen auf Billroths nationale Selektionsidee für die Universität in der Gesellschaft folgen könnten.[88]

Auch Nordau war enttäuscht von Billroths soziokulturellem Antisemitismus. Das Buch „Lehren und Lernen" war für ihn ein weiterer Beweis dafür,
dass trotz des materiellen Fortschritts keine geistige Weiterentwicklung der
Menschheit stattgefunden habe oder für den Aufbau so lange benötige wie
„die Bildung von Erdschichten". Wie könne es sonst möglich sein, dass der
„Judenhass" alle modernen Errungenschaften vergessen lasse und im Zeitgenossen noch immer jene primitiven Instinkte wecke, „die siebenhundert
Jahre früher seine deutschen Vorfahren angestachelt haben, vor der Ausfahrt
zum Kreuzzuge den Juden die Gurgel abzuschneiden und die Jüdinnen zu
schänden". Billroth, der ein fachlich gutes Buch für Mediziner und interessierte Gebildete geschrieben habe, sei beim Wort „Jude" in seiner Urteils-
kraft in einen „ohnmächtigen Schlummer" versunken: „Alle Lichter seines
Verstandes und seiner Gelehrsamkeit [seien] mit einem Male [verlöscht] und
in dem Dunkel, das zurückbl[iebe], steig[e] das Vorurtheil auf wie ein spu-
ckendes[!] Gespenst". Nordau verstand, warum sich gerade in einer politisch
instabilen Zeit Bücher wie jenes von Billroth sehr gut verkauften. Neben
„dem Kalender und dem Gotha'schen Almanach" sei Billroths „Lehren und
Lernen" im Moment am begehrtesten. Nordau erklärte den Verkaufserfolg
mit der Aufstachelung des „Judenhasses" durch Zuweisung von Schuld an
den durch die Wirtschaftskrise entstandenen Missständen in Bildung und
Wirtschaft, eine Projektion, für die ein international anerkannter Mediziner Vorbild war. „Wie könnte es anders sein?", fragte Nordau. „Solange die
Juden noch das gelbe Flecklein am Arm und Barettchen trugen, solange sie
noch im Ghetto verfaulten, konnte man seinen Gefühlen gegenüber den Un-
gläubigen durch ein unschuldiges Hep! Hep! oder auch ab und zu durch ein
wenig Brand, Raub, Mord und ähnliche gottgefällige Handlungen Ausdruck

---

[87] Ferdinand *Horn*, Offener Brief an Herrn Hofrath Dr. Theodor Billroth von Dr. Ferdinand
Horn, Hof- und Gerichtsassessor in Wien, ed. Alfred *Hölder*, k. k. Universitäts-Buchhändler, Rothenturmstrasse 15 (Wien 1876), abgedruckt in: *Kern*, Billroth – Selbstzeugnisse, 184–186, hier 185.

[88] Siehe *Nuland,* The Masterful Spirit. In: The Classics of Surgery Library (1984) 6: „In the
first half century after his death there were would-be Billroth–duplicates all over middle
Europe. In the same way that the Germanic system gave rise to the Billroths, it was the
Billroths who were the foundation of the Germanic system."

geben. Allein heute ist das unthunlich geworden. [...] Hep! Hep! gilt heute für eine Geschmacklosigkeit und auf kriminellem Gebiete affektirt das
Gesetz, keinen Unterschied der Religion zu bemerken. Was bleibt da übrig,
als [Richard] Wagner's[89] oder Billroth's Buch zu kaufen, es im stillen Käm-
merlein zu verschlingen und sich zu freuen, daß es doch noch einige Racker
gibt, die sich von der thörichten Mode nicht tyrannisiren lassen." Nordau
reihte Billroths Buch unter „ventilistischer Literatur" ein, da Billroth das
ausgesprochen habe, „was Alle fühlen, aber aus Furcht vor der Konvenienz
nicht zu äußern wagen".[90] Auch die Ärzte des Zweiten Wiener Gemeindebe-
zirkes Leopoldstadt, welcher um 1875 zu mehr als fünfundzwanzig Prozent
von Juden besiedelt war,[91] sahen sich veranlasst, wegen der subjektiven, her-
abwürdigenden Darstellung jüdischer Studenten und Mediziner ihr „mißbil-
lendes Bedauern über dieses mehrseitig verletzende Buch auszusprechen".[92]
Am 14. Dezember 1875 reagierten die Ärzte des Achten Wiener Gemeinde-
bezirkes mit einem Protestschreiben.[93]

Billroths „Lehren und Lernen" wurde nicht nur wegen seiner antisemitischen Aussagen negativ beurteilt. Die Inhalte von Kapitel III verletzten
zusätzlich die patriotischen Gefühle des Wiener Bürgertums und kritisierten
die Regierung Österreichs. Im Unterkapitel „Neuere Rigorosen-Ordnungen
in Oesterreich (1802–1872)" befasste sich Billroth mit dem Gesetz über die
Organisation der akademischen Behörden vom 30. September 1849 und die
allgemeine Studienordnung vom 1. Oktober 1850. Billroth beanstandete die
ihm viel zu demokratisch erscheinende Bildungspolitik nach 1850. Im Ver-

---

[89] Richard *Wagner*, Das Judenthum in der Musik. In: Neue Zeitschrift für Musik Nr. 19
(1850) 102–106 und Nr. 20 (1850) 112. Siehe *Wladika*, Hitlers Vätergeneration, 58: Wagner habe darin „auf die Andersartigkeit des jüdischen Denkens" hingewiesen und behauptet, der Jude sei „der plastische Dämon des Verfalls der Menschheit".

[90] Max *Nordau*, Ein Kapitel vom Judenhasse. In: Morgen-Post vom 20. Dezember, 25,350
(1875) 3.

[91] Siehe Marsha L. *Rozenblit*, Die Juden Wiens 1867–1914. Assimilation und Identität (=
Forschungen zur Geschichte des Donauraumes 11, Wien-Köln-Graz 1988) 87: 1880
wohnten im 1. Bezirk 17,9 Prozent Juden, im 2. Bezirk 29,6 Prozent Juden, im 3. Bezirk
6 Prozent, im 4. Bezirk 3,4 Prozent Juden, im 5. Bezirk 2,8 Prozent, im 6. Bezirk 4,1
Prozent, in der Josefstadt, dem 8. Bezirk, nur 3,3 Prozent und in Favoriten 2,4 Prozent.
Im 9. Bezirk, Alsergrund, wo auch Billroth seinen Wohnsitz hatte, betrug der Bevölkerungsanteil von Juden 10,1 Prozent. 1890 betrug der Anteil jüdischer Bevölkerung im
2. Bezirk bereits 31 Prozent und im Jahre 1900 36,4 Prozent. Die Eingemeindung einer
Reihe von Vororten als Bezirke 11 bis 19 erfolgte erst im Dezember 1890.

[92] Morgen-Post vom 16. Dezember, 25,346 (1875) 4.

[93] Neues Wiener Abendblatt vom 14. Dezember 1875, 2.

hältnis zu den „mehr aristokratisch-conservativen Formen der übrigen deutschen Hochschulen" habe die österreichische Studienordnung einen „ziemlich hochroth demokratischen Charakter" gezeigt. Die Folgen seien noch 1875 in der Fakultätsverfassung der Wiener Universität spürbar, stellte der Chirurg fest. Andererseits erschien Österreich für Billroth Monarchie-treu und konservativ. „Der österreichische Staatskörper [sei] nicht schwarz-gelb angestrichen, sondern er [sei] durch und durch schwarz-gelb: man ha[be] ihn damals roth und schwarz-roth-gold gefärbt, doch diese Farben [würden] verblassen, der Regen w[asche] sie ab, bald früher, bald später. Man schleife ihn ab, man schneide ihn in zwei Stücke, man presse, drücke ihn, lasse ihn sich expandiren, jeder Quadrat Millimeter [sei] und bleib[e] immer schwarz-gelb. [...] Es [sei] sonderbar zu sehen, wie die besten Männer in Oesterreich oft ihre eigene Dauerhaftigkeit unterschätzen und welch' unnötige Furcht sie vor ihrer Selbstauflösung [haben]; noch [sei] die Flüssigkeit nicht erfunden, in welcher dieser Stoff löslich wäre, und würde man ihn finden, es würden aus ihr immer wieder schwarz-gelbe Salze herauskrystallisiren. [...] Es [sei] eine sonderbare Erscheinung, dass man [...] im Deutschen Reich [...] mehr Pietät von der historischen, zumal culturhistorischen Bedeutung dieser Grossmacht ha[be], als es die Staatsbürger des ostdeutschen Cäsaren-Staates zu haben scheinen."[94] Indem Billroth Österreich als „ostdeutschen Cäsaren-Staat" ansah, akzeptierte er weder die Souveränität der Habsburgermonarchie, noch nahm er ihre Multiethnizität als solche wahr. Er vertrat die großdeutsche Idee, vor allem in der Universitätspolitik. Der Chirurg näherte sich damit den Vorstellungen deutschnationaler Burschenschaften an, die sowohl „das Volk der Juden" als auch das „Österreichertum" als „volksfremd" empfanden. Die Burschenschaft „*Silesia*" ging sogar soweit, „Österreichertum" mit „Judentum" gleichzusetzen.[95]

Billroths Missdeutung von Österreich und seine Ideen einer effizienten Universitätsreform wurden am 11. Dezember 1875 im Rahmen einer Budgetdebatte im Abgeordnetenhaus des österreichischen Reichsrates behandelt, am selben Tag, als an der Universität Wien die ersten antisemitischen Ausschreitungen stattfanden. Der Abgeordnete Monsignore Joseph Greuter, ein Tiroler Kapuzinerpater und „Abraham a Santa Clara des 19. Jahrhunderts",[96] vertrat in dieser Debatte die schwarz-gelbe, österreichtreue Seite, verteidigte das „Österreichertum" und nahm Stellung zur neuen Unterrichtsgesetzgebung. Durch Berufungen von Professoren aus dem Deutschen Reich und

---

[94] *Billroth*, Über das Lehren und Lernen, 203.
[95] *Wladika*, Hitlers Vätergeneration, 49.
[96] *Rumpler*, Eine Chance für Mitteleuropa, 421.

die Vorgabe der deutschen Unterrichtssprache habe Unterrichtsminister Stremayr[97] die österreichischen Schulen und Universitäten in die „Verpreußung" geführt. Um „die Preußenseuche abzuhalten", empfahl Greuter, die Schulaufsicht wieder dem „Klerus" zu übertragen und „die Universitäten den Jesuiten zu übergeben", was sich in der Vergangenheit bewährt habe. Die Schulgesetze müssten geändert werden, damit die weitere „Entwicklung antiösterreichischer Tendenzen" verhindert werden könne. Der Kapuzinerpater sah die österreichische Identität durch zu großen Einfluss aus dem Deutschen Reich gefährdet.[98]

Um seine konservativ erscheinenden Reformvorschläge zu begründen, zitierte Greuter Inhalte aus Billroths Buch, ohne den Namen des Autors zu erwähnen. Die kulturhistorische Studie sei inhuman, vom „beschränkten Racenhass" geprägt und literarisch „ziemlich seicht".[99] Für „Die Presse" hatte die „kurze Episode" im Reichsrat einen „weit ernsteren politischen Hintergrund, [...] als die Mehrheit der Abgeordneten annehmen möchte".[100] Sie verstand die Diskussion um die „leidige Affaire Billroth [als] Spitze gegen die Regierung" und die liberale Verfassungspartei. Billroths Studie sei von politischen Gegnern genutzt worden, um „schöne Leitartikel [...] über die unverschämten Ausländer loszulassen, welche unsere Jugend verpreußen".[101]

Unterrichtsminister Stremayr, wie Billroth Mitglied im „Leseverein Deutscher Studenten", sah sich demnach gezwungen, „Lehren und Lernen" im Abgeordnetenhaus zu verteidigen. Er gestand gegenüber Greuter zwar ein, dass er „Lehren und Lernen" „in vielfacher Beziehung verurtheile, die Ungehörigkeit eines großen Theiles desselben hier geradezu rügen" müs-

---

97 Siehe Stenographische Protokolle des Hauses der Abgeordneten. VIII. Session 1873–1879. Ministerium I. des Jahres 1879, 242: Stremayr Karl, Edler von, Dr. - Charakter: k.k. geheimer Rath, Vorsitzender im Ministerrathe und Minister für Cultus und Unterricht. Ständiger Wohnsitz Wien. Wählerclasse: Städte Leibnitz, Radkersburg, Eibiswald, Deutsch-Landsberg, Voitsberg, Stainz in Steiermark."

98 Der operierte Chirurg. In: Neues Wiener Tagblatt. Demokratisches Organ, vom 12. Dezember, 9,342 (1875) 1f. Siehe dazu den Kommentar der „Presse" vom 12. Dezember 28,342 (1875) 2: „Monsignore Greuter [...] vergiftete [...] mit der hieraus gebrauten Hexensalbe die Lanze, die er mit mächtigem Arm wie ein homerischer Held als kühner Rufer im Streit und Vorkämpfer in der ultramontanen Heerschar gegen den Unterrichtsminister geschleudert."

99 Neues Wiener Tagblatt vom 12. Dezember 9,342 (1875) 1.

100 Die Presse 28,342 (1875) 1.

101 Ebd., 2.

se.[102] Dessen ungeachtet rehabilitierte Stremayr Billroth in dieser Sitzung des Reichsrats. Die Medien kolportierten, dass der Unterrichtsminister „aus dem Billroth'schen Buche" vorgelesen und während des Vortrags gewisse Textstellen verändert habe.[103] Stremayr zitierte Billroths Kritik am „durch und durch schwarz-gelben Staatskörper".[104] Doch den weiteren Text veränderte er nach eigenem Ermessen. Zu „damals roth" fügte er „im Jahre 1848" hinzu, das folgende „schwarz-roth-gold" ersetzte der Minister durch „schwarz-gelb" und Billroths „ostdeutscher Cäsaren-Staat" wurde bei ihm zu „Österreich". Das Beifügen der Jahreszahl konnte als erklärende Ergänzung durchgehen, doch die weiteren Veränderungen des Originaltextes waren genau genommen politische Umfärbungen, die Billroth sogar zu einem Verfechter des österreichischen Patriotismus machten. „Meine Herren!", schloss Stremayr die Rede im Abgeordnetenhaus, „ich glaube das Gefühl des österreichischen Patriotismus nicht leicht in bessere Worte kleiden zu können, als es hier der Fall ist, und wenn ich unter manchem Spreu bei diesem Buch nach einem Edelsteine suche, so würde ich ihn gerade in dieser Aeußerung gefunden haben."[105]

Die studentenhistorische Literatur griff Stremayrs manipulative Version der Inhalte von Kapitel II in „Lehren und Lernen" unreflektiert auf. Nachdem Monsignore Greuter, „im Allgemeinen kein Judenfreund", Billroth mit dem Vorwurf konfrontiert habe, er verhöhne den österreichischen Staatskörper, habe Stremayr nachgewiesen, dass „die von Greuter inkriminierte Bemerkung, im Zusammenhang gelesen, gerade den entgegengesetzten Sinn habe".[106] Das „Fremden-Blatt" schloss sich der Uminterpretation an und wies „aufs Schlagendste nach", dass jene, die Billroth „wegen angeblichen Verraths an Oesterreich" diffamieren, sein Buch nicht gelesen hätten.[107] Die ärztlichen Vereine der Leopoldstadt verfassten indessen eine

---

[102] Stenographisches Protokoll. Haus der Abgeordneten. VIII. Session. 161. Sitzung am 11. December 1875, 5591: „Wenn ich auch das erwähnte Buch des Professors, von dem eben die Rede ist, in vielfacher Beziehung verurtheile, die Ungehörigkeit eines großen Theiles desselben hier geradezu rügen muß (Bravo! Bravo! links und im Centrum), so kann ich anderseits doch dem betreffenden Professor nicht einen Vorwurf ins Gesicht schleudern lassen, [...] welche von Seite des Vertreters aus Tirol an der Hand eines Zeitungsblattes angeführt worden ist."

[103] Fremden-Blatt. Morgen-Blatt vom 12. Dezember 29,342 (1875) 2.

[104] *Billroth*, Über das Lehren und Lernen, 203.

[105] Stenographisches Protokoll. Haus der Abgeordneten. VIII. Session. 161. Sitzung am 11. December 1875, 5592.

[106] *Hein*, Studentischer Antisemitismus, 19.

[107] Fremden-Blatt vom 12. Dezember, 29,342 (1875) 1.

Resolution gegen Billroth, weil er die „Schwarz-Gelbe", kaisertreue Gesinnung der Österreicher angegriffen und so ihren Patriotismus verletzt habe. Die „Morgen-Post" fand, dass Billroth die Universität wechseln oder dort „vielleicht klüger mit seinen aristokratischen Gelehrten-Grundsätzen" taktieren solle. „Die Wissenschaft [sei] demokratisch und duldsam, selbst ihre berühmtesten Vertreter dürfen nicht exklusiv und hochnäsig auftreten".[108] Billroth sah sich weiterhin als der Reformator des Medizinstudiums an der Medizinischen Fakultät der Universität Wien. 1881 äußerte er sich gegenüber einem ehemaligen Assistenten enttäuscht über das Unverständnis für seine Reformideen in der Öffentlichkeit und bei der österreichischen Regierung: „14 Jahre lang habe ich für diese Universität gewirkt, [...] nun sagen mir eine Handvoll Czechen und Juden ins Gesicht, ich verstehe nichts vom Lehren und habe kein Urtheil über Menschen! und die Regierung glaubt das und stempelt mich ... zum Trottel!"[109]

Nicht alle Medizinprofessoren an 'Universitäten Deutscher Nation' teilten Billroths akademischen Antisemitismus, der überall die judenfeindliche Stimmung anheizte. Manche bezogen keine Position, andere distanzierten sich bewusst davon. Billroths ehemaliger Berliner Kollege Virchow wurde erstmals 1868 mit der 'Judenfrage' konfrontiert, weil er einem jungen jüdischen Arzt geraten habe, sich besser der Praxis als der akademischen Laufbahn zuzuwenden. Als Professor der Medizin dürfe er dazu nicht ermutigen, wie Virchow die Warnung selbst begründete. Vorwürfe wie: der Pathologe sei Juden „feindlich gesonnen und nehme grundsätzlich keine jüdische Assistenten", konnte Virchow überzeugend widerlegen.[110] Als der Berliner kaiserliche Hofprediger Adolf Stöcker 1890 den hohen Anteil von jüdischen Schülern und Studenten an höheren Schulen kritisierte, widersprach ihm Virchow aufs heftigste.[111] Stöcker hatte 1879 eine christlich-soziale Partei des Antisemitismus gegründet.[112] Virchow trat vehement dagegen auf – auch im Preußischen Landtag – und hatte dafür zahlreiche Angriffe der Antisemiten zu erwarten. Er wurde von ihnen sogar selbst zum Juden erklärt, was nicht stimmte.[113] Der „Rationalist und Liberale" Virchow habe keine Erklä-

---

[108] Morgen-Post vom 12. Dezember, 25,342 (1875) 2.

[109] *Billroth,* Brief an Professor Czerny in Heidelberg. Wien, 4. Februar 1881. In: *Billroth,* Briefe, ed. *Fischer,* 5. vermehrte Auflage, 263.

[110] *Kümmel,* Antisemitismus und Medizin. In: *Peiffer* (Hg.) Menschenverachtung, 50.

[111] Werner *Kümmel,* Rudolf Virchow und der Antisemitismus. In: Medizinhistorisches Journal 3,3 (1968) 165–179, 172.

[112] Ebd., 167.

[113] Ebd., 165.

rung für den rassischen Antisemitismus gefunden.[114] Ihm schien, als stehe er „rathlos vor dem Rätsel des Antisemitismus, von dem Niemand weiß, was er eigentlich in dieser Zeit der Rechtsgleichheit will und der trotzdem, vielleicht auch deshalb, fascinirend selbst auf die gebildete Jugend wirkt. [...] Man darf sich nicht vorstellen, der Antisemitismus sei ein greifbarer Begriff oder etwas Verständliches, er ist nichts weiter als ein Gespenst, welches in dieser Zeit umgeht."[115]

---

[114] *Siehe Kümmel*, Antisemitismus und Medizin. In: *Peiffer* (Hg.) Menschenverachtung, 51: Wegen seines Engagements gegen den Antisemitismus wurde Virchow von antisemitischer Seite als Jude bezeichnet und noch in der 'Großen Jüdischen Nationalbiographie' von 1933 als Jude angeführt. Der Nachweis seines Sohnes Hans, dass die Familie „arische[r] Abstammung" sei, wurde für einen geplanten Nachtragsband zwar akzeptiert, doch er erschien nie. Ausgelöst wurde die Aufnahme in die Bibliographie durch ein polemisch gehaltenes Buch über Ärzte der Neuzeit: Rudolf *Thiel*, Männer gegen Tod und Teufel (Berlin 1931) 330, in dem im Kapitel über Virchow vom „Juden Virchow" gesprochen wurde.

[115] Mitteilungen aus dem Verein zur Abwehr des Antisemitismus 3 (1893) 314, zit. in: *Kümmel*, Antisemitismus und Medizin. In: *Peiffer* (Hg.) Menschenverachtung, 51.

V. MACHTMECHANISMEN UND ERFOLGSSTRATEGIEN

1. BINDUNG UND ABHÄNGIGKEIT

Billroth behielt seine elitäre und antisemitische Haltung auch in den folgenden Jahren bei. In den „Aphorismen zu Lehren und Lernen", die sechs Jahre nach Herausgabe des Buches erschienen, betonte Billroth, dass seit der Veröffentlichung von „Lehren und Lernen" 1875 „kaum neue Gedanken über die Materie aufgetaucht" seien.[1] Der Chirurg verlangte für Studenten der Universität Wien nun ein „österreichisches Maturazeugnis"[2] und wiederholte, dass das Medizinstudium nicht als Statussymbol gelten dürfe.[3] In einem Brief an einen Freund beklagte sich Billroth 1885 erneut, dass an der Medizinischen Fakultät der Universität Wien dreiviertel der Studenten „aus armseligen Familien" seien. Er bezeichnete sie als „aventuriers, Spieler mit ihrem Leben". „Aus gutem Hause"[4] hingegen sei nur „eine verschwindend kleine Zahl". Unter ihnen seien „einzelne ideale Elemente, hochbegabt, strebsam, ehrgeizig, enthusiastisch". Jene an ihn zu binden sei sein „Stolz, [denn] aus ihnen wollte er „[s]eine Schule [machen], der man im Deutschen Reich die höchste Achtung zoll[en]" sollte.[5] Norbert Kampe interpretiert diese selektive Vorgaben im Kontext des „bildungsprotektionistischen Konsens" und macht dadurch verständlich, dass Elitedenken ein möglicher Weg war, „ohne offensichtlichen Verfassungsbruch gesellschaftliche Spitzenpositionen vom Druck der sozialen Mobilität zu entlasten".[6]

---

[1] Theodor *Billroth,* Aphorismen zum Lehren und Lernen der medicinischen Wissenschaften (Wien ²1886) 3.

[2] Ebd., 38.

[3] Ebd., 31.

[4] *Billroth*, Brief an Professor His in Leipzig. Wien, 2. Januar 1881. In: *Billroth*, Briefe ed. *Fischer,* 5. vermehrte Auflage, 255: „Im Ganzen bestärkt sich bei mir immer mehr die Anschauung, daß das Wesentliche der Erziehung fast nur im Beispiel der Umgebung, im häuslichen Ton liegt. Da kommt Vieles von selbst in die Kinder hinein und aus ihnen heraus, was nie durch Vorschrift und Lehre zu erreichen ist. [...] Es ist in unserer socialistisch angehauchten Zeit wohl ein altes zopfig Wort 'aus gutem Hause sein', und doch liegt eine ganze Weltweisheit darin!"

[5] *Billroth*, Brief an P. Freiherrn von Pirquet in Wien. Venedig, 12. April 1885. In: Ebd., 33.

[6] *Kampe*, Studenten und „Judenfrage", 73.

Nuland wiederum versteht Billroth als einen der „self-proclaimed pro-
tectors of the national heritage",[7] der Spitzenpositionen in der Chirurgie mit
einer 'deutschen' Elite besetzte und für soziale Aufsteiger anderer Ethnien
schwer erreichbar machte. Die Chirurgen der Billroth-Schule bezeichneten
sich selbst als eine „Familie im edelsten Sinne" oder verglichen sich mit „rei-
fen Früchten" vom Billroth-Stammbaum.[8] Als Deutsche sollten sie die Erfolge der 'deutschen' Medizin international präsentieren. Bei drohendem Verlust ihres hervorragenden Images durch einen Außenseiter, prognostizierte
der Billroth-Schüler Czerny, würden sie den „Wildling stutzen, welcher die
Edelzweige zu erdrücken droh[e]".[9] Auf der Suche nach eigener Identität
und Definition ihrer Größe waren Billroths Studenten und Assistenten im
vermehrten Ausmaß bereit, Außenstehenden, die ihr „inneres Gefühl von
[...] Großartigkeit" nicht bestätigten, aggressiv entgegenzutreten.[10] Die Lebenswelt der Universität, in der sich diese Studenten bewegten, war nach
Pierre Bourdieu das „soziale Feld", wo sie lernten, sich mit Kämpfen um Anerkennung und Legitimität auseinanderzusetzen. Sie erfuhren, wie wichtig
es war, das im Elternhaus und Gymnasium erworbene „kulturelle und soziale Kapital" zu vergrößern, um einen sozialen Aufstieg zu erreichen. Erst
durch die Bewältigung der Konflikte im sozialen Feld der Universität und
die Neupositionierung in der hierarchischen Struktur entstand das „symbo-
lische Kapital", welches den Weg in eine geistige Elite ebnete.[11]

Billroth war stolz auf seine Assistenten. Nachdem er keinen eigenen Sohn
mehr hatte,[12] übernahm der Chirurg für seine „geistigen Adoptivsöhne" eine
Vaterrolle. „Ich habe es früher wohl bedauert, daß ich keine leiblichen Söhne habe", schrieb er in einem Brief an Professor Engelmann, „doch wenn
ich ernsthaft darüber nachdenke, so habe ich allen Grund, mit der Wahl
meiner geistigen Adoptivsöhne mehr als zufrieden zu sein. Sie bringen mir
nicht nur Achtung und Vertrauen entgegen, sondern wirklich eine Liebe,
Treue und Anhänglichkeit, wie man sie einem leiblichen Vater gegenüber

---

[7] *Nuland*, The Masterful Spirit. In: The Classics of Surgery Library (1984) 37.

[8] Siehe dazu die graphische Darstellung des „Billroth-Baumes" In: *Nagel, Schober, Weiß*,
     Theodor Billroth, 215.

[9] Vinzenz von *Czerny*, Ansprache anläßlich der Billroth-Feier im Hörsaal der Klinik. In:
     Wiener klinische Wochenschrift 5,41 (1892) 596.

[10] *Volkan*, Das Versagen der Diplomatie, 34.

[11] *Rürup*, Ehrensache. Jüdische Studentenverbindungen an deutschen Universitäten, 32.

[12] Siehe *Absolon*, The Surgeon's Surgeon 3, 92: „Having no living sons made him stand
      apart from contemporary educational procedures, and girls should not, or mostly did
      not, get 'real' education."

fühlt."[13] Die Interpretation von Stacey B. Day verdeutlicht das: „For Billroth these men were his children, as were his own children, and he nurtured them and cared for them."[14] Das Billroth-Bild eines „geistigen Nährvaters" kann auch als männliches Pendant zur *Alma Mater Rudolphina* verstanden werden. Billroth begründete „gemeinsam mit seinen Schülern [...] eine wissenschaftliche Forschungsarbeit", die zum Vorbild wurde, stellt Ferdinand Sauerbruch anerkennend fest.[15] Zugleich war Billroth aber von der intensiven Zuwendung und engen Bindung seiner Assistenten abhängig. Sie bestärkten seine labile Persönlichkeit, die immer wieder Anerkennung und Bestätigung benötigte. Frustriert von Konflikten im Kollegium, den Universitätsbehörden und der Regierung, setzte der „Meister und Vater"[16] „[s]ein Vertrauen [...] allein auf die Jugend, die bildungsfähig [war] und [ihm] folgt[e]".[17] Sein „größtes Glück" sah der Chirurg darin, „Studenten für die Wissenschaft zu gewinnen",[18] „mit der Achtung auch die Liebe seiner jungen Freunde"[19] zu erwerben und in „Schülern eine herrliche, fruchtbringende Saat aufkeimen und gedeihen" zu sehen.[20]

Der Öffentlichkeit und seinen Schülern gegenüber trat Billroth betont selbstbewusst auf. „Das soll mir Einer nachmachen, solche Söhne wie Sie, Frisch, Babieri, Czerny, Gussenbauer, Winiwarter, Wölfler, Mikulicz, Menzel, Steiner, Hacker, Salzer mit dem Kebsweib *Scientia chirurgica* zu zeugen. Jeder in seiner Art ein Capitalkerl!! Nur die Lumpe sind bescheiden!"[21] bekräftigte Billroth. Aus seiner Chirurgenschule wurde Czerny nach Freiburg in Breisgau und Heidelberg berufen, Anton Freiherr von Eiselsberg nach Utrecht, Viktor Ritter von Hacker nach Innsbruck und Graz, Johannes von Mikulicz-Radecki nach Krakau und Breslau, Alexander von Winiwarter nach Lüttich, Karl Gussenbauer nach Lüttich, Prag und Wien, Anton Wölfler nach Graz und Prag, Hans Salzer nach Utrecht, Albert Narath nach

---

[13] *Billroth*, Brief an Professor Engelmann in Utrecht. Wien, 3. März 1890. In: *Billroth*, Briefe, ed. *Fischer*, 5. vermehrte Auflage, 463f.

[14] *Day*, Review Essay: The Surgeon's Surgeon. In: Kosmas 1,2 (1981) 118.

[15] Ferdinand *Sauerbruch,* Theodor Billroth zum 50. Todestag. In: Wiener klinische Wochenschrift 29/30,30 (1944) 365.

[16] *Atzrott*, Billroth. In: Medizinische Welt 44 (1936) 1606.

[17] *Billroth,* Brief an Professor Esmarch in Kiel. Wien, 7. Juni 1868. In: *Billroth*, ed. *Fischer,* 5. vermehrte Auflage, 93.

[18] *Billroth*, Brief an Professor Esmarch in Kiel. Wien, 9. Januar 1869. In: Ebd., 98.

[19] *Billroth*, Brief an Frau Dr. Züblin-Billwiller in St. Gallen. Berchtesgaden, 8. August 1877. In: Ebd., 208.

[20] *Billroth*, Brief an Dr. Johannes Brahms in Wien. Wien, 28. Juli 1886. In: Ebd., 371.

[21] *Billroth*, Brief an Dr. Gersuny in Wien. Wien, 9. August 1886. In: Ebd., 373.

Utrecht und Heidelberg, Königsberg und Wien.[22] Eiselsberg, „Billroths geliebter Tonio",[23] konnte in seiner Abschiedsvorlesung am 1. Juli 1931 auf
„14 Ordinarien, 16 a.o. Professoren, 26 Dozenten und 54 Primarärzte" als
direkte Nachfolger aus Billroths Schule verweisen.[24] Eiselsberg wurde 1884
Operationszögling Billroths, 1887 Assistent, habilitierte sich 1889 und wurde 1901 Leiter der Ersten Chirurgischen Universitätsklinik in Wien und somit Nachfolger Eduard Alberts.[25] Er gründete eine weitere Chirurgenschule
nach dem Vorbild der Billroth-Schule: „Nineteen of his assistants succeeded
to chairmanships of departments of surgery or as heads of surgical clinics.
In the history of surgical education only Halsted has been able to equal this
record."[26]
Auch wenn Billroth für eine deutsche Elite plädierte, anerkannte er im
deutschen Kulturkreis assimilierte Juden wie Wölfler[27] als ausgezeichnete
Chirurgen. Und obwohl für Billroth ein gesicherter Lebensunterhalt die Ba-

---

[22] *Schönbauer*, Theodor Billroth. In: Zentralblatt für Chirurgie 71,4 – 6 (1944) 109f.

[23] *Nagel, Schober, Weiß*, Theodor Billroth, 284.

[24] Alfred *Zängl*, Die Erziehung zum elitären Arzt – Das Vermächtnis Theodor Billroths
aus heutiger Sicht. In: Wiener klinische Wochenschrift 99 (1987) 431–433, hier 431.

[25] *Kern*, Billroth – Selbstzeugnisse, 287. Siehe dazu *Nagel, Schober, Weiß*, Theodor Billroth, 283: „Auf Antrag von Eduard Albert wurde Eiselsberg die Probevorlesung bei der
Habilitation erlassen – ein ganz außergewöhnlicher Vorgang." Siehe dazu *Billroth*, Brief
an Dr. von Eiselsberg in Wien. Wien, 15. März 1890. In: *Billroth*, Briefe, ed. *Fischer,* 5.
vermehrte Auflage, 468: „Daß Ihnen das Collegium fast einstimmig die Probevorlesung
erlassen hat, erspart Ihnen nicht nur Zeit, sondern ist eine Auszeichnung, mehr werth als
ein Orden."

[26] *Absolon*, The Surgeon's Surgeon 3, 75.

[27] *Kern*, Billroth – Selbstzeugnisse, 289f.: Anton Wölfler, geboren in Böhmen, starb 1917
– wie ein weiterer Billroth-Schüler, Fritz Salzer, – durch Suizid. Siehe weiter ebd., 188:
Wölfler war Jude und sei einer der „liebsten Mitarbeiter" Billroths gewesen. Diese Bemerkung wird in der medizinhistorischen Literatur gerne als Beweis dafür angeführt,
dass Billroth kein Antisemit gewesen sein konnte. Als Beleg dafür wird jene Stelle in
Billroth, Brief an Professor Czerny in Heidelberg. Wien, 3. Juli 1883. In: Theodor *Billroth*, Briefe, ed. Georg *Fischer*, 8. veränderte Auflage (Hannover-Leipzig 1910) 250, zitiert, wo Billroth Wölflers Bewerbung für einen Lehrstuhl für Chirurgie an die Universität Graz mit dessen Kollegen Czerny diskutiert: „Und was für ein genialer Chirurg und
Operateur Wölfler außerdem ist! Und sonst ein so vortrefflicher Mensch und Charakter!
Aber die krumme Nase! Traurig, daß die Nase heute die Besetzung der Professuren auf
deutschen Universitäten entscheidet!" Anders aber *Billroth*, Brief an einen Freund in
Zürich. Wien, 11. November 1880. In: Katalog der Ausstellung der Stiftung Pommern
ed. Stiftung Pommern, 151: „Dr. Wölfler (Jude) und Dr. Mikulicz (Katholik), sind beide
außergewöhnlich hervorragende Talente, [...] sie sind mindestens von gleicher Bedeu-

sis für ein Medizinstudium war, nahm er doch begabte Ärzte als Assistenten auf, welche unter schwierigen finanziellen Bedingungen studiert hatten. Exzellenz war sein entscheidendes Auswahlkriterium. Gussenbauer, der Sohn eines Landarztes aus Obervellach in Kärnten, sollte ursprünglich auf Wunsch der Eltern im Salzburger Borromäum zum Priester ausgebildet werden. In der fünften Klasse erkannte er, dass ihm die Berufung fehlte und wechselte in ein Gymnasium nach Klagenfurt. Da ihn die Eltern nicht weiter finanziell unterstützten, kümmerte sich sein Bruder um ihn. Er besuchte in Klagenfurt die Realschule und arbeitete nachmittags als Privatlehrer. Den Lebensunterhalt während des Medizinstudiums in Wien verdiente sich Gussenbauer als Hofmeister im Hause des Grafen Palffy und später als Hauslehrer seines späteren Kollegen Alfons von Rosthorn.[28] Nach Abschluss des Studiums bewarb sich Gussenbauer als „Operationszögling" bei Dumreicher, dem Leiter der Ersten Chirurgischen Klinik. Weil Dumreicher bei der Aufnahmeprüfung verhindert war, vertrat ihn Billroth. Der Leiter der Zweiten Chirurgischen Klinik und somit Konkurrent Dumreichers war von Gussenbauers chirurgischem Wissen so beeindruckt, dass er ihn 1869 als Operateur engagierte und 1872 als Assistenten nahm.[29] Der „lebensfreudige [...] Billroth" und der „durch seine harte Jugend fast asketisch gewordene [...] Gussenbauer" ergänzten sich in ihrer Persönlichkeit gut, schrieb Schönbauer.[30] Billroth hatte durch Gussenbauer erfahren, dass die Erreichung einer persönlichen Zielvorstellung nicht an ein finanziell gesichertes Studium gebunden war.

Erna Lesky fasst zusammen was Billroth unter Schulbildung verstand. Er wollte dem hippokratischen Eid gemäß eine Schule formen, wo die Schüler den „ärztlichen Lehrer wie leibliche Söhne [zu] achten" hatten.[31] Durch sein Charisma wurde die autoritäre Führungspersönlichkeit von Studenten und Assistenten zum liebenden Vateridol erhoben. Das zeigte sich in der

---

tung wie Gussenbauer und Czerny, beide allgemein gebildet und treffliche Menschen. Wenn ich so etwas von einem Juden sage, so muß er schon ganz was Besonderes sein."

[28] Leopold *Schönbauer,* Das medizinische Wien. Geschichte, Werden, Würdigung (Berlin-Wien 1944) 390.

[29] Ebd., 448. Siehe *Kern*, Billroth – Selbstzeugnisse, 288f: Gussenbauer wurde 1875 Ordinarius in Lüttich, 1878 nach Prag berufen und 1894 unmittelbarer Nachfolger Billroths an der Zweiten Chirurgischen Klinik in Wien. Nach Billroths und Alberts Tod waren die Lehrstühle beider Chirurgischen Kliniken der Universität Wien mit Billroth-Schülern besetzt.

[30] *Schönbauer*, Das medizinische Wien, 391.

[31] *Lesky*, Billroth als Mensch und Arzt. In: Deutsches medizinisches Journal 17,24 (1966) 741.

Bewunderung für den „Masterful Spirit",[32] dem sie bedingungslos folgen wollten. Der Chirurg Sauerbruch war überzeugt, dass die Jugend in Billroth gefunden habe, wonach Jugend als Orientierungshilfe in die Erwachsenenwelt immer strebe: „Ein Vorbild, dessen Beispiel verpflichtete".[33] Ärzte wie Billroth seien nur in „Bewunderung, Liebe und Verehrung" zu verstehen. „Ihre überragenden Eigenschaften, vor allem ihre Güte" beeindrucke die Menschen. Ältere Ärzte wie er, erklärte Sauerbruch idealisierend, bei denen während der Studienzeit durch Billroth-Schüler eine Bindung zu dem großen Chirurgen aufgebaut wurde, spürten sein Charisma. Sie orientierten sich an seinem Vorbild, um „Krisen und Widersprüche [der] heutigen Medizin" bewältigen zu können.[34] „Billroth's talent for teaching and leadership made his name", stellt Adolf Miehlke dazu präzise fest.[35]

Billroths Charisma, das in der medizinhistorischen Literatur wiederholt als etwas ganz Besonderes hervorgehoben wird, legitimierte seinen Willen zur Macht und Herrschaft. Max Weber postuliert in dem 1922 erschienenen Buch „Wirtschaft und Gesellschaft"[36] die „charismatische Herrschaft [neben] traditionaler [und] rationaler" als dritten Idealtypus von Machtausübung. Er definiert „Charisma" als eine „außeralltägliche [...] geltende Qualität einer Persönlichkeit, [...] um derentwillen sie als mit übernatürlichen oder übermenschlichen oder mindestens spezifisch außeralltäglichen, nicht jedem anderen zugänglichen Kräften oder Eigenschaften (begabt) oder als gottesgesandt oder als vorbildlich und deshalb als 'Führer' gewertet wird". Das Charisma eines 'Führers' drücke sich nach Weber in „magischen, prophetischen Begabungen" aus, die auf eine „göttliche oder gottähnliche Instanz" oder auf ein „stark ausgeprägtes Heldentum" verweisen. Ein „charismatischer Führer" sei eng an seine „Gefolgschaft" gebunden, die nach Weber

---

[32] *Nuland*, The Masterful Spirit. In: The Classics of Surgery Library (1984) 10: „The title is taken from the salutation to Billroth [...] to celebrate the twenty-fifth year of his tenure in Vienna."

[33] Ferdinand *Sauerbruch*, Billroth-Vorbild der Jugend. Auszug aus der Rede: „Die Bedeutung der Billroth'schen Epoche in der deutschen Chirurgie. In: Neues Wiener Tagblatt vom 8. Februar 1944, 7. Siehe *Nuland*, The Masterful Spirit. In: The Classics of Surgery Library (1984) 25: „What is needed is a many-volumed book of biographies, the chapters of which detail not only the contributions of each follower, but the ways in which the founder of the line influenced them."

[34] *Sauerbruch*, Theodor Billroth zum 50. Todestag. In: Wiener klinische Wochenschrift 29/30,30 (1944) 365.

[35] Adolf *Miehlke*, Theodor Billroth 1829–1894. In: Archive Otolaryngology Vol. 84 (1966) 354–358, hier 356.

[36] Max *Weber*, Wirtschaft und Gesellschaft (Köln-Berlin 1964).

nur männlich definiert ist. Die „gläubige, ganz persönliche Hingabe", die aus „Begeisterung oder Not und Hoffnung" entstehe, sei die eigentlich „entscheidende emotionale Dimension" der 'Führer'-Gefolgschaft Bindung.[37] Christa Bleikolm sieht in Webers Interpretation „die entscheidende emotionale Dimension" von „Männerbünden".[38] Der ideologische Aufbau von Billroths Schule diente also nicht nur der Ausbildung guter Chirurgen. Er verfolgte auch bildungspolitische Machtinteressen.

2. ERFOLGSFAKTOR ERSTOPERATION

Billroth war nicht nur anderen Ethnien oder Konfessionen gegenüber voreingenommen, sondern auch gegenüber fremden Ideen und ihm fremd erscheinenden medizinischen Entdeckungen und Errungenschaften. Das Vorkommen von „Bakterien im Blute gesunder und starker Menschen" lehnte er zuerst ab. Der Chirurg stellte sogar Beobachtungen über Milzbrandbakterien in Frage.[39] Joseph Listers antiseptischen Verband[40] wies er lange zurück. Billroth akzeptierte die Bakteriologie von Louis Pasteur nicht, weil es Forschungsergebnisse eines Franzosen und keines Deutschen waren. Sogar seine eigenen Untersuchungen über „*Coccobacteria Septica*" und die Wirkung des Penicillins setzte er nicht fort und überließ damit Robert Koch den Forschungserfolg. Gleichwohl förderte der Chirurg seine Assistenten in der Fortbildung über Antiseptik.[41] Er schickte Wölfler zur Ausbildung zu

---

[37] Ebd., 179. Zit. in: Christa *Bleikolm*, „Tolle Burschen!". Die Mensur als ritueller Höhepunkt im Verbindungsleben des Männerbundes 'Deutsche Burschenschaft' (Dissertation, Universität Klagenfurt 2002) 14.

[38] Ebd.

[39] Siehe Theodor *Billroth*, Neue Beobachtungsstudien über Wundfieber. In: Archiv für klinische Chirurgie 13 (1872) 579–667.

[40] Siehe Eduard *Albert*, Gedenkrede auf weiland Theodor Billroth. Gehalten in der Sitzung der k. k. Gesellschaft der Aerzte in Wien am 16. Februar 1894 (Wien 1894) 8: Billroth habe die antiseptische Behandlung bei Operationen erst eingeführt, nachdem sie „schon von vielen deutschen und mehreren österreichischen Chirurgen acceptirt und propagirt" worden war. Siehe auch Theodor *Billroth,* Ueber Wundbehandlung. Verein der Aerzte Niederösterreichs. Sektion Wien. In: Wiener Medizinische Presse 26,3 (1885) 89: 1885 erklärte Billroth im Hörsaal seine ganz persönliche und für ihn überzeugende Form der Wundbehandlung. Seine Hörer seien Ärzte „aus allen Bezirken Wiens" gewesen. Er bestätigte, dass er sich „lange nicht entschließen [konnte], Listers Verfahren aufzunehmen, respektive seines aufzugeben, bis [Lister] ihn selbst aufgefordert habe, es einmal zu versuchen". Für die Beweisführung des Erfolges von Billroths Wundbehandlung wurden „zahlreiche Kranke und Rekonvaleszente demonstrirt".

[41] *Rutledge*, Theodor Billroth. In: Surgery 118,1 (1995) 41.

Lister nach Edinburgh und stellte seinem Assistenten in Wien einen Operationssaal zur Verfügung, wo er Listers Methoden erproben konnte. Billroth
ermöglichte Eiselsberg einen Studienaufenthalt bei Koch in Berlin, um die
Anwendung der Bakteriologie genauer kennen zu lernen. 1890 schrieb Koch
an Billroth, dass seine Arbeit über „Coccobacteria Septica" ihn stimuliert
habe, an diesem Thema weiter zu forschen. Auch wenn Billroth auf dem Gebiet der Wunddesinfektion nicht als führend bezeichnet werden konnte, war
er zumindest aufgeschlossen.[42] Die richtige Anwendung von Antiseptik war
schließlich die wichtigste Voraussetzung für große chirurgische Eingriffe
im Brust- und Bauchraum.

Der Chirurg bezog seine Assistenten in die Forschung mit ein und beauftragte sie, Studien für geplante Operationen durchzuführen.[43] 1871 gelang
Billroth in Tierversuchen die erste Ösophagusresektion mit teilweiser Ent-
fernung der Speiseröhre bei einem großen Hund. Sie war durch „physiolo-
gisch-experimentelle und anatomische Studien" vorbereitet worden.[44] Czerny setzte die Erfahrungen im selben Jahr in einer Operation am Menschen
ein.[45] Er führte auch die Tierversuche für „die Technik der Totalexstirpation
des Kehlkopfs"[46] durch, die Billroth 1873 erstmals am Menschen anwand-
te.[47] 1874 beauftragte der Medizinprofessor Gussenbauer und Winiwarter,
alle Obduktionsprotokolle des Pathologischen Institutes von 1817 bis 1873
auf Magenkarzinome und deren Operabilität zu überprüfen. Danach sollten
sie die Operationsmöglichkeiten in Tierversuchen erproben und gleichzeitig
die physiologischen Reaktionen beobachten.[48]

Am 29. Jänner 1881 führte Billroth die erste Pylorusresektion im Allgemeinen Krankenhaus in Wien durch, eine für Kern „epochemachende

---

[42] Ebd., 42.

[43] *Kern*, Billroth – Selbstzeugnisse, 207.

[44] *Lesky*, Die Wiener medizinische Schule, 440f. Siehe Theodor *Billroth*, Über die Resection des Oesophagus. In: Archiv für klinische Chirurgie 13 (1872) 557–561.

[45] Theodor *Billroth,* Offenes Schreiben an Herrn Dr. Leopold Wittelshöfer, Wien, 4. Februar 1881. In: Wiener Medizinische Wochenschrift 31,6 (1881) 161–165, hier 161.

[46] Vincenz *Czerny*, Versuche über Kehlkopfexstirpation. In: Wiener Medizinische Wochenschrift 20,4 (1870) 557–561.

[47] *Lesky*, Die Wiener medizinische Schule, 441.

[48] *Kern*, Billroth – Selbstzeugnisse, 166. Siehe *Wyklicky*, Unbekanntes von Billroth, 81:
Die Tierexperimente Gussenbauers seien unter „horriblen Bedingungen" durchgeführt
worden.

Tat".[49] Sie erlangte unter der Bezeichnung „Billroth I" Bekanntheit.[50] Billroth distanzierte sich davon, diese Operation als „tollkühnes Experiment am Menschen" zu bezeichnen. Sie sei nur das Resultat einer gründlichen Vorbereitung durch Tierversuche.[51] Martin Nagel, Karl-Ludwig Schober und Günther Weiß weisen ferner darauf hin, dass es keinen Nachweis dafür gebe, dass Billroth je den „Anspruch" erhoben habe, als Erster eine Magenresektion durchgeführt zu haben. Andererseits finden sie es „erstaunlich", dass Billroths Operationsbericht schon am 4. Februar 1881, sechs Tage nach der Magenresektion, in der „Wiener Medizinischen Wochenschrift" erschien und „später niemals mehr vollständig publiziert wurde".[52] Die Autoren zitieren Lesky, die ihrer Meinung nach „mit Recht darauf verwiesen [habe], dass es letztendlich müßig [sei], sich auf eine Prioritätsdebatte einzulassen".[53]

Billroth berichtete über seine erfolgreiche Operation an Therese Heller detailliert in Form eines offenen Schreibens an Leopold Wittelshöfer, den Redakteur der medizinischen Fachzeitschrift. Die dreiundvierzig Jahre alte Frau, Mutter von acht Kindern, sei ihm von Wölfler mit der Diagnose „bewegliche[s] *Pyloruscarcinom*" vorgestellt worden. Sie sei mit der Operation einverstanden gewesen, da sie stark abgemagert war, keine Speisen mehr bei sich behielt und sehr ermattet wirkte. Die Vorbereitung zur Operation habe in „einer Gewöhnung an Peptonklystiere und Auswaschung des Magens [...] mittels der gewöhnlichen Injektions- und Pumpungsmethode" bestanden. Die Narkose habe Dominico Barbieri durchgeführt. Seine Assistenten seien so „von der wichtigen Bedeutung unseres Unternehmens durchdrungen" gewesen, dass es „nicht die geringste Störung" gegeben habe. Der Tumor sei so groß gewesen, dass er das untere Drittel des Magens ausgefüllt habe. In präziser, knapper Form beschrieb Billroth den Operationsverlauf: „Lösung der Verklebung mit dem Netz und *Colon transversum*. Vorsichtige Abtrennung des grossen und kleinen Netzes. Abbindung aller Gefäße vor ihrer Durchschneidung; äusserst geringer Blutverlust. Vollständige Vorlagerung des Tumors auf die Bauchdecken. Schnitt durch den Magen 1 Ctm. jenseits des infiltrirten Theiles, zuerst nur rückwärts, dann ebenso durch

---

[49] *Kern*, Billroth – Selbstzeugnisse, 178.

[50] Ebd., 167. Siehe dazu auch *Nagel, Schober, Weiß*, Theodor Billroth, 172–180: Geschichte der ersten Magenresektion (mit zahlreichen Literaturangaben).

[51] *Billroth*, Offenes Schreiben an Herrn Dr. L. Wittelshöfer. In: Wiener Medizinische Wochenschrift 31,6 (1881) 163.

[52] *Nagel, Schober, Weiß*, Theodor Billroth, 174.

[53] Ebd., 178. Siehe dazu *Lesky*, Die Wiener medizinische Schule, 441: „Billroth wollte mit seinen Operationen „nicht einmalige, vor aller Welt bestaunte Kuriosa [...] setzen, sondern methodisch lehr- und lernbare Standardoperationen".

das Duodenum. Der Versuch, die Schnittenden aneinander zu führen, zeigt die Möglichkeit der Vereinigung. 6 Nähte durch die Wundränder; die Fäden werden noch nicht geknüpft, sondern nur benützt, die Wundränder *in situ* zu halten. Weiterer Schnitt durch den Magen schräg von oben und innen nach unten und aussen, entlang und immer 1 Ctm. entfernt von dem infiltrirten Theil der Magenwandung. – Nun, zunächst Vereinigung der schrägen Magenwunde von unten nach oben, bis die Oeffnung nur so gross war, dass sie dem Duodenum angepasst werden konnte. Darauf völlige Ablösung des Tumors vom Duodenum 1 Ctm. jenseits der Infiltration durch eine dem Magenschnitt parallele (einer Ovalär-Amputation ähnliche) Schnittführung. Genaue Einfügung des Duodenums in die übrig gelassene Magenöffnung. Im Ganzen einige fünfzig Nähte mit Czerny's karbolisirter Seide. Reinigung mit 2% Karbollösung. Revision der ganzen Naht; Anlegung einiger Hilfsnähte an scheinbar schwachen Stellen. Reposition in die Bauchhöhle. Schluss der Bauchhöhle. Verband". Die Operation habe nur eineinhalb Stunden gedauert und die Patientin habe nach der Operation über „keine Schwäche, kein Erbrechen und keinen Schmerz" berichtet.[54] Billroth schloss den Operationsbericht mit einer Wertschätzung der Arbeit seiner Schüler, die durch ihre Arbeiten den „Fortschritt" in der Medizin ermöglichten.[55]

Er verbuchte den Erfolg nicht für sich allein. Der Chirurg machte verständlich, dass ein so großes chirurgisches Experiment nur durch hohe Motivation der Assistenten und durch zielorientierte Planung und Durchführung der Operation ermöglicht wurde. Billroth beherrschte die Instrumentarien einer guten Mitarbeiterführung. Am 25. Februar 1881 war die Aufsehen erregende Magenresektion Thema bei einer Sitzung der k. k. Gesellschaft der Ärzte in Wien. Die Frage, ob „die auf die Hälfte reduzierte Magenfläche genüge[…] um das Leben zu erhalten und die Patientin zu kräftigen", bejahte Billroth entschieden. Er versicherte, das sich die Patientin seit der Operation viel besser fühle als davor, keine Schmerzen mehr habe und auch nicht mehr erbreche. Sie nehme zu, ihr Appetit sei normal, die Ausscheidung funktioniere.[56] Am 28. Februar führte Billroth erneut „eine Resektion eines

---

[54] *Billroth,* Offenes Schreiben an Herrn Dr. L. Wittelshöfer. In: Wiener Medizinische Wochenschrift 31,6 (1881) 163f.

[55] Ebd., 165: „Sie werden es mir wohl verzeihen, wenn ich einen gewissen Stolz darüber empfinde, dass es die Arbeiten meiner Schüler sind, durch welche auch dieser Fortschritt ermöglicht ist."

[56] Berichte aus wissenschaftlichen Vereinen. k. k. Gesellschaft der Aerzte. Sitzung vom 25. Februar 1881. In: Wiener Medizinische Wochenschrift 31,10 (1881) 272–275, hier 275.

carcinomatösen Magenstückes" an einer neununddreißig Jahre alten Frau durch.[57] Die Operation erwies sich im Vergleich zu ersten als ein „ungleich schwerere[r] Fall und dauerte zwei dreiviertel Stunden, weil der Magen nicht „absolut rein und fast ganz leer war", wie bei der ersten Operation. Erst „während der Operation [konnte er] durch Schwämme entleert und gereinigt werden". Billroth erwartete trotzdem eine gute Genesung.[58] Doch diese Patientin konnte keine Nahrung bei sich behalten.[59] Sechs Tage nach der Operation öffnete Billroth die Operationsnähte wieder und führte ein „fingerdickes Drainrohr [...] zur Einführung von Nahrung" ein. Die „äusserst entkräftete Patientin" erholte sich von diesem Eingriff nicht mehr und starb dreißig Stunden danach. In Billroths Bericht an die Wiener Medizinische Wochenschrift über den gescheiterten Versuch einer zweiten Magenresektion wurde jedoch betont, dass sich „Frau Maria Theresia Heller des besten Wohlseins" erfreue.[60] Am 25. März 1881 verließ Billroth Wien, um eine einmonatige „Erholungsreise" nach Sizilien zu unternehmen.[61]

Am 8. April führte Wölfler in Vertretung Billroths bei der zweiundfünfzig Jahre alten Maria Gebharter, der Frau eines Tischlers aus Niederösterreich, eine Magenresektion durch. Wölfler gab bekannt, dass es die vierte Pylorusresektion an Billroths Klinik gewesen sei, die dritte wurde in der Wiener Medizinischen Wochenschrift nicht beschrieben. Da Wölflers Patientin am neunten Tag nach der Operation „Wein, Weinsuppe, Milch, Bisquits etc." zu sich nahm, wurden große Hoffnungen in eine Genesung gesetzt. Das Karzinom sei zwar so groß wie ein „Borstorfer Apfel" gewesen, aber „nach allen Richtungen hin vollständig beweglich" und deshalb gut entfernbar. Die Patientin sei „stets fieberfrei" gewesen und habe „niemals erbrochen". Die Wiener Medizinische Wochenschrift gratulierte dem „glücklichen Operateur" zur erfolgreichen Operation.[62] In der Geschichte der Chirurgie wurde sie unter dem Namen „Billroth II" bekannt. Wölfler berichtete die Resultate der ersten vier Operationen in einer Studie, welche am 21. Mai 1881 in der „Wiener Medizinischen Wochenschrift" vorgestellt wurde. Sie enthielt die

---

[57] Notizen. Wien, den 4. März 1881. In: Wiener Medizinische Wochenschrift 31,10 (1881) 283–284, hier 283.

[58] Ebd., 284.

[59] Notizen. Von der zweiten Magenresektion. Wien, den 11. März 1881. In: Wiener Medizinische Wochenschrift 31,11 (1881) 309–310, hier 309.

[60] Ebd., 310.

[61] Notizen. Wien, den 18. März 1881. In: Wiener Medizinische Wochenschrift 31,12 (1881) 341.

[62] Notizen. Wien, den 15. April 1881. In: Wiener Medizinische Wochenschrift 31,16 (1881) 455–458, hier 456.

„genauen Krankengeschichten" der drei von Billroth operierten Fälle, wobei Wölfler auch angibt, dass zwei der drei verstarben.[63] In der Nacht vom 23. auf 24. Mai 1881 verstarb auch Therese Heller. Als Todesursache wurde ein „rezidivirender Gallertkrebs" angegeben, der „mit grosser Wahrscheinlichkeit von den retro-peritonealen Lymphdrüsen" ausgegangen sei, welche sich über das Peritoneum [in] der ganzen Bauchhöhle ausgebreitet" hatten.[64] Der Tod der Patientin wurde nicht als Folge einer falschen Operationsmethode oder als ärztlicher „Kunstfehler" gesehen. Billroths Operationstechnik musste erfolgversprechend sein, denn Wölflers Fall, dem es ja gut gehe, bestätige Billroths Methode.[65] Die Anerkennung in der Öffentlichkeit erhielt der hoch angesehene Chirurg Billroth, nicht Wölfler, der alle Vorstudien zur Operation durchgeführt hatte und dessen Patientin als Einzige die neue Operationsmethode überlebte.

Jules Péan[66] hatte am 9. April 1879 nach Vorstudien versucht, am Hospital St. Louis in Paris ein Magenkarzinom zu entfernen. Der Patient verstarb jedoch am vierten Tage danach. Da die Krebserkrankung weit fortgeschritten war und „die von ihm angewandte Operationsmethode sowie das Nähmaterial (Katgut) […] nicht glücklich gewählt" gewesen seien, habe die Operation einen tödlichen Verlauf genommen. Billroth mussten die Operationsversuche des „in Laparotomien erfahrenste[n] Pariser Chirurgen" bekannt gewesen sein.[67] Schon 1875 schrieb er an Volkmann, dass ihm „die glänzenden Resultate von Péan […] ganz wüthend mach[t]en. „Wir müssen das auch können", gab er seinem Freund zu verstehen.[68] In der Wiener Medizinischen Wochenschrift vom 5. Februar 1881 schrieb Billroth jedoch nach seiner erfolgreichen Magenoperation, dass „[s]eines Wissens" sich sonst „kein Chi-

---

[63] Anton *Wölfler,* Ueber die von Herrn Prof. Billroth ausgeführten Resektionen des carcinomatösen Pylorus. In: Wiener Medizinische Wochenschrift. Literarische Anzeigen, 31,21 (1881) 496–597, hier 597. Siehe Anton *Wölfler,* Ueber die von Herrn Prof. Billroth ausgeführten Resektionen des carcinomatösen Pylorus. Mit fünf Holzschnitten und drei lithogr. Tafeln (Wien 1881).

[64] Notizen. Zur Resektion des carcinomatösen Magens. In: Wiener Medizinische Wochenschrift 31,22 (1881) 634–635, hier 634.

[65] Ebd., 635.

[66] Siehe Jules E. *Péan,* De l' ablation de tumeurs de i'estomac par la' gastrectomie. Gaz Hop 52 (1879) 473.

[67] Robb H. *Rutledge,* Theodor Billroth: A century later. In: Surgery 118,1 (1995) 36–43, hier 39.

[68] *Billroth,* Brief an Volkmann in Halle. Wien, 31. Oktober 1875. In: *Billroth,* Briefe, ed. *Fischer,* 1. Auflage, 149.

rurg an diese immerhin nicht ganz leichte Operation gewagt habe.[69] Der
von Ludwig Rydygier[70] am 16. November 1880 durchgeführte Versuch einer
Pylorusresektion war Billroth daher angeblich auch nicht bekannt, obwohl
sie in der „Deutschen Zeitschrift für Chirurgie" und im „Centralblatt für
Chirurgie" publiziert und in der Wiener Medizinischen Wochenschrift zitiert wurde.[71] Eine weitere erfolgreiche Operation eines Magenkarzinoms
wurde von Bernhard Bardenheuer in Köln am 18. März 1881 durchgeführt,
sieben Wochen nach „Billroth I", aber trotzdem vor Wölflers „Billroth II". In
den darauf folgenden sechs Monaten wurden von mindestens sechs chirurgischen Kliniken weitere erfolgreiche Magenresektionen gemeldet.[72]

Péan versuchte keine weitere Gastrektomie, aber Rydygier operierte am
21. November 1881 erfolgreich eine dreißig Jahre alte Frau an einem „obst-
ructing pyloric ulcer". Ihr sei es mindestens neunzehn Jahre nach der Operation gut gegangen. Rydygier glaubte deshalb, dass er die Anerkennung für
die Durchführung der ersten Magenresektion verdient habe. Doch Rydygier,
aus Chelmno in Polen kommend, war fast unbekannt. „He was certainly no
match for the masterful surgeon from Vienna", meint Robb H. Rutledge.[73]
Auf Grund der fünfjährigen Vorstudien, die Billroths Assistenten durch-

---

[69] *Billroth*, Offenes Schreiben an Herrn Dr. L. Wittelshöfer. In: Wiener Medizinische Wochenschrift 31,6 (1881) 163. Siehe *Nagel, Schober, Weiß*, Theodor Billroth, 173: Die Autoren meinen, dass „sich heute nicht mit Sicherheit feststellen lasse", wie viel Billroth
über die Magenresektionen der beiden Kollegen gewusst habe. Sie sehen es aber als
„historische Tatsachen", dass die beiden anderen Patienten „kurz nach dem Eingriff"
verstarben, während Billroths Patientin nach der Operation noch vier Monate weiter
gelebt habe.

[70] Siehe Ludwig *Rydygier*, Wyciecie raka odzwiernika zoladkowego, smierc w 12 godzinach Przegl. In: Przeglad lekarski 19 (1880) 637–640. Rydyger berichtete darin von
seiner ersten Magenresektion.

[71] Ludwig *Rydygier*, Exstirpation des carcinomatösen Pylorus. Tod nach 24 Stunden. In:
Deutsche Zeitschrift für Chirurgie, 14,252 (1881) 16–17. Siehe Ludwig *Rydygier*, Zur
Operationstechnik bei Pylorusresektion (Centralblatt für Chirurgie, Nr. 10, 1881). In:
Wiener Medizinische Wochenschrift 31,18 (1881) 512–513.

[72] Ein Fall von Pylorusresektion. Von Berns (Weekblad van het Nederlandisch Tijadschrift
voor Geneeskunde 1881, Nr. 21). In: Wiener Medizinische Wochenschrift 31,50 (1881)
1405–1406, hier 1406: Von keiner dieser Operationen wird in der Wiener Medizinischen Wochenschrift berichtet. Erst in der Ausgabe von 10. Dezember wird wieder eine
Pylorusresektion aus den Niederlanden beschrieben, die mit tödlichem Ausgang durch
„*Sepsis acutissima* oder Erschöpfung durch die sehr langwierige Operation" geendet
habe.

[73] *Rutledge*, Theodor Billroth. In: Surgery 118,1 (1995) 39.

führten, schreibt Rutledge den Erfolg Billroth zu. „Billroth I" und „Billroth II" kenne jeder, doch wenige erinnerten sich an Péan und Rydygier.[74]

Am 17. Dezember 1881 berichtete Wölfler in der Wiener Medizinischen Wochenschrift nochmals über „einen neuen Fall von gelungener Resektion des carcinomatösen Pylorus". Die sechsunddreißig-jährige Patientin Josefa Dimling, welche durch permanentes Erbrechen, zwei bis vier Stunden nach den Mahlzeiten, nur mehr ein Körpergewicht von fünfunddreißig Kilogramm hatte, wurde am 23. Oktober 1881 von Billroth operiert.[75] Er habe die bewährte Methode angewandt, um die „walnussgrosse Geschwulst" im Magen zu entfernen. Bei der mikroskopischen Untersuchung habe sich gezeigt, dass das „exstirpirte Carcinom ein Drüsenkrebs" gewesen sei. Die Operation habe eineinviertel Stunden gedauert. Wölfler wies auf die rasche Genesung der Patientin hin und wünschte, dass „durch die Bemühungen und den Einfluss der behandelnden Aerzte derartige, prognostisch so günstige Fälle nicht allzu lange vereinzelt bleiben!"[76] Den Lesern der „Wiener Medizinischen Wochenschrift" wurde dadurch der Eindruck vermittelt, dass Billroth noch immer der Einzige sei, der erfolgreiche Magenresektionen durchführen könne. Der Mythos vom großen Pionier der Magenchirurgie sollte erhalten bleiben.

3. SAKRALISIERUNG DER MEDIZIN

Zur Mythosbildung trugen Mediziner genau so bei wie Medizinhistoriker. So bezeichnet Fritz Lejeune Billroth pathetisch als „Fürst der Chirurgen" und nennt seine Schule eine „Chirurgendynastie",[77] wodurch er Billroth in den „Adelsstand des Geistes" erhebt. Hans Butt schildert noch 1981 pathetisch, dass die „Enkel und Urenkel [Billroths] über ganz Europa verstreut und vor allem [in den] deutschen Gaue[n]" zu finden seien.[78] Er erklärt den Erfolg mit Billroths „gewaltiger Persönlichkeit", von der „ein magnetischer

---

[74] Ebd., 40.

[75] Anton *Wölfler*, Ueber einen neuen Fall von gelungener Resektion des carcinomatösen Pylorus. In: Wiener Medizinische Wochenschrift 31,51 (1881) 1427–1428, hier 1427.

[76] Ebd., 1428.

[77] Fritz *Lejeune,* Zu seinem fünfzigsten Todestag. Theodor Billroth zum Gedächtnis. In: Völkischer Beobachter vom 6. Februar, Nr. 37 (1944) 3. 1944 zählte Lejeune Ferdinand Sauerbruch in Berlin und Wolfgang Denk sowie Leopold Schönbauer in Wien zur „Chirurgendynastie" der Billroth-Schule.

[78] Hans *Butt*, Theodor Billroth. In: Österreichische Ärztezeitung 36 (1981) 311–316, hier 315.

Zauber ausgegangen sein" musste.[79] Alfred Zängl stellt in dem Aufsatz „Die Erziehung zum elitären Arzt" 1987 die Frage, ob charismatische Führungs-persönlichkeiten wie er „heute noch aktuell oder schon wieder gewünscht" seien.[80] Mit heroischen Superlativen wie „Napoleon des Operationssaales"[81] oder „conqueror, whose battlefields were the operating theatre and the clinic"[82] ausgezeichnet, wurde Billroth zum Idol der Wiener Medizinischen Schule erhoben. Helmut Wyklicky sah ihn noch 1994 als „Columbus für die Medizin".[83] Kritische Stimmen wurden wenige laut, manche definierten aber deutlich den sakralen Status, den Billroth durch die 'Erstoperationen' zugewiesen bekam und auch kultivierte. Stacey B. Day schreibt in seinem Review Essay zu Absolons „The Surgeon's Surgeon" ganz klar, dass sich Billroth „a constellation of surgical immortality" geschaffen habe.[84] Deren Konsequenzen und Belastungen bedachte weder der Chirurg, noch jene, die dafür gesorgt hatten.

Schon zeitgenössische Darstellungen illustrieren deutlich die überhöhte Darstellung der Leistungen des Professors für Chirurgie. „Hochverehrter und vielgeliebter Meister", begann Czerny seine Ansprache in der Billroth-Feier im Hörsaale der Zweiten Chirurgischen Klinik im Oktober 1892, „vor 25 Jahren übernahmen Sie mit jugendlichem Feuereifer die Leitung der Chirurgischen Klinik an der altberühmten Wiener Hochschule, brach-ten frisches Leben in die aufstrebenden jungen medicinischen Kreise Wiens und gaben ihrer Arbeit Ziel und Richtung. Mit Begeisterung hingen Tau-sende von Schülern an ihren Lippen und bewunderten die weltbewegenden Thaten, welche Ihre kunstgeübten Hände für das Wohl der leidenden Men-schen ausführten."[85] Mikulicz-Radecki formulierte seine Festrede in der pa-thetischen Diktion des 19. Jahrhunderts ähnlich: „Wenn die Wirksamkeit Billroth's als Schriftsteller und akademischer Lehrer uns klar vor Augen liegt, so entzieht sich die Art und Weise, wie er seine unmittelbaren Schü-ler, die Jünger der Kunst, heranzieht, fast der Beobachtung. […] Wer das Glück hat, unter ihm zu arbeiten, steht unter dem mächtigen Zauber seiner Persönlichkeit, ohne sich bewusst zu sein, worin dieser Zauber liege. Es ist

---

[79] Ebd., 312.

[80] *Zängl*, Die Erziehung zum elitären Arzt. In: Wiener klinische Wochenschrift 99 (1987) 431.

[81] Der Napoleon des Operationssaales. In: Arbeiterzeitung, Nr. 31, vom 7. Februar 1954.

[82] *Nuland*, The Masterful Spirit. In: The Classics of Surgery Library (1984) 37.

[83] Helmut *Wyklicky*, „Ein Columbus für die Medizin". Billroth, Arzt und Kunstfreund. In: Die Presse vom 5. Februar 1994, 27.

[84] *Day*, Review Essay: The Surgeon's Surgeon. In: Kosmas 1 (1981) 118.

[85] *Czerny*, Billroth Feier. In: Wiener klinische Wochenschrift 5,41 (1892) 596.

klar, dass hier vor allem das Beispiel des Meisters wirkt."[86] Die Idealisierung der Schüler Billroths demonstrieren Konformität im Denken und mangelnde Reflexion in den Inhalten der Festreden. Sie beweisen aber auch, wie sehr sie die Liebe zum gleichen Objekt aneinander band und jede Form von Kritik und natürliche Rivalität verdrängte.[87] Hinter der Vorstellung eines „gottähnlichen Übervater[s] [...], der alles konnte und alles wusste", standen trotz allem „sehr reale Sehnsüchte und Frustrationen [...], die zur Kreation dieses Mythos alles in religiöses Licht tauchten".[88] Als einer der ersten Philosophen im deutschen Sprachraum analysierte Eric Voegelin diese utopischen Vorstellungen der Moderne als politische Religion.[89] Sauerbruch appellierte an die jungen Ärzte, sich „in dem harten Ringen" zu bewähren. „Leben und Werk Billroths" möge ihnen ein Vorbild für ihr Berufsbild sein.[90]

Im letzten Drittel des 19. Jahrhunderts repräsentierte die Chirurgie „den medizinischen Fortschritt par excellénce". Sie gehörte wie die Innere Medizin und die Geburtshilfe zu den drei großen Disziplinen, in denen jeder Student Prüfungen ablegen musste. Die Leiter dieser Kliniken hatten daher in der Hierarchie jeder Medizinischen Fakultät eine bedeutende Machtposition inne.[91] Vorlesungen mancher Medizinprofessoren wurden von Studenten als „Weihestunde" erlebt und die Vortragenden als „Hohepriester der Wissenschaft" angesehen.[92] Der Chirurg Adolf Lorenz beschrieb in seiner „Selbstdarstellung" die Persönlichkeit einiger Professoren, wobei vor allem die Verehrung des Idols Billroth deutlich wurde: „Die meisten dieser Herren schienen in meinen Augen Pygmäen gegen Theodor Billroth, den ich aus der Ferne bewunderte, – nein, anbetete. Obwohl man mir riet, als Anfänger zuerst beim alten Dumreicher (genannt Schani) zu inskribieren, erlag ich willig dem Zauber, der von Billroth's Persönlichkeit ausging. Ich hätte ihm

[86] Johannes *von Mikulicz*, Zur Feier der 25-jährigen Lehrtätigkeit Theodor Billroth's in Wien. In: Sonderabdruck aus der Deutschen Medicinischen Wochenschrift 41 (1891) 1 – 7, hier 4.

[87] Siehe Sigmund *Freud*, Massenpsychologie und Ich-Analyse (= Studienausgabe 9, Frankfurt 1969) 112.

[88] Ernst *Hanisch*, Der lange Schatten des Staates. Österreichische Gesellschaftsgeschichte im 20. Jahrhundert (= Österreichische Geschichte 1890–1990, Wien 1994) 40.

[89] *Ley*, Mythos und Moderne, 11.

[90] *Sauerbruch*, Theodor Billroth zum 50. Todestag. In: Wiener klinische Wochenschrift 29/30,30 (1944) 365.

[91] Claudia *Huerkamp*, Bildungsbürgerinnen. Frauen im Studium und in akademischen Berufen 1900–1945 (= Bürgertum, Beiträge zur europäischen Gesellschaftsgeschichte 10, Göttingen 1996) 246.

[92] Alfred *Meißner*, Geschichte meines Lebens 1 (Wien-Teschen 1884) 85.

die Schuhbänder gerne lösen wollen. In meinen Augen war er das verkörperte chirurgische Genie, welches virtuose Handhabung des Messers mit tiefer wissenschaftlicher Einsicht verband. Ob er immer menschlich gütig gewesen ist, darüber sind mir später manches Mal Zweifel aufgestiegen. Daß er nicht der beste Lehrer war, verzieh ich ihm, da solcher Ruhm ihn nicht übermäßig zu reizen schien. Seine faszinierende männlich schöne Erscheinung, seine kargen, aber eindrucksvollen Gesten, seine witzigen Aperçus ließen den Anfänger den Mangel schulmeisterlicher Lehrmethodik übersehen. Für mich war Billroth nicht nur Professor der Chirurgie, für mich war er auch das Ideal eines Gentleman; in ihm sah ich einen Grandseigneur von Geistes Gnaden."[93]

Durch solche Heroenbilder wurde das Empfinden mancher Chirurgen, sie seien für den „göttlichen Beruf des Arztes"[94] auserwählt, um die Menschheit zu retten, bestärkt. Die Frage, ob berühmte Mediziner „gar eine Gottheit"[95] sein könnten, erschien in diesem Kontext nahe liegend. Der Chirurg Albert, Leiter der Ersten Chirurgischen Klinik der Medizinischen Fakultät der Universität Wien brachte es auf den Punkt: „*Est deus in nobis*".[96] Eine Überzeugung, die sein Kollege Billroth teilte und in seiner Antrittsrede als Präsident der Gesellschaft der Ärzte in Wien den aufmerksamen Zuhörern als Botschaft mitgab: „So fasse ich unseren Beruf gleich einem priesterlichen auf, dessen Vertreter, über den Cultusformen stehend mit der Devise '*humanitas, scientia*' der Menschheit ein Vorbild in allem Guten und Edlen sein sollten."[97]

---

[93] Adolf *Lorenz*, Selbstdarstellung. In: Louis *Grote* (Hg.), Führende Chirurgen in Selbstdarstellungen. Sonderausgabe aus: Die Medizin der Gegenwart in Selbstdarstellungen. Heinrich Braun, Theodor Gluck, Hermann Kümmel, Adolf Lorenz, Erwin Payr, Ludwig Rehn (Radcliffe-Leipzig 1930) 89–120, hier 93. Siehe *Rumpler*, Eine Chance für Mitteleuropa, 529: Billroth sei als „der neue Heiland" verehrt worden.

[94] Eduard *Albert,* Antrittsrede, gehalten beim Beginne seiner klinischen Vorlesungen an der Universität Wien am 2. Mai 1881 (Wien-Leipzig 1881) 4: In einer Laudatio auf seinen Vorgänger Johann von Dumreicher erwähnt Albert, dass sein Lehrer sich „aus Liebe" für den Arztberuf entschieden habe und daher vom „göttlichen" Berufe sprechen könne.

[95] *Albert,* Selbstbiographie (Wien 1899) 4. Die „unsterbliche Leistung" Josef Listers, des Entdeckers der Antiseptik, veranlasste Albert zu der Frage: „War er gar eine Gottheit oder ein sterblicher Mensch?"

[96] *Albert,* Antrittsrede, 23.

[97] Billroths Antrittsrede als Präsident der Gesellschaft der Ärzte in Wien am 7. Dezember 1888, zit. in: *Zängl*, Die Erziehung zum elitären Arzt. In: Wiener klinische Wochenschrift 99 (1987) 433.

Chirurgie-Professoren wurden als Persönlichkeiten mit sakralem Charakter dargestellt: in ihrer Selbstrepräsentation und von ihrer Umwelt. Zeitgenössische akademische Reden beweisen das in gleicher Weise wie Darstellungen dieser Chirurgen in der Sekundärliteratur, deren Autoren sich nicht vom idealisierten Heldenmythos lösen konnten oder wollten. „Aus der ganzen Welt strömten Jünger Aeskulaps an die Wiener hohe Schule, um den Worten eines Mannes zu lauschen, der [...] seine Klinik zu einer wahren Stätte des Heils erhob", schrieb Eduard Pult 1929 über Billroth.[98] Zur Mythenbildung werden Vergleiche mit alten Kulturen und Religionen herangezogen. Indem die Schüler als „Jünger" bezeichnet werden, sind deutliche Parallelen zur griechischen Antike und zum Christentum erkennbar. Die Chirurgische Klinik als „wahre Stätte des Heils" wird zum sakralen Ort. Jörg Zittlau meint wiederum, dass mit solchen Heilserwartungen dem „Herrn Professor" ein ähnlicher Status wie dem „Medizinmann[...] in archaische[n] Kulturen" verliehen wird.[99] In dem hierarchisch strukturierten, klerikal-konservativen politischen System der Habsburgermonarchie hievte sie dieser Status wie hohe kirchliche Würdenträger an die Spitze der Gesellschaftspyramide.[100]

Pult verwendet 1929 dieselben Bilder wie Zeitgenossen Billroths, welche nur zu gerne in die Ideologie des Nationalsozialismus übernommen wurden. Das Transzendentale wurde politisiert und Politik wurde sakralisiert. Der „Führermythos" des 20. Jahrhunderts[101] wurde an den 'deutschen' Universitäten im 19. Jahrhundert ideologisch gut vorbereitet. Die verwendete religiöse Symbolik und die sakrale Überhöhung von Geschlechtsrollenstereotypen führte in weiterer Folge Studenten zur „kultischen Verehrung [ihres] Führers" an der Universität.[102] Der Schriftsteller und Psychoanalytiker Hans Blüher setzte sich am Beginn des 20. Jahrhunderts mit diesem Phänomen auseinander. Er sah in dem „Männerheld" einen Idealtypus, der im „Män-

---

[98] Eduard *Pult*, Billroth. In: Neues Wiener Journal vom 26. April 1929, 5.

[99] Jörg *Zittlau*, Eine Elite macht Kasse. Der Professorenreport (Hamburg 1994) 181.

[100] Jürgen *Sandmann*, Der Bruch mit der humanitären Tradition. Die Biologisierung der Ethik bei Ernst Haeckel und anderen Darwinisten seiner Zeit (= Forschungen zur neueren Medizin- und Biologiegeschichte 2, Stuttgart–New York 1990) 95.

[101] Siehe *Hanisch*, Der lange Schatten des Staates, 40: „Der Führermythos ließ Adolf Hitler als gottähnlichen Übervater erscheinen, der alles konnte und alles wußte."

[102] Irmtraud *Götz von Olenhusen*, Geschlechterrollen, Jugend und Religion. Deutschland 1900–1933. In: Margret *Kraul*, Christoph *Lüth* (Hgg.), Erziehung der Menschen-Geschlechter. Studien zur Religion, Sozialisation und Bildung in Europa seit der Aufklärung (= Frauen- und Geschlechterforschung in der Historischen Pädagogik 1, Weinheim 1996) 239–257, hier 255.

nerbund [...] den Geist nach unten weiter" gebe. Der Psychoanalytiker vermutete, dass „homoerotische Empfindungen für die Entstehung und den Zu-
sammenhalt eines Männerbundes verantwortlich seien". Der Liberalismus
habe im 19. Jahrhundert eine „Gleichsetzung von Mann und Frau" ange-
bahnt und so „den geistigen Wert dieser Bünde missachtet". Blüher übertrug
der Frau die Verantwortung für „den männlichen 'Verrat am Bund' zuguns-
ten einer ökonomisch-bürgerlichen Lebensweise".[103]
    Dass diese Denkmuster sowohl im 19. als auch im 20. Jahrhundert eine
frauenfeindliche Politik begünstigten, war offensichtlich.[104] Durch den
Männlichkeitskult wurde, wie Irmtraud Götz von Olenhusen beschreibt, mit
wissenschaftlicher Rhetorik ein sozialdarwinistisches Männlichkeitsideal
aufgebaut und in Studentenverbindungen gefestigt.[105] In dem „auf männliches Heroentum abgestellten Geniekult" waren Frauen nicht vorgesehen.[106]
Männerbünde enthielten meist ein „aggressives Moment", legten Wert auf
eine räumliche und soziale Distanzierung von den Anderen und überbewer-
teten die „Männerrolle". Bleikolm hebt in ihrer sozialwissenschaftlichen Arbeit weitere Gemeinsamkeiten hervor, die Männerbünde prägen. Akzeptanz
gemeinsamer Normen und Ziele, hierarchische Strukturen, Aufhebung der
Individualität zu Gunsten des Kollektivs, elitäres Bewusstsein, Einschätzung als „Motor einer geistigen Erneuerung der Gesellschaft", Unterordnung und Bewunderung des charismatischen Führers, der mit seiner Aura
und Autorität die Mitglieder des Bundes in seinem Banne hält und ein strenges Freund-Feind Schema erzeugen enge Bindungen und Abhängigkeiten.[107]
    Albert war sich der neuen Position der Chirurgen in der Männerdomäne
Medizin bewusst: „Ihr seid jetzt die Herren und Führer, Ihr Chirurgen!"[108]
Er begründete sie mit den Erfolg versprechenden Chancen, welche die Naturwissenschaft der Medizin bot und erklärte: „Die Naturwissenschaft ist
auf solche Weise dem Einen zur Religion geworden, dem Anderen hat sie die

---

[103] *Bleikolm*, „Tolle Burschen!", 15. Ab 1915 setzte sich Blüher intensiv mit Männerbünden
    auseinander und avancierte sich mit seinem Hauptwerk: Hans *Blüher*, Die Rolle der
    Erotik in der männlichen Gesellschaft – Eine Theorie der menschlichen Staatsbildung
    nach Wesen und Wert (Jena 1917) zum führenden Vertreter der Männerbund-Idee.
[104] *Huerkamp*, Bildungsbürgerinnen, 306.
[105] *Götz von Olenhusen*, Geschlechterrollen. In: *Kraul, Lüth* (Hgg.), Erziehung der Men-
    schen-Geschlechter, 255.
[106] *Zittlau*, Eine Elite macht Kasse, 181.
[107] *Bleikolm*, „Tolle Burschen!", 13.
[108] Eduard *Albert*, Die Erfolge des Messers. Antwort auf die Broschüre: Unter der Herr-
    schaft des Messers (Wien 1892) 1.

Philosophie ersetzt."[109] Nachdem die Naturwissenschaft zur Ersatzreligion erhoben wurde, verlor sie ihren „kritischen Impetus".[110] Mit dem Glauben, dass die Medizin eine objektive Naturwissenschaft sei, wurde wiederum ein neuer Mythos geschaffen: die Reduktion des Menschen auf seine biologischen Funktionen. Wer nur gelten ließe, was in Fakten und Experimenten nachgewiesen werden könne, laufe Gefahr, „einem unkritischen Machbarkeitsoptimismus, einer trügerischen Wissenschaftsgläubigkeit zu verfallen und bei Aufrechterhaltung des Anspruchs absoluter moralischer Neutralität die unvermeidlichen eigenen Wertsetzungen zu verleugnen", erklärt Kiefer.[111]

Die Religion wurde durch die modernen Naturwissenschaften als säkulare Religion verdrängt.[112] Das ging soweit, dass Religiosität pathologisiert und als „religiöse Schwärmerei" abgetan wurde. Die „religionsfeindliche Atmosphäre" in der Medizin bewirkte ferner, dass der Begriff „Seele" als Sitz des Geistigen, nicht mehr verwendet und durch den Begriff des Nervensystems ersetzt wurde. Naturwissenschaft trat für Klarheit, Objektivität und Beweise ein, für ein Ordnungssystem, das dem männlichen Wertekatalog entsprach. Wissenschaft *per se* war männlich, wogegen das „Religiös-Mystische" als weiblich verstanden wurde.[113] Mit der Überzeugung, dass gerade die Naturwissenschaft der Menschheit den größten Fortschritt gebracht habe, stellten manche Mediziner Zukunftsvisionen in den Raum, die sichtlich durch Macht- und Größenphantasien ausgelöst wurden. Albert war sicher, dass Mediziner „als Glieder einer realen Welt [...] Intelligenzen ausser uns beherrschen oder beeinflussen" könnten. Durch „die subjektive Beziehung des Denkens zum Willen und zur Bewegung" könnten sie „den Weltlauf verändern nach logischen Gesetzen und nach Gefühlen des Schönen". Mediziner seien befähigt, den „Fortschritt des Weltprocesses" zu bestimmen.[114] Für den selbstherrlichen Chirurgen und Darwinisten konnten Mediziner Steuerungsprozesse übernehmen, die in der Religion nur Gott vorbehalten waren.

Albert, geboren 1841 in Senftenberg in Böhmen, wuchs in kleinbürgerlichen Verhältnissen auf. Sein Vater war Uhrmachermeister.[115] Im Gymna-

---

[109] Eduard *Albert,* Zwei Welten. Rede, gehalten bei der feierlichen Eröffnung der böhmischen Kaiser Franz-Josephs-Akademie zu Prag am 18. Mai 1891 (Wien 1891) 13.

[110] *Sandmann,* Der Bruch mit der humanitären Tradition, 95.

[111] *Kiefer*, Das Problem einer „jüdischen Rasse", 168.

[112] *Hödl,* Die Pathologisierung des jüdischen Körpers, 194.

[113] Ebd., 195.

[114] Eduard *Albert*, Über Theorie und Praxis im Universitäts-Studium (Innsbruck 1880) 12.

[115] *Lesky,* Die Wiener medizinische Schule, 450.

sium in Königgrätz sei er „meistens der Primus" gewesen. Als Belohnung erhielten die besten Schüler am Ende des Schuljahres in einer Zeremonie in der Jesuitenkirche Bücher. Bücher, ein wesentliches Symbol des gebildeten Bürgertums, bekamen in Alberts Jugend daher einen besonderen Stellenwert. Das Medizinstudium finanzierte er mit dem spärlichen Einkommen eines Nachhilfelehrers. Er habe sich „als Instruktor redlich [...] durch die Studienzeit [...] gehungert", schrieb Albert in der Selbstbiographie.[116] Besonders gerne hörte er Vorlesungen bei Hyrtl. Er fand ihn einen ausgezeichneten Rhetoriker[117] mit großer Selbstrepräsentanz. Noch bei der akademischen Feier zu Ehren Hyrtls am 30. Mai 1889 beschrieb Albert den konservativen, streng katholischen Universitätsprofessor als Idealbild für Medizinstudenten. Er nannte ihn einen „hohen Meister", dem die Studenten ehrfürchtig zuhörten. Hyrtl „zu sehen und zu hören" sei etwas Außergewöhnliches gewesen. Die gesamte Festrede, insbesondere der Schlusssatz: „So pilgerten wir denn zu des Meisters Werkstätten, glücklich, dass uns der grösste Lehrer der Anatomie zum Führer geschenkt war",[118] bestätigen die autoritätsgebundene Abhängigkeit von Medizinstudenten des 19. Jahrhunderts.

---

[116] *Albert*, Selbstbiographie, 1.

[117] Siehe *Lorenz*, Selbstdarstellung. In: *Grote* (Hg.), Führende Chirurgen in Selbstdarstellungen, 92: „Ich habe Hyrtl als Redner nur einmal gehört. Er sprach das verschnörkelte Latein Ciceros und machte auf mich den Eindruck eines glänzenden Schauspielers. Eine seiner Tiraden klingt mir nach 47 Jahren noch im Ohre: *„Precamur Deum optimum et maximum, ut ex largo gratiarum suarum flumine rivulum aliquem in caput illustre tuum derivare – dignetur".* Mir fiel dabei das Wort meines alten geistlichen Lateinprofessors ein: „Kinder, die Engel im Himmel reden lateinisch!""

[118] Eduard *Albert*, Festrede. In: Die akademische Feier vom 30. Mai 1889. In: Separat–Abdruck aus der Wiener klinischen Wochenschrift 23 (1889) 6 f.: „Da ist er! Und wie sein Kopf vor dem Auditorium erscheint, da schnellt Alles auf und tosender Beifall begrüsst den hohen Meister, dessen freundliche, gebietende und zähmende Hand den Sturm der Begeisterung legt. Und es beginnt der Rede Zauberfluss; Alles hängt an seinen Lippen. Er begrüsst die Kinder aller Stämme des österreichischen Staates, die nach der alten Stadt der Kaiser kommen; er lenkt ihre Aufmerksamkeit nach den hohen Zielen der Heilkunde; er setzt die Wichtigkeit und Würde des anatomischen Studiums auseinander und legt den ersten Grundstein der Lehre in einigen Hauptbegriffen. [...] Nun bleibt alles Streben darauf gerichtet, diesen Mann zu sehen und zu hören [...]. Das Trockenste auf der Welt, das Nebeneinander, Vor- und Hintereinander der Gebilde, dies Oberhalb und Unterhalb, das Aussen und Innen der Knochen, der Muskeln, Nerven und Gefässe, macht der Meister geniessbar, ja, er macht die Lehre zu einem Genusse. [...] Der grosse Polyhistor zaubert uns in jedem Augenblicke die Classiker herbei; bald klingt durch den Raum eine prächtig vorgetragene Horaz„ sche Strophe; bald schwirrt der Pfeil des Witzes aus Juvenal's Köcher über uns. Des gewaltigen Sprechers eigener schlagfertiger

Alberts Lehrer war auch Dumreicher, der Leiter der Ersten Chirurgischen Klinik der Medizinischen Fakultät der Universität Wien. Wie Hyrtl
gehörte Dumreicher dem klerikal-konservativen Lager an.[119] Beide waren
autoritär, was weder von Albert, noch von anderen Assistenten und Studenten als Nachteil in der Ausbildung gesehen wurde. Sie befanden, dass Strenge und Härte nur von Vorteil sein könnten und den „Charakter [stählten]".
Dumreichers Vorlesungen zeichneten „Klarheit und Strenge" aus. Er habe
weder „dem Auditorium geschmeichelt", noch „Kathederwitz[e]" in seinen
Vortrag einfließen lassen. Der Chirurgieprofessor gab keine Literaturbei-
spiele an, sondern erklärte die Medizin an Hand von „concreten, höchst anschaulich erzählten" Praxisbeispielen. Er verstand es, die Studenten während der Vorlesung zu begeistern. Jene, die nicht vorbereitet waren, wurden
von Dumreicher im Hörsaal jedoch vor allen Kommilitonen „strenge gerügt
und getadelt", wie Albert das entwürdigende Erniedrigen und Bloßstellen
nannte. Nur manchmal seien im Auditorium leise Äußerungen zu hören gewesen.[120]

Ein autoritärer Führungsstil prägte den Unterricht an der Medizinischen
Fakultät der Universität Wien bis weit ins 20. Jahrhundert. Er war die Norm
wie der patriarchalisch autoritäre Erziehungsstil in Familien, das überwa-
chende und kontrollierende Verhalten der Behörden gegenüber den Bürgern
und Bürgerinnen und die unumschränkte Autorität des Kaisers. „Die Vorstellung vom Verbundensein mit einer Autorität, die am besten durch die
real vorhandene Struktur oder Person gestützt" wurde, vermittelte den Studenten, Assistenten und Professoren Sicherheit in der Kohärenz ihres Selbst-
wertgefühls. Diskussionen mit autoritären Professoren waren „schwierig bis
unmöglich". Eine autoritäre Persönlichkeit habe nämlich Probleme, ihr Handeln zu hinterfragen, weil die Angst zu versagen, die Reflexion verhindert.[121]
Eine Diskussion um Inhalte ihrer Vorlesungen oder wissenschaftlichen Arbeit löst bei autoritären Persönlichkeiten Kränkungen und Enttäuschungen
aus. Heftige Kontroversen folgten. Viele der wissenschaftlichen Diskurse,
die zwischen Medizinprofessoren geführt wurden, können als Stellvertreterkriege gekränkter Persönlichkeiten interpretiert werden. Alberts Mento-

---

Witz zündet ab und zu, wenn ein ganz unerwarteter Umstand das Auditorium überrascht."
[119] *Lesky*, Die Wiener medizinische Schule, 201.
[120] *Albert*, Antrittsrede, 11.
[121] Erwin *Bartosch*, Die Entwicklung des „Autoritären Charakters". In: Anton *Szanya*,
„Durch reinheit zur einheit". Psychoanalyse der Rechten (Innsbruck-Wien-München
1999) 73–89, hier 80.

ren waren der Pathologe Rokitansky und Joseph Škoda, Professor für Interne Medizin.[122] 1871 erhielt Albert eine Assistentenstelle bei Dumreicher, Billroths Antipode. Die Ausbildung zum Chirurgen fand „unter strengem Commando, in einer Art Kriegszucht" statt. Albert bezeichnete diese Zeit lakonisch als seine „Kriegsjahre".[123]

4. MACHTKONFLIKTE

1871 versuchte Albert, damals noch Assistent, gemeinsam mit dem Experimentellen Pathologen Salomon Stricker, Billroths Wundfiebertheorie experimentell zu widerlegen.[124] Billroth fühlte sich persönlich angegriffen und verzieh Albert die Kontroverse nie. Als sich Albert, nach achtjähriger Lehrtätigkeit an der Medizinischen Fakultät der Universität Innsbruck, 1880 um die Leitung der Ersten Chirurgischen Klinik der Universität Wien als Nachfolger Dumreichers bewarb, weigerte sich Billroth im Professorenkollegium, einem Berufungsvorschlag zuzustimmen. Er hatte für diese Position seinen Schüler Czerny vorgesehen. Ein „Separatvotum" des Gerichtsmediziners Eduard von Hofmann unterstützte Albert im Berufungsverfahren. „Gegen den ausdrücklichen Willen Billroths und der Mehrheit der Fakultät" anzutreten, brachte Albert Erfolg. Am 2. Mai 1881 erhielt er das Berufungsdekret. Lesky meint, dass dies für Billroth „die schwerste Niederlage" in seiner Karriere gewesen sei.[125] Ministerpräsident Eduard Graf Taaffe habe für den Tschechen Albert interveniert und den „großdeutsch angehauchten" Billroth-Schüler Czerny abgelehnt. Die offizielle Begründung des Unterrichtsministeriums für die Ernennung Alberts zum Leiter der Ersten Chirurgischen Klinik lautete: Albert vertrete die „kleinere Chirurgie" und ergänze

---

[122] *Albert*, Selbstbiographie 3: „Zweier erhabener Männer muss ich noch gedenken, deren mächtiger Förderung ich meine Stellung mit zu verdanken habe: Rokitansky und Škoda. Altmeister Rokitansky war es, der meine Ernennung nach Innsbruck amtlich vermittelte und mir stets gewogen blieb. Škoda setzte sich für meine Ernennung nach Wien mächtig ein, als er schon am düsteren Ende seines gebrochenen Lebens war."

[123] *Albert,* Antrittsrede, 12.

[124] *Lesky*, Die Wiener medizinische Schule, 450. Siehe dazu Eduard *Albert,* Salomon *Strikker*, Untersuchungen über das Wundfieber. In: Medizinische Jahrbücher (1871) 39–67. Siehe weiter *Albert*, Gedenkrede auf weiland Theodor Billroth, 9: Erst bei der Totenfeier Billroths erklärte Albert die Hintergründe der fachlichen Differenzen zwischen ihm und Billroth. Das Resümee des Streites stimme „wehmüthig, wenn wir das Buch über die *Coccobacteria* in die Hand nehmend gestehen müssen, dass die heutige Bakteriologie zu den entgegengesetzten Resultaten gelangt ist, und dass Billroth's theoretische Hauptarbeit eine unrichtige Lösung" gebracht habe.

[125] *Lesky*, Die Wiener medizinische Schule, 450.

somit den Arbeitsschwerpunkt der Zweiten Chirurgischen Klinik. Czerny hingegen vertrete wie sein Lehrer die „große Chirurgie" und es sei unsinnig, zwei Kliniken mit demselben Programm zu führen. [126]

1892 erschien eine Broschüre eines anonymen Verfassers mit dem Titel „Unter der Herrschaft des Messers. Ein Mahnwort von einem Freunde der leidenden Menschen", die in „ärztlichen Kreisen sowie auch unter Laien einiges Aufsehen" erregt habe. Die Broschüre richtete sich gegen Albert und seine Operationsmethode, gegen den Einsatz antiseptischer Mittel bei Operationen und gegen Albert selbst. Mit falsch interpretierten Statistiken versuchte der Autor zu belegen, wie wirkungslos manche der Methoden seien und wie viele Operationen unnötig durchgeführt würden. Albert erwiderte mit einer Gegenbroschüre, der er den Titel „Die Erfolge des Messers" gab. Darin nahm er direkten Bezug auf die Auswertungen der Statistik bezüglich Mortalitätsrate bei Operationen in der „antiseptischen Zeit". Da Albert glaubte, den Autor der falschen Daten und Interpretationen zu kennen, aber nicht nennen wollte, umschrieb er den Namen.[127] Jeder mit der Thematik vertraute Arzt wusste, wen er damit meinte.

Alle diese Vorkommnisse führten dazu, dass Billroth Albert nicht als wissenschaftlich adäquaten Partner anerkennen wollte. Er lehnte den Leiter der konkurrierenden Klinik ab, weil er seine Fachkompetenz in Frage gestellt hatte, gegenüber Czerny bevorzugt wurde und Tscheche, Monarchist sowie klerikal-konservativ war. Für Billroth war das ein Bündel von Aversionen, das angeblich seine Standesehre sowie seinen Nationalstolz verletzte und das Image der Universität 'Deutscher Nation' durch pro-tschechische Aktionen gefährdete. Albert sammelte nämlich die Volkslieder der tschechischen Nation, übersetzte sie und stellte sie den Deutschen vor.[128] Der Konflikt zwischen den beiden Chirurgie-Professoren übertrug sich auf die Studenten und spaltete sie in zwei Parteien. Lorenz, der bei beiden Professoren Vorlesungen besuchte, erwähnte in seiner 'Selbstdarstellung', dass es Albert gelungen sei „im Glanz der Sonne Billroth's noch mit eigenem Licht [zu] leuchten". In Vorlesungen habe er Krankheitsbilder anschaulich und

---

[126] Marina *Fischer,* Hermann *Strasser,* Selbstbestimmung und Fremdbestimmung der österreichischen Universitäten. Ein Beitrag zur Soziologie der Universität (Wien 1973) C 10 (Anhang).

[127] *Albert,* Die Erfolge des Messers, 14.

[128] *Lesky,* Die Wiener medizinische Schule, 454. Lesky interpretierte Alberts private Interessen als „enge Verbundenheit Alberts mit seinem tschechischen Mutterboden, andererseits aber [als] die von jedem Chauvinismus freie, loyale Haltung des österreichischen Staatsdieners". Genauere biographische Forschungen ergeben jedoch, dass Albert eigentlich der nationalistische Gegenspieler Billroths war.

verständlich dargestellt und spannend erklärt. Sein tschechischer Akzent sei von Studenten folgend kommentiert worden: „Heut hat der Senex wieder einmal herrlich 'geböhmelt'". Während Billroth seine Vorlesungen „oft vor halbleeren Bänken" hielt, sei der Hörsaal von Albert überfüllt gewesen.[129]

Für die Kontrahenten der Chirurgie, Billroth und Albert, gab es in anderen Disziplinen genügend Pendants. Nach außen hin erschienen die Konflikte zwischen zwei Medizinern auf kontroversen Meinungen zu einer medizinischen Thematik zu beruhen. Die dahinter liegenden Beziehungs- oder Interessenskonflikte wurden kaum gelöst, sondern in Publikationen bearbeitet. Allein Titel wie „Aus den Niederungen der Wissenschaft" oder „Unter der Herrschaft des Messers" verdeutlichten die persönlichen Dramen, die sich dahinter verbargen. In dem Bestreben, jede Form menschlichen Verhaltens naturwissenschaftlich zu erklären, wurden die Ursachen der Konflikte mit der leichten Erregbarkeit des Nervensystems der Forscher erklärt: „Die Erfahrung lehrt", schrieb Stricker, „dass die schwere Forscherarbeit zu erhöhter Reizbarkeit des Nervensystems führt. Es gehört ferner zu den natürlichen Ereignissen, dass der Forscher die Producte seiner Arbeit als seinen geistigen Besitz ansieht. Wenn ihn dann bei der Vertheidigung dieses Besitzes das reizbare und gereizte Nervensystem weiter treibt, als es der Moralist billigen kann, so müssen wir das eben im Interesse der Forschung nach Thunlichkeit dulden."[130]

Stricker, geboren 1834 in Waag-Neustadl in Ungarn, war nach Leskys Einschätzung ein „auffallend strebsamer Student". Nach Abschluss des Medizinstudiums arbeitete er im Physiologischen Institut von Brücke.[131] 1866 verwaltete Stricker das Institut in Abwesenheit von Brücke provisorisch. Es wurde von zahlreichen Ärzten aus dem In- und Ausland besucht, mit denen Stricker den neuesten Forschungsstand am Physiologischen Institut diskutierte.[132] Einer dieser Gruppen junger Ärzte gehörte Julius Cohnheim an, Assistent am Pathologischen Institut von Virchow in Berlin. Nach der Rückkehr hielt Cohnheim in Berlin Vorträge über Strickers physiologische Forschung. Der Wiener Kollege hatte ihn im Brücke-Institut auf „die von ihm entdeckte Diapedese roter Blutkörperchen" aufmerksam gemacht.[133] Doch als Stricker im Sommer 1867 Paris besuchte, wurde ihm mitgeteilt,

---

[129] *Lorenz*, Selbstdarstellung. In: *Grote* (Hg.), Führende Chirurgen in Selbstdarstellungen, 96.

[130] Salomon *Stricker*, Aus den Niederungen der Wissenschaft (Wien 1892) 17.

[131] *Lesky*, Die Wiener medizinische Schule, 551.

[132] *Stricker*, Aus den Niederungen der Wissenschaft, 8.

[133] *Lesky*, Die Wiener medizinische Schule, 552.

„dass Cohnheim in Berlin den Austritt der Blutzellen durch die Gefässwän-
de hindurch entdeckt habe".[134] Am 5. September 1867 publizierte Cohnheim
in „Virchows Archiv" eine Arbeit über die möglichen Ursachen von „Entzündung und Eiterung".[135] Er erwähnte Stricker nur mehr am Rande und
riss so die Anerkennung an sich, die Stricker für seine Entdeckung gebührt
habe.[136] Wie in der Kontroverse um die Krasenlehre Rokitanskys zeigte sich
nochmals, dass Virchow dazu neigte, Konflikte mit Professoren der Universität Wien als Stellvertreterkriege über seine Anhänger und Mitarbeiter
austragen zu lassen.[137]

1867 ersuchte Stricker das Professorenkollegium, seine *Venia legendi* für
Physiologie auf Physiologie und Allgemeine Pathologie zu erweitern.[138] 1868
erhielt Stricker mit Unterstützung von Rokitansky und Johann von Oppolzer,
Vorstand der Zweiten Medizinischen Klinik, ein eigenes Institut für Experimentelle Pathologie.[139] An Universitäten in Deutschland blieb die Allgemeine und Experimentelle Medizin weiterhin mit der Pathologischen Anatomie
verbunden.[140] Ab Oktober 1869 wurde dem neuen Institut universitätsintern
der Vorwurf gemacht, dass sich die Universität Wien „durch diese Schöpfung
von den Universitäten des deutschen Reichs entfernt" habe.[141] Die Aversion
gegenüber Stricker, der wissenschaftlich einen eigenständigen Weg in der
Pathologie ging, nahm zu. Politisch wurde Stricker den 'Schwarz-Gelben',

---

[134] *Stricker*, Aus den Niederungen der Wissenschaft, 8.

[135] Julius *Cohnheim*, Ueber Entzündung und Eiterung. In: Virchows Archiv 40 (1867) 1–79.

[136] *Lesky*, Die Wiener medizinische Schule, 553. Siehe dazu Stricker, Aus den Niederungen der Wissenschaft, 9f.: „Auch von meiner Publication war in dieser Schilderung
Cohnheim's die Rede, aber in einer Weise, die einen schweren Vorwurf gerechtfertigt
hätte. „Wie man sieht", sagte Cohnheim an einer Stelle seiner Abhandlung, „sind das
Bilder, wie sie Stricker an ausgeschnittenen Stücken der Froschlarven beschrieben hat."
An ausgeschnittenen! Das klang ganz anders, als es klingen sollte, wenn Cohnheim
dem literarischen Thatbestande Rechnung getragen hätte. Die ausgeschnittenen Stücke
gestatten uns allenfalls das Schlachtfeld und die Rudimente der Schlacht zu besichtigen;
es sind Schlachtfelder nach beendeter Schlacht. Ich hatte aber die Schlacht selbst aus
lebendiger Anschauung und die Methoden beschrieben, wie man zu dieser Anschauung
gelangt. Das hatte Cohnheim verschwiegen."

[137] Siehe *Seebacher*, Freiheit der Naturforschung, 53ff.

[138] Salomon *Stricker*, Die experimentelle Pathologie. Feuilleton. In: Wiener klinische Wochenschrift 9,42 (1896) 959–961, hier 960.

[139] *Lesky*, Die Wiener medizinische Schule, 551.

[140] Ebd., 549.

[141] *Stricker*, Die experimentelle Pathologie. In: Wiener klinische Wochenschrift 9,42 (1896)
959–961, hier 960.

Monarchie-bewussten Professoren im Umfeld von Rokitansky zugeordnet, welche von den 'Schwarz-Rot-Goldenen', deutschnationalen Professoren keine Unterstützung erwarten konnten. Als im Dezember 1872 der Lehrstuhl für Allgemeine Pathologie ausgeschrieben wurde, reichte das Professorenkollegium beim Unterrichtsministerium keinen Besetzungsvorschlag ein. Stricker sah seine Stellung im Kollegium „durch das Schweigen […] vollkommen erschüttert".[142] Rokitansky, Škoda und Brücke lösten das Problem, indem die Allgemeine Pathologie mit der Experimentellen Pathologie zu einem Ordinariat zusammengefasst wurde.[143] Am 1. März 1873 wurde Stricker zum Ordinarius ernannt.[144] Die Medizinische Fakultät der Universität Wien erhielt damit ihr erstes Zentrum für experimentelle Forschung, wo die Chirurgen Albert und Czerny genauso mitarbeiteten wie der Internist Prokop Freiherr von Rokitansky oder Julius Wagner von Jauregg. Freud und Karl Koller führten dort ihre Experimente mit Kokain durch. Strickers Forschungsinstitut wurde auf internationaler Ebene anerkannt. Aus dem Russischen Reich, den Vereinigten Staaten von Amerika und aus Skandinavien bewarben sich Mediziner für Forschungsaufenthalte in Wien.[145]

Der „Kampf gegen die Entzündungslehre" Strickers wurde über Jahrzehnte weitergeführt.[146] Erst 1892 entschloss sich Stricker, die Ursachen der Rivalität mit Cohnheim in einem Aufsatz zu beleuchten: „Ich betrete diese Niederungen im Stande der Nothwehr", schrieb er enttäuscht. Die Publikationen, in welchen er falsch oder gar nicht zitiert wurde, seien „zwar ihrem wissenschaftlichen Werthe nach so unbedeutend", dass sie kein Auslöser für einen Konflikt sein könnten. Er könne es aber nicht länger ertragen, „Verletzungen seines Besitzes weiterhin so lange schweigend hinzunehmen, bis ein Uebermüthiger [sich] zu weit vorgewagt und […] versucht […], auch den Rechtstitel zu verwischen".[147] Der Experimentelle Pathologe versuchte den Konflikt zu analysieren, hob die anfänglich gute Kooperation mit Cohnheim hervor und beleuchtete die weiteren Stufen bis zur Eskalation. Besonders habe ihn die Feststellung des Fachkollegen verletzt, seine „Arbeiten [machten] der Wiener Schule keine Ehre". Das für ihn ungerechte Vorgehen

---

[142] Ebd., 961.

[143] Ebd., 960: „Indem aber der Ausdruck 'experimentelle' in den Wortlaut der Allerhöchsten Entschliessung einbezogen worden war, hat die reformatorische Idee dennoch eine gesetzliche Basis gefunden."

[144] Ebd., 961.

[145] *Lesky*, Die Wiener medizinische Schule, 550.

[146] Ebd., 551.

[147] *Stricker*, Aus den Niederungen der Wissenschaft, 1.

bewegte Stricker, die wissenschaftliche Seriosität Cohnheims in Frage zu stellen. Ethisch war für ihn Cohnheims Handeln nicht korrekt, menschlich aber erklärbar.

Cohnheim wurde nach seiner angeblich sensationellen Entdeckung über die Ursachen von „Entzündung und Eiterung" von der Assistenz in Berlin an einen Lehrstuhl der Universität Kiel berufen. Als weitere Karrierestationen folgten Breslau und Leipzig. Stricker störte, dass die sensationelle Entdeckung, auf die Cohnheim seine Karriere aufgebaut hatte, sein geistiges Eigentum war. Der Kontrahent, „der [...] an den Fundamenten seiner Grösse so beharrlich gerüttelt" habe, sollte diffamiert werden. Stricker führte Cohnheims Verhalten medizinisch auf „heftige äussere Reize" zurück. Es liege „in der Natur des Menschen, die durch den Reiz ausgelösten Handlungen gegen denjenigen zu wenden, von dem aus man sich bedroht fühlt." Stricker beschrieb damit physiologisch das Phänomen der Projektion, mit dem sich die Psychoanalyse genauer auseinandersetzte. 1874 wurde im Professorenkollegium der Medizinischen Fakultät eine Berufung Cohnheims nach Wien diskutiert. Die Medien berichteten, Stricker habe Cohnheims Berufung nach Wien verhindert.[148]

Im letzten Teil des Aufsatzes „Aus den Niederungen der Wissenschaft" publizierte Stricker 1892 einen Brief, den Cohnheim am 13. Dezember 1869 an ihn geschrieben hatte. Cohnheim war ungehalten, da er durch die Überprüfung von Strickers Hypothesen über „Entzündung und Eiterung [...] drei ganze Wochen" kostbare Forschungszeit verloren habe.[149] Provokativ empfahl er Stricker, „die Sache noch einmal auf[zu]nehmen" und von ihm selbst oder einem seiner Schüler, „gleich von welcher Nation", überprüfen zu lassen.[150] Stricker sah keinen Bedarf an einer neuerlichen Überprüfung. In einem Wiener Journal, in welchem das „Echo dieses Spottes" aus unbekannten Quellen veröffentlicht wurde, seien die „Schüler – welcher Nation immer", bereits ironisch als „fahrende Scholasten" bezeichnet worden. Es erschien nahe liegend, dass damit jüdische Studenten gemeint waren. Stricker reagierte mit Konfrontation oder „Feindseligkeit", wie er es selbst bezeichnete und wandte sich entschieden gegen diese antisemitischen Zuschreibungen.[151] Lesky beschrieb Strickers Persönlichkeit als „streit- und eroberungslustig". Gerade dadurch sei er in der Experimentellen Patholo-

---

[148] Ebd., 16f.
[149] Ebd., 36.
[150] Ebd., 38.
[151] Ebd., 43.

gie sehr erfolgreich geworden.[152] Sein ehemaliger Schüler, Wagner-Jauregg, Ordinarius für Psychiatrie und Neuropathologie, bestätigte, dass Stricker eine „leidenschaftliche [...] Kampfnatur" gewesen sei. Er gab allerdings zu bedenken, dass sein Streben nach Gerechtigkeit und Wahrheit nicht nur bei Medizinern problematisch werden konnte.[153]

---

[152] *Lesky*, Die Wiener medizinische Schule, 554.

[153] Julius *Wagner-Jauregg*, Lebenserinnerungen, ed. und ergänzt Leopold *Schönbauer*, Marlene *Jantsch* (Wien 1950) 28.

VI. DURCHBROCHENE ROLLENMODELLE

1. GEBILDETE UND GELEHRTE FRAUEN

Die autoritäre Struktur der Universitäten spiegelte die patriarchalische im privaten Raum. Das bürgerliche Weltbild, bestimmt von einer strikten Geschlechterordnung, definierte die Rollen von Mann und Frau in der Gesellschaft ganz klar. Ein Medizinstudium für Frauen oder zumindest eine höhere Bildung für Mädchen überschritt die Vorstellungen einer bürgerlichen Ordnung. Das soziokulturelle Frauenbild des gebildeten Bürgertums wurde durch Autoritäten wie zum Beispiel Jean Jacques Rousseau manifestiert, der in dem Erziehungsroman „Emile" schrieb: „Abhängigkeit ist der natürliche Zustand der Frauen und die Mädchen fühlen, daß sie zum Gehorchen geschaffen sind".[1] Dieses Frauenbild entsprach jenem des Christentums, wo vermittelt wurde, dass die Frau dem Manne untergeordnet sei. Es erschien daher nicht widersprüchlich, wenn der stark naturwissenschaftlich orientierte Mediziner Billroth dagegen war, dass seine Töchter, Else, Martha und Helene, Interesse an den Naturwissenschaften zeigten. Der besorgte Vater befürchtete dadurch eine Veränderung der Weltsicht von dem in der Kindheit geprägten religiösen Bild der Bibel, hin zum naturwissenschaftlichen Verständnis: „Die Naturwissenschaften nehmen hier in Österreich eine so gewaltige Verbreitung, selbst unter dem weiblichen Geschlecht, daß Sie daraus das Entsetzen der Clericalen begreifen werden. Wenn ich bedenke, daß meine Else schon mehr Pflanzen und Thiere als Namen aus der biblischen Geschichte kennt, so beengt mich diese Erziehung im Interesse der Kirche im höchsten Maße."[2]

Frauen wurde nach der vorherrschenden Meinung keine Begabung für die Naturwissenschaften zugestanden. Ein Studium der naturwissenschaftlich orientierten Medizin sollte Männern vorbehalten bleiben. Die Vermittlung von naturwissenschaftlichem Wissen an Mädchen wurde deswegen mit der Sorge um einen Verlust der religiösen Erziehung verschleiert. Billroth „did not want to see his daughters live like church-mice, but he did become jealous of women's creeping emancipation!"[3]

---

[1] *Simon*, „Die tüchtige Hausfrau". In: *Brehmer, Simon* (Hgg.), Geschichte der Frauenbildung und Mädchenerziehung in Österreich, 34.

[2] *Billroth*, Brief an Professor Lübke in Stuttgart. Neuwaldegg bei Wien, 16. Juli 1868. In: *Billroth*, Briefe, ed. *Fischer*, 5. vermehrte Auflage, 95.

[3] *Absolon*, The Surgeon's Surgeon 3, 193. Siehe *Kern*, Großmeister der Chirurgie, 241: „Für Billroth waren Frauen in der Medizin immer ein Dorn im Auge."

Billroth förderte bei seinen Töchtern die Ausbildung in Haushaltsführung[4] und in Musik. Else ließ er als Sängerin ausbilden.[5] Der Chirurg projizierte auf seine erste Tochter den unerfüllten Traum, Musiker zu werden. Else, „ganz das Ebenbild [s]einer Frau, doch hübscher",[6] sollte seine Ratgeberin sein, seine Reisebegleiterin[7]. Billroth verlangte viel von ihr. Persönliche Freiräume beachtete er kaum. Else forderte sie auch nicht ein, denn sie bestimmte über ihr Leben nicht selbst. Sie wollte den Vorstellungen des Vaters entsprechen und seine Wünsche erfüllen. Absolon erklärte Billroths Vereinnahmung der Tochter folgend: „He simply expected too much of [Else] and only later came to him the discovery of the Freudian era that sexual frustration was at its bottom."[8] Einer Freundin beschrieb Billroth seine enge Beziehung zu Else so: „Ich war 8 Tage mit Else in München, während Christel direkt hierher reiste mit Martha und Helene, um eine jener gründlichen Hausreinigungen vorzunehmen, bei denen der Mann nur im Wege ist. Else ist ein prächtiger Lebenscamerad; wir haben einander sehr lieb, und wenn man uns zusammen sieht, so wird sie in der Regel für die bedauernswerthe junge Frau eines alten Mannes gehalten, was mir natürlich sehr schmeichelhaft ist."[9] Else blieb unverheiratet.[10] Sowohl an der Universität Zürich als auch an der Universität Wien ließ Billroth Frauen allerdings an Vorlesungen teilnehmen,[11] doch Frauen als Medizinerinnen lehnte er ab. Er vertrat die Meinung, dass Frauen für gewisse Berufe nicht geeignet seien. Noch in Zürich erwähnte er, dass er lieber männliche Krankenpfleger anstelle. Gegen-

---

[4] *Kern*, Großmeister der Chirurgie, 241.

[5] Siehe *Billroth*, Brief an Frau von Schmerling in Berlin. Wien, 14. Juli 1878. In: *Billroth*, Briefe, ed. *Fischer*, 5. vermehrte Auflage, 224: „Auf Else bin ich besonders stolz. Ich sage Dir, sie hat Töne in ihrer Kehle von einer Schönheit und so rührendem Timbre, daß es eine Freude ist."

[6] *Billroth*, Brief an Professor His vom 9. April 1866. In: *Wyklicky*, Unbekanntes von Billroth, 67.

[7] Siehe *Atzrott*, Billroth. In: Medizinische Welt 44 (1936) 1607: „Die Tochter [...] mit der er die schönsten Genüsse in Paris, London, Berlin und an der blauen Donau erlebt, ist seine über alles geliebte Else."

[8] *Absolon*, The Surgeon's Surgeon 3, 138.

[9] *Billroth*, Brief an Frau von Schmerling in Berlin. Wien, 8. Oktober 1888. In: *Billroth*, Briefe, ed. *Fischer*, 5. vermehrte Auflage, 421. Siehe dazu *Absolon*, The Surgeon's Surgeon 3, 152: „They looked like husband and wife when they travelled."

[10] *Atzrott*, Billroth. In: Medizinische Welt 44 (1936) 1607.

[11] Rosa *Kerschbaumer*, Autobiographische Skizze. In: Jahresbericht des Vereines für erweiterte Frauenbildung in Wien, VII. Vereinsjahr, October 1895 – October 1896, 8 (1896) 44–45, hier 45.

über Krankenschwestern in Feldlazaretten oder für Sanitätstransporte hegte
er große Bedenken, weil Frauen diesen großen Belastungen sowohl physisch
als auch psychisch nicht gewachsen seien.[12]

In der Konstruktion des Frauenbildes des aufstrebenden Bürgertums des
19. Jahrhunderts wurde die Rolle der Frau in der wichtigen gesellschaftlichen
Aufgabe als Mutter und Erzieherin festgeschrieben. Sie erhielt weder die
gleichen Rechte wie der Mann, noch die Möglichkeit, ihre intellektuellen
Fähigkeiten ausreichend zu entfalten.[13] Dem bürgerlichen Idealbild folgend,
sollten Frauen gebildet, aber nicht gelehrt sein. Weibliche Gelehrsamkeit galt
als Schreckensgespenst.[14] Spätestens nach dem Börsenkrach von 1873 entsprach das bürgerliche Rollenideal der Frau aber nicht mehr der Realität des
Alltags. In der Bevölkerung wurde demographisch ein Frauenüberschuss
verzeichnet, sodass die Ehe nicht länger das „traditionelle Versorgungsin-
stitut" für Frauen sein konnte. Frauen ohne Beruf mussten finanziell von
ihren Familien versorgt werden oder waren vom sozialen Abstieg bedroht.
Diese Frauen erkannten in der Wirtschaftskrise plötzlich, dass das, was ihnen gelehrt wurde, nicht genügte, um eine Arbeitsstelle zu finden. „Gesang,
Klavierspiel und Handarbeiten" waren keine Qualifikationen für ein ordentliches Einkommen. Fremdsprachenkenntnisse genügten für den Beruf der
Gouvernante, aber diese Anstellung war intellektuell nicht befriedigend für
gebildete Töchter aus reichen Familien, wenn auch oft die einzige Möglichkeit, selbständig zu werden.[15] Höhere Bildung und akademische Berufe blieben ihnen versperrt.

Während in der Habsburgermonarchie das Medizinstudium für Frauen
noch nicht einmal diskutiert wurde, ordinierten in den Vereinigten Staaten
von Amerika schon die ersten Ärztinnen. Vertreterinnen einer starken Frauenbewegung war es gelungen, den Zugang zu staatlichen Universitäten und
zu akademischen Professionen durchsetzten.[16] 1842 inskribierte Elisabeth
Blackwell, „beseelt von dem glühenden Gedanken, die medicinische Laufbahn der Frauenwelt zu erschliessen", nach einer Reihe von Absagen und
großen Widerständen an der Medizinischen Fakultät in Geneva im Staate

---

[12] *Kern*, Großmeister der Chirurgie, 241.

[13] *Simon*, „Die tüchtige Hausfrau". In: *Brehmer, Simon* (Hgg.), Geschichte der Frauenbildung und Mädchenerziehung in Österreich, 34.

[14] Ebd., 38. Siehe Marie *von Ebner-Eschenbach*, Aphorismen. (= Gesammelte Werke 9,
München 1961) 50: „Als eine Frau lesen lernte, trat die Frauenfrage in die Welt."

[15] *Heindl*, Frauenbild und Frauenbildung in der Wiener Moderne. In: *Fischer, Brix* (Hgg.)
Die Frauen der Wiener Moderne, 22.

[16] Ilse *Costas*, Der Zugang von Frauen zu akademischen Karrieren. Ein internationaler
Überblick. In: *Häntzschel, Bußmann* (Hgg.), Bedrohlich gescheit, 15–34, hier 18.

New York und wurde dort 1847 promoviert. Im selben Jahr wurde in Boston
ein medizinisches College für Frauen gegründet, 1850 in Philadelphia, 1868
in New York und 1870 in Chicago.[17]

Auch die Öffnung der Universität für Frauen in Westeuropa steht – mit
Ausnahme der Schweiz – in engem Zusammenhang mit dem Druck, den
bürgerliche Frauenbewegungen in den einzelnen Ländern auf die Regierung
ausübten.[18] Besonders in Frankreich forderten Frauen die in der Aufklärung
propagierten Naturrechte vehement ein, welche beide Geschlechter als freie
und gleiche Individuen bestimmten. Dieser in Frankreich seit der Französischen Revolution als soziale Bewegung auftretende Feminismus[19], mit seinen
Hochs und Tiefs, ist während des gesamten 19. Jahrhunderts als politische
Idee präsent. In Großbritannien kamen die Vorkämpferinnen für politische,
zivilrechtliche und soziale Gleichstellung der Frau aus dem städtisch-bürger-
lichen Milieu der Upper Class. Soweit sie verheiratet waren, gehörten ihre
Ehemänner meist dem radikal liberalen Lager an. Aus diesem Kreise unterstützte John Stuart Mill, Mitglied des House of Commons, im Parlament
ihre Forderung nach einer Zulassung der Frauen zum Universitätsstudium.[20]
Mit den Schriften „On Liberty" und „The Subjection of Women", eine harte
Kritik an der untergeordneten Position der Frau in der Gesellschaft, wurde

---

[17] Rosa *Kerschbaumer*, Ueber die ärztliche Berufsbildung und Praxis der Frauen. In: Beilage des Jahresberichtes des Vereines für erweiterte Frauenbildung in Wien. I. Vereinsjahr. October 1888 – October 1889, 1 (1889) 8.

[18] *Costas,* Der Zugang von Frauen zu akademischen Karrieren. In: *Häntzschel, Bußmann*
(Hgg.), Bedrohlich gescheit, 16.

[19] *Fraisse*, Geschlecht und Moderne, 134: Der Begriff „Feminismus" wurde 1870 geprägt.
Als Feminist wurde ein Junge charakterisiert, der an Tuberkulose erkrankt war und
durch die Zartheit weibliche Züge aufwies. Daraus folgernd wurde die emanzipierte
Frau, die männliche Eigenschaften besaß, Feministin genannt. Der „Feminist" oder die
„Feministin" waren die oder der 'Andere', welche sich „nicht am Ort ihres oder seines
Geschlechts befanden, also außerhalb ihres oder seines Geschlechts standen". Siehe
Christiane *Streubel*, Radikale Nationalistinnen. Agitation und Programmatik rechter
Frauen in der Weimarer Republik (Frankfurt am Main 2006) 54f: Streubl kritisiert in
diesem Kontext, dass 'Feminismus' als politisches Ideensystem des 19. Jahrhunderts in
der Geschichte politischer Theorien noch zu wenig beforscht wurde. Siehe auch Eda
Sagarra, Einleitung: Die Frauen der Wiener Moderne im Zeitkontext. In: *Fischer, Brix*
(Hgg.), Die Frauen der Wiener Moderne, 11–20, hier 12. Auch Eda Sagarra kritisiert
zu Recht in der Historiographie der Wiener Moderne die fehlende starke Präsenz von
Frauen, während sie ohne „das jüdische Potential" nicht mehr vorstellbar sei.

[20] *Costas,* Der Zugang von Frauen zu akademischen Karrieren. In: *Häntzschel, Bußmann*
(Hgg.), Bedrohlich gescheit, 17f.

ein Sturm der Empörung in bürgerlichen Kreisen entfacht. Das Faktum, dass ein Mann das bestehende patriarchalische System angriff, führte auf der einen Seite zur Distanzierung von der Emanzipationsbewegung und auf der anderen zur Stärkung des Selbstbewusstseins in der Frauenbewegung.[21]

Ab 1858 erhielten Russinnen die Chance, an der Universität St. Petersburg und speziell an der Militär-Medizinischen Akademie zu studieren. Mit der Begründung, die Studentinnen seien „politische Unruhestifter", wurde Frauen das Medizinstudium in St. Petersburg wieder verboten. Die Konsequenz war die Emigration russischer Studentinnen in die Schweiz, besonders an die Universität Zürich, gegründet 1833.[22] Ende 1864 suchte die Russin Maria Kniaschnina um eine Zulassung zu Vorlesungen an der Medizinischen Fakultät der Universität Zürich an. Sie wurde ohne Immatrikulation aufgenommen. Während Kniaschnina die Universität nach dem Besuch einiger Kurse wieder verließ, wurde die zweite russische Studentin, Nadežda Sûslova (Nadejda Suslowa), am 14. Dezember 1867 an der Universität Zürich promoviert. Die etwas schüchterne, aber sehr disziplinierte Sûslova wurde mit ihrem stillen Erfolg ein Vorbild für intellektuelle Frauen.[23] Sûslova aus St. Petersburg, geboren 1843, war die Tochter eines freigelassenen Leibeigenen und hatte 1859 ein Hauslehrerinnendiplom erworben. Von 1861 bis 1864 besucht sie als Hospitantin die Medizinisch-Chirurgische Akademie in St. Petersburg. Für ihre Dissertation wählte sie das Thema „Beiträge zur Physiologie der Lymphherzen". Nach ihrer Rückkehr nach Russland eröffnete sie in St. Petersburg eine gynäkologische und pädiatrische Praxis.[24] Sûslova

---

[21] Sandra *Donner*, Von Höheren Töchtern und Gelehrten Frauenzimmern. Mädchen- und Frauenbildung im 19. Jahrhundert, dargestellt an den Schlossanstalten Wolfenbüttel (= Europäische Hochschulschriften, Reihe III: Geschichte und ihre Hilfswissenschaften 1006, Frankfurt am Main, Berlin, Bern 2005) 113.

[22] Anja *Burchardt*, „Schwestern reicht die Hand zum Bunde"? – Zum Verhältnis zwischen russischen und deutschen Medizinstudentinnen in den Anfängen des Frauenstudiums (1865–1914). In: Elisabeth *Dickmann*, Eva *Schöck-Quinteros* (Hgg.), unter Mitarbeit von Sigrid *Dauks,* Barrieren und Karriere. Die Anfänge des Frauenstudiums in Deutschland. Dokumentationsband der Konferenz „100 Jahre Frauen in der Wissenschaft" im Februar 1997 an der Universität Bremen (= Schriftenreihe des Hedwig-Hinze-Instituts Bremen 5, Berlin 2000) 293–301, hier 294.

[23] Thomas N. *Bonner*, Pioneering in Women's Medical Education in the Swiss Universities 1864–1914. In: Gesnerus. Schweizerische Zeitschrift für Geschichte der Medizin und der Naturwissenschaften 45,3/4 (1988) 461–473, hier 464.

[24] Matrikeledition der Universität Zürich, Wintersemester 1866, Matrikelnummer 3221, online unter <http://www.matrikel.unizh.ch/pages/60.htm> (3. Oktober 2006). „*1843, auch Souslowa, Tochter eines freigelassenen Leibeigenen, 1859 Hauslehrerinnendiplom,

habe „wissensdurstigen Frauen" für ein Studium in der Schweiz „den Weg
gewiesen".[25] 1868 inskribierte die erste Amerikanerin an der Universität Zürich.[26]

Für das strebsame Bürgertum Europas präsentierte sich das politische
System der Schweiz im 19. Jahrhundert als „Aufnahmegesellschaft, [als]
Asyl [...], das allen Nationen offen stand". Der Schweiz war es als einzigem
Staat in Europa gelungen, nach der Revolution von 1848 eine republikanische
Verfassung zu erhalten. Sie vertrat gegenüber den benachbarten Monarchien
weiterhin die liberalen und demokratischen Ideale jener Revolution, was sich
deutlich in der Öffnung der Universitäten für alle Ethnien, alle Konfessionen
und beide Geschlechter zeigte.[27] Die Universitäten Bern und Genf öffneten
die Tore für Studentinnen 1872, wobei Zürich allgemein die meisten Absolventinnen verzeichnen konnte.[28] Lausanne und Neuchâtel als „jüngste und
kleinste" Universität, ließen Frauen nach der Mitte des 19. Jahrhunderts zum
Studium zu.[29] Ihre Medizinischen und Naturwissenschaftlichen Fakultäten
waren ein starker Magnet für Frauen.[30] Die Universität Basel hingegen, gegründet 1460, gestattete erst 1890 ein Frauenstudium, Fribourg sogar erst
1902. Diese beiden Universitäten konzentrierten ihr Angebot für Frauen

---

1861-64 Hospitantin d. Med.-chir. Akad. in Petersburg, als erste Frau a. d. Univ. Zch.
immatrikuliert, prom. 14.12.1867 und bald nachher verreist (nach Petersburg). Dr. med.,
Diss. „Beitr. zur Physiologie der Lymphherzen" (VZU 476), Ärztin in Russland (gynä-
kolog. u. pädiatr. Praxis in Petersburg) , oo 1) 16.04.1868 Dr.med. Fr. Huldr. Erismann
(1842–1915 Matr. Nr. 2346), 18.08.1883 vom Bez. Gericht Aarau geschieden, oo 2) Prof.
A. E. Golubew (Histologe, 1836–1926), mit ihm Praxis in Nishnij-Nowgorod um 1880,
dann in Aluschta (Krim), + Aluschta 20.04.1918."

[25] Rosa *Kerschbaumer*, Professor Albert und die weiblichen Aerzte. In: Neue Revue: Wiener Literatur-Zeitung 6,44 (1895) 1381–1390, hier Separatabdruck, 2.

[26] Sandra L. *Singer*, Adventures Abroad. North American Women at German-Speaking
Universities, 1868–1915 (= Contributions in Women's Studies 201, Westport, Connecticut, London 2003) 3.

[27] Natalia *Tikhonov*, Das weibliche Gesicht einer „wissenschaftlichen und friedlichen Invasion". Die ausländischen Professorinnen an den Schweizer Universitäten vom Ende
des 19. Jahrhunderts bis 1939. In: Jahrbuch für Europäische Geschichte 6 (2005) 99–116,
hier 99.

[28] Gertrud *Simon*, „Durch eisernen Fleiß und rastloses, aufreibendes Studium". Die Anfänge des Frauenstudiums in Österreich. Pionierinnen an der Universität Wien und
Graz. In: *Brehmer, Simon* (Hgg.), Geschichte der Frauenbildung und Mädchenerziehung
in Österreich, 205–219, hier 208.

[29] *Tikhonov*, Das weibliche Gesicht einer „wissenschaftlichen und friedlichen Invasion".
In: Jahrbuch für Europäische Geschichte 6 (2005) 102.

[30] Ebd., 101.

vorwiegend auf literarische Studien.[31] Auf Grund der niedrigen Einwohnerzahl der Schweiz waren diese sieben Universitäten durch inländische Studenten nicht ausgelastet und begrüßten daher Studentinnen und Studenten aus dem Ausland. Die Sorge der Universität Wien, dass die ausländischen Absolventen eines Universitätsstudiums in den überfüllten Arbeitsmarkt der Donaumetropole drängen würden,[32] war für die Schweizer Universitäten keine Gefahr. Die hohen Anforderungen an Ausländer für die Ausübung der freien Berufe, zu denen auch der Beruf des Arztes zählte, minimierte die Anzahl der ausländischen Konkurrenten im Voraus.[33]

Viele Studentinnen an Schweizer Universitäten kamen aus Osteuropa und der Habsburgermonarchie. Neben Russinnen studierten junge Frauen aus Polen, Böhmen und Galizien an der Universität Zürich Medizin.[34] Erstaunlich ist, dass die jungen Frauen der Schweiz die Öffnung der Universitäten für Frauen vor 1900 nicht richtig nutzen konnten, weil die höheren Schulen für Mädchen weder eine humanistische, noch eine naturwissenschaftliche Bildung vorsahen. Auch in diesem, in der höheren Bildung so tolerant erscheinenden Land, nahmen staatliche Gymnasien nur Knaben auf. Mädchen konnten einen Hochschulzugang nur durch Privatunterricht und schwierige Aufnahmeprüfungen erreichen.[35] Für die Immatrikulation musste ein „Entlassungszeugnis" von Höheren Schulen vorgelegt werden, welches dem Niveau einer Schweizer Reifeprüfung entsprach und zum Studium an Universitäten berechtigte. Für Schweizerinnen, für Ausländerinnen und Ausländer mit einem Abschlusszeugnis ohne die Klausel „zum Studium an Hochschulen berechtigt", galten die gleichen Aufnahmebestimmungen. Die Studienbewerber sollten achtzehn Jahre alt sein, ein Sittenzeugnis vorweisen und den Nachweis bringen, die Prüfungsanforderungen erfüllen zu können. Falls die Hochschulkommission durch ein Gutachten des Rektors

---

[31] Ebd., 102.

[32] Siehe *Rosas*, Ueber die Quellen des heutigen aerztlichen Missbehagens. In: Medicinische Jahrbücher 40 (1842) 8f. Rosas beklagte sich in dieser Schrift über die „allherkömmliche Liberalität" der österreichischen Regierung, die „jedem auswärtigen Arzt vollkommen freien Zutritt zu allen ärztlichen Lehr- und Heilanstalten der Monarchie" gestatte.

[33] *Tikhonov*, Das weibliche Gesicht einer „wissenschaftlichen und friedlichen Invasion". In: Jahrbuch für Europäische Geschichte 6 (2005) 99.

[34] *Simon*, „Durch eisernen Fleiß und rastloses, aufreibendes Studium". In: *Brehmer, Simon* (Hg.), Geschichte der Frauenbildung, 208.

[35] *Tikhonov*, Das weibliche Gesicht einer „wissenschaftlichen und friedlichen Invasion". In: Jahrbuch für Europäische Geschichte 6 (2005) 100.

ungenügende Vorkenntnisse feststellte, musste für die Immatrikulation eine „Zulassungsprüfung" abgelegt werden.[36]

Die „eidgenössische Maturitätsprüfung" entsprach dem Niveau einer Matura an Realgymnasien in Deutschland und Österreich. Eine weitere Voraussetzung für die Zulassung zum Medizinstudium war das Beherrschen von vier Sprachen: Latein, Griechisch, „Muttersprache" und eine zweite „Nationalsprache" der Schweiz. Griechisch konnte durch eine dritte Schweizer „Nationalsprache" oder durch Englisch ersetzt werden. Nach der Immatrikulation legte jede Studentin und jeder Student im Rektorat ein „Handgelübde" ab, wo versprochen wurde, „die Satzungen für die Studirenden an der Hochschule getreulich und ohne Gefährde zu beobachten". Erst danach hatte man Anspruch auf die „Rechte des akademischen Bürgers" und damit auch seine Pflichten zu erfüllen. Überschreitungen der „Satzungen" hatten für Studentinnen die gleichen Konsequenzen wie für Studenten. Der „Carcer" sei jedoch bei Studentinnen der Universität Zürich „niemals" als Disziplinierungsmittel eingesetzt worden.[37]

Der hohe Prozentanteil von ausländischen Studentinnen und Studenten, der in manchen Jahren den Inländeranteil in der Gesamtstudentenzahl übertraf, trug wesentlich zur Hebung des wissenschaftlichen Niveaus und zur materiellen Absicherung der Schweizer Universitäten bei. Der Methoden- und Wissenstransfer zwischen den einzelnen Universitäten durch die Integration von ausländischen Studentinnen formte nationale Institutionen zu internationalen. Von Beginn des letzten Drittels des 19. Jahrhunderts bis zum Ausbruch des Ersten Weltkriegs bestätigen die Matrikeleditionen der Schweizer Universitäten, dass bei Studentinnen der Ausländeranteil sogar zwischen fünfzig und fünfundsiebzig Prozent betrug.[38]

2. ARISTOKRATISCHE MÄDCHENBILDUNG IN RUSSLAND

Die russische Ärztin Suŝlova beeinflusste Mädchen aus Aristokratenkreisen und dem Bildungsbürgertum ihrer Heimat, das traditionelle Rollenbild der Frau zu hinterfragen und in der Schweiz ein Studium zu beginnen. Durch ihre Vorbildwirkung entschieden sich die Schwestern Jenja und Raissa von Schlikoff – die erste Frau, die in Österreich als Ärztin praktizierte – Medi-

---

[36] *Bluhm,* Leben und Streben der Studentinnen in Zürich. In: Jahresbericht des Vereines für erweiterte Frauenbildung in Wien 2 (1890) 18.

[37] Ebd., 19.

[38] *Tikhonov,* Das weibliche Gesicht einer „wissenschaftlichen und friedlichen Invasion". In: Jahrbuch für Europäische Geschichte 6 (2005) 99.

zin zu studieren.[39] Jenja dokumentiert in ihren „Erinnerungen", die erstmals 1939 und dann 1954 in Fortsetzungen in der „Neuen Zürcher Zeitung" erschienen, die positiven Voraussetzungen für ein Studium, welche eine Kindheit und Jugend in der Aristokratie Moskaus in der zweiten Hälfte des 19. Jahrhunderts bieten konnten. Der Vater von Jenja und Raissa, Wassilij Dimitriewitsch Schlikow, war ein Nachkomme des tatarischen Khans Achmed Gizij. Raissas Vater war Absolvent der Universität Moskau und Leiter des Vormundschaftswesens in der Kanzlei des Moskauer Generalgouverneurs. Ihre Mutter Adele Ogareff stammte aus einer Familie des Hochadels, ihre Großmutter war eine geborene Fürstin Uchtonskaja, verheiratet mit dem Großgrundbesitzer Alexej Alexejewitsch Ogareff. 1850 heiratete Schlikow Adele. Auf dem Landgut Dubki, im Gouvernement Tula, welches seine Frau geerbt hatte, wurde die „Prügelstrafe" abgeschafft und den Leibeigenen gewisse Grundrechte zugestanden.[40] Schlikow setzte sich für die Aufhebung der Leibeigenschaft ein, zehn Jahre bevor sie von Zar Alexander II. am 19. Februar 1861 durch ein Manifest tatsächlich aufgehoben wurde. Bis zur Gesetzgebung gewährte er für die Aufklärung der Leibeigenen und der Grundherren eine Übergangsfrist von zwei Jahren. 1863 wurde die Leibeigenschaft durch ein kaiserliches Dekret endgültig aufgehoben, wodurch vierzig Millionen Menschen ihre persönliche und bürgerliche Freiheit erhielten.[41]

---

[39] *Kerschbaumer,* Autobiographische Skizze. In: Jahresbericht des Vereines für erweiterte Frauenbildung in Wien 8 (1896) 44. Siehe Jenja *Abeljanz-Schlikoff,* Von der Moskwa zur Limmat. Aus den Erinnerungen. Ein Tatsachenbericht über die Emanzipation der russischen Frau IV: Die Reise nach Zürich. In: „Sie und Er", 13. Mai 1954, 35–36, hier 35 und Jenja *Abeljanz-Schlikoff*, Von der Moskwa zur Limmat V: Wenn Frauen studieren…. In: „Sie und Er", 20. Mai 1954, 27–28, hier 27: Suŝlova sei das „Vorbild" von Jenja Schlikoff gewesen. „Ohne sie hätte [sie] gar nicht erfahren, dass Frauen studieren können". Auszüge aus Jenja Schlikows „Erinnerungen" wurden bereits 1939 und 1943 in der „Neuen Zürcher Zeitung" veröffentlicht: Jenja *Schlikoff,* Erinnerungen einer einstigen Studentin. Feuilleton. In: Neue Zürcher Zeitung, Sonntagausgabe vom 17. Dezember, 160,2136 (1939) 1f.; Mittagausgabe vom 18. Dezember, 160,2148 (1939) 5f.; Mittagausgabe vom 19. Dezember, 160,2154 (1939) 3f.; Jenja *Schlikoff,* Aus meinen Erinnerungen. Neue Zürcher Zeitung, Abendausgabe vom 15. Juli, 164,1106 (1943) 4f.; Abendausgabe vom 16. Juli, 164,1113 (1943) 6f.; Sonntagausgabe vom 17. Dezember, 160,2136 (1939) 1f.

[40] *Abeljanz-Schlikoff,* Von der Moskwa zur Limmat I: Kindheit in Moskau. In: „Sie und Er", 22. April 1954, 17–19, hier 17.

[41] Ebd. II: Sommer auf dem Lande. In: „Sie und Er", 29. April 1954, 28.

Am 22. August 1851 wurde die erste Tochter, Raissa Wassilijewna, der Familie Schlikow geboren,[42] am 15. Juli 1853 die zweite Tochter Jenja (Virginie)[43] und vier Jahre später ein Sohn namens Tolja, der jedoch im zweiten Lebensjahr an einer Lungenentzündung starb.[44] Die beiden Mädchen wurden von Gouvernanten und Hauslehrern unterrichtet, wobei besonderer Wert auf gute Fremdsprachkenntnisse gelegt wurde. „Lieber [wären] sie mit anderen Kindern in die Schule gegangen".[45] Im Vergleich zum Lehrplan der Knabengymnasien fehlte im Privatunterricht nur Mathematik und Latein. Diese Fächer habe sich Raissa „ohne Wissen [ihrer] Eltern" angeeignet.[46] Jenja erwähnte in ihren „Erinnerungen", dass sie mit vierzehn Jahren bereits vier Sprachen beherrscht und die „Klassiker im Original" lesen konnte.[47]

---

[42] Sabine *Veits-Falk*, Rosa Kerschbaumer-Putjata (1851–1923). Erste Ärztin Österreichs und Pionierin der Augenheilkunde. Ein außergewöhnliches Frauenleben in Salzburg (Schriftenreihe des Archivs der Stadt Salzburg 23, Salzburg 2008) 15: Im Geburtsregister ist Raissa mit dem Namen „Raissa Schlykowa" eingetragen. Zur Biographie von „Raissa Schlykowa" siehe ausführlich ebd., 15–50. Ebd., 10: Sabine Veits-Falk will in ihrem Buch nicht „das ungewöhnliche Leben einer 'großen' Frau nacherzählen, [sondern] neben einer 'Rekonstruktion' ihrer Lebensgeschichte und ihrer Lebenswelten, diese im Kontext der Salzburger Geschichte sowie vor dem Hintergrund der medizingeschichtlichen und sozialen Veränderungen verorten". Anders aber das Geburtsdatum in: Matrikeledition der Universität Zürich, Wintersemester 1872, Matrikelnummer 4383, online unter <http://www.matrikel.unizh.ch/pages/60.htm> (8. Dezember 2006), wo als Geburtsdatum in der Kopfzeile 1851 angegeben ist, weiter unten aber der 21. April 1854. Siehe weiter *Kerschbaumer*, Autobiographische Skizze. In: Jahresbericht des Vereines für erweiterte Frauenbildung in Wien 8 (1896) 44, wo Rosa Kerschbaumer als Geburtsjahr selbst 1854 angibt. In: *Abeljanz-Schlikoff*, Von der Moskwa zur Limmat. I. Kindheit in Moskau. In: „Sie und Er", 22. April 1954, 17–19, hier 17, wird Raissas Geburtsjahr 1851 wiederum bestätigt, indem Jenja, geboren 1853, Raissa als ihre „zwei Jahre ältere Schwester" bezeichnet, ebenso in Virginia *Schlikow, Aus meinen Erinnerungen*. In: Neue Zürcher Zeitung Sonntagausgabe vom 17. Dezember, 160,2136 (1939) 1.

[43] Matrikeledition der Universität Zürich, Sommersemester 1872, Matrikelnummer 4121, online unter <http://www.matrikel.unizh.ch/pages/60.htm> (8. Dezember 2006).

[44] *Abeljanz-Schlikoff*, Von der Moskwa zur Limmat I: Kindheit in Moskau. In: „Sie und Er", 22. April 1954, 17.

[45] Virginia *Schlikoff*, Wie ich zum Studium nach Zürich kam. In: Schweizerischer Verband der Akademikerinnen (Hg.), Das Frauenstudium an den Schweizer Hochschulen (Leipzig-Stuttgart 1928) 55–64, hier 56.

[46] *Kerschbaumer*, Autobiographische Skizze. In: Jahresbericht des Vereines für erweiterte Frauenbildung in Wien 8 (1896) 44.

[47] *Schlikoff*, Wie ich zum Studium nach Zürich kam. In: Schweizerischer Verband der Akademikerinnen (Hg.), Das Frauenstudium an den Schweizer Hochschulen, 56.

Bis die Temperatur im Winter auf minus 25 Grad Celsius sank, machten die beiden Mädchen jeden Tag in Begleitung ihrer Gouvernante einen Spaziergang.[48]

Den Sommer verbrachte die Familie am Landgut Dubki.[49] Jenja und Raissa bezeichneten es als ihr „Paradies".[50] Jenja erhielt von ihrer Mutter ein reich illustriertes Naturkundebuch für Kinder mit dem Titel „Gottes Welt". Sie beobachtete „Insekten, Raupen und Blumen" mit einer Lupe und verglich die einzelnen Exemplare mit den Bildern im Buch.[51] Ihr Vater empfing auf dem Landgut Bauern, die sich mit Bitten, Beschwerden, aber auch leichteren Krankheiten an ihn wandten.[52] Jeder Gutsbesitzer besaß eine „Hausapotheke", da es im ganzen Bezirk nur einen Arzt gab. Wassilij Schlikows Heilerfolge mit verschiedenen Tees, Salben und „homöopathischen Heilmitteln" waren so bekannt, dass ihn auch Menschen aus benachbarten Dörfern konsultierten.[53] Dadurch kamen die Mädchen erstmals in Kontakt mit verschiedenen Behandlungsmethoden von Krankheiten.

Als Jenja vierzehn und Raissa sechzehn Jahre alt waren, galt ihre Ausbildung, den traditionellen Vorstellungen entsprechend, als abgeschlossen. Raissa galt mit sechzehn Jahren als erwachsen und durfte ihre Mutter bei Einladungen begleiten. An einem Tanzabend lernte Raissa den Studenten Wladimir Putjata kennen.[54] Jenja beschrieb Raissa als „hübsch, temperamentvoll und sehr kokett". Noch bevor Raissa achtzehn war, verlobte sie sich mit Putjata.[55] Am 20. August 1868 heirateten die beiden in Dubki nach russisch-orthodoxem Ritus. Zur Hochzeit war auch Wladimirs Bruder Michael eingeladen, der in Kreisen der „sogenannten Intelligenz" verkehrte. Er gehörte den „Freidenkern" an, für die Iwan Sergejewitsch Turgenjew in dem Roman „Väter und Söhne" den Begriff „Nihilist" geprägt hatte.[56] In Dis-

[48] *Abeljanz-Schlikoff*, Von der Moskwa zur Limmat II: Sommer auf dem Lande. In: „Sie und Er", 29. April 1954, 27–28, hier 27.

[49] *Abeljanz-Schlikoff*, Von der Moskwa zur Limmat I: Kindheit in Moskau. In: „Sie und Er", 22. April 1954, 18.

[50] Ebd. II: Sommer auf dem Lande. In: „Sie und Er", 29. April 1954, 27.

[51] Ebd., 28.

[52] Ebd., 27.

[53] Ebd., 28.

[54] Ebd. III: Jenja lernt tanzen. In: „Sie und Er", 6. Mai 1954, 15.

[55] Ebd., 16.

[56] *Abeljanz-Schlikoff*, Von der Moskwa zur Limmat IV: Die Reise nach Zürich. In: „Sie und Er", 13. Mai 1954, 27.

kussionen über „Politik, Religion und Frauenemanzipation" übte Michael heftige Kritik am bestehenden autoritären System Russlands.[57]

Inspiriert durch die Werke von Fjodor Michailowitsch Dostojewski, Lew Nikolajewitsch Graf Tolstoi oder Turgenjew schuf sich die russische Intelligenz Freiheitsideale, die für beide Geschlechter nicht nur die Abschaffung des autoritären Regimes, sondern auch die Freiheit der Berufswahl repräsentierten.[58] Die russische Moderne, die zu vielen kulturellen Interferenzen zwischen Russland und Europa führte, zeigt sich hier besonders in der Wahl der Erzieherinnen der Mädchen, dem intellektuellen Milieu in dem sie verkehren, dem Aufbegehren gegenüber einem autoritären Regime, in der intellektuellen und sozialen Emanzipation der Frau und dem Bewusstsein der Bedeutung eines Studiums in einem modernen Land Europas.[59]

Durch den Roman „Was ist zu tun?" von Nikolai Gawrilowitsch Tschernischefski, wo eine Ärztin zur Vorkämpferin der Frauenemanzipation wurde, erfuhren Raissa und Jenja von Emanzipationsbestrebungen anderer russischer Frauen.[60] Ein Medizinstudent namens Sablin teilte Jenja mit, dass Suŝlova-Erisman in St. Petersburg als Frauenärztin praktizierte, was ihre Entscheidung zum Medizinstudium bestärkte.[61] Auch Raissa erwähnte in ihrer Biographie, dass sie sich „im 13. Lebensjahr" für das Medizinstudium entschied, nachdem sie von Suŝlovas Studium an der Universität Zürich erfahren hatte. Ihre Familie habe die Idee zwar vehement abgelehnt, doch es sei ihr gelungen, den Widerstand der Eltern zu brechen.[62] Es geht aus den Biographien der beiden Schwestern nicht klar hervor, ob Raissa hier die Vorstellungen ihrer Schwester zu eigenen Idealen machte oder ob sie wirklich so früh die Entscheidung zum Medizinstudium traf. Im Herbst 1869 wurde Raissas erster Sohn Lodja geboren,[63] 1870 ihr zweiter, Boris. Während sie

[57] *Schlikoff*, Wie ich zum Studium nach Zürich kam. In: Schweizerischer Verband der Akademikerinnen (Hg.), Das Frauenstudium an den Schweizer Hochschulen, 57.

[58] Ebd., 61.

[59] Eva *Hausbacher*, „Mir iskusstva". In: Stefan *Simonek* (Hg.), Die Wiener Moderne in slawischen Periodika der Jahrhundertwende (= Wechselwirkungen. Österreichische Kultur im internationalen Kontext 10, Bern-Berlin-Bruxelles 2006) 39–58, hier 39.

[60] *Abeljanz-Schlikoff*, Von der Moskwa zur Limmat IV: Die Reise nach Zürich. In: „Sie und Er", 13. Mai 1954, 27.

[61] *Schlikoff*, Wie ich zum Studium nach Zürich kam. In: Schweizerischer Verband der Akademikerinnen (Hg.), Das Frauenstudium an den Schweizer Hochschulen, 57.

[62] *Kerschbaumer*, Autobiographische Skizze. In: Jahresbericht des Vereines für erweiterte Frauenbildung in Wien 8 (1896) 44.

[63] *Abeljanz-Schlikoff*, Von der Moskwa zur Limmat IV: Die Reise nach Zürich. In: „Sie und Er", 13. Mai 1954, 27.

sich der Familie widmete, besuchte Jenja Fortbildungskurse für Frauen in Moskau.[64] Sie wählte Chemie- und Physik-Vorlesungen und nahm bei einem Studenten Privatstunden in Mathematik und Latein. Mit siebzehn Jahren gehörte sie zu den jüngsten Studentinnen. Die Kurse waren ihr Eintritt in das öffentliche Bildungswesen. Sie wurden von Frauen aus verschiedenen Gesellschaftsklassen und verschiedener Altersgruppen belegt.[65] In den Kursen lernte Jenja „Vorkämpferinnen" der Frauenbewegung,[66] wie „Frl. Lubatowitsch" kennen, deren Schwester in Zürich studierte. Von ihr erfuhr sie, dass an der Universität Zürich ab dem Wintersemester 1872 für ausländische Studentinnen eine Aufnahmeprüfung als Voraussetzung für ein Studium verlangt werde.[67]

3. REVOLUTIONÄRINNEN UND FRAUENRECHTLERINNEN

Jenja begann das Studium in der Schweiz im Sommersemester 1872. Ihr Vater stellte allerdings die Bedingung, Naturwissenschaften und nicht Medizin zu studieren. Sie sollte später das Landgut in Dubki bewirtschaften können.[68] Nach Ostern 1872 reise Jenja in Begleitung ihrer Mutter mit der Bahn nach Zürich. Verbunden mit dem Gefühl der neu erworbenen Freiheit, erschien ihr die Schweiz als „ein großer Garten".[69] Olga Lubatowitsch half ihr bei der Immatrikulation. Sie verkörperte den Typus der modernen emanzipierten Studentin, sowohl im äußeren Erscheinungsbild als auch im Verhalten: kurze Haare, kurzer schwarzer Rock, Matrosenhut, ein locker um die Schultern liegender Schal und Zigaretten rauchend, warf sie sämtliche, für unverheiratete junge Frauen aus guten Familien gültige, Konventionen über Bord. Durch unbefangenes Auftreten und ein Leben im Bohème-Milieu, entstand im Ausland der Eindruck, „alle Studentinnen seien emanzipiert". Jenja wohnte mit ihrer Mutter in einer Pension, in der auch Suŝlova mit ihrem Ehemann, Professor Erismann, einem Augenarzt aus St. Petersburg lebte. Jenja lernte die Frauenärztin als „stille, ernste Natur von tiefem Gemüt

---

[64] Ebd., 35.

[65] *Schlikoff*, Wie ich zum Studium nach Zürich kam. In: Schweizerischer Verband der Akademikerinnen (Hg.), Das Frauenstudium an den Schweizer Hochschulen, 57.

[66] Siehe: Eine Jubilarin. In: Neue Zürcher Zeitung vom 15. Juli 1943, Morgenausgabe Nr. 1104, 2: Jenja sei „vom Fieber der damaligen Frauenemanzipation angesteckt" worden.

[67] *Schlikoff*, Wie ich zum Studium nach Zürich kam. In: Schweizerischer Verband der Akademikerinnen (Hg.), Das Frauenstudium an den Schweizer Hochschulen, 57.

[68] Eine Jubilarin. In: Neue Zürcher Zeitung vom 15. Juli 1943, Morgenausgabe Nr. 1104, 2.

[69] *Abeljanz-Schlikoff*, Von der Moskwa zur Limmat IV: Die Reise nach Zürich. In: „Sie und Er", 13. Mai 1954, 36.

und nachdenklichem, melancholischem Blick" kennen.[70] Suŝlova riet ihr ab, Medizin zu studieren, denn „sie würde [...] enttäuscht sein".[71]

Im Wintersemester 1872 immatrikulierte Raissa an der Universität Zürich. In der Matrikeledition wurde sie mit dem Familiennamen Putjata-Slikova eingetragen.[72] Nach der Geburt ihres dritten Sohnes Kolja[73] hatte ihr Ehemann die Scheidung eingereicht, weil er von einem Theateragenten für Provinztruppen ein lukratives Rollenangebot erhalten hatte. Er wollte seiner Familie nicht zumuten, mit einer „Schauspielertruppe herumzuziehen". Raissas Mutter übernahm die Obsorge der drei Kinder.[74] In einer Pension wurden für beiden Schwestern und die Mutter mit Raissas Kindern fünf Zimmer gemietet. Jenja half ihrer Schwester anfangs beim Studium. Raissa lernte schnell.[75] Die Professoren behandelten männliche und weibliche Studierende gleich. Für sie waren die Anfänge des Frauenstudiums ein „interessantes Experiment". Die Studenten hingegen protestierten gegen das Frauenstudium, vor allem, weil die Zahl der russischen Studentinnen kontinuierlich zunahm. In Studentenversammlungen wurde die „Ausweisung der Ausländerinnen" gefordert. Jenja erschien dieses Verhalten befremdend.[76] Von Russland her war sie es gewohnt, dass sich die „freiheitlichen Studenten" für die gleichen Bildungschancen von Mann und Frau engagierten. Bis zum Sommersemester 1873 studierten hundert russische Studentinnen an der Universität Zürich. Sie gliederten sich in „zwei Parteien: die Revolutionärinnen und die Frauenrechtlerinnen". Während die einen ihren Aufenthalt in der Schweiz für Protestaktionen gegen „den russischen Despotismus und Zarismus" nützten, lehnten die Frauenrechtlerinnen Zürich als Ort „politischer Propaganda" ab und konzentrierten sich auf das Studium. Mit den revolutionären russischen Studentinnen zogen auch „russische Emigranten aus London, Paris und Genf" nach Zürich und bildeten dort allmählich eine „russische Kolonie" mit explosivem politischen Potential.[77] Raissa empfand

---

[70] *Schlikoff,* Wie ich zum Studium nach Zürich kam. In: Schweizerischer Verband der Akademikerinnen (Hg.), Das Frauenstudium an den Schweizer Hochschulen, 58f.

[71] Ebd., 60.

[72] Matrikeledition der Universität Zürich, Wintersemester 1872, Matrikelnummer 4383, online unter <http://www.matrikel.unizh.ch/pages/60.htm> (3. Oktober 2006).

[73] *Abeljanz-Schlikoff,* Von der Moskwa zur Limmat IV: Die Reise nach Zürich. In: „Sie und Er", 13. Mai 1954, 36.

[74] Ebd., VI: Auf der schwarzen Liste. In: „Sie und Er", 27. Mai 1954, 31–33, hier 31.

[75] Ebd., 32.

[76] *Schlikoff,* Wie ich zum Studium nach Zürich kam. In: Schweizerischer Verband der Akademikerinnen (Hg.), Das Frauenstudium an den Schweizer Hochschulen, 60.

[77] Ebd., 61f.

das Studium an dieser Universität als „sehr ungemüthlich", weil die Revolutionärinnen den Ruf der russischen Studentinnen und die „Frauenfrage" generell schädigten.[78]

Im August 1873 verbot der Zar den russischen Studentinnen die Fortsetzung des Studiums an der Universität Zürich.[79] Als Begründung wurde angegeben, dass sie sich von russischen Revolutionären in Zürich beeinflussen ließen, sich politisch betätigten und dadurch ihre Studien vernachlässigten. Die russische Regierung drohte den rebellischen Studentinnen an, die Zulassung zur Staatsprüfung und die Berufserlaubnis in Russland zu verweigern, wenn sie nicht sofort nach Russland zurückkehrten. Für den Abschluss ihres Medizinstudiums wurden ihnen in St. Petersburg an der Militär-Chirurgischen Akademie „Kurse zur Ausbildung gelehrter Hebammen" angeboten.[80] Andere gingen nach Paris und manche landeten auf Grund politischer Propaganda in Gefängnissen oder in Sibirien.[81]

Raissa und Jenja verließen die Universität Zürich am 11. Oktober 1873.[82] Sie gingen wie fünfzehn andere Studentinnen nach Bern, um ihr Medizinstudium fortzusetzen,[83] nachdem die Universitäten Prag und Leipzig ein Frauenstudium abgelehnt hatten.[84] Die Berner Studenten waren höflicher und kollegialer als die Studenten in Zürich, was den Studienabschluss wesentlich erleichterte.[85] Raissas Mutter begleitete sie mit den drei Knaben und der Gouvernante.[86] Im Winter 1873 reiste sie mit Raissas Söhnen nach Moskau zurück. Nach dem Tod von Raissas und Jenjas Vater im August 1874 übernahm ihre Mutter die Führung des Guts in Dubki und blieb mit

---

[78] *Kerschbaumer*, Autobiographische Skizze. In: Jahresbericht des Vereines für erweiterte Frauenbildung in Wien 8 (1896) 44.

[79] *Kronfeld*, Die Frauen und die Medicin, 13f.

[80] *Burchardt*, „Schwestern reicht die Hand zum Bunde"? In: *Dickmann, Schöck-Quinteros* (Hgg.), Barrieren und Karrieren, 294.

[81] *Schlikoff*, Wie ich zum Studium nach Zürich kam. In: Schweizerischer Verband der Akademikerinnen (Hg.), Das Frauenstudium an den Schweizer Hochschulen, 62.

[82] Matrikeledition der Universität Zürich, Wintersemester 1872, Matrikelnummer 4383, online unter <http://www.matrikel.unizh.ch/pages/60.htm> (3. Oktober 2006).

[83] *Schlikoff*, Wie ich zum Studium nach Zürich kam. In: Schweizerischer Verband der Akademikerinnen (Hg.), Das Frauenstudium an den Schweizer Hochschulen, 63.

[84] *Abeljanz-Schlikoff*, Von der Moskwa zur Limmat. VI. Auf der schwarzen Liste. In: „Sie und Er", 27. Mai 1954, 33.

[85] *Schlikoff*, Wie ich zum Studium nach Zürich kam. In: Schweizerischer Verband der Akademikerinnen (Hg.), Das Frauenstudium an den Schweizer Hochschulen, 64.

[86] *Abeljanz-Schlikoff*, Von der Moskwa zur Limmat VI: Auf der schwarzen Liste. In: „Sie und Er", 27. Mai 1954, 33.

Raissas Kindern in Russland.[87] Raissa erwähnte in ihrer „Autobiographischen Skizze", dass es ihr in Bern „sehr gut" ergangen sei, obwohl auch dort einige Professoren und Studenten gegen die Zulassung der russischen Studentinnen beim Bundesrat Petitionen vorbrachten.[88] Aber sie erreichte die „akademische Gleichberechtigung", verbunden mit den „gleichen Rechten und Pflichten".[89]

Am 7. Juni 1876 wurde Jenja promoviert.[90] In ihrer Dissertation hatte sie sich mit dem Thema „Über die lokale Wirkung der Kälte" befasst.[91] Am 25. Oktober desselben Jahres heiratete Jenja Haruthiun Abeljanz,[92] Professor für Chemie an einem Gymnasium, an einer höheren Töchterschule und Privatdozent an der Universität Zürich. Sie übte ihren Beruf als Ärztin nicht weiter aus und wurde „Hausfrau und Mutter".[93] Erst mit achtundvierzig Jahren machte sie dann in Schweden eine Ausbildung zur Heilmasseurin.[94] Nach ihrer Scheidung am 5. Juli 1902[95] arbeitete Jenja in Zürich als Lehrerin an einer Pflegerinnenschule und als Ärztin mit Spezialisierung auf Heilgymnastik und Massage. In den Ferien praktizierte sie an großen Kliniken in Kairo,

---

[87] *Abeljanz-Schlikoff*, Von der Moskwa zur Limmat VII: Ich bin Dr. med. In: „Sie und Er", 3. Juni 1954, 31.

[88] *Kerschbaumer*, Autobiographische Skizze. In: Jahresbericht des Vereines für erweiterte Frauenbildung in Wien 8 (1896) 44.

[89] Ebd., 45.

[90] Matrikeledition der Universität Zürich, Sommersemester 1872, Matrikelnummer 4121, online unter <http://www.matrikel.unizh.ch/pages/60.htm> (10. September 2006): „Frl. Virginie (Jenja) Schlikoff/ Slikova, (oo Abeljanz), *Moskau 15. 07. 1853, Vater Basil Sch. Landadliger, Staatsrat und Gutsbesitzer aus dem Gouv. Tula, Mutter Adelaide Alexandrewna +1895); E: Hr. Wassili (Dimitriewitsch) Sch. in Moskau, imm. in Bern 15.10.1873 (Nr.2874), dort Dr. med. 07.06.1876, [...]; Schwester von Dr. med. Raissa (Rosa) Putiata (Nr. 4383, 1851-1923)".

[91] Virginie *Schlikoff*, Über die lokale Wirkung der Kälte (Dissertation, Universität Bern 1876), online unter <http://www.worldcatlibraries.org/wcpa/top3mset/52833807> (7. Oktober 2007).

[92] Matrikeledition der Universität Zürich, Sommersemester 1872, Matrikelnummer 4121, online unter <http://www.matrikel.unizh.ch/pages/60.htm> (8. Dezember 2006).

[93] *Abeljanz-Schlikoff*, Von der Moskwa zur Limmat VII: Ich bin Dr. med. In: „Sie und Er", 3. Juni 1954, 33.

[94] Eine Jubilarin. In: Neue Zürcher Zeitung vom 15. Juli 1943, Morgenausgabe Nr. 1104, 2.

[95] Matrikeledition der Universität Zürich, Sommersemester 1872, Matrikelnummer 4121, online unter <http://www.matrikel.unizh.ch/pages/60.htm> (10. September 2006).

Nizza und Vulpera.[96] Am 26. September 1949 starb Jenja Abeljanz-Schlikoff als eine der ältesten Bürgerinnen Zürichs.[97]

Am 7. Juli 1876[98] wurde Raissa an der Universität Bern in Medizin promoviert.[99] Raissa entschied sich für eine Ausbildung zur Augenärztin an der Augenklinik der Universität Wien.[100] Der Vorstand der Klinik, Ferdinand von Arlt sowie seine Assistenten Hubert Sattler[101] und Ernst Fuchs wurden Putjata-Slikowas Lehrer. In der Autobiographie beschrieb die Ärztin ihren Mentor Arlt als „treue[n], aufopfernde[n] Freund".[102] Raissa besuchte zusätzlich Vorlesungen bei Billroth und dem Psychiater Theodor Meynert, die Frauen im Hörsaal akzeptierten. Hospitationsansuchen von Studentinnen lehnte Billroth allerdings rigoros ab.[103] Meynert sei, so die Ärztin, „bis zu seinem Lebensende ein warmer Anhänger und Förderer unserer Sache" geblieben.[104] Arlt suchte beim Professorenkollegium der Medizinischen Fakultät der Universität Wien mehrmals um die Zulassung Putjatas-Slikova zum Rigorosum an, alle wurden abgelehnt.[105] Durch die Heirat mit dem Augenarzt Friedrich Kerschbaumer, einem Assistenten Arlts, erwarb die Ärztin die österreichische Staatsbürgerschaft und konnte mit ihm unter seinen Namen

---

[96] *Abeljanz-Schlikoff*, Von der Moskwa zur Limmat VII: Ich bin Dr. med. In: „Sie und Er", 3. Juni 1954, 33.

[97] Matrikeledition der Universität Zürich, Sommersemester 1872, Matrikelnummer 4121, online unter <http://www.matrikel.unizh.ch/pages/60.htm> (10. September 2006).

[98] *Kerschbaumer*, Autobiographische Skizze. In: Jahresbericht des Vereines für erweiterte Frauenbildung in Wien 8 (1896) 45.

[99] Matrikeledition der Universität Zürich, Wintersemester 1872, Matrikelnummer 4383, online unter <http://www.matrikel.unizh.ch/pages/60.htm> (3. Oktober 2006).

[100] Matrikeledition der Universität Zürich, Sommersemester 1872, Matrikelnummer 4121, online unter <http://www.matrikel.unizh.ch/pages/60.htm> (10. September 2006).

[101] Siehe Rosa *Kerschbaumer*, Das Sarkom des Auges. Mit einem Vorwort von Hubert *Sattler* (Wiesbaden 1900).

[102] *Kerschbaumer*, Autobiographische Skizze. In: Jahresbericht des Vereines für erweiterte Frauenbildung in Wien 8 (1896) 45.

[103] Marcella *Stern*, Gabriele Possanner von Ehrenthal, die erste an der Universität Wien promovierte Frau. In: *Heindl, Tichy* (Hgg.), „Durch Erkenntnis zu Freiheit und Glück …", 189–219, hier 219: Rosa Welt, eine Studentin der Habsburgermonarchie an der Universität Bern, berichtete, dass ihr Ansuchen, im Sommersemester 1877 bei den Professoren Theodor Billroth und Adalbert Duchek zu hospitieren, abgelehnt wurde.

[104] *Kerschbaumer,* Autobiographische Skizze. In: Jahresbericht des Vereines für erweiterte Frauenbildung in Wien 8 (1896) 45.

[105] *Friedrich*, „Ein Paradies ist uns verschlossen...", 135.

1878 in Salzburg eine Augenklinik eröffnen.[106] Das Ehepaar finanzierte die Klinik selbst. Trotz der Erfolge von Rosa Kerschbaumer, besonders als Staroperateurin, wurde ihre Arbeit von Seiten der Behörden nur „geduldet".[107]

Als Beispiel für eine der ersten Ärztinnen im Deutschen Reich steht Hope Bridges Adams-Lehmann, geboren 1855 in Hallifort bei London. Auch sie wurde von ihrer Familie ermutigt, den Weg einer höheren Ausbildung zu beschreiten. Ihre Eltern waren Presbyterianer, eine Konfession, die als Minderheit in England als „besonders mobil und reformfreudig" galt. Ihr Vater, Eisenbahningenieur, Erfinder und Publizist, gehörte schon vor 1840 den frühen radikalen Feministen an. 1875 besuchte Adams das Bedford College in London, das erste College in England, an dem auch Frauen zugelassen wurden. 1876 inskribierte sie an der Medizinischen Fakultät der Universität Leipzig.[108] In dem angesehenen medizinischen Journal „The Lancet" propagierte sie 1881 die Studienorganisation in Leipzig sogar als Vorbild für England.[109] In Dresden, wohin die Familie nach dem Tod des Vaters übersiedelte, praktizierte sie an der Klinik des Gynäkologen Franz von Winckel, der einzige deutsche Klinikvorstand, der zu dieser Zeit Praktikantinnen aufnahm.[110]

Noch 1894 wurde Winckel, mittlerweile Professor an der Münchner Universitätsklinik für Gynäkologie, vom bayrischen Kultusministerium gerügt, weil er einige im Ausland promovierte Ärztinnen an seiner Klinik volontieren ließ. Drei Jahre später bestätigte er, dass vierzig Volontärärztinnen an seiner Klinik angestellt seien und ihre fachliche Kompetenz manchmal jene der Ärzte übertreffe.[111] 1880 beendete Adams ihr Medizinstudium mit

---

[106] Kerschbaumer, Autobiographische Skizze. In: Jahresbericht des Vereines für erweiterte Frauenbildung in Wien 8 (1896) 45. Anders aber Matrikeledition der Universität Zürich, Wintersemester 1872, Matrikelnummer 4383, online unter <http://www.matrikel.unizh. ch/pages/60.htm> (3. Oktober 2006), wo das Jahr 1886 als Eröffnungsjahr der Augenklinik in Salzburg angegeben ist.

[107] Margarete *Fichna*, Vorkämpferinnen für das medizinische Frauenstudium in Österreich. In: Zeitschrift des Bauvereines der Akademikerinnen Österreichs 2,2 (1959) 13–14, hier 13.

[108] Marita *Kraus*, Die Lebensentwürfe und Reformvorschläge der Ärztin Hope Bridges Adams Lehmann (1855–1916). In: *Dickmann, Schöck-Quinteros* (Hgg.), Barrieren und Karrieren, 143–157, hier 144.

[109] Hope Bridges *Adams Lehmann*, On Medical Education. In: The Lancet 2 (1881) 584f.

[110] *Kraus*, Lebensentwürfe und Reformvorschläge. In: *Dickmann, Schöck-Quinteros* (Hgg.), Barrieren und Karrieren, 145.

[111] *Kraus*, „Man denke sich nur die junge Dame im Seziersaal". In: *Häntzschel, Bußmann* (Hgg.), Bedrohlich gescheit, 139.

dem Staatsexamen, die Promotion wurde ihr in Leipzig als Frau verweigert. Sie promovierte im selben Jahr an der Universität Bern, 1881 wurden ihre Rigorosenzeugnisse am Royal College of Physicians in Dublin, Irland, approbiert. In Frankfurt am Main errichtete Adams-Lehmann nach Emilie Lehmus und Franziska Tiburtius[112] als dritte Ärztin eine Praxis im Deutschen Reich.[113] Rezepte, Impf- und Totenscheine musste sie jedoch von ihrem Mann unterschreiben lassen, der auch Arzt war.[114]

In den Biographien von Rosa Kerschbaumer, ihrer Schwester und Adams-Lehmann wird deutlich, wie aufgeschlossen und fortschrittlich Mädchen- und Frauenbildung im zaristischen Russland oder in England verstanden wurde, wie sich die Gleichberechtigung der Frauen im Medizinstudium in der Schweiz durchsetzte und wie konservativ sich im Vergleich die Habsburgermonarchie und das Deutsche Reich gegenüber dem Medizinstudium für Frauen verhielt. Ärztinnen wurden in Amerika und anderen Ländern Europas anerkannt und in der Gesellschaft für wichtig empfunden, als in Wien Mädchen noch nicht einmal ein Gymnasium besuchen und die Matura ablegen konnten. Obwohl der Liberalismus europaweit den Fortschritt und die Gleichheit aller Bürgerinnen und Bürger propagierte, setzten sich seine Prinzipien in der Habsburgermonarchie nicht durch.

4. ROLLENKLISCHEES UND GESCHLECHTERTRENNUNG

Im Gegensatz zur Schweiz waren sowohl die Habsburgermonarchie als auch das Deutsche Reich stark in der Tradition von fest zugeschriebenen Geschlechterrollen verhaftet. Es wurde kaum zugelassen, dass Rollenklischees hinterfragt und das Recht auf ein Universitätsstudium eingefordert wurden. Denn je mehr Frauen nach höherer Bildung strebten, desto mehr Widerstand leisteten viele Professoren der Medizinischen Fakultät der Universität Wien. Selbst der liberale Rokitansky warnte in seiner Abschiedsrede an der Universität 1875, „dem Weibe die Concurrenz mit dem Manne zu eröffnen". Er leitete die „Emancipation der Frauen" vom Streben nach dem „Individualismus" ab, welchen er allgemein als Gefahr für die Gesellschaft erkannte und besonders bei Frauen widernatürlich empfand. Rokitansky betonte, dass er „betreffs der modernen Bestrebungen die liberalsten Gesinnungen" hege, aber „die Wehrhaftmachung des Weibes zu dem Kampfe", den Männer un-

---

[112] Siehe Franziska *Tiburtius*, Erinnerungen einer Achtzigjährigen (Berlin 1923).

[113] *Kraus,* Lebensentwürfe und Reformvorschläge. In: *Dickmann, Schöck-Quinteros* (Hgg.), Barrieren und Karrieren, 146.

[114] *Kraus,* „Man denke sich nur die junge Dame im Seziersaal. In: *Häntzschel, Bußmann* (Hgg.), Bedrohlich gescheit, 139.

tereinander führten, werde „die beiden Geschlechter gründlich [...] entfrem-
den". In der Suche der Frau nach Gelehrsamkeit werde sie ihre Weiblichkeit
verlieren, „die auf den Gaben des Herzens basirende Zuneigung des Mannes
vernichten" und eine harmonische Beziehung unmöglich machen.[115]
Rokitansky vertrat mit diesen Ideen die allgemeine Sicht der männlichen
Meinungsbildner: Der öffentliche Raum wurde dem Mann zugeordnet, wo
er mit den anderen in Konkurrenz stand und in der Politik mitbestimmen
konnte, der private Raum wurde zur Domäne der Frau.[116] Dadurch war der
Arbeitsmarkt frei von strebsamen jungen Akademikerinnen. Die Verdrängung der Frau aus dem öffentlichen Raum machte ein zentrales Element der
Moderne sichtbar. Durch Modernisierungsprozesse in Wirtschaft, Technik
und Wissenschaft traten Männer aus der „Natur" heraus und reduzierten
gleichzeitig die Frau auf ihre „natürlichen" Aufgaben.[117] „Ein Paradies ist
uns verschlossen...", trug Mayreder 1873, mit fünfzehn Jahren, in ihr Tagebuch ein. Ihre Eltern gewährten ihr zumindest, gemeinsam mit ihrem Bruder Unterricht in Latein und Griechisch zu erhalten.[118] In „Zur Kritik der
Weiblichkeit"[119] und „Geschlecht und Kultur"[120] setzte sich die „Rebellin
wider die Tyrannei der Norm"[121] später kulturphilosophisch mit der „Frauenfrage" auseinander.[122] Mayreder kritisierte die „Geschlechtermetaphysik"
der Aufklärung „mit ihren „weiblichen" und „männlichen" Tugendkatalo-

---

[115] Carl *Rokitansky*, Abschiedsrede, gehalten am 16. Juli 1875. In: Karl *Rokitansky*, Drei
       Reden von Carl Freiherr von Rokitansky (1844, 1862, 1875), Typoskript, Rokitansky-
       Nachlass, 9f. In: Handschriftensammlung, 1852 (Institut für Geschichte der Medizin,
       Medizinische Universität Wien).

[116] *Simon*, „Die tüchtige Hausfrau". In: *Brehmer, Simon* (Hgg.), Geschichte der Frauenbil-
       dung und Mädchenerziehung in Österreich, 40.

[117] *Zettelbauer*, „Die Liebe sei Euer Heldentum", 15. Siehe Elisabeth *List,* Körper (in) der
       Geschichte. Theoretische Fragen an einen Paradigmenwechsel. In: Österreichische Zeit-
       schrift für Geschichtswissenschaft 8,2 (1997) 167–185, hier 184. List weist darauf hin,
       dass gerade in dieser Ambivalenz die Konstruktion von Weiblichkeit sichtbar wird.

[118] *Kubes-Hof*mann, „Etwas an der Männlichkeit ist nicht in Ordnung". In: *Fischer, Brix*
       (Hgg.), Die Frauen der Wiener Moderne, 132.

[119] Rosa *Mayreder,* Zur Kritik der Weiblichkeit. Essays. Mit einem Nachwort von Eva *Ge-
       ber* (Wien 1998).

[120] Rosa *Mayreder,* Geschlecht und Kultur. Essays. Mit einem Nachwort von Eva *Geber*
       (Wien 1998).

[121] *Kubes-Hof*mann, „Etwas an der Männlichkeit ist nicht in Ordnung". In: *Fischer, Brix*
       (Hgg.), Die Frauen der Wiener Moderne, 132.

[122] *Friedrich*, „Ein Paradies ist uns verschlossen...", 304.

gen", die Frauen in einen bestimmten Raum zwängten.[123] Auf Seite der Sozialdemokraten engagierte sich Mayreder für die bürgerliche Frauenbewegung.[124]

1878 nahm der Liberale Karl Lemayer, Sektionschef im k. k. Ministerium für Cultus und Unterricht, in „Die Verwaltung der Österreichischen Hochschulen" zur „Frauenfrage" Stellung. Er erwähnte darin, dass vor Beginn des Studienjahres 1873/74 von einigen Russinnen an den Rektor der Universität Graz die Anfrage gestellt worden sei, ob sie ihr Studium an dieser Universität fortsetzen könnten. Mit Berufung auf den Ministerialerlass vom 2. September 1873, der auf die in höheren Schulen gesetzlich vorgeschriebene Geschlechtertrennung verwies, wurde eine Immatrikulation abgelehnt.[125] Frauen sei ein Medizinstudium in Österreich ausnahmslos zu verwehren, weil „die Universitäten, wenigstens unsere heutigen Universitäten nur für die männliche Jugend bestimmt" seien. Die Ministerial-Verordnung vom 3. Februar 1849 sah zwar vor, den Besuch von „einzelne[n], ausschließlich für Frauen bestimmte[n] Vorlesungen" zu genehmigen und manchen Frauen den „Zutritt zu einzelnen akademischen Vorträgen oder praktischen Übungen zu gestatten". Doch Lemayer sah in der Sonderregelung ein Problem, weil durch die Anwesenheit von Frauen die wissenschaftlichen Inhalte der Vorlesung einer vollständigen Umgestaltung bedürften. Vieles, was „sich dem Ohr der Männer eigne[...]", müsse erst für „züchtige[...] Jungfrauen" adaptiert werden und würde dadurch wieder nicht dem „männlichen Charakter" gerecht werden. Ferner bestünden durch das Zusammensein beider Geschlechter „große Gefahren für den wissenschaftlichen und sittlichen Ernst" in den Hörsälen. Es werde nicht daran gedacht, wegen einiger „neugieriger" Frauen, die „in den Kreis der Männer störend einzutreten beabsichtigen", eine Änderung des „scientifischen und disciplinaren Charakters der Universität" zu „Gunsten der Frauen" und zu „Ungunsten der Männer" herbeizuführen.[126]

Die Universität sei für die Bildung der Männer bestimmt und für Frauen nicht zugänglich, solange die Gesellschaft nicht weibliche „Priester, Richter, Advocaten, Aerzte, Lehrer" verlange, „was ein günstiges Geschick verhüten möge". Das Votum des Unterrichtsministeriums berief sich auf die „so-

---

[123] *Kubes-Hofm*ann, „Etwas an der Männlichkeit ist nicht in Ordnung". In: *Fischer, Brix* (Hgg.), Die Frauen der Wiener Moderne, 132.

[124] *Friedrich*, „Ein Paradies ist uns verschlossen...", 304.

[125] Karl *Lemayer*, Die Verwaltung der österreichischen Hochschulen von 1868–1877. Im Auftrage des k. k. Ministers für Cultus und Unterricht (Wien 1878) 96f.

[126] Ebd., 97.

ciale[...] Ordnung", deren Leitung „noch in dem männlichen Geschlechte ruh[e]". Lemayer fand daher keinen stichhaltigen Grund, warum Frauen an der Universität über ein „Terrain" verfügen sollten, welches in der weiteren Folge „unmöglich zu begrenzen wäre".[127] Die Besorgnis um den Verlust der bürgerlichen Ordnung beschäftigte die Mitarbeiter des Ministeriums wesentlich stärker als das Bemühen um eine höhere Bildung der Mädchen. Sie agierten, wie es Max Weber formulierte, im Sinne einer „konservativen Romantik", die deutlich „geschlechtsspezifische Machtinteressen" verbarg.[128]

Mit einem neuen Erlass des Unterrichtsministers vom 6. Mai 1878 wurde die „Frauenfrage" an den österreichischen Universitäten weiterhin verhindert.[129] Durch eine Ministerialordnung vom 21. September 1878 wurde Mädchen mit entsprechender Vorbildung in Österreich zumindest ein Gymnasialabschluss zugestanden, doch sie war nicht mit einer Studienberechtigung verbunden.[130] Ab dem Schuljahr 1878/79 verfügte die Höhere Bildungsschule des „Frauenerwerbsvereines" über sechs Klassen, um den Lehrplan der Mädchenschule an den der Mittelschule für Knaben adaptieren zu können. Somit konnten Mädchen nun ab zehn Jahren eine höhere Schule besuchen.[131] Als einen wesentlichen Grund für die politische Hinauszögerung der Etablierung von Mädchengymnasien gibt Margret Friedrich an, dass sich in den weiteren Jahren durch die stetige Zunahme der Schülerzahlen in den Gymnasien für Knaben der „Konkurrenzkampf verschärft" habe. Die Chance, nach einer erfolgreich bestandenen Matura ein Studium zu absolvieren und danach eine gute berufliche Position anzustreben, sollte an den ohnedies überfüllten Universitäten nicht durch zusätzliche weibliche Konkurrenten eingeschränkt werden.[132]

---

[127] Ebd., 98.

[128] *Friedrich*, „Ein Paradies ist uns verschlossen...", 396.

[129] *Lemayer*, Die Verwaltung der österreichischen Hochschulen, 103.

[130] *Simon*, „Durch eisernen Fleiß und rastloses, aufreibendes Studium". In: *Brehmer, Simon* (Hgg.), Geschichte der Frauenbildung und Mädchenerziehung in Österreich, 206.

[131] *Friedrich*, „Ein Paradies ist uns verschlossen...", 97.

[132] Ebd., 101. Siehe *Meller*, Wahrworte zur Frage der Änderung des Unterrichts in der Heilkunde. In: Sonderdruck der Wiener klinischen Wochenschrift 21 (1920) 27: Noch 1920 befürchtet Meller eine „Entartung" der Schulen, weil die Gymnasien den „Armen im Geiste" die Wege ebneten und nicht nur eine intellektuelle Elite förderten. Er verwehrte sich, dass „gepriesen als eine der höchsten Errungenschaften der Menschheit – als Bezugsquelle für die Hochschule der Vorrat an Geistesware, der alljährlich von den verschiedenen Mädchengymnasien und Mädchenlyzeen abgeliefert" werde, das Niveau der Universitäten senke.

Die Einwände und staatlichen Verordnungen gegen ein Frauenstudium verhinderten jedoch nicht nur an Universitäten der Habsburgermonarchie und im Deutschen Reich die Studienberechtigung für Frauen. Durch den internationalen Wissenstransfer der Wiener oder Berliner Medizinischen Schulen war der Wirkungsgrad viel weit reichender. Mehrere amerikanische Mediziner, die zwischen 1870 und 1880 Postgraduate Studies in diesen Städten machten, orientierten sich bei der Erstellung von Studienordnungen und Lehrplänen für amerikanische „Medical Schools" an jenen Universitäten. Sie übernahmen mit dem deutschen Universitätsmodell den Ausschluss von Frauen oder zumindest bestärkte es ihre Vorurteile gegenüber Frauen in der Medizin.[133] Die hervorragenden Erfolge deutscher Universitäten in Medizin wurden teilweise auf die exklusive Männeruniversität zurückgeführt und als Argument verwendet, warum auch in den Vereinigten Staaten Frauen besser ausgeschlossen bleiben sollten.[134]

In einer Studie über Wissenschaftlerinnen in den Vereinigten Staaten von Amerika hält Margaret W. Rossiter fest, dass das deutsche Modell für die Ablehnung von Frauen in Graduiertenschulen verantwortlich war: „Since most American graduate schools were patterned after the German universities [...] and had never admitted women, American deans also rejected coeducation at the graduate level for several decades". Henry P. Tappan, Rektor der Universität von Michigan von 1852 bis 1863, baute sein Modell der wahren Universität („true university") auf den nur für Männer zugänglichen Preussischen Universitäten auf. Andrew D. White, der amerikanischen Frauen noch vor 1880 half, Zutritt zur Universität Leipzig zu erhalten, hielt nach 1880 in den Vereinigten Staaten zahlreiche Vorträge, wo er das deutsche Universitätssystem lobte, ohne zu erwähnen, dass Frauen keinen Zutritt hatten.[135]

Zwischen 1868 und 1890 war es daher in den Vereinigten Staaten von Amerika für Frauen schwierig, ein Doktorat zu erwerben. In vielen Colleges waren Frauen in den „graduate schools" nur als Gasthörerinnen gestattet.[136] Allein in neueren oder weniger angesehenen Colleges wurden Frauen zum Rigorosum zugelassen. 1877 wurde an der Boston University die erste Frau promoviert. An der Yale-, Pennsylvania-, Columbia-, Brown-, Stanford- oder Chicago-University konnten Frauen erst ab 1890 ein Doktorat erwerben. Andere angesehene Universitäten mit hohem Prestige gaben in öffentlichen Do-

---

[133] *Singer*, Adventures Abroad, 2.
[134] Ebd., 3.
[135] Ebd., 2.
[136] Ebd., 4.

kumenten die Namen von weiblichen Graduierten erst gar nicht bekannt.[137] Die John Hopkins Medical School, gegründet 1893 nach dem Vorbild deutscher Universitäten, ließ Frauen nur deshalb zum Medizinstudium zu, weil es der ausdrückliche Wunsch der Sponsoren war.[138] Wie Rossiter betont, gestattete diese „Medical School" erst 1907 offiziell die Zulassung von Frauen zu „graduate schools". Viele der ersten Absolventinnen von Medizinischen Fakultäten der Vereinigten Staaten machten ihre Fachausbildung und ihren Turnus in Europa. In Nordamerika war es für sie fast unmöglich, eine Ausbildungsstelle an Kliniken zu erhalten. Außerdem hatten in Europa erworbene akademische Grade und „post-graduate trainings" mehr Prestige und oft ein höheres Niveau. An deutschen Universitäten war die amerikanische Akademikerin vor 1900 zwar nur Gasthörerin, aber sie konnte dieselben Vorlesungen wie die männlichen Kollegen besuchen und musste nicht, wie in den Vereinigten Staaten, auf eigens für Frauen bestimmten Colleges ein weniger qualitatives Studienangebot hinnehmen.[139]

Im Deutschen Reich waren die Universitäten von Berlin, Freiburg, Göttingen, Heidelberg, Leipzig und München bei den Amerikanerinnen am begehrtesten, aber auch Bonn, Dresden, Halle, Jena, Marburg und Würzburg verzeichneten auf den Inskriptionslisten mehrere Amerikanerinnen. In der Schweiz waren die Universitäten in Zürich und Bern ein Magnet, in Österreich war es Wien, wogegen die deutsche Universität in Prag bis 1900 keine amerikanischen Gasthörerinnen anzog.[140] Für Studien über amerikanische Frauen, die sich für ein Studium in Europa entschieden, findet Sandra L. Singer folgende Forschungsfragen relevant: Warum gingen sie ins Ausland? Warum wählten sie eher deutsche Universitäten als englische oder französische? Welche Erfahrungen machten sie? Inwiefern beeinflusste ihre Arbeit an deutschen Universitäten die Politik für ein Frauenstudium in Deutschland, Österreich oder der Schweiz? Wie weit beeinflussten ihre Erfahrungen an deutschen Universitäten ihre spätere Karriere?[141] Fragen, für deren Beantwortung sich in Gender Studies noch ein breites Forschungsfeld öffnen wird.

---

[137] Ebd., 5.
[138] Ebd., 3.
[139] Ebd., 5.
[140] Ebd., 6.
[141] Ebd., 3.

VII. BILDUNGSAUFTRAG FRAUENSTUDIUM

1. NETZWERKE DES BÜRGERTUMS

Während Medizinerinnen aus den Vereinigten Staaten von Amerika an der Universität Wien Fort- und Weiterbildungen absolvierten, war es Mädchen in der Reichshauptstadt auch zehn Jahre nach Lemayers Ministerialordnung von 1878 noch nicht möglich, eine Matura abzulegen, die jener der Knabengymnasien qualitativ gleichwertig war. Als deutliches Signal für die Einforderung der Gleichbehandlung in der Bildung von Knaben und Mädchen konstituierte sich daher am 28. Oktober 1888 der „Verein für erweiterte Frauenbildung in Wien". Neben der „erweiterten und vertiefenden Frauenbildung [wurde] die Erschliessung neuer und höherer Berufsarten für das weibliche Geschlecht" als ein wesentliches Ziel genannt. Sein Name war zugleich Programm. Vorrangig für den Verein war die Errichtung eines Mädchengymnasiums mit gleichem Bildungsniveau wie Knabengymnasien. Arnold Dodel-Port, Professor für Botanik an der Universität Zürich, unterstützte den Verein mit einer Schrift über „Das Frauenstudium in Zürich". Allein die Liste der ersten Vereinsmitglieder weist darauf hin, wer von den in Wien anerkannten Persönlichkeiten ein Frauenstudium befürwortete. Im Ausschuss des Vereins waren gleich viel Damen und Herren vertreten, was nach außen hin klar das Bild eines bürgerlichen Bildungsvereins vermittelte, in dem beide Geschlechter dieselben Rechte besaßen und sich in gleicher Intensität für höhere Frauenbildung engagierten.[1]

Marie Glassner, als erste Präsidentin, der Mediziner Moritz Benedikt als Vizepräsident, der Altphilologe Theodor von Gomperz und die Frauenrechtlerin Hainisch gehörten zu den vierzehn Gründungsmitgliedern des Vereins.[2] Benedikt erwähnt in seinen „Erinnerungen", dass er sich „sehr lebhaft an der Gründung" beteiligt habe. „Aus prinzipiellen Gründen" habe die Leitung des Vereins eine „Dame" gehabt und so wurde er eben Vizepräsident. Als „die Angelegenheit gefestigt und gesichert war", habe er sich wieder zurückgezogen, um sich nicht zu „zersplittern".[3] Nicht nur in der Vereinsführung waren beide Geschlechter präsent, sondern auch in der Förderung des Vereins. Entweder unterstützten Mann und Frau einer Familie den Verein, wie zum Beispiel Elise und Theodor Gomperz oder Ida und

---

[1] Jahresbericht des Vereines für erweiterte Frauenbildung in Wien. I. Vereinsjahr. October 1888–October 1889, 1 (1889) 1.

[2] Mitglieder-Verzeichnis. In: Ebd., 12.

[3] Moritz *Benedikt*, Aus meinem Leben. Erinnerungen und Erörterungen (Wien 1906) 279.

Isidor Singer oder es engagierte sich nur die Gattin bekannter Gelehrter wie zum Beispiel Marie von Arlt, Mathilde Breuer, Auguste von Littrow-Bischoff, Anna Pollitzer und Hermine Seegen. Manchmal gehörten nur die Männer als Vertreter der Wissenschaft und Bildung dazu, wie der Präsident der Kaiserlichen Akademie der Wissenschaften, der Historiker Alfred Ritter von Arneth, Karl Bettelheim, Emanuel Hannak, Wenzel Lustkandl, Leopold Ritter von Schrötter. Auffallend ist weiter die große Beteiligung des Adels wie Baronin Marie von Ebner-Eschenbach, Fürstin Lichtenstein, Baronin Lidwine von Lichtenfels, Anna und Mathilde von Lieben und das Engagement jüdischer Familien wie Bertha Eisenmenger, Friederike Hertzka, Henriette Schüller, Clara Tedesco als „beitragende Mitglieder".[4] Michaela Raggam-Blesch weist in diesem Kontext darauf hin, dass die gebildete jüdische Bevölkerung der Donaumetropole eine „ausgeprägte Tendenz zur Akkulturation und Assimilation" zeigte und in ihrem Engagement für höhere Bildung ihre kulturelle Identität verbarg. Es gehe aus den Quellen nicht deutlich hervor, ob sie damit dem zunehmenden Antisemitismus des Fin de Siècle keine Angriffsfläche bei Vereinsaktivitäten bieten wollte oder ob „interne Vorgaben" einen Einfluss hatten.[5]

Im ersten Jahr des Bestehens zählte der „Verein für erweiterte Frauenbildung in Wien" 211 Mitglieder. Finanziell unterstützt wurde er durch Spenden, unter anderen von Gomperz, der das Schriftstellerhonorar für eine Broschüre von John Stuart Mill spendete oder von „Frl. Med. Dr. Rosa Welt",[6] einer in Genf praktizierenden Ärztin aus Österreich, welche auf ihr Reisehonorar verzichtete, das sie als Vertreterin des Vereins beim Congrès International

---

[4] Beitragende Mitglieder. In: Jahresbericht des Vereines für erweiterte Frauenbildung in Wien 1 (1889) 12–14. Eine aufschlussreiche Parallele zur Mitgliedsliste des „Vereines für erweiterte Frauenbildung in Wien" zeigt der „Verein zur Abwehr des Antisemitismus", welcher am 2. Juli 1891 die konstituierende Sitzung abhielt. Mehrere der genannten Namen sind auf den Mitgliederlisten beider Vereine vorhanden.

[5] Michaela *Raggam-Blesch,* Der „fehlende Ort". Frauenbewegte Jüdinnen zwischen Antisemitismus und Antifeminismus im Wien der Jahrhundertwende. In: Ariadne. Forum für Frauen- und Geschlechtergeschichte. Gegen-Bewegung der Moderne. Verbindungen von Antifeminismus, Antisemitismus und Emanzipation um 1900, 43 (2003) 14–21, hier 14.

[6] Siehe *Stern,* Gabriele Possanner von Ehrenthal. In: *Heindl, Tichy* (Hgg.), „Durch Erkenntnis zu Freiheit und Glück …", 219: Rosa Welt wurde am 24. August 1856 in Czernowitz, Bukowina, geboren. 1873 zog die Familie, welche ihre drei Töchter privat erziehen ließ, nach Wien. 1874–75 und 1877–79 studierte Rosa an der Universität Bern Medizin. Am 31. November 1878 wurde Rosa Welt als erste in der Habsburgermonarchie geborene Frau, an der Universität Bern zum Doktor der Medizin promoviert.

des Oeuvres et Institutions Fèminines in Paris erhalten sollte. Sogar Anna Sacher, die Besitzerin des international bekannten Hotels Sacher in Wien, förderte den Verein.[7] Da der Verein die Interessen des Wirtschafts- und Bildungsbürgertums vertrat und sich nicht allein gegen die Benachteiligung der Frau wandte, reagierte der Verein diplomatischer und den Konventionen der beiden bürgerlichen Lager entsprechend. Ein Großteil der Mitglieder hatte einen Universitätsabschluss und manche von ihnen waren Studentinnen der ersten Generation. Es war ihnen bewusst, dass eine Öffnung des „extrem männerbündischen Raum[es]"[8] nur gelingen könne, wenn sie auf Kooperation und nicht auf Konfrontation setzten. Von anderen Frauenorganisationen erhielten sie deshalb nach erst einjährigem Bestehen den Vorwurf, sie seien zu wenig erfolgsorientiert und veränderten die Bildungssituation der Frauen zu langsam. Der „Verein für erweiterte Frauenbildung in Wien" habe die hohen Erwartungen, welche in ihn gesetzt wurden, „leider" nicht erfüllt, konstatierte der „Lehrerinnenwart".[9]

Schon mit der Vereinsgründung nahmen Frauen im „Verein für erweiterte Frauenbildung" Kontakte zu ihren ehemaligen Professoren in der Schweiz auf und bezogen sie direkt als Redner oder durch ihre Publikationen zum Frauenstudium in den Verein mit ein. Im Aufbau von Netzwerken zeigte sich deutlich, dass der Zugang von Frauen zur Universität nicht als österreichische, sondern als europäische Frage behandelt wurde. Der Wiener Verein kooperierte mit dem Verein „Reform" in Weimar, dem „Allgemeinen deutschen Frauenverein"[10] in Leipzig und dem „Verein der Studentinnen"

---

[7] Verzeichnis der Spender und Spenden. In: Jahresbericht des Vereines für erweiterte Frauenbildung in Wien 1 (1889) 11.

[8] Irene *Bandhauer-Schöffmann*, Frauenbewegung und Studentinnen. Zum Engagement der österreichischen Frauenvereine für das Frauenstudium. In: *Heindl, Tichy* (Hgg.), „Durch Erkenntnis zu Freiheit und Glück …", 49–78, hier 76.

[9] Der Lehrerinnen-Wart. Monatsblatt für die Interessen des Lehrerinnenthumes 2,1 (1890) 30.

[10] Siehe *Donner*, Von Höheren Töchtern und Gelehrten Frauenzimmern, 111: Der Allgemeine Deutsche Frauenverein wurde 1865 von Louise Otto gegründet und wurde zum Meilenstein in der Geschichte der deutschen Frauenbewegung. Er agierte autonom und vermied eine politische Zuordnung. Bis 1908 wurden Frauen in Preußen nämlich keine politischen Rechte zugestanden. Beim ersten deutschen Frauentag in Leipzig 1865, wo sich der ADF konstituierte, wurde Frauenarbeit als Grundlage der neuen Gesellschaft gesehen. Arbeit sei „Pflicht, Ehre" und das Recht des weiblichen Geschlechts. Als vorrangiges Ziel für die Befreiung der Frauenarbeit von „den Fesseln des Vorurteils" sei eine Verbesserung des Bildungssystems. Während anfangs die Verbesserung der Bildung für Töchter von Arbeitern und Bürgern in gleichem Maße gefordert wurde,

in Zürich.[11] Er war auf Kongressen international präsent und vernetzte sich dadurch mit weiteren Bildungsvereinen im In- und Ausland, die ähnlich strukturiert waren. Das Schaffen von Netzwerken zeichnete den Verein als Organisation der Moderne aus. Eva Hausbacher interpretiert Netzstrukturen als Kulturtechnik der Moderne.[12]

Die Unterstützung der einzelnen Vereine ist vor allem durch Aufsätze einzelner Medizinerinnen und Mediziner über positive Erfahrungen mit dem Frauenstudium dokumentiert sowie in Niederschriften von gehaltenen Reden in den Jahresberichten des „Verein für erweiterte Frauenbildung in Wien". Weil sie dezidiert nicht nur für den akademischen Diskurs bestimmt waren, erreichten sie eine breite Öffentlichkeit und veränderten die vorerst ablehnende Haltung gegenüber dem Frauenstudium im gebildeten Bürgertum kontinuierlich. „Man kann sich heute keine Vorstellung von der Borniertheit machen, welche damals über diese Frage in den gebildeten bürgerlichen Kreisen – auch in den akademischen – herrschte", erklärte Benedikt.[13]

Einen wesentlichen Beitrag zur Aufklärung leistete die erste Ärztin Österreichs, Kerschbaumer. Der „Verein für erweiterte Frauenbildung" wählte die engagierte Kämpferin für das Medizinstudium für Frauen einstimmig zum ersten Ehrenmitglied.[14] Am 2. April 1889 hielt Kerschbaumer im „Verein für erweiterte Frauenbildung in Wien" einen Vortrag über „Die ärztliche Berufsbildung und die Praxis der Frauen". Einleitend entschuldigte sich die geborene Russin, weil ihr Deutsch für das gebildete Publikum nicht vollendet genug sei, obwohl sie schon seit 1872 im deutschen Sprachraum lebte und seit ihrer Heirat mit Friedrich Kerschbaumer 1878 die österreichische Staatsbürgerschaft besaß. Ihre Rede war eine umfassende Präsentation der Vereinsziele, welche die Augenärztin mit einem kurzen Exkurs in die Geschichte der Medizin begann.[15]

Die Bedeutung von Frauen in der Heilkunde war ab der Antike nachweisbar. Im Mittelalter hielt eine Frau an der Universität Salerno Vorlesungen in Medizin. Für das 16. und 17. Jahrhundert belegten Quellen der Archive der

---

konzentrierte sich der Verein später auf das Bürgertum. Ein Großteil seiner Mitglieder waren Lehrerinnen.

[11] Jahresbericht des Vereines für erweiterte Frauenbildung in Wien 1 (1889) 3.

[12] *Hausbacher*, „Mir iskusstva". In: *Simonek* (Hg.), Die Wiener Moderne in slawischen Periodika der Jahrhundertwende, 39.

[13] *Benedikt*, Aus meinem Leben, 279.

[14] *Fichna*, Vorkämpferinnen für das medizinische Frauenstudium in Österreich. In: Zeitschrift des Bauvereines der Akademikerinnen Österreichs 2, 2 (1959) 13.

[15] *Kerschbaumer*, Ueber die ärztliche Berufsbildung und Praxis der Frauen. In: Jahresbericht des Vereines für erweiterte Frauenbildung in Wien 1 (1889) 1f.

Universität Bologna die Erfolge einiger gelehrter Medizinerinnen, unter ihnen den der Anatomin Alessandra Gigliani. In Spanien schrieb del Sabucco ein Lehrbuch über Anatomie und Physiologie und in Frankreich lehrte Félicité de Fay an der Universität Montpellier. Im 18. Jahrhundert erhielt Anna Manzolini auf Grund ihrer „Berühmtheit" als Ärztin sogar eine Professur an der Universität Mailand.[16] In Deutschland wurde 1754 Dorothea Christina Erxleben an der Universität Halle in Medizin promoviert.[17] Kerschbaumer hatte die Geschichte des Frauenstudiums an Hand von Quellen genau recherchiert und bewies damit, dass die Einforderung des Rechts auf ein Medizinstudium für Frauen auf historischer Tradition beruhte.[18] Aus der bis ins Mittelalter zurückreichenden Existenz von Frauen an Medizinischen Fakultäten heraus empfiehlt die Historikerin Birgit Bolognese-Leuchtenmüller daher für das 19. Jahrhundert die Verwendung des Begriffes „Wiedereinstieg". Medizinstudentinnen und Ärztinnen betraten kein „wissenschaftlich-berufliches Neuland", sondern fanden nur eine andere Universitätsstruktur und Wissenschaftsorganisation vor.[19]

Beispielgebend für das 19. Jahrhundert erwähnte Kerschbaumer aus eigener Erfahrung die Universitäten in der Schweiz und insbesondere Bern, wo „der heilige Ernst der Wissenschaft [die] subtilsten Bedenken" eines gemeinsamen Studiums von jungen Frauen und Männern verdrängt habe. Im „Bewußtsein der Gleichberechtigung" sei eine kollegiale Basis geschaffen worden. Jegliche Bedenken der Gegner eines Frauenstudiums in Österreich seien deshalb ihrer Meinung nach nichtig.[20] Deutschland gestattete ab 1865 einige zögernde Versuche zur Zulassung von Frauen zum Medizinstudium

---

[16] Ebd., 9.

[17] Ebd., 1f. Siehe dazu Kristine *Soden,* Gaby *Zipfel,* 70 Jahre Frauenstudium. Frauen in der Wissenschaft (Köln 1979) 9: Erxleben habe in ihrem zweistündigen Examen „alle *questiones theoreticas* und *practicas* in lateinischer Sprache mit einer solchen Akkuratesse beantwortet, daß alle Anwesenden dabei vollkommen vergnügt waren und glaubten, eine alte Römerin in ihrer Muttersprache zu hören."

[18] Siehe ebd., 9: Als Quelle gibt Kerschbaumer die Dissertation von Caroline *Schulze,* „La Femme-Medicin au XIX. Siècle" (Paris 1888) an und die Broschüre von Jex *Blacke,* „Medical Education of Woman".

[19] *Bolognese-Leuchtenmüller,* „Und bei allem war man die Erste". In: *Bolognese-Leuchtenmüller, Horn* (Hgg.), Töchter des Hippokrates, 10. In den Quellen habe der „gesamten Argumentation damals praktisch jede historische Bezugnahme" gefehlt. Bolognese-Leuchtenmüller vermutet, dass „diesbezüglich [ein] geringer Kenntnisstand vorgelegen" sei. Kerschbaumer beweist mit ihrer historischen Beweisführung das Gegenteil.

[20] *Kerschbaumer,* Ueber die ärztliche Berufsbildung und Praxis der Frauen. In: Jahresbericht des Vereines für erweiterte Frauenbildung in Wien 1 (1889) 3.

184 VII. Bildungsauftrag Frauenstudium

in München und Leipzig, aber 1880 wurden sie wieder verboten. Im Gegensatz zu Österreich war es Frauen in Deutschland immerhin gestattet, eine ärztliche Praxis zu eröffnen. In Berlin leitete Franziska Tiburtius eine Poliklinik, in welcher 1887 beinahe zweitausend Patienten und Patientinnen behandelt wurden.[21] Kerschbaumer erwähnte weitere Länder, wo ein ordentliches Medizinstudium für Frauen trotz großer Widerstände durchgesetzt werden konnte und die Absolventinnen schon teilweise als Ärztinnen praktizierten. In Frankreich war dies ab 1868 möglich, in Schweden ab 1870, in Russland ab 1872, in England ab 1874, in Italien ab 1876 und in Spanien praktizieren Ärztinnen ab 1882. In Indien, Persien, China, Japan, in Australien, in Algerien, auf allen Kontinenten gab es akademisch ausgebildete Ärztinnen.[22]

Die internationale Präsenz von Frauen in der Medizin vor 1889 war der Regierung Österreichs bekannt, doch sie war scheinbar nicht stichhaltig genug, um die lange tradierte Haltung zum Frauenstudium aufzubrechen. Deshalb versuchte Kerschbaumer eine andere Form der Beweisführung. In Deutschland wies die Vorkämpferin für Frauenrechte, Mathilde Weber, mit einer Publikation nach, warum Ärztinnen speziell für Krankheiten der Frauen „eine sittliche und sanitäre Nothwendigkeit" seien. Ferner könnten kranke Kinder besser von Frauen behandelt werden, da die Frau „von Natur aus [...] dem Kinde mehr zugethan" sei.[23] Kerschbaumer widerlegte die biologistischen Argumente der Gegner eines Medizinstudiums für Frauen, wie die geistige Unfähigkeit der Frauen, bedingt durch ein „geringeres Gewicht des Frauenhirns". Die „Wissenschaft und Erfahrung" zeigten längst, dass die Intelligenz nicht von der Gehirnmasse anhängig sei.[24] Ein weiteres Gegenargument in der Debatte um das Medizinstudium für Frauen war die geringe physische Belastbarkeit der Frau. Allein der erfolgreiche Einsatz von Ärztinnen in den amerikanischen Sezessionskriegen oder im Krimkrieg 1877 beweise das Gegenteil.[25]

Ein dritter beliebter Einwand war die Unvereinbarkeit von Beruf und Familie, was entkräftet werden müsse. Ärztinnen, die mit Ärzten verheiratet waren, erlebten durch die Arbeit in einer gemeinsamen Privatpraxis oder im Krankenhaus eher eine Weiterentwicklung als eine Einschränkung. Ferner entschieden sich manche Ärztinnen gegen eine Heirat, da sie durch das an

---

[21] Ebd., 4.
[22] Ebd., 5–7.
[23] Ebd., 10.
[24] Ebd., 12.
[25] Ebd., 13.

der Universität erworbene Selbstwertgefühl „ihr Glück" nicht mehr nur in der Ehe suchten. Kerschbaumer hielt nichts von der gängigen Argumentation, ein Medizinstudium sei „mit dem weiblichen Zart- und Schamgefühle" nicht vereinbar und stumpfe „das weibliche Gemüth" ab.[26] Gerade Empathie helfe, Patienten und Patientinnen zu verstehen. Durch das Miterleben des menschlichen Leids werde die Persönlichkeit der Einzelnen gestärkt. In einer Anspielung auf die Tristesse und Langeweile durch Unterforderung bei jungen unverheirateten Damen der guten Gesellschaft, bemerkte Kerschbaumer, dass es besser sei, ihr Talent und ihre Freizeit der Pflege von Kranken zu widmen, anstatt „nutzlosen Spielereien und weltschmerzlichen Träumen" nachzuhängen. Emanzipatorisch versicherte die Augenärztin, dass „die Idee der Erweiterung der Frauenbildung endlich ihre tausendjährigen Fesseln gesprengt" habe. Die Zeiten seien vorbei, wo „der Mann alleine den Stempel des Geistes auf der Stirn trage und für alle Zeiten die geistige Hegemonie auszuüben berufen sei. Es leb[e] ein anderes denkendes Geschlecht!", lautete Kerschbaumers Appell an das Publikum der Veranstaltung des „Vereins für erweiterte Frauenbildung in Wien". Zum Abschluss ihres Vortrags zitierte Kerschbaumer noch aus „Wallenstein" Max Piccolomini: „Gebt uns den Raum, das Ziel werden wir uns setzen". Durch „volle Gleichberechtigung mit der Männerwelt, [...] gleiche Lernfreiheit und die gleichen Lehrmittel" werde die Frau beweisen, was sie leisten könne.[27]

Kerschbaumer brachte als Russin für zukünftige Ärztinnen die Moderne in die Wiener Medizinische Schule. Maria Deppermann bezeichnet, in diesem Kontext besonders gültig, das Fin de Siècle als kosmopolitische Phase der russischen Moderne.[28] Kerschbaumers Bildungsideal, welches nicht nur die reine Berufsausbildung, sondern vor allem die Persönlichkeitsbildung der Frau zum Ziel setzte, wandte sich ab vom utilitaristischen Bildungsbegriff. Es war ident mit den Erwartungen, die Maria Grey für ein Frauenstudium in England 1871 in „Über die besonderen Erfordernisse für die Verbesserung der Erziehung von Mädchen" formulierte: Erziehung dürfe in der Schule nicht auf Unterricht reduziert werden, ausgerichtet auf die „Nützlichkeit" für zukünftige Berufe. Dann hätten Mädchen gegenüber Knaben

---

[26] Ebd., 14.

[27] Ebd., 15. Siehe Felicitas *Seebacher*, „Die Macht der Idee". Rosa Kerschbaumer und die Öffnung der Universität Wien für das „andere" Geschlecht. In: Ilse *Korotin* (Hg.), 10 Jahre „Frauen sichtbar machen". biografiA – datenbank und lexikon österreichischer frauen. Mitteilungen des Instituts für Wissenschaft und Kunst 63, 1–2 (2008) 50–56.

[28] *Hausbacher*, „Mir iskusstva". In: *Simonek* (Hg.), Die Wiener Moderne in slawischen Periodika der Jahrhundertwende, 39.

automatisch weniger Chancen, weil nach Vorstellung des bürgerlichen Welt-
bildes von ihnen kein „Vorwärtskommen im Leben", also keine Karriere,
erwartet werde. Erziehung müsse vielmehr verstanden werden als „Hervor-
lockung und Entwicklung aller Fähigkeiten" über die ein junger Mensch
verfüge. Wenn die Förderung von „Intelligenz, Lebenswillen, Gewissen",
des Pflichtbewusstseins und der Autonomie im Mittelpunkt stünden, werde
„sofort sichtbar, dass diese Erziehung für Frauen genauso wichtig ist wie für
Männer".[29] Erst 1891 wurde Kerschbaumer auf Grund ihrer Praxiserfahrung
und ihrer international anerkannten wissenschaftlichen Arbeiten über die
Erkrankungen des Auges die Behandlung von Augenkrankheiten durch kaiserliche Entschließung offiziell genehmigt und die Leitung der Augenklinik
in Salzburg übertragen.[30] Bis dahin hatte ihr Mann die offizielle Leitung
inne und die Augenärztin arbeitete eigentlich illegal.

2. ERMUTIGUNG ZUR INTELLEKTUELLEN EMANZIPATION

Nach Kerschbaumer lud der „Verein für erweiterte Frauenbildung in Wien"
weitere Absolventinnen Schweizer Universitäten als Vortragende ein. Ihre
Erfahrungsberichte sollten den Entscheidungsträgern an den Medizini-
schen Fakultäten der Habsburgermonarchie ihre Bedenken gegenüber dem
Frauenstudium nehmen. Sie sollten überzeugen, dass Frauen wie Männern
das Recht auf höhere Bildung zustehe. Am 1. März 1890 berichtete Agnes
Bluhm, Absolventin der Medizinischen Fakultät der Universität Zürich und
Ärztin in Berlin, in einer Versammlung des Vereins über das „Leben und
Streben der Studentinnen in Zürich". Sie stellte jedoch schon in der Eröffnung klar, dass sie nicht bereit sei, im Interesse der Vereinsziele eine propa-
gandistische Rede zu halten. Bluhm hatte nämlich die Erfahrung gemacht,
dass Frauen, die vor und während des Studiums jede Chance für die öffentliche Darlegung von „Emancipationsideen" wahrnahmen, nach dem Studium
„zu den passivsten Vertretern der Frauenfrage gehören". Mit „Worten" ließe
es sich zwar „trefflich streiten", so die Ärztin, doch in Zukunft werde „das
lebendige Beispiel, die Leistungen und das Auftreten der Frau" ihr Rollenbild in der Gesellschaft bestimmen.[31]

Bluhm sah das Medizinstudium für Frauen vorrangig als eine „sociale
und wirthschaftliche Frage". Wie Kerschbaumer wies auch die Berliner Ärz-

---

[29] Juliane *Jacobi*, Religiosität und Mädchenbildung im 19. Jahrhundert. In: *Kraul, Lüth*
(Hgg.), Erziehung der Menschen-Geschlechter, 101–138, hier 108f.

[30] *Friedrich*, „Ein Paradies ist uns verschlossen...", 135.

[31] *Bluhm*, Leben und Streben der Studentinnen in Zürich. In: Jahresbericht des Vereines
für erweiterte Frauenbildung in Wien 2 (1890) 17.

tin darauf hin, dass jeder Frau eine gute Ausbildung zustehe. Die moderne
Frau sei bestrebt, vom Einkommen des Mannes unabhängig zu sein und
ihr Leben selbst zu gestalten. In dem Bewusstsein, dass die Studentin nicht
weiter bereit war, die bürgerliche Rollenerwartung zu erfüllen, wurde sie für
manchen Studenten an Schweizer Universitäten anfangs „instinctiv [zum]
natürlichen Feind". Er habe die zukünftige Konkurrentin auf dem Arbeitsmarkt abgelehnt und nicht einmal auf der Straße gegrüßt. Selbst manche
Medizinprofessoren sprachen sich gegen ein Frauenstudium aus. Die Uni-
versitätsbehörde sorgte indessen dafür, dass offiziell keine Karikaturen von
Medizinstudentinnen in „klinischen Bierzeitungen" der Studentenverbindungen erschienen. Mit der Aufforderung, „Versuchen wir's", löste Hermann
von Meyer, Professor für Anatomie, heftige Senats- und Fakultätsdebatten
aus. Gegenüber anderen Universitäten in der Schweiz und in Europa galt die
Studentin nach dem Züricher Hochschulgesetz jedoch als „vollberechtigter
akademischer Bürger". Ihre Position war rechtlich verankert und weder Se-
natsbeschlüsse noch Studentenpetitionen konnten sie in Frage stellen.[32]

Bluhm verdeutlichte, dass sich in der Schweiz auf Grund der gelebten
Demokratie eine Ungleichbehandlung der Geschlechter nicht so stark manifestieren konnte wie in anderen Ländern. Die verantwortlichen Behörden reagierten in Konflikten rascher und lösungsorientierter. Im Vergleich zu Österreich wurden in der Schweiz die bürgerlichen Grundrechte umgesetzt und
hatten für alle in der Schweiz lebenden Bürgerinnen und Bürger Gültigkeit.
Daher gelang es den Studentinnen in der Schweiz nach den Anfangsschwie-
rigkeiten schneller, sich in das universitäre Umfeld zu integrieren und mit
den Studenten zu kooperieren. Die erste Begegnung mit den zukünftigen
Studienkollegen fand meist während der externen Maturitätsprüfung statt.
Zu Beginn des ersten Semesters ihres Medizinstudiums waren Studentinnen
dann zumindest jene Kommilitonen bekannt, mit denen durch gemeinsame
Prüfungen eine lose Bindung entstanden war. Sie verminderte das Gefühl
des Alleinseins in den Hörsälen und bei Praktika, was besonders für die Anforderungen in Anatomie hilfreich war. Die Studienkommission der Schweiz
hatte Anatomievorlesungen und Sezierkurse im Studienplan bewusst an den
Anfang gestellt, um zu überprüfen, wer von der Persönlichkeitsstruktur her
zur Ärztin oder zum Arzt befähigt war und wer nicht. Bluhm schilderte,
welchen „unüberwindlichen Widerwillen" die Herstellung anatomischer
Präparate bei einigen Studenten auslöste. Manche Studenten brachen deshalb ihr Medizinstudium ab. Für junge Frauen, die in ihrer Erziehung ja

---

[32] Ebd., 19.

immer „von allem Hässlichen und Ekelerregenden" ferngehalten wurden, sei dies noch schwieriger gewesen.[33]

Als Beispiel für einen respektvollen Umgang mit den Studentinnen hob Bluhm vor allem den Anatomieprofessor Meyer hervor, der es „mit seltenem Takt [...] verstanden" habe, Anatomievorlesungen so zu gestalten, dass „der Studentin das Erröthen [...] erspar[t]" blieb. Bluhm betonte den „ernste[n] und würdige[n] Ton", in dem sowohl Professoren als auch Studenten an der Medizinischen Fakultät mit Frauen sprachen. Im Seziersaal habe die Medizinstudentin von den Kommilitonen „weder in Blick noch Wort jemals eine Rohheit bemerkt".[34] Auch Kerschbaumer hatte dem „Verein für erweiterte Frauenbildung" versichert, dass sich die Studenten gegenüber den Studentinnen „ritterlich" verhalten hatten. Daher wurde „die Jungfer Doctor" bei den Patientinnen und Patienten der Poliklinik, wo sie „unter Aufsicht der Professoren" famulierten, ernst genommen.[35]

Bluhm wiederum schloss aus dem Verhalten der Männer an Medizinischen Fakultäten der Schweiz, dass sich der Schweizer mehr als der Österreicher oder der Deutsche eigne, „Kamerad einer Frau zu sein". Sie empfahl den Studentinnen daher, von Studienbeginn an bewusst als Frau aufzutreten und ihre Weiblichkeit nicht zu verleugnen. Weil dafür aber eine „gewisse[...] gesellschaftliche[...] Sicherheit" nötig sei, sollte ein Medizinstudium an der Universität generell nicht vor dem zwanzigsten Lebensjahr begonnen werden. Bluhm nahm auch Stellung zu dem gängigen Vorurteil, dass Frauen in wissenschaftlichen Diskursen nur emotional handelten, was logische Schlussfolgerungen verhindere. Gerade durch ihre Verschiedenheit könnten Mann und Frau „die gleichen Probleme" aus verschiedenen Perspektiven erörtern und gemeinsam schneller komplexere Lösungen finden. Die physiologischen und psychologischen Unterschiede zeigten keinen Hinweis, dass nur der Mann „die Logik und somit die Wissenschaft gepachtet habe".[36]

Professor Justus Gaule hatte bei den Züricher Medizinstudentinnen beobachtet, dass sich die „vollständige Gleichberechtigung des Geschlechts [in] Bildung und Praxis" äußerst positiv auswirkte. Das Frauenstudium verlaufe nach anfänglichen Bedenken gegenüber Frauen in der Medizin „heute so glatt, so selbstverständlich", dass auch die äußerst skeptischen deutschen

---

[33] Ebd., 20.

[34] Ebd., 21.

[35] *Kerschbaumer,* Ueber die ärztliche Berufsbildung und Praxis der Frauen. In: Jahresbericht des Vereines für erweiterte Frauenbildung in Wien 1 (1889) 3.

[36] *Bluhm,* Leben und Streben der Studentinnen in Zürich. In: Jahresbericht des Vereines für erweiterte Frauenbildung in Wien 2 (1890) 22.

Kollegen in der Schweiz ihre Meinung geändert hatten. Frauen seien fleißige Studentinnen und erreichten gute Prüfungsresultate. Sie übertrafen in
den Studienerfolgen die Studenten. Ihre fehlende gymnasiale Vorbildung im
logischen Argumentieren werde durch ein „besseres Gedächtnis" aufgewo-
gen.[37] Wie wichtig Flexibilität im Medizinstudium war, erläuterte Bluhm
am Beispiel des zweiten Studienabschnitts. Die klinischen Semester seien
für die Studentin ein „Markstein, [...] eine neue Phase ihrer akademischen
Laufbahn". Während sie im ersten Abschnitt gemeinsam „mit dem Manne
an der Leiche stand", lernte sie nun mit teilweise neuen Kollegen „am Krankenbett". Das bedeutete, dass sie ihre Stellung wieder neu definieren musste.
Das Verhalten der Professoren bestimmte wesentlich mit, wie gut ihr die
Positionierung im Kollegenkreis gelang.[38]

Bluhm konnte aus eigener Erfahrung berichten, dass selbst Professoren,
die als prinzipielle Gegner des Frauenstudiums galten, niemals ungerecht
gegenüber Studentinnen waren.[39] Entscheidend dafür war, dass die Studentin auf die „Frauenwürde" achtete und gegenüber Kollegen Toleranz übte.
Fehler, die Kollegen bei der Diagnose am Krankenbett passierten, durften
nicht durch Körpersprache signalisiert werden, weil es das „gute Einverneh-
men" störte. Die klinische Medizin als „angewandte Wissenschaft" legte
offen, wie gut ein Student oder eine Studentin die Theorie in die Praxis
übertragen konnte. Bluhm war bei manchen Visiten die einzige Dame unter
sechzehn Studenten und trat als einzige unter fünfzehn Herren zu den Rigorosen an. Sie habe dabei nie das Gefühl der „Isolirtheit" gehabt. Nach dem
Grundsatz „Alle für Einen, Einer für Alle" traten die Kollegen für sie ein,
informierten sie über Termine und vertraten ihre Interessen.[40]

Zum Abschluss ihrer Rede vor dem „Verein für erweiterte Frauenbildung
in Wien" korrigierte Bluhm das in den Medien und der Öffentlichkeit darge-
stellte Aussehen und Verhalten der Schweizer Studentin. Obwohl das Frauenstudium an der Universität Zürich bereits das fünfundzwanzig-jährige
Jubiläum gefeiert hatte, werde sowohl in Österreich als auch in Deutschland das Bild der „Züricher Studentin" noch immer mit dem „Zerrbild" der
emanzipierten Frau verbunden, welche ihr äußeres Erscheinungsbild ver-

---

[37] Bericht von Professor Gaule über das Frauenstudium in der Schweiz. In: Jahresbericht
des Vereines für erweiterte Frauenbildung in Wien 5 (1893) 30. Zit. in: *Kronfeld,* Die
Frauen und die Medicin, 14.

[38] *Bluhm,* Leben und Streben der Studentinnen in Zürich. In: Jahresbericht des Vereines
für erweiterte Frauenbildung in Wien 2 (1890) 22f.

[39] Ebd., 24.

[40] Ebd., 23.

nachlässige. Dieses Vorurteil beruhe teilweise auf der Annahme, dass eine Frau, die etwas anderes als die Mehrheit der Frauen mache, auch äußerlich verschieden sein müsse. Bluhm führte das verfälschte Image der Züricher Studentin auf das Image der russischen Studentinnen zurück, welche im Wintersemester 1872/73 die Universität stürmten. Ihr auffallend provozierendes Benehmen führte zu Vorurteilen, die auch nach Rückberufung der russischen Studentinnen durch den Zar nicht mehr beseitigt werden konnten.[41] Das Vorurteil, dass eine gebildete Frau „sexuell freizügig" sei, entstand dadurch, dass sich Studentinnen im öffentlichen Raum, der den Männern zugeordnet war, frei bewegten.[42]

Bluhm begegnete den russischen Studentinnen am Beginn ihres Medizinstudiums deshalb mit Vorsicht. Sie revidierte ihre Meinung erst, als sie in persönlichen Begegnungen feststellte, dass es kein kollektives Bild der russischen Studentin geben konnte. Russinnen, die in der Schweiz studierten, hatten oft nicht die finanziellen Mittel, um sich sorgfältig zu kleiden. Das Streben nach „wissenschaftlichen und socialen Idealen" erschien ihnen wichtiger. Sie seien bereit gewesen „ihr Letztes" zu geben, um einem Freund in der Not beizustehen. Dafür konnten sie in persönlichen Problemlagen ebenso Hilfe erwarten. Um das Bild der osteuropäischen Studentin in der Schweiz zu erweitern, beschrieb Bluhm noch die polnischen Studentinnen, welche sich durch „eminente[...] wissenschaftliche[...] Tüchtigkeit und Leistungsfähigkeit" auszeichneten. Die osteuropäischen Frauen waren freier im Umgang miteinander, wohnten in Studentenzimmern und schlossen Studentenehen. Diese Freiheiten wurden der deutschen oder österreichischen Studentin nicht zugestanden. Sie musste auf Wunsch der Eltern in einem Haus mit Familienanschluss wohnen.[43] Bluhm empfand das als Nachteil für die Entwicklung der Selbständigkeit einer zukünftigen Ärztin. Wenn die Frau sich von der traditionellen Mädchenerziehung löse, die „am Kleinlichen" hafte und Angst vor der Meinung der anderen vermittle, erreiche sie wie der Mann ihre „idealen Ziele".[44]

Die beiden Berichte der Medizinerinnen Kerschbaumer und Bluhm verdeutlichen unter anderen die unterschiedliche Erziehung von Mädchen in Osteuropa und Russland im Vergleich zum Deutschen Reich und der Habsburgermonarchie. Während die in Moskau geborene Kerschbaumer die ihr

---

[41] Ebd., 24.

[42] *Zettelbauer*, „Die Liebe sei Euer Heldentum", 408.

[43] *Bluhm*, Leben und Streben der Studentinnen in Zürich. In: Jahresbericht des Vereines für erweiterte Frauenbildung in Wien 2 (1890) 25.

[44] Ebd., 26.

gewohnten Rechte der Frauen einfordert, geht die in Istanbul geborene und in Berlin aufgewachsene Bluhm differenzierter und vorsichtiger an die Frage des Frauenstudiums heran. Es gelang den beiden Ärztinnen zumindest, Bewegung in die Diskussion um die Zulassung von Frauen zum Studium zu bringen.

3. GYMNASIALE MÄDCHENSCHULE

1890 reichte der tschechische Abgeordnete Adamek im Abgeordnetenhaus des Österreichischen Reichsrats eine Petition des Frauenbildungsvereins „Minerva" aus Prag ein. „Die Avantgarde" der bürgerlichen Frauenbewegung in der Habsburgermonarchie forderte die Regierung auf, Frauen an den Philosophischen und Medizinischen Fakultäten der österreichischen Hochschulen zum ordentlichen Studium zuzulassen.[45] Sie war von 4810 Personen unterzeichnet, unter ihnen Vertreter der Universitäten, Künstler und Mitglieder von Frauenorganisationen aus Böhmen, Ungarn und sogar Bulgarien.[46] Der öffentliche Druck zwang die Regierung, in Prag die erste private höhere Mädchenschule zu eröffnen. Die Schule trug den Namen „Střední soukromá škola dívčí".[47]

Im Gegensatz zu Knabengymnasien schloss sie nicht mit der Matura ab, welche die Universitätsreife bescheinigte. Mädchen, welche diese Schule besuchten, mussten die Reifeprüfung daher extern an Knabengymnasien ablegen. Im September 1890 begann für einundfünfzig Schülerinnen in der ersten Klasse der Unterricht. Die Schule erhielt finanzielle Unterstützung vom Verein „Minerva" und ab 1897 Subventionen von der Prager Stadtverwaltung und vom Land. Im Vergleich zu Privatschulen bot sie eine finanziell relativ günstige höhere Bildung für Mädchen an, auch wenn der Verein sein Ideal vom freien Zugang zur Bildung für Mädchen aus jedem Milieu

---

[45] *Bandhauer-Schöffmann*, Frauenbewegung und Studentinnen. In: *Heindl, Tichy* (Hgg.), „Durch Erkenntnis zu Freiheit und Glück …", 49.

[46] Soňa *Štrbáňová*, The Institutional Position of Czech Women in Bohemia, 1860–1939. In: Soňa *Štrbáňová*, Ida H. *Stamhuis*, Kateřina *Mojsejová* (eds.), Women Scholars and Institutions. Proceedings of the International Conference, Prague, June 8–11, 2003 (= Studies in the history of sciences and humanities, volume 13 B, ed. Research Centre for the History of Sciences and Humanities, founded by the Academy of Sciences of the Czech Republic and the Charles University, Prague, Prague 2004) 69–94, hier 82f.

[47] Information von Soňa *Štrbáňová* via e-mail. 16. November 2009: „I have received the answer about Minerva from the Gender Studies. The original name of the gymnasium was 'Střední soukromá škola dívčí' which means 'Private secondary girls school' and only much later it became a gymnasium."

nicht umsetzen konnte. 1895 bestanden sechzehn Mädchen der „Střední soukromá škola dívčí", das waren weniger als fünfundzwanzig Prozent von den Schülerinnen, die 1890 in die Schule eingetreten waren, die externe Matura am Akademischen Gymnasium in Prag.[48] Der Weg zur Universität stand zumindest formal offen. Das alte Rollenbild der gebildeten Frau ohne Chancen auf ein Studium war durch soziale, wirtschaftliche und kulturelle Veränderungen nicht mehr haltbar. Der „Spiegel", der ihnen vom anderen Geschlecht lange vorgehalten wurde, war von der Avantgarde der Frauenbewegung „bewusst" zerbrochen worden, eine Avantgarde, der beide Geschlechter angehörten.[49]

Angeregt durch die ersten Erfolge in Prag, wurden vom Abgeordneten Heinrich Jaques 1890 im Abgeordnetenhaus des Österreichischen Reichsrates nochmals 3644 Unterschriften von Wiener Frauenvereinen eingereicht, wobei einige Vereine gar nicht zur Unterzeichnung aufgefordert wurden und andere ablehnten.[50] Jaques wies darauf hin, dass der Frauenbildungsverein „Minerva" in Böhmen Vorbild war, wenngleich sich Männer und Frauen in Wien seit zwanzig Jahren intensiv um ein Mädchen-Gymnasium bemüht hatten. Es blieb für Jaques unverständlich, warum Frauen nur ihrem „angeblich einzig natürlichen Berufe" der Ehefrau und Mutter nachkommen sollten und nicht studieren durften. Vierzig Prozent der Frauen in Deutschland und Österreich hatten aus finanziellen oder privaten Gründen ohnehin keine Chance zu heiraten und Kinder großzuziehen. Sie sorgten selbst für ein Einkommen, wenn sie nicht weiterhin im Verband der Familie verbleiben konnten oder wollten. Jaques vermutete, dass Frauen zu höher qualifizierten Berufen deswegen kaum Zugang erhielten, weil sie den „männlichen Wettbewerb" gefährden könnten. Er forderte daher einen Beschluss des Österreichischen Reichsrats gesetzlich so zu ändern, „dass den Frauen unter denselben Bedingungen wie den Männern das ordentliche Universitätsstudium an der phil. und med. Facultät nicht verwehrt, die Erlangung von akademischen Würden an inländischen Universitäten ermöglicht und die Bewerbung um Lehrkanzeln an höheren Lehranstalten für Mädchen, sowie die Ausübung

---

[48] Soňa *Štrbáňová*, Institutional Position of Czech Women in Bohemia, In: *Štrbáňová*, *Stamhuis, Mojsejová* (eds.), Women Scholars and Institutions, 83.

[49] *Heindl*, Frauenbild und Frauenbildung in der Wiener Moderne. In: *Fischer, Brix* (Hgg.) Die Frauen der Wiener Moderne, 25.

[50] *Bandhauer-Schöffmann*, Frauenbewegung und Studentinnen. In: *Heindl, Tichy* (Hgg.), „Durch Erkenntnis zu Freiheit und Glück …", 49f.

der ärztlichen Praxis als Frauen- und Kinderärzte in den Ländern der österr. Monarchie, namentlich in der Ländern deutscher Zunge, gestattet werde".[51]

Erst im Herbst 1891, ein Jahr nach Einbringen der Petition, wurden im Abgeordnetenhaus die fehlenden Bildungschancen für Mädchen ausführlicher behandelt. Der Abgeordnete Adolf Beer kritisierte das fehlende Verständnis der Regierung für höhere Mädchenbildung.[52] Der tschechische Abgeordnete Tomáš G. Masaryk unterstützte ihn. Seine Tochter besuchte bereits die „Střední soukromá škola dívčí" in Prag und er verstand nicht, wie bei den Reformdebatten aller Schultypen „auf die Hälfte der zu bildenden Gesellschaft, auf die Frauen, vergessen werde".[53] Der Abgeordnete Eduard Suess, Professor für Geologie, widersprach und erklärte den Abgeordneten dem bürgerlichen Rollenklischee entsprechend, dass höhere Frauenbildung einfach im Widerspruch zur „natürlichen" Rolle als Ehefrau und Mutter stehe.[54]

Im Herbst 1892 wurde in Wien auf Initiative des „Vereins für erweiterte Frauenbildung in Wien" die erste private gymnasiale Mädchenschule eröffnet. Um die Unterschiede zu Knabengymnasien deutlich zu machen, durfte sich die Schule, wie in Prag, nicht Gymnasium nennen. Der Lehrplan entsprach zwar den Bildungsstandards der humanistischen Knabengymnasien, aber die gymnasiale Mädchenschule schloss nicht mit der Matura ab. Die Schülerinnen mussten sie extern an Knabengymnasien in Wien ablegen.[55] Der Historiker und Pädagoge Hannak, seit 1881 Direktor des Lehrerpädagogikums in Wien, wurde zum Leiter der gymnasialen Mädchenschule bestellt.[56] Im Schuljahr 1893/94 eröffnete die Schule eine zweite Klasse, für 1894/95 war eine dritte geplant. Begabte Schülerinnen, deren Eltern das Schulgeld nicht bezahlen konnten, erhielten „halbe Freiplätze". Die Insti-

[51] Petition der Wiener Frauenvereine an den österreichischen Reichsrath 1890, eingereicht von Dr. Jaques. In: Der Lehrerinnen-Wart. Monatsblatt für die Interessen des Lehrerinnenthumes 2,7 (1890), 174–176, hier 174.

[52] Stenographisches Protokoll. Haus der Abgeordneten. 64. Sitzung der XI. Session am 6. November 1891, 2986. Zit. in: *Bandhauer-Schöffmann*, Frauenbewegung und Studentinnen. In: *Heindl, Tichy* (Hgg.), „Durch Erkenntnis zu Freiheit und Glück …", 52.

[53] Stenographisches Protokoll. Haus der Abgeordneten. 61. Sitzung der XI. Session von 30. Oktober 1891, 3834. Zit. in: *Friedrich*, „Ein Paradies ist uns verschlossen...", 100.

[54] *Bandhauer-Schöffmann*, Frauenbewegung und Studentinnen. In: *Heindl, Tichy* (Hgg.), „Durch Erkenntnis zu Freiheit und Glück …", 52.

[55] *Stern*, Gabriele Possanner von Ehrenthal. In: *Heindl, Tichy* (Hgg.), „Durch Erkenntnis zu Freiheit und Glück …", 201.

[56] Jahresbericht des Vereines für erweiterte Frauenbildung in Wien, VI. Vereinsjahr, October 1893 – October 1894, 6 (1894) 19.

tution konnte es sich nicht leisten, ganz auf das Schulgeld in der Höhe von 150 fl.[57] zu verzichten, da das Unterrichtsministerium ein Ansuchen um eine jährliche Subvention bis auf weiteres ablehnte.[58]

Wie in Prag war auch in Wien höhere Mädchenbildung im Budget staatlicher Institutionen noch immer nicht eingeplant. Im Schuljahr 1893/94 betrug die Schülerinnenanzahl in der ersten Klasse im Herbst vierundzwanzig Mädchen und in der zweiten dreißig. Während des Schuljahres traten fünf Mädchen aus der Schule aus. Am Ende des Schuljahres standen von den neunundvierzig Schülerinnen sechzehn im fünfzehnten Lebensjahr, zehn im sechzehnten, fünfzehn im siebzehnten, vier im achtzehnten, drei im neunzehnten und eine im zwanzigsten Lebensjahr. Die Konfessionsstatistik zeigte einen relativ hohen Anteil von Mädchen mit mosaischer Religion, nämlich zwanzig, zwei waren evangelisch und siebenundzwanzig katholisch. Als Muttersprache gab ein Mädchen „das Böhmische" an, alle anderen Mädchen „Deutsch". Neununddreißig Mädchen kamen aus Wien und Niederösterreich, sechs aus Mähren, eine aus der Steiermark, eine aus Böhmen und zwei aus Ungarn.[59]

Die Schule wurde interkonfessionell geführt, wies eine breite Streuung im Alter der Schülerinnen auf und verfügte über ein gutes Image in der gesamten Habsburgermonarchie, wie die Herkunftsstatistik zeigt. 1893 besuchte Geheimrat von Winckel, Professor für Gynäkologie, in Begleitung des Wiener Kollegen Chrobak die gymnasiale Mädchenschule in Wien. Er war in München Vorstandsmitglied eines Vereins, der sich für die Gründung einer höheren Mädchenschule engagierte. Ferner waren Professor Alexander Sandic vom Neusatzer Gymnasium, Amelia Sarah Levetus aus England, Professor Sandor Pavlicsek aus Budapest und Professor Cores del Campos aus Madrid Gäste an der gymnasialen Mädchenschule. Sie wollten am Beispiel des Wiener Modells für ihr Land erkunden, welche Strukturen die Gründung einer gymnasialen Mädchenschule benötigte.[60]

Sogar das russische Unterrichtsministerium sandte ein „Erkundigungsschreiben" an das Österreichische Unterrichtsministerium. Als der Hygieniker Erismann, Universität Moskau, auf dem Kongress für Hygiene in Pest einen Vortrag „Ueber die Unentbehrlichkeit weiblicher Aerzte in Russland" hielt, wurde er vom „Verein für erweiterte Frauenbildung" ersucht, diesen Vortrag ebenso in Wien zu halten. Der Brief wurde aber erst zugestellt, als

---

[57] Bericht über die gymnasiale Mädchenschule. In: Ebd., Beilage, 20–22, hier 22.
[58] Jahresbericht. In: Ebd., 3–8, hier 5.
[59] Bericht über die gymnasiale Mädchenschule. In: Ebd., Beilage, 22.
[60] Jahresbericht. In: Ebd., 4.

der Hygieniker schon von Budapest abgereist war. Erismann entschuldigte sich schriftlich, dass er wegen der dringend erforderlichen Rückreise nach Moskau „die Mauer der Vorurtheile, denen das Streben nach höherer Bildung in Oesterreich und in Deutschland begegnet", nicht weiter abbauen könne. In Russland sei es einfacher, Frauen die Universitäten zu öffnen. Da das Reich nicht so stark an „Traditionen" gebunden sei, gebe es auch weniger „Vorurteile" gegenüber dem Frauenstudium.[61]

Professor Gustav Uhling, Direktor eines Gymnasiums in Heidelberg, begründete wiederum pädagogisch, warum Mädchen in der höheren Bildung die gleichen Chancen geboten werden sollten wie Knaben. Er beschrieb seine Eindrücke über die Wiener gymnasiale Mädchenschule in einem Aufsatz in der Zeitschrift „Das humanistische Gymnasium". Uhling erlebte die Schülerinnen gegenüber den Schülern sehr strebsam und begabt. Diesen „bedeutenden Vortheil" von Mädchengymnasien habe er auch in Kopenhagen und in Cambridge festgestellt. Er sei, zumindest für die nächsten Jahre, der große Bonus von Professoren an gymnasialen Mädchenschulen gegenüber jenen in Knabengymnasien.[62] Uhling fand Mädchen gleich begabt wie Knaben. Der humanistische Unterricht könne ihre Begabungen am besten fördern. Durch „die Exactheit auf altsprachlichem Gebiete" werde das logische Denken geschult. Wenn die „Bildungsfrage [als] Mittelpunkt der Frauensache" gesehen werde, erweise sich eine humanistische Bildung als beste Voraussetzung für die höhere Bildung von Mädchen und für ein Universitätsstudium.[63]

Nach Prag und Wien verlangte der Frauenbildungsverein „Reform" im Deutschen Reich Mädchengymnasien, welche mit dem Abitur abschlossen und zum Universitätsstudium berechtigten.[64] 1893 eröffnete er in Karlsruhe das erste Gymnasium für Mädchen und wurde damit zum Vorreiter der höheren Mädchenbildung für weitere Städte im Deutschen Reich.[65] Frauen sollten „gleich dem Manne zum Studium aller Wissenschaften Zutritt haben und nicht auf den Beruf des Erziehens, Helfens, Heilens und Pflegens eingeschränkt werden".[66] Um nicht zu progressiv zu erscheinen und alle Konventionen über Bord zu werfen, erweiterte die bürgerliche Frauenbewegung den Begriff „Mutterliebe". Die ursprünglich pflegende und sorgende Mutterrolle

---

[61] Ebd., 5.

[62] Ebd., 7.

[63] Ebd., 8.

[64] *Costas*, Der Zugang von Frauen zu akademischen Karrieren, 19.

[65] *Štrbáňová*, The Institutional Position of Czech Women in Bohemia, 1860–1939. In: *Štrbáňová, Stamhuis, Mojsejová* (eds.), Women Scholars and Institutions, 83.

[66] *Costas*, Der Zugang von Frauen zu akademischen Karrieren, 19.

der Frau in der Familie wurde nun durch die Aufgabe der „geistigen Mutterliebe" erweitert. Sie enthielt den kulturellen Auftrag der „Menschenliebe"
und die Sorge um das geistige Wohl des Staates. „Mutterliebe" wurde so
zur „Culturaufgabe der Frau" und setzte höhere Bildung voraus, um den
Auftrag bestens erfüllen zu können.[67] Die Neudefinition verwarf das bürgerliche Rollenbild der Frau nicht und wurde auch in konservativen Kreisen
akzeptiert.[68]

Die einzelnen Frauenbildungsvereine kooperierten meist gut miteinander
und so erweiterte Ottilie Bondy, geborene Jeitteles, Schriftstellerin und Pionierin der österreichischen Frauenbewegung,[69] die Kontakte zu dem in den
Vereinigten Staaten von Amerika gegründeten internationalen Frauennetz-
werk „International Council of Women".[70] Sie wurde als Mitglied der Jury
für das Erziehungswesen zur „Columbischen Weltausstellung" in Chicago
entsandt und hatte Gelegenheit, die Ausstellungen von 150 amerikanischen
Bildungsinstitutionen kennen zu lernen und zu bewerten. Die am 7. Dezember 1893 geschilderten Eindrücke vom amerikanischen Bildungswesen verdeutlichten im „Verein für erweiterte Frauenbildung in Wien" vor allem den
Einfluss der Regierungsform auf die Bildungspolitik. Sie machte bewusst,
wie schwierig es in autoritären im Vergleich zu demokratischen Systemen

---

[67] Henriette *Goldschmidt*, Ideen über weibliche Erziehung im Zusammenhang mit dem
System Friedrich Fröbels (Leipzig 1882) 47.

[68] *Donner*, Von Höheren Töchtern und Gelehrten Frauenzimmern, 112.

[69] Zur Biographie siehe Ottilie Bondy, Österreichisches Biographisches Lexikon, online
unter <http://www.onb.ac.at/ariadne/vfb/bio_bondy.htm> (30. April 2008): Ottilie Jeitteles, geboren am 26. Juli 1832 in Brünn, gehörte gemeinsam mit Marianne Hainisch
und Johanna Meynert zu den Pionierinnen der österreichischen Frauenbewegung. Mit
Meynert gründete sie den Wiener Hausfrauenverein, den sie von 1879 bis 1909 leitete. Bondy setzte sich für den Fröbelschen Kindergarten ein und war Vertreterin des
Wiener Vereins für Kindergartenwesen auf der Weltausstellung in Chicago 1893. 1909,
mit siebenundsiebzig Jahren, übersiedelte sie nach München, wo sie am 5. Dezember
1921 starb. Siehe auch Elisabeth *Malleier*, Jüdische Frauen in der Wiener bürgerlichen
Frauenbewegung 1890–1938: Wohlfahrt – Mädchenbildung – Frauenarbeit (Wien 2003)
14–17: Bondys Eltern, Johanna, geborene Brüll, und Alois Jeitteles, Arzt, Schriftsteller
und Redakteur, erzogen ihre Tochter und ihre zwei Brüder liberal. 1856 heiratete Ottilie
mit 24 Jahren im Brünner Israelitischen Tempel den Prager Kaufmann Israel (Ignaz)
Bondy und übersiedelte nach Wien. Bondy hatte zwei Kinder und engagierte sich sozial
als Leiterin des israelitischen Mädchen-Waisenhauses in Wien. Sie beteiligte sich an der
Gründung des Schulvereins für Beamten-Töchter und leitete den Verein „Caritas" und
das Dienstbotenasyl in der Senefeldergasse, im Zehnten Wiener Gemeindebezirk. Erst
1909 legte sie alle ihre Funktionen im Sozialbereich zurück.

[70] *Donner*, Von Höheren Töchtern und Gelehrten Frauenzimmern, 117.

war, Veränderungen im Bildungswesen durchzuführen und wie unterschiedlich der Wert von Bildung gewichtet wurde. Autoritäre Systeme wie die Regierung der Habsburgermonarchie befähigten ihre Bürgerinnen und Bürger nicht zur Eigenverantwortung. Sie überwachten und kontrollierten die Bildung und Erziehung. Bondy verglich die amerikanischen Institutionen „bewundernd und mit stillem Neide" mit jenen der Habsburgermonarchie und stellte fest, dass in den Vereinigten Staaten Bildung einen viel höheren Stellenwert besaß. Bildung wurde durch Stiftungen der Reichen des Landes mitfinanziert und Mädchen hatten die gleichen Chancen auf die Förderung ihrer Begabungen wie die Knaben. Schule sei für die Amerikaner nicht nur „ein Politikum, sondern auch eine Herzenssache". Die Lehrer und Lehrerinnen wurden gut bezahlt und die Schulgebäude seien außen und innen aufwendig, farbenfroh und kindgemäß gestaltet. Auf die Frage, warum dem Aussehen eine so hohe Bedeutung beigemessen werde, habe sie wiederholt die gleiche Antwort erhalten: „Das Kind solle sich in der Schule glücklich fühlen, dass es lernen werde, sei selbstverständlich".[71]

Kinder in den Vereinigten Staaten würden früh zu Selbständigkeit erzogen. Bildung werde als hoher Wert erachtet und „der Trieb zur Selbstbildung" sei bei jenen aus ärmerem Milieu gleich hoch wie bei jenen aus reichem.[72] Bondy begegnete in Amerika kaum armen Studenten, die sich einer Doppelbelastung aussetzten und ihr Studium durch Lektionen geben oder durch eine Anstellung als Hausmeister finanzierten, wie es an Universitäten der Habsburgermonarchie üblich war. Es gebe dazu auch keine Gelegenheit, weil Nachhilfe kaum benötigt wurde. Durch das demokratische Bildungssystem könne die amerikanische Jugend ihre „Lehrziele" mit weniger Belastung erreichen als zum Beispiel Studenten in Wien. Wenn ein amerikanischer Student arbeiten wolle, bediene er zum Beispiel reichere Kollegen in den gemeinsamen Studentenwohnhäusern neben der Universität und erhalte dafür „freie Unterkunft". Manches Mal arbeite er in den Ferien als Bergführer oder als Führer in Ausstellungen. Während des Semesters gehöre jedoch „seine volle geistige Kraft dem Studium".[73]

Bondy hatte versucht, ihre Erfahrungen mit dem amerikanischen Bildungssystem in den „Verein für erweiterte Frauenbildung in Wien" einzubringen, um Impulse für Bildungsreformen in der Reichshauptstadt zu

---

[71] Ottilie *Bondy*, Der Bildungsbetrieb in den Vereinigten Staaten. Vortrag, gehalten am 7. December 1893 zu Wien im Verein für erweiterte Frauenbildung. In: Jahresbericht des Vereines für erweiterte Frauenbildung in Wien, Beilage, 6 (1894) 26–38, hier 27.

[72] Ebd., 28.

[73] Ebd., 36.

setzen. Auch wenn hier Veränderungen im Bildungswesen nur langsam voranschritten, war es ihr zumindest gelungen, diesen Wiener Frauenbildungsverein international zu positionieren. 1899 wurde Hainisch bei der Generalversammlung des „International Council of Women" zur Ehren-Vizepräsidentin für Österreich-Ungarn gewählt, um dort die Interessen von Frauen „aller Confessionen, aller Nationalitäten, aller Stände und aller Arbeitsgebiete" zu vertreten.[74] 1900 vertrat Bondy den „Verein für erweiterte Frauenbildung" als Repräsentantin Österreich-Ungarns im „International Council of Women" bei der Weltausstellung in Paris.[75]

4. BIOPOLITISCHE DISKUSSIONEN

In den Auseinandersetzungen mit dem Medizinstudium für Frauen wurden in der Literatur und in öffentlichen Debatten die Widerstände von Männern aufgezeigt und das Engagement von Frauen hervorgehoben. So entstand fälschlicherweise der Eindruck, dass eine kollektive Abwehr der Männer die Norm gewesen sei. Unter Medizinern und Pädagogen waren Gegner des Frauenstudiums aber im gleichen Maße zu finden wie Befürworter. Um letztere Gruppe stärker sichtbar zu machen, achtete der „Verein für erweiterte Frauenbildung" in den ersten Jahren seines Bestehens nicht nur darauf, ungefähr gleich viel männliche wie weibliche Mitglieder zu haben. Er bemühte sich auch in der Auswahl der Referentinnen und Referenten sowie der Autorinnen und Autoren von Aufsätzen in den Jahresberichten um eine Ausgewogenheit beider Geschlechter. Der Verein vertrat das bürgerliche Lager, die Bourgeoisie von Wien. Die Darstellung der Beteiligung oder Nichtbeteiligung von Männern an der Durchsetzung des Frauenstudiums ist demzufolge, zumindest im 19. Jahrhundert, abhängig von der politischen Grundhaltung der einzelnen Frauenvereine.

Am 30. Mai 1892 lud der „Verein für erweiterte Frauenbildung" den Anatomen Brühl ein, einen Vortrag zu dem Thema „Einiges über die Gaben der Natur an die Frau und die Consequenzen hieraus für Bedeutung, Stellung, Aufgaben und Rechte der Frau in der menschlichen Gesellschaft" zu halten. Um die Unterschiede zwischen den einzelnen Frauenvereinen im Ringen um Frauenrechte zu verdeutlichen, erklärte der zweiundsiebzig-jährige Mediziner einleitend das Verhältnis zwischen Mann und Frau bei „Sozialdemokratinnen", „Frauenrechtlerinnen" und den „Bourgeois-Frauen". Während „Sozialdemokratinnen" bestrebt seien, gemeinsam mit den Männern den „Kampf" um gemeinsame politische Ziele zu führen, setzten „Frauenrecht-

---

[74] *Hainisch*, Bericht über den International Council, 5.

[75] Ebd., 6.

lerinnen [...] den Kampf um das Dasein gegen die Männer" ein. Die „Bourgeois-Frauen" hingegen, so Brühl, würden vor allem für „Frauenbildung, Frauenfortschritt und Frauenrecht" eintreten, wobei die Unterstützung von Frauen und Männern erwünscht sei. Sie traten für „ihre natürlichen Rechte" ein, die bürgerlichen Grundrechte, die für beide Geschlechter gleiche Gültigkeit hatten.[76]

Schon 1848 entwickelte der Anatom, damals Beamter des Unterrichtsministeriums, gemeinsam mit dem Mediziner und Unterstaatssekretär des Ministeriums, Johann Ernst Freiherr von Feuchtersleben, die ersten konkreten Pläne für eine Reform von Knabengymnasien und die Errichtung von Mädchengymnasien in Österreich. Geboren 1820 in Prag, besuchte Brühl dort das Gymnasium und studierte von 1841 bis 1847 an der Universität Wien Medizin.[77] Mit Feuchtersleben beteiligte er sich aktiv an der Doktorenrevolution von 1848 und wirkte an der Universitätsreform von 1849 mit. Da Feuchtersleben wegen der politischen Aktivitäten während der Doktoren-Revolution entlassen wurde, konnten die Reformpläne nicht realisiert werden.[78] Nach siebenjährigem Auslandsaufenthalt in Italien und Frankreich wurde Brühl 1855 von Unterrichtsminister Leo Graf Thun-Hohenstein auf den Lehrstuhl für Zoologie an der Universität Krakau berufen.[79] 1861 erhielt er den neu gegründeten Lehrstuhl für Vergleichende Anatomie an der Universität Wien.[80]

Ab 1863 lud Brühl Frauen in das neu gegründete zootomische Institut zu seinen Anatomie-Vorlesungen ein. Die „Gleichberechtigung aller Menschen auf geistigem Gebiete" sei dem „Freund der Frauenbildung", wie ihn die Zeitschrift „Der Lehrerinnenwart" bezeichnete, wichtig gewesen.[81] Der Sozialdemokrat und Universalgelehrte Friedrich Eckstein, Bruder von Therese Schlesinger-Eckstein, berichtete in seinen Memoiren, dass der „hochangesehene Anatom Professor Dr. Carl Bernhard Brühl" zum Bekanntenkreis

---

[76] Carl Bernhard *Brühl,* „Einiges über die Gaben der Natur an die Frau und die Consequenzen hieraus für Bedeutung, Stellung, Aufgaben und Rechte der Frau in der menschlichen Gesellschaft". Ein von Gehirn-Demonstrationen begleiteter Vortrag, gehalten am 30. Mai 1892 im „Vereine für erweiterte Frauenbildung in Wien". Separat-Abdruck aus dem Jahres-Berichte des genannten Vereines für 1892 (Wien 1893) 1.

[77] *Lesky,* Die Wiener medizinische Schule, 245.

[78] *Brühl,* „Einiges über die Gaben der Natur an die Frau", 27.

[79] Carl Bernhard Brühl, Ein Freund der Frauenbildung. In: Der Lehrerinnenwart 2,7 (1890) 161, online unter <http://www.onb.ac.at/ariadne/vfb/bio_bruehlcarl.htm> (20. November 2008).

[80] *Lesky,* Die Wiener medizinische Schule, 245.

[81] Carl Bernhard Brühl. In: Der Lehrerinnenwart 2,7 (1890) 161.

seiner Eltern zählte. „Jahre hindurch [besuchten] [s]ein Vater und [s]eine Mutter die von Professor Brühl in der 'Alten Gewehrfabrik' gehaltenen Vorträge über vergleichende Anatomie und die Grundprobleme des Darwinismus. [Er] erinnere [s]ich noch, wie [sie] [als] Kinder an den Sonntagen immer hungrig warten mussten, bis die Eltern, ganz begeistert von den neuen Eindrücken, aus dem Brühlschen Kurse heimkehrten".[82]

Brühl war, entgegen dem Mainstream der naturwissenschaftlich orientierten Mediziner der Wiener Medizinischen Schule, ein Kritiker Darwins, aber ein Anhänger von Johann Wolfgang von Goethes Naturlehre. Freud beeindruckten Brühls öffentliche Vorlesungen so sehr, dass sie nach eigener Aussage mitentscheidend für die Wahl des Medizinstudiums waren.[83] Der Vergleichende Anatom hatte schon 1878 als Reaktion auf Bischoffs Schrift „Das Studium und die Ausübung der Medicin durch Frauen" einen Aufsatz publiziert, worin er aus Studien über das „Gehirn der Wirbelthiere"[84] schlussfolgernd die angeblichen Unterschiede zwischen dem männlichen und weiblichen Gehirn widerlegte. Er wies nach, dass Bischoffs Ansichten nicht nur „unlogisch[...]", sondern auch „unwahr[...]" waren.[85] Ferner hatte er sich 1883 in einem weiteren Aufsatz mit dem Titel „Frauenhirn, Frauenseele, Frauenrecht"[86] gegen die biologische Diskriminierung der Frau gewandt und ihr Recht auf Gleichbehandlung an den Universitäten eingefordert.[87]

In dem 1892 vor den Mitgliedern des „Vereins für erweiterte Frauenbildung" gehaltenen Vortrag griff er nochmals in die biopolitische Diskussion über die angebliche physische und psychische Unfähigkeit der Frau zum Me-

---

[82] Friedrich *Eckstein*, Alte unnennbare Tage. Erinnerungen aus siebzig Lehr- und Wanderjahren (1936). Mit einem Nachwort von Sibylle *Mulot-Dèri* (Wien 1988) 20. Zit. in: Marina *Tichy*, Feminismus und Sozialismus um 1900: Ein empfindliches Gleichgewicht. Zur Biographie von Therese Schlesinger. In: *Fischer, Brix* (Hgg.) Die Frauen der Wiener Moderne, 83–100, hier 88.

[83] Siehe Sigmund *Freud*, Gesammelte Werke 14, 34, online unter <http://www.megapsy. com/Museum/pages/page025.htm> (20. November 2008): „The theories of Darwin, which were then of topical interest, strongly attracted me, for they help out hopes of an extraordinary advance in our understanding of the world, and it was hearing Goethe's beautiful essay on Nature read aloud at a popular lecture by Professor Carl Brühl just before I left school that decided me to become a medical student."

[84] Carl Bernhard *Brühl*, Einiges über das Gehirn der Wirbelthiere mit besonderer Berücksichtigung jenes der Frau mit dem Gehirnbau erläuterten Figuren (Wien 1878).

[85] *Brühl*, „Einiges über die Gaben der Natur an die Frau", 10.

[86] Carl Bernhard *Brühl*, Frauenhirn, Frauenseele, Frauenrecht. In: „Auf der Höhe" Nr. 1 (Leipzig 1883).

[87] *Brühl*, „Einiges über die Gaben der Natur an die Frau", 4.

dizinstudium ein. Als ein Beispiel für eine riskante pseudowissenschaftliche
Argumentation zitierte der Anatom erneut das umstrittene Buch seines
Kollegen Bischoff.[88] Der Münchner Anatom habe Frauen die Befähigung
zum Medizinstudium abgesprochen, weil „dem weiblichen Geschlechte
nach göttlicher und natürlicher Anordnung die Befähigung zur Pflege und
Ausführung der Wissenschaften, speciell der Naturwissenschaften und der
Medicin" fehle. Brühl war empört, dass „Gott und die Natur" zur Beweisführung für die Nichteignung der Frau zum Medizinstudium missbraucht
wurden.[89] „Entweder [...] glaube Bischoff an Gott, dann hat die Natur nichts
an dem Weibe gemacht, sondern Gott, der die Natur erschuf. Oder Bischoff
ist kein Deist, sondern nur Naturalist, – dann konnte und musste er die An-
führung 'Gott' als Werkmeister aus dem Spiele lassen."[90]

Da Bischoff über München hinaus als wissenschaftliche „Autorität" gelte, befürchtete Brühl trotz logischer Gegenbeweise, dass Bischoffs Meinung
über die Nichteignung der Frau zum Medizinstudium den österreichischen
Unterrichtsminister in den Debatten um die Zulassung der Frauen zu höheren Studien negativ beeinflussen könne.[91] Umso wichtiger erschien es
Brühl, bei dem Vortrag in Wien einen weiteren Nachweis dafür zu bringen,
dass ein weibliches Gehirn „von Alpha bis Omega, im Grossen und Ganzen
wie in allen Einzelheiten, in Lage, Form, in der Entwicklungsweise wie das
männliche gebaut" sei.[92] Brühl demonstrierte dem Auditorium ein „frisches
Menschen-Gehirn" einer am Vortag im Allgemeinen Krankenhaus in Wien
verstorbenen Taglöhnerin. Die Mehrheit der Anatomen, vermutete Brühl,
werde unter Einfluss von Bischoffs Ergebnissen der Gehirnforschung annehmen, dass das große, in der Oberflächenstruktur mit zahlreichen Win-
dungen und Vertiefungen versehene Gehirn, einer männlichen Leiche ent-

---

[88] Siehe E. *Libicka*, Professor Dr. Karl Bernhard Brühl (1820–1899). In: Frauenleben 11,7
(1899) 3, online unter <http://www.onb.ac.at/ariadne/vfb/bio_bruehlcarl.htm> (20. November 2007): Brühl habe für die Emanzipation der Frau einen entscheidenden Beitrag geleistet, weil er „die Gleichwerthigkeit des Frauengehirns mit dem des Mannes"
nachgewiesen habe. Durch seine „siegreichen Beweisführungen" gegen „Gelehrte" wie
Bischoff gebühre ihm die Anerkennung „von allen denkenden Frauen".

[89] *Brühl*, „Einiges über die Gaben der Natur an die Frau", 10.

[90] Ebd., 11.

[91] Siehe *Bandhauer-Schöffmann*, Frauenbewegung und Studentinnen. In: *Heindl, Tichy*
(Hgg.), „Durch Erkenntnis zu Freiheit und Glück ...", 50: In einem Rückblick auf die
Entwicklung der österreichischen Frauenbewegung bei einem Vortrag am Internationalen Frauenkongress in London 1899 bestätigte Hainisch, wie stark Bischoffs „Hirnbe-
weis" selbst die gebildeten Bürger in ihrer Meinung über Frauen beeinflusste.

[92] *Brühl*, „Einiges über die Gaben der Natur an die Frau", 12.

nommen worden sei. „Sehr reich configurirt" und „formell schön" werde
ihre Beschreibung lauten, vermutete Brühl. Dann stellte er dem Gehirn der
Tagelöhnerin ein in Spiritus eingelegtes Gehirn eines Mannes gegenüber,
um einen Vergleich anzubieten.[93]

Der Anatom erklärte die verschiedenen Aufgabenbereiche der grauen
Rindensubstanz des Gehirns und der weißen Marksubstanz. Die „graue
Gehirnmasse" sei zuständig für die „Aufgaben des Gehirns" und im Besonderen für die intellektuelle Leistung. Durch die „Geistesarbeit" sei sie
„allein[...] das einzige und wahre Seelenorgan".[94] Die weiße Gehirnsubstanz,
bestehend aus Nervenfasern, habe eine Leitungsfunktion für „die Leistungen der grauen Substanz" im Körper. „Bewegung, Empfindung und psychisches Vollbringen" werde nur durch diese 0,01 bis 0,1 mm großen „Eiweiß-
klümpchen", die Nervenzellen, ermöglicht.[95] Für Brühl war das Gehirn das
größte „Wunder aller Schöpfungsgebilde". Kein Anatom habe bisher einen
Unterschied zwischen der Gehirnzelle eines Mannes und der einer Frau feststellen können.[96] Brühl war verärgert, weil Rüdiger, Ordinarius für Anatomie an der Universität München, trotz allem die Ansichten seines Vorgän-
gers Bischoff über die unterschiedliche Gehirnstruktur von Mann und Frau
unreflektiert übernommen habe.[97]

In der bewussten Aufrechterhaltung der angeblichen Unterschiede im
Gehirn von Mann und Frau sah der Anatom nicht nur ein biologisches Problem, sondern auch ein soziokulturelles. Es legitimierte in patriarchalischen
Gesellschaftssystemen die mindere Stellung der Frau. Brühl bedauerte, dass
in vielen Regionen der Erde, auch in „sogenannten civilisirten Ländern",
die Frau noch immer vom Mann abhängig war. Im Orient entspreche ihre
Lebenssituation ohnehin eher der „eines vortheilhaften Hausthieres als [der]
einer stammesgleichen Genossin des Mannes". Entschieden wandte sich
Bühl gegen die Ansicht, die Frau sei „von der Natur aus" dazu bestimmt, in
dieser Abhängigkeit zu leben.[98] Die Frau als „Naturgeschöpf" unterscheide sich zwar in ihrer physischen und psychischen Konstitution vom Mann,
das bedeute jedoch nicht, dass sie deshalb „physisch dem Mann untergeord-

---

[93] Ebd., 13.
[94] Ebd., 16.
[95] Ebd., 17.
[96] Ebd., 19.
[97] Ebd., 14. Siehe Nikolas *Rüdiger,* Vorläufige Mittheilungen über die Unterschiede der
    Grosshirnwindungen nach dem Geschlecht bei Fötus und Neugeborenen (München
    1877).
[98] *Brühl,* „Einiges über die Gaben der Natur an die Frau", 10.

net" sei, wie Bischoff behaupte. Das bürgerliche Rollenbild, welches von
der Frau Unterordnung dem Mann gegenüber erwarte, weil es ihrer „Natur"
entspreche, sei grundlegend falsch. Die Stellung der Frau in der bürgerlichen
Gesellschaft bedürfe dringend jener Verbesserung, die Mill in „Die Hörig-
keit der Frau" einforderte.[99] Mill sah für die Frauen in England durch ihre
untergebene Position wenige Chancen zur Weiterentwicklung, um sich entsprechend ihrer Fähigkeiten zu bilden. Frauen müssten zu „Gefährtinnen"
der Männer werden. Brühl ermutigte infolgedessen die Frauen, ihr „in jeder
Beziehung dem männlichen gleich gut organisirte[s] Gehirn" zu nützen und
eine höhere Bildung anzustreben, um den Männern gleichwertige Partne-
rinnen sein zu können.[100] Der Anatom setzte der biologischen Geschlechterordnung ein Frauenbild der Moderne entgegen. Die Frau müsse zur Trägerin
des Fortschritts werden. Brühls „anatomische Theorie für das Weib" lautete
daher: „Gleiches Gehirn, gleiche Seele, gleiches Recht!"[101]

Mit dem gendersensiblen, analytischen Blick auf die Moderne öffnete
sich die Sicht auf die Spannungsfelder und Ambivalenzen der bürgerlichen
Geschlechterkonstrukte.[102] Die Frau konnte nämlich nur durch die Gleichstellung von Mann und Frau als selbständig denkendes Individuum wahrgenommen werden. Solange die Frau in ihrem Intellekt dem Mann gegenüber
als minderwertiger eingestuft wurde, konnte es auch keine „Gleichheit der
Rechte" geben.[103] Die Wiener Moderne definierte sich über „kreative, reflek-
tierende und engagierte Frauen" in verschiedensten Varianten, die Rechte
der „weiblichen Nation" einforderten, die bis jetzt verdrängt worden waren.
Ihr Streben nach Emanzipation, Akkulturation und Assimilation erregte in
der männlich dominierten bürgerlichen Kultur zumindest gleich viel Widerstand wie jenes der Juden. Durch die sich neu herausbildende Konkurrenz
erschienen die Privilegien der herrschenden Elite vom Abbau bedroht. Dem
Beharren der Frauen auf Gleichstellung in Privatleben und Beruf wurde daher eine „zersetzende Wirkung auf die männliche Identität" nachgesagt, was
offensichtlich zeigte, dass die „Aufbegehrenden" zur Projektionsfläche der
männlichen Existenzängste wurden.[104]

Existenzängste, die Voegelin auch mit der Existenzphilosophie Sören
Kierkegaards erklärt. Sie entstünden, wenn der „Rausch der Aktivität" vor-

---

[99] Ebd., 22.

[100] Ebd., 23.

[101] Ebd., 26.

[102] *Zettelbauer*, „Die Liebe sei Euer Heldentum", 14.

[103] *Fraisse*, Geschlecht und Moderne, 17.

[104] *Sagarra*, Einleitung.. In: *Fischer, Brix* (Hgg.), Die Frauen der Wiener Moderne, 12.

bei sei und der „Blick auf die Realität menschlicher Existenz" frei werde. Sie hätten die im Menschen ohnehin vorhandene „elementare [...] Leere und metaphysische [...] Verlorenheit" nach Beendigung großer Aufgaben spürbar gemacht.[105] Verunsichert durch den möglichen Einbruch der Frauen in die am Fortschritt orientierte und erfolgsgeprägte Männerdomäne Medizin stand ein Bruch in der Wissenschaftskultur der Wiener Medizinischen Schule bevor. Manche erlebten ihn als Bedrohung, für andere war er ein Signal des Fortschritts. In der Ablehnung oder Befürwortung des Medizinstudiums für Frauen kristallisierten sich daher zwei konträre Gruppen heraus: die Gegner der Moderne und der Emanzipation auf der einen Seite und ihre Träger auf der anderen. Die erste Gruppe kämpfte gegen die Ideen der Französischen Revolution, gegen die Säkularisierung und gegen den Liberalismus, „den die emanzipierte Frau zu symbolisieren schien".[106] Die andere Gruppe, deren Engagement für ein Frauenstudium mindestens ebenso stark war, führte einen „positivistische[n] Kampf gegen diesen „Konservativismus".[107] Auf dieser Seite standen zum Großteil liberal erzogene und liberal denkende Persönlichkeiten, die Veränderungen in der Gesellschaft herbeiführen wollten.

---

[105] Eric *Voegelin*, Die Krise. Zur Pathologie des modernen Geistes, ed. Peter J. *Opitz*. Aus dem Englischen von Dora *Fischer-Barnicol*, Anna E. *Frazier*, Peter *Leuschner*, Peter J. *Opitz*, Michaela *Rehm*, Nils *Winkler* (= Periagoge. Texte, München 2008) 88.

[106] Luisa *Tasca*, Die unmögliche Gleichheit von Frauen und Juden. Antiemanzipatorische Diskurse im italienischen Katholizismus und Positivismus um 1900. In: Ariadne 43 (2003) 30–36, hier 31.

[107] Ebd., 33.

VIII. BEDROHTE MÄNNERDOMÄNE UNIVERSITÄT

1. POLARISIERUNG UND TERRAINSICHERUNG

In der Literatur, die sich mit dem Frauenstudium an der Medizinischen Fakultät der Universität Wien auseinandersetzt, werden Anatomen wie Bischoff und Rüdiger oder Gynäkologen wie Späth und Möbius als Modernisierungsgegner gesehen. Anatomen, als die Experten des Wissens über den Aufbau des menschlichen Gehirns und Gynäkologen als Experten des Wissens über den weiblichen Organismus verstärkten damit die allgemeine Identitätskrise, welche die Wiener Moderne ausgelöst hatte.[1] Die Gynäkologie, eine relativ neue Disziplin, die sich erst Mitte des 19. Jahrhunderts im medizinischen Fächerkanon herausgebildet hatte, habe sich als „Spekulationsfeld für Wissenschaftler" angeboten, die das „Wesen der Frau" ergründen wollten.[2] Gerade in dieser Disziplin, wo Experten Frauen als ungeeignet für den Ärztinnenberuf erscheinen lassen wollten, bot sich für Ärztinnen die Möglichkeit zum beruflichen Einstieg.

1891 wurde die erste Ärztin der Habsburgermonarchie in Dolnja Tuzla, Bosnien, angestellt. Ihr Vorteil für die Genehmigung einer Praxis war, dass in Ländern, wo der Islam als Konfession vorherrschte, Frauen nicht von Ärzten untersucht werden durften. Anna Bayer aus Böhmen blieb auf Grund der Widerstände gegenüber einer Ärztin jedoch nur ein Jahr in Bosnien und kehrte 1892 in ihre Praxis nach Bern zurück. Ihre Nachfolgerinnen, Buhuslava Keck, geboren in Prag und Theodora Krajewska, geboren in Warschau, profitierten aus den Erfahrungen, die Bayer in Bosnien gemacht hatte und setzten sich als Ärztinnen in der vom Islam geprägten Gesellschaft durch. 1895 wurden beide definitiv zu Amtsärztinnen ernannt. Eine weitere Ärztin, Georgine von Roth, eine Offizierstochter aus den Karpathen, wurde 1895 vom k. u. k. Reichskriegsministerium an das Offizierstöchter-Institut in den Siebzehnten Wiener Gemeindebezirk Hernals berufen. Sie arbeitete dort als Schulärztin, nach außen „getarnt" mit dem Titel „Untervorsteherin". Der „Verein für erweiterte Frauenbildung" forderte mit Berufung auf diesen „Präzedenzfall" die Anstellung weiterer Schulärztinnen.[3] Ein Jahr davor

---

[1] Ebd., 97.

[2] Brigitte *Bruns*, Hermaphrodit oder die Geschichte der Moderne. Zur Präsentation des Weiblichen und der Auflösung des Subjekts. In: *Fischer*, *Brix* (Hgg.) Die Frauen der Wiener Moderne, 218–232, hier 223.

[3] *Fichna*, Vorkämpferinnen für das medizinische Frauenstudium in Österreich. In: Zeitschrift des Bauvereines der Akademikerinnen Österreichs 2,2 (1959) 13.

berichtete der Jahresbericht des „Vereins für erweiterte Frauenbildung in Wien", dass an Kerschbaumers Klinik in Salzburg „Frl. Dr. Selina Bloom" als Assistentin angestellt sei und ein „Frl. Dr. Roth" unter Leitung eines Wiener Professors mikroskopiere.[4] Die, wenn auch nur teilweise, Anstellung von sechs, in der Schweiz promovierten Medizinerinnen war ein Signal für Bewegung in den langwierigen Debatten um das Frauenstudium in Österreich. Dort knüpfte der „Verein für erweiterte Frauenbildung" an und forderte gemeinsam mit anderen Frauenvereinen verstärkt die vollberechtigte Zulassung von Frauen an die Universität, einen akademischen Studienabschluss und eine Praxisgenehmigung als Frauen- oder Kinderärztinnen. Die Männerdomäne Medizin begann brüchig zu werden.[5]

Die Angst vor diesen grundlegenden Veränderungen im Universitätsbereich bewegten den Chirurgen Albert, stellvertretend für seine Berufsgruppe, 1895 noch einmal das Terrain der Medizinischen Fakultät der Universität Wien für das männliche Geschlecht zu sichern. Für den dominanten Chirurgen, der seine Disziplin und ihre Vertreter im sakralen Licht sah und alleine in die Chirurgie große Zukunftshoffnungen setzte, passten Frauen in der Medizin nicht in sein patriarchalisches Weltbild. In der Broschüre „Die Frauen und das Studium der Medicin"[6] widerlegte er mit einer extremen These von Charakterdifferenz und unterschiedlicher intellektueller Leistungsfähigkeit der beiden Geschlechter die Befähigung der Frauen zum Medizinstudium.[7] Der Beruf des Arztes sei für Frauen unpassend, befand Albert, pauschal gültig für alle Disziplinen der Medizin.[8] Denn alle wichtigen Errungenschaften der Menschheit, alle Erfindungen und Entdeckungen, alle künstlerischen und wissenschaftlichen Leistungen seien bis jetzt „Männerwerk" gewesen. Frauen seien in der technischen und kulturellen Weiterentwicklung nicht präsent.[9]

Albert lehnte sich mit dieser Argumentation stark an Bischoff an, der ebenso überzeugt war, dass die Geschichte „keinen einzigen Fortschritt, keine einzige Entdeckung in Wissenschaften und Künsten, keine neue

---

[4] Jahresbericht. In: Jahresbericht des Vereines für erweiterte Frauenbildung in Wien 6 (1894) 3–8, hier 4.

[5] *Bandhauer-Schöffmann*, Frauenbewegung und Studentinnen. In: *Heindl, Tichy* (Hgg.), „Durch Erkenntnis zu Freiheit und Glück …", 49.

[6] Eduard *Albert*, Die Frauen und das Studium der Medizin (Wien 1895).

[7] *Simon*, „Durch eisernen Fleiß und rastloses, aufreibendes Studium". In: *Brehmer, Simon* (Hgg.), Geschichte der Frauenbildung und Mädchenerziehung in Österreich, 206.

[8] *Albert*, Die Frauen und das Studium der Medizin, Vorrede.

[9] Ebd., 3.

Wahrheit auf[weise], welche jemals von einer Frau ausgegangen wäre".[10] In ihrem Selbstverständnis als Wissenschaftler sahen sich diese Mediziner als „Schöpfer", „Produzenten", „Erfinder" und „Entwickler" neuer Erkenntnisse. „Die schöpferischen Eigenschaften" wurden ohne Bedenken als „männliche Eigenschaften" dargestellt.[11] Pierre Bourdieu nennt dieses „intellektuelle Streben nach dem symbolischen Kapital der Berühmtheit" die *libido academica*". Es sei ein typisch männliches Verhalten und entspreche im übertragenen Sinn „den Kriegs- und Abenteuerspielen der Knaben und Männer".[12] Um Frauen aus dem wissenschaftlichen Produktionsprozess auszuschließen, hatte sich Albert ein für ihn stichhaltiges Argument zurechtgelegt. Von fast allen Frauen habe er auf die Frage nach ihren wichtigsten Lebenszielen „die eine und einzige Antwort" erhalten: „Ein Weib will Kinder haben".[13] Frauen ließen sich von Emotionen leiten und seien infolgedessen gar nicht im Stande, rational zu planen und schlussfolgernd zu denken.[14] Aus diesem Grunde seien Frauen für Pflegeberufe geeignet, weil sie „mitleidig, zart und geduldig" seien, doch dafür sei, wie bei Hebammen, keine „gelehrte Vorbildung" nötig.[15] „Die weibliche Psyche [sei] anders als die des Mannes",[16] auch wenn sie die Wissenschaft noch nicht charakterisieren könne.[17] Albert argumentierte gleich wie der Gynäkologe Späth, der sich schon 1872 mit dem Begriff „Geschlechterdifferenz" auseinanderge-

---

[10] Zit. in: Späth, Das Studium der Medizin und die Frauen. In: Wiener Medizinische Presse 13,48 (1872) 1111f. Späth bringt aus der Geschichte Gegenbeweise von Frauen, die sowohl in der Literatur und Kunst als auch in der Medizin „Leistungen vollbrachten", welche durchaus jenen der Männer entsprachen. Außerdem seien an der Universität Zürich die Erfolge von Männern und Frauen in der wissenschaftlichen Ausbildung bereits vergleichbar. Weibliche Studierende würden genauso gut die Prüfungen bestehen wie ihre Kommilitonen und kein Professor habe wegen Frauen das wissenschaftliche Niveau der Vorlesungen senken müssen.

[11] *Leemann*, Chancenungleichheiten im Wissenschaftssystem, 43.

[12] Pierre *Bourdieu*, Homo Academicus (Frankfurt 1992) 194f.

[13] *Albert*, Frauen und das Studium der Medizin, 7.

[14] Ebd., 14.

[15] Ebd., 22f.

[16] Ebd., 10.

[17] Ebd., 14. *Siehe Bandhauer-Schöffmann*, Frauenbewegung und Studentinnen. In: *Heindl, Tichy* (Hgg.), „Durch Erkenntnis zu Freiheit und Glück …", 59: Bestärkt wurde Albert von Salomon Stricker. Er habe „Menstruation und Migräne" als Begründung herangezogen, warum Frauen „linkisch, unbeholfen und vergesslich" seien. Ein Studium sei unter diesen Voraussetzungen nicht möglich.

setzt und dem Mann „das schaffende, der Frau das pflegende Prinzip" zugeordnet hatte.[18]

Er erwähnte die Rektoratsrede Späths „Das Studium der Medizin und
die Frauen" nicht als Quelle. Die Begrifflichkeit und Argumentation, welche Bischoff und Späth in die Diskussion um das Medizinstudium von
Frauen eingeführt hatten, waren längst in die pseudowissenschaftliche und
auch wissenschaftliche Rhetorik übernommen worden. Als Nachweis für
die Nichteignung der Frau zum Medizinstudium zog Albert das im letzten
Drittel des 19. Jahrhunderts populäre Buch des preußischen Schriftstellers
Bogumil Golz „Zur Charakteristik und Naturgeschichte der Frauen" heran,
den Gräfin Gisela von Streitberg nach Meinung des Chirurgen fälschlich
als „Frauenfeind" bezeichnet habe.[19] Demnach sei „das methodische Wesen, das *Zoon politikon*, das Culturtier" nun mal der Mann. Die Frau sei
ein „Naturwesen". Er sei extrovertiert, sie sei introvertiert. Nur dadurch sei
ein gegenseitiges Ergänzen möglich, erklärte Albert.[20] Marina Tichy sieht
nicht nur die äußere Gefahr, welche mit dem Anspruch der Frauen auf den
Universitätszugang abgewehrt werden musste, sondern auch die Bedrohung
von Phantasien, auf denen die „Weiblichkeitsmythen" der Kultur des Bürgertums beruhen. Die gebildete Frau habe ihre in der Natur zugewiesene
Rolle in Frage gestellt.[21]

Der klaren Trennung von Berufs- und Arbeitswelt folgte in den modernen
bürgerlichen Gesellschaften eine Polarisierung der Geschlechtscharaktere,
wie die Historikerin Karin Hausen nachweist.[22] Sie habe zu „völlig neuen
Orientierungsstufen" geführt, wie die antifeministischen Schriften des Neu-
ropsychiaters Möbius, des Philosophen Friedrich Nietzsche und des Kultur-
philosophen Otto Weininger verdeutlichen. Treffend bezeichnet Michaela
Raggam deshalb auch Alberts Broschüre über „Frauen und das Studium der
Medizin" als „Pamphlet", welches als „Kompendium des Antifeminismus

---

[18] *Späth,* Das Studium der Medizin und die Frauen. In: Wiener Medizinische Presse 13,48
(1872) 1113.

[19] *Albert,* Frauen und das Studium der Medizin, 12.

[20] Ebd., 8.

[21] *Tichy,* Die geschlechtliche Un-Ordnung. In: *Heindl, Tichy* (Hgg.), „Durch Erkenntnis zu
Freiheit und Glück …", 29f.

[22] Brigitta *Keintzel,* Psychiatrie und Geschlecht. In: Christina *Lutter,* Elisabeth *Menasse-
Wiesbauer* (Hgg.), Frauenforschung, feministische Forschung, Gender Studies: Entwicklung und Perspektiven (= Materialien zur Förderung von Frauen in der Wissenschaft 8, Wien 1999) 213–224, hier 216f.

zweifelhafte Berühmtheit" erreicht habe.[23] Den Grund für das Fehlen einer logischen Argumentation in Alberts angeblich wissenschaftlicher Darlegung erklärt Tichy mit der deutlichen Überschreitung der Grenze zwischen Wissenschaft und Ideologie. Mit dem Wunsch, sein Frauenbild als reales hinzustellen, verlasse der Wissenschaftler die wissenschaftliche Beweisführung. Er nütze den Ruf als berühmter Chirurg und den hohen gesellschaftlichen Status, um seiner pseudowissenschaftlichen Abhandlung einen wissenschaftlichen Anspruch zu verleihen.[24]

Albert war Kerschbaumers Artikel „Ueber die ärztliche Berufsbildung" im „Jahresbericht des Vereines für erweiterte Frauenbildung in Wien" von 1889 bekannt, denn er demonstrierte die geringe Erfolgsquote von Frauen in der Medizin ausgerechnet am Beispiel der russischen Absolventinnen der Militär-Medizinischen Akademie in St. Petersburg. Von 1872 bis 1881 seien dort 959 Ärztinnen im Kurssystem ausgebildet worden, berichtete der Chirurg. Seine Recherchen ergaben aber auch, dass nach Studienabschluss weniger als die Hälfte praktiziert habe. Nur 409 seien 1890 bei einer Registrierung als aktive Ärztinnen erfasst worden. Die Mehrheit, also 550 Medizinerinnen, seien wahrscheinlich verheiratet, nahm Albert an. Sie erfüllten damit die eigentliche Aufgabe der Frau, nämlich „ihren Männern [...] himmlische Rosen in's irdische Leben zu weben".[25] Selbst in Großbritannien und Irland, wo es bereits Universitäten für Frauen gab, hätten von 1486 Studentinnen 680 das Lehramt gewählt und nur elf den Arztberuf. Diese Zahlen sollten den Familien der Mädchen zu denken geben, betonte Albert.[26]

---

[23] Michaela *Raggam*, Jüdische Studentinnen an der medizinischen Fakultät in Wien. In: *Bolognese-Leuchtenmüller, Horn* (Hgg.), Töchter des Hippokrates, 139–156, hier 140.

[24] *Tichy,* Die geschlechtliche Un-Ordnung. In: *Heindl, Tichy* (Hgg.), „Durch Erkenntnis zu Freiheit und Glück …", 33.

[25] *Albert,* Die Frauen und das Studium der Medizin, 23f. Siehe Gabriele *Junginger* (Hg.), Maria Gräfin von Linden. Erinnerungen der ersten Tübinger Studentin (Tübingen 1991) 98: „Schon in den Versen, die von Mitschülerinnen, Lehrern und Lehrerinnen in mein Stammbuch eingetragen worden waren, hatten sich die verschiedensten Meinungen Bahn gebrochen. Die Frau war eben für die Mehrzahl der Menschen noch ausschließlich die himmlische Rosenflechterin." Siehe dazu Felicitas *Seebacher*, „Roses for the Gentlemen". The Question of Women's Rights in Medical Studies at the University of Vienna before 1897". In: Michal *Kokowski* (ed.), The Global and the Local: the History of Science and the Cultural Integration of Europe. Proceedings of the 2nd International Conference of the European Society for the History of Science (Cracow, September 6–9, 2006) 557–565, online unter <http://www.2iceshs.cyfronet.pl/proceedings.html> (8. November 2008).

[26] *Albert,* Die Frauen und das Studium der Medizin, 28.

Als weiteres Gegenargument, warum Frauen nicht Medizin studieren sollten, erwähnte der Chirurg eine Notiz von Professor Laŝkowski in der „Revue scientifique" vom 27. Jänner 1894. Er habe eruiert, dass während der ersten siebzehn Jahre des Bestehens der Medizinischen Fakultät der Universität Zürich nicht mehr als 175 Frauen immatrikuliert wurden. Fünfzig davon waren Polinnen, von denen nur vier ihr Studium beendeten. Von den 125 anderen, meist Russinnen, erwarben nur zehn ein Doktorat, wobei wiederum nur drei eine gut gehende Praxis führten. Um auch andere Literatur zu beleuchten, zitierte Albert einen Kollegen aus dem Deutschen Reich, Carl Vogt. Er analysierte die Absolventinnen-Statistik der Universität Zürich in der „Frankfurter Zeitung" vom 10. Februar 1894 dahingehend, dass Studentinnen ihre männlichen Kollegen an „Fleiß, Arbeit und Eifer" zwar übertrafen, aber nicht über die „nöthigen Vorkenntnisse" für ein Medizinstudium verfügten. Er sei für eine „Gleichberechtigung beider Geschlechter zu höheren Studien", aber im Moment seien die Chancen der Studentinnen auf eine medizinische Karriere geringer, weil die Mädchenbildung in Europa ein niedrigeres Niveau habe als die Knabenbildung.[27] Albert widersprach dieser „Gleichberechtigung", weil Mädchen nicht der „Marterei" höherer Studien ausgesetzt sein sollten. Seiner Meinung nach dürften in Österreich keine Gymnasien als „Folterkammern" für Mädchen errichtet werden. Vom Beginn der Gymnasialzeit bis zum Erwerb des Doktors der gesamten Heilkunde seien vierzehn Jahre harte Arbeit nötig, um dann erst „am Beginne eines Kampfes um das Dasein" zu stehen. Eine solche Belastung sei Mädchen nicht zumutbar.[28]

Die eigentlichen Beweggründe für das Verfassen seiner Broschüre verriet Albert jedoch in der Befürchtung, dass junge Medizinerinnen eine akademische Karriere anstreben könnten. Sie könnten sich zu „weiblichen Specialisten" ausbilden lassen und dann in der Stadt eine Praxis suchen. Oder sie könnten eine akademische Karriere anstreben und Assistentinnen werden. Wenn diese Chance für Frauen geöffnet werde, sollte auf den weiteren Karrierestufen genau selektiert werden. Gerade für eine Professur in Medizin dürften nur „die Talentvollsten und Leistungsfähigsten" gewählt werden, betonte Albert. „Vielleicht", setzte der Chirurg fort, werde es auch an der Universität Wien einmal „eine Frau geben", welche die Voraussetzungen für eine Spitzenposition in der Medizin erfüllen werde. „Wegen dieser Einen sollten wir uns nicht echauffiren!", beruhigte Albert seine Kollegen.[29]

---

[27] Ebd., 24f.
[28] Ebd., 26f.
[29] Ebd., 32.

Hinter dieser in Fachkreisen und in der Öffentlichkeit geführten Diskussion um Frauenstudium, Privatpraxis und universitären Aufstiegschancen von Medizinerinnen stand die berechtigte Sorge, durch weibliche Ärzte eine „gefährliche Konkurrenz" zu erhalten. Es wurde befürchtet, dass die daraus resultierende, unvermeidliche „Verweiblichung" das Ansehen des ärztlichen Berufsstandes abwerten und zum Prestigeverlust der Ärzte führen werde.[30] In der Chirurgie kam noch als verstärkender Faktor hinzu, dass rund ein Drittel der Chirurgen in höheren Positionen an Kliniken arbeiteten und dort weibliche Konkurrenz am bedrohlichsten erschien. Chirurgen setzten Frauen, die in ihre „heiligen Hallen" eintreten wollten, viel größeren Widerstand entgegen als Leiter von Kliniken der weniger etablierten Disziplinen, wie zum Beispiel der Augenheilkunde. Bis zu Beginn des Zweiten Weltkriegs waren in Chirurgischen Kliniken keine Frauen in leitenden Positionen zu finden.[31]

„The inner circles of the emerging scientific community" blieben in der Medizin und den Naturwissenschaften Ende des 19. Jahrhunderts und weit darüber hinaus generell Männern vorbehalten.[32] Männer konstruierten die Realität und hatten „Definitionsmacht". Gelang es Frauen, gegenüber der männlichen Fremddefinition ein Selbstbild zu entwickeln, wurde es für die „Aufrechterhaltung des patriarchalischen Systems wieder ausgeblendet".[33] Mediziner waren verunsichert, weil die angeblich von Natur vorgegebene Ordnung einstürzte. In der Geschichte der Medizin ließen sich „viele Momente" finden, die „zur Frauenfeindlichkeit in der Medizin, zum Antisemitismus bis hin zu den Menschenversuchen" in den Konzentrationslagern des Nationalsozialismus führten. Peter Bochnik schließt aus seiner medizinhis-

---

[30] *Kraus,* „Man denke sich nur die junge Dame im Seziersaal. In: *Häntzschel, Bußmann* (Hgg.), Bedrohlich gescheit, 140.

[31] *Huerkamp,* Bildungsbürgerinnen, 246.

[32] Harriet *Zuckerman,* Introduction. In: Harriet *Zuckerman,* Jonathan *R. Cole,* John *T. Bruer* (eds.), The Outer Circle. Women in the Scientific Community (New York-London 1991) 11–24, hier 11: „So antithetical were the social categories of women and science that, throughout the nineteenth century and well into the twentieth, it seemed only natural to call all practitioners of scientific inquiry 'men of science'. [...] Only one woman of science, Marie Curie, could be said to have won great fame [...] but, even so, she was never comfortably esconced in their inner circle. In fact, the Académie des Sciences excluded her from their ranks; she had missed selection by one vote."

[33] Lisa *Fischer,* Weibliche Kreativität – oder warum assoziieren Männer Fäden mit Spinnen? In: Jürgen *Nautz,* Richard *Vahrenkamp* (Hgg.), Die Wiener Jahrhundertwende. Einflüsse – Umwelt – Wirkungen (= Studien zu Politik und Verwaltung 46, Wien-Köln-Graz 1993) 144–158, hier 144.

torischen Untersuchung, dass diese Aspekte der Medizin keine „Bastarde" einer Profession seien, die einen hohen ethischen Anspruch erhebt, sondern eindeutig als „legitime[…] Kinder" anerkannt werden müssen. Seine Arbeit verstehe er als Beitrag zur Auseinandersetzung mit einem eher verdrängten Kapitel der ärztlichen Standesgeschichte, welche individuelle und kollektive Verarbeitung ermögliche und zu einer „sehenden Eigenentwicklung" führe.[34]

Gender Studies bestätigen, dass die beharrende Verteidigung der „Männerbastion Universität" zum besseren Verständnis der Bedürfnisse der Modernisierungsgegner im Kontext der „sozialen, gesellschaftlichen und ökonomischen Transformationsprozesse [...] des 19. Jahrhunderts" und den dadurch entstehenden Verlust der Sicherheit interpretiert werden sollte.[35] Für Johanna Bleker sind die pseudowissenschaftlichen Schriften und Debatten der Opposition in der Frage des Medizinstudiums genau aus diesem Grunde keineswegs nur als Spiegel „antifeministischer Geisteshaltung" zu verstehen, sondern vielmehr als „Ausdruck realer Veränderungsängste".[36] Sie sind der Ausdruck eines verunsichernden soziokulturellen Umfelds und einer labilen Persönlichkeitsstruktur des einzelnen Individuums. Die Intensität des Widerstands gegenüber der Durchsetzung des Medizinstudiums für Frauen verdeutlicht somit ebenso die Persönlichkeitsstärke der einzelnen Mediziner, die gegen das Frauenstudium intervenierten.

2. DER WEIBLICHE BLICK

Alberts Broschüre „Über die Frauen und das Studium der Medizin" erreichte nicht den von ihm erwünschten Erfolg. Sie konnte weder die fortschreitende Emanzipation der Frau aufhalten, noch trugen ihre Inhalte dazu bei, Frauen von einem Studium an der Medizinischen Fakultät der Universität

---

[34] Peter A. *Bochnik,* Die mächtigen Diener. Die Medizin und die Entwicklung von Frauenfeindlichkeit und Antisemitismus in der europäischen Geschichte (Reinbek bei Hamburg 1985) 111.

[35] Hans-Georg *Hofer,* Schwachstellen der männlichen Abwehrfront. Arztberuf und Medizinstudium im Spiegel der Neurastheniedebatte um 1900. In: Sonja *Horn,* Ingrid *Arias* (Hgg.), Medizinerinnen (= Wiener Gespräche zur Sozialgeschichte der Medizin 3, Wien 2003) 45–53, hier 48.

[36] Johanna *Bleker,* Frauen in der Wissenschaft als Gegenstand der Fortschrittsgeschichte. In: Johanna *Bleker* (Hg.), Der Eintritt der Frauen in die Gelehrtenrepublik. Zur Geschlechterfrage im akademischen Selbstverständnis und in der wissenschaftlichen Praxis am Anfang des 20. Jahrhunderts (= Abhandlungen zur Geschichte der Medizin und der Naturwissenschaften 84, Hussum 1998) 7–16, hier 10.

Wien fernzuhalten. Der Chirurg entfachte allerdings damit eine so rege Diskussion, dass die Regierung weitere Gutachten und Meinungen zum Frauenstudium einholte, wodurch sich für Frauen die Immatrikulation und Inskription als ordentliche Hörerinnen an der Medizinischen Fakultät um weitere fünf Jahre verzögerte. Unmittelbar nach Erscheinen von Alberts Schrift hielt Kerschbaumer in ihrer Erwiderung im Jahresbericht des „Vereins für erweiterte Frauenbildung in Wien" ein blendendes Plädoyer für die Bedeutung von Ärztinnen für die Gesellschaft. Kerschbaumer äußerte sich prinzipiell positiv zu Alberts Sicht „Über die Frauen und das Studium der Medizin". Denn einerseits stelle sie die Frauenfrage in Österreich stärker zur Diskussion und andererseits bestätige sie, dass selbst so berühmte Professoren wie Albert keine logischen Argumente gegen ein Frauenstudium finden könnten. In ihrer Beweisführung für den Erfolg von Medizinerinnen stützte sich die Augenärztin auf Statistiken und Quellen, die exakt zitiert wurden.[37]

Präziser als Albert beschrieb Kerschbaumer die 1872 errichtete Medizinische Schule für „gelehrte Hebammen" in St. Petersburg, welche der medizinischen Abteilung des Kriegsministeriums zugeordnet war. Die achtsemestrigen Medizinkurse wurden in der Militär-Medizinischen Akademie getrennt von den Studenten abgehalten und bald auf zehn Semester erweitert. Das stellte die weiblichen Studenten den männlichen in der Ausbildung und Qualifikation gleich. Im Russisch-Türkischen Krieg 1877 setzte die Regierung auf Grund von Ärztemangel erstmals fünfunddreißig Medizinerinnen des fünften Jahrgangs auf dem Kriegsschauplatz ein. Der Generalstabsbericht erwähnte den Einsatz als „erstes Beispiel der Verwendung weiblicher Aerzte im Kriege" und zeichnete ihn mit „höchstem Lob und Anerkennung" aus. Als Konsequenz ersetzte die Regierung die Bezeichnung „gelehrte Hebammen" durch „weibliche Aerzte", was einer beruflichen Gleichstellung von Absolventinnen und Absolventen der Militär-Medizinischen Akademie in St. Petersburg entsprach. Als jedoch 1881 die Führung im Kriegsministerium wechselte, gliederte man das Medizinstudium für Frauen von der Militär-Medizinischen Akademie aus und schloss die Kurse 1882 vorübergehend.[38]

---

[37] *Kerschbaumer*, Professor Albert und die weiblichen Aerzte. In: Neue Revue: Wiener Literatur-Zeitung 6,44 (1895) 1.

[38] Siehe *Burchardt*, „Schwestern reicht die Hand zum Bunde"? In: *Dickmann, Schöck-Quinteros* (Hgg.), Barrieren und Karrieren, 294: Als sich eine Gruppe dieser Medizinerinnen nachweislich an der Ermordung des russischen Zaren 1881 beteiligte, wurden Frauen vom Medizinstudium an der Militär-Medizinischen Akademie in St. Petersburg

Nach diesen Ausführungen korrigierte Kerschbaumer Alberts verfälschte Angaben über Frauen an der Militär-Medizinischen Akademie durch eine genaue Statistik. Von den 1872 bis 1881 an der Akademie in St. Petersburg aufgenommenen 959 Schülerinnen, nicht Absolventinnen, wie Albert fälschlich behaupte, hatten 609, also 63,5 Prozent, ihr Medizinstudium abgeschlossen. Von 409 Absolventinnen waren genaue Daten vorhanden: 378 praktizierten im europäischen Teil von Russland, dreizehn im Kaukasus, sieben in Sibirien, elf in Mittelasien, 210 hatten eine Privatpraxis, siebenundachtzig leiteten Landschaftsspitäler oder arbeiteten als Gemeindeärztinnen, neunundfünfzig waren in städtischen Spitälern und Versorgungshäusern angestellt, siebzehn unterrichteten an Lehranstalten für Frauen, dreizehn waren Armenärztinnen in St. Petersburg, neun arbeiteten in Fabriken, sieben in Privat-Spitälern und Wohltätigkeitsanstalten, drei in Staatsanstalten. Nur vier von den 409 Ärztinnen hatten sich für die medizinische Forschung entschieden.[39]

Russland kenne, wie England, den „Typus der philanthropischen Frau", erklärte Kerschbaumer. Sie hatte eine Standesstatistik erstellt, die aufzeigte, dass von den 409 praktizierenden Ärztinnen 185 ledig waren, 191 verheiratet, dreiundzwanzig verwitwet, eine geschieden und von neun die Standesangabe fehle. Dies beweise, dass eine „akademisch gebildete und medizinisch geschulte Frau" Ehe, Familie und Beruf gut vereinbaren könne. Die Differenz der nicht erfassten zweihundert Frauen bedeute nicht, wie Albert behaupte, dass sie sich in die häusliche Idylle zurückgezogen hatten. Viele dieser Frauen, die nicht auf ein regelmäßiges Einkommen angewiesen waren, ließen sich nicht in die Liste der praktizierenden Ärzte eintragen. Sie setzten ihr medizinisches Wissen auf ihren Landgütern ein, wo sie teilweise private Spitäler betrieben.[40]

Sowohl in Amerika als auch in Großbritannien und Irland hatten sich Ärztinnen seit Jahrzehnten bewährt und in der Bevölkerung volle Akzeptanz gefunden. Kerschbaumer widerlegte in gleicher Weise die Angaben Alberts über Ärztinnen in Großbritannien und Irland. Er hatte behauptet, dass von 1486 Studentinnen nur elf Ärztinnen geworden seien. Aus einer Statistik gehe aber hervor, dass von 1889 bis 1893 dreiundsiebzig Ärztinnen die London Medical School for Women absolvierten, von denen nun fünfundvierzig

---

ausgeschlossen. Eine zweite Emigrationswelle russischer Studentinnen ins Ausland folgte.

[39] *Kerschbaumer,* Professor Albert und die weiblichen Aerzte. In: Neue Revue: Wiener Literatur-Zeitung 6,44 (1895) 2f.

[40] Ebd., 4.

in Großbritannien praktizierten und fünfundzwanzig im Ausland. Nur von
drei Medizinerinnen sei ihr Arbeitsfeld nicht bekannt.[41] Kerschbaumer war
überzeugt, dass Frauen als Ärztinnen in Österreich dasselbe erreichen konnten wie in anderen Ländern. Frauen seien nicht physisch und psychisch für
ein Medizinstudium ungeeignet, wie Albert konstatierte, sondern genauso
belastbar wie Männer.[42] Für die Augenärztin war das Frauenstudium nicht
nur eine wirtschaftliche und soziale Frage, sondern im Wesentlichen eine
juridische. Damit machte Kerschbaumer das Medizinstudium für Frauen zu
einer Forderung des modernen Rechtsstaates. „Die Macht der Idee" werde
„österreichische Frauen zum Siege führen" und nicht „das Veto des Hofrathes Albert", war die Ärztin überzeugt. Ihr Wunsch war, dass in Zukunft in
Österreich Ärztinnen in der „*ars divina*", wie Albert die Medizin bezeichnet, mit Ärzten „erfolgreich" konkurrieren werden.[43]

Als selbstbewusste Vertreterin der ersten „Ärztinnengeneration" in Österreich verwarf sie die vom Bürgertum erwartete „Geschlechterrolle" und
setzte so beeindruckende Akzente für die Konstruktion eines neuen Frauen-
bilds in der Gesellschaft und für die Wissenschaft.[44] Kerschbaumer wider-
setzte sich der Ansicht der Modernisierungsgegner, dass das Konzept einer
modernen Gesellschaft mit möglichst guter Bildung für alle mit dem Konzept der bürgerlichen Familie kollidiere.[45] Wie die Frauenrechtlerin Hedwig
Dohm Bischoffs angeblich „objektive" Argumentation gegen ein Frauenstudium als „geschlechterideologisches Pamphlet" enttarnte, gelang es Kerschbaumer, Alberts Schrift als oberflächlich recherchiertes Werk eines Chauvi-
nisten darzustellen.[46] Marcela Linková erklärte bei der Internationalen Konferenz „Women Scholars and Institutions" 2003 in Prag, dass Wissenschaft,
die in der abstrakten Definition als ein „neutral, impersonal, disinterested
and dissociated subject" dargestellt wird, diesen Impetus verliert, sobald der
soziokulturelle Kontext mit einbezogen wird. Durch diesen Blick werde „the

---

[41] Ebd., 6f.

[42] Ebd., 8f.

[43] Ebd., 10.

[44] Ingrid *Arias,* Die ersten Ärztinnen in Wien. Ärztliche Karrieren von Frauen zwischen
1900 und 1938. In: *Bolognese-Leuchtenmüller, Horn* (Hgg.), Töchter des Hippokrates,
55–78, hier 56.

[45] *Heindl*, Frauenbild und Frauenbildung in der Wiener Moderne. In: *Fischer, Brix* (Hgg.)
Die Frauen der Wiener Moderne, 22.

[46] Elke *Kleinau,* Christine *Mayer* (Hgg.), Erziehung und Bildung des weiblichen Geschlechts. Eine kommentierte Quellensammlung zur Bildungs- und Berufsbildungsgeschichte von Mädchen und Frauen 1 (Weinheim 1996) 201.

gendered nature" von wissenschaftlichen Institutionen deutlich sichtbar, aber auch jene angeblich wissenschaftlich objektiver Therorien.[47]

Neben Kerschbaumer nahmen die bekannten Frauenrechtlerinnen Mayreder, Hainisch und Helene Lange zu Alberts frauenfeindlicher Schrift Stellung. In einer öffentlichen Diskussion der österreichischen Fabier am 10. Dezember 1895 sprach Mayreder zu diesem Thema. Hainisch hielt im „Verein für erweiterte Frauenbildung in Wien" am 14. Jänner 1896 den Vortrag „Seherinnen, Hexen und die Wahnvorstellungen über das Weib im 19. Jahrhundert", der ebenso publiziert wurde.[48] Lange, die Symbolfigur der Deutschen Frauenbewegung,[49] wiederum sah es als Verpflichtung an, sich zu Alberts Broschüre über das Frauenstudium zu äußern, weil sie im deutschen Sprachraum „unendlichen Zeitungsstaub aufgewirbelt" habe.[50] Als Vorsitzende des „Allgemeinen Deutschen Frauenvereins" forderte Lange in der von ihr herausgegebenen Zeitschrift „Die Frau" den Zugang von Frauen zur Universität.[51] Die Vertreterin des „gemäßigteren Flügels der Frauenrechtlerinnen" lehnte das „Gleichheitspostulat" des radikalen Flügels und den Ruf nach eigenen Frauenuniversitäten ab. Lange sah in der Geschlechterdifferenz die Möglichkeit, die männlichen und weiblichen Fähigkeiten durch gegenseitiges Ergänzen positiv zu nützen.[52] Sie legte Wert auf ein gemeinsames Studi-

---

[47] Marcela *Linková*, Gendered Knowledge and the Reshaping of „Normal" Science. Introductory Notes to the Section. In: *Štrbáňová, Stamhuis, Mojsejová* (eds.), Women Scholars and Institutions, 729–733, hier 729.

[48] *Bandhauer-Schöffmann*, Frauenbewegung und Studentinnen. In: *Heindl, Tichy* (Hgg.), „Durch Erkenntnis zu Freiheit und Glück …", 59. Siehe Marianne *Hainisch*, Seherinnen, Hexen und die Wahnvorstellungen über das Weib im 19. Jahrhundert, ed. Engelbert *Pernerstorfer*. In: Das Recht der Frau. Zeitschrift des Allgemeinen österreichischen Frauenvereines, 10. November 1895, Nr. 196 (1895) 7.

[49] Caroline *Hopf*, Biographisches. Kommentierung. In: Caroline *Hopf*, Eva *Matthes*, Helene Lange und Gertrud Bäumer. Ihr Engagement für die Frauen und Mädchenbildung. Kommentierte Texte (Bad Heilbrunn 2001) 9–14, hier 9f. Helene Lange, geboren am 9. April 1848 in Oldenburg, engagierte sich als Pädagogin für Mädchenbildung. Die von ihr 1889 geleiteten Realkurse für Frauen in Berlin ermöglichten Mädchen den Zugang zur höheren Mathematik, den Naturwissenschaften und Latein. 1893 wurden sie in Gymnasialkurse für Mädchen umbenannt und eröffneten dadurch Absolventinnen den Zugang zum Abitur an preußischen Gymnasien.

[50] Siehe Helene *Lange*, Professor Albert und das medizinische Studium der Frauen. In: Die Frau 2 (1894/95) 145–148, hier 145.

[51] Helene *Lange*, Mädchenerziehung und Frauenstudium. In: Die Frau 1 (1893/94) 281–288. Zit. in: *Hopf, Matthes,* Helene Lange und Gertrud Bäumer, 166.

[52] *Donner*, Von Höheren Töchtern und Gelehrten Frauenzimmern, 117.

um „beider Geschlechter", weil durch Frauenuniversitäten das wissenschaftliche Niveau der Frauenbildung gesenkt werden könnte.[53]

Am Beginn ihrer Begutachtung „Professor Albert und das medizinische Studium der Frauen" zitierte Lange Ebner-Eschenbach. Die österreichische Schriftstellerin sei ersucht worden, ihre Meinung zu Alberts polemischer Schrift in den Medien zu äußern und habe mit folgender Begründung abgelehnt: „Ich werde mich wohl hüten. Solche Angriffe nützen einer guten Sache mehr als alle Lobpreisungen." Langes persönlicher Eindruck war, dass Albert im ersten Teil von „Über die Frauen und das Studium der Medizin" vor allem versuche, die „geistige Inferiorität" der Frau nachzuweisen.[54] Seine Argumentation sei nicht stichhaltig, erklärte die Frauenrechtlerin, weil er gesellschaftliche Phänomene wie Krieg, Prostitution oder Alkoholismus ausblende, die eindeutig männlich kodiert waren. Wenn Albert glaube, dass alles „Menschenwerk" von Männern geschaffen sei, so müsse er auch die Dominanz des Mannes in der Gesellschaft und seine Machtansprüche in die Darlegungen mit einbeziehen. Wenn der Chirurg die Frauen nur als „Geschlecht" und nicht als eigenständige „Individuen" sehe, könne niemand seine „Scheinargumente" gegen ein Frauenstudium ernst nehmen. Der zweite Teil seiner Schrift sei in der Argumentation noch schwächer. Indem er sich auf Vogt, „dem bekannten Gegner der Frauen" berufe, beweise er eine mangelnde Literaturkenntnis zur Thematik.[55] Er habe weder die bestehenden Daten und Fakten über die praktizierenden Ärztinnen in Großbritannien und Irland gründlich erfasst, noch neue Daten über Frauen in der Medizin erhoben.[56]

Ein positiver Effekt in der breiten Diskussion über die Inhalte von Alberts Schrift waren für Lange die zahlreichen Gegenstimmen von Männern. Sie interpretierte ihre unerwartet hohe Beteiligung im Engagement für Frauen in der Medizin als „entschiedenen sozialen Fortschritt". Das „Neue Wiener Journal" hatte nämlich in einer Umfrage die Stellungsnahmen der „hervorragendste[n] geistige[n] Autoritäten" erhoben. Das Resümee war nach Langes Eindruck eine vernichtende Kritik der Schrift des „Hofrats".[57] Als vorbildliches Beispiel für eine Gegendarstellung zur „ganzen Frage" des Frauenstudiums erwähnte Lange „Die Frauen und die Medizin. Professor

---

[53] *Lange,* Mädchenerziehung und Frauenstudium. Zit. in: *Hopf, Matthes,* Helene Lange und Gertrud Bäumer, 166.

[54] *Lange,* Professor Albert. In: Die Frau 2 (1894/95) 145.

[55] Ebd., 147.

[56] Ebd., 148.

[57] Ebd., 145.

Albert zur Antwort" von Moriz Kronfeld. Er hebe die Leistungen der Frauen in Kunst und Wissenschaft hervor und zeige auf, welche Erfolge von Frauen, „trotz der erschwerenden Umstände" erreicht worden seien. Besonders ein Satz in Kronfelds Aufsatz habe die Frauenrechtlerin schmerzlich berührt: „Deutschland, das durch seine Frauen groß wurde, ist gegen sie wenig dankbar." Deshalb ehre es die Frauen um so mehr, dass gerade „die besten Männer unserer Zeit in der Frau nicht nur das 'Weibchen', sondern das Kulturwesen sehen, [...] den geistigen Kameraden, der mit ihnen zusammen nach dem Höchsten ringt und strebt". Diese Erkenntnis sei für die Frauen der wahre „Gewinn" im Diskurs um Alberts polemischer Schrift.[58]

3. DER MÄNNLICHE BLICK

Kronfeld, Mediziner, Philosoph und Journalist, versuchte Alberts Motivation für das Verfassen der „Streitschrift" genauer zu eruieren. Als *„homo novus"* der Chirurgie, wie er sich selbst bezeichnete, stellte er ostentativ die Frage, ob eine „chirurgische Autorität" auch zugleich eine „sociale" sein müsse. Niemand könne erwarten, dass ein Chirurg die „moderne Frauenfrage" verstehe. Kronfeld war es „peinlich" und doch verständlich, dass gerade Albert negativ über Frauen schrieb. Noch während seines Medizinstudiums hatte er beobachtet, dass der Chirurg am Krankenbett gegenüber Frauen „weniger Geduld und Nachsicht" zeigte als gegenüber kranken Männern. Als plakatives Beispiel schilderte er ein für ihn beklemmendes Erlebnis. Eine alte, arme Jüdin sei in den Hörsaal für Chirurgie geführt worden, schüchtern und verunsichert durch die Anwesenheit von zahlreichen Studenten. Albert habe sie dann ersucht, den „Leib zu entblößen". Die öffentliche Untersuchung ergab die Diagnose Brustkrebs.[59] Bedingt durch die ungewohnte Umgebung, habe die Frau Schwierigkeiten gehabt, Fragen zu ihrer Krankengeschichte zu beantworten. Kronfeld vermutete, dass sie entweder schwerhörig war oder die Fragen nicht richtig verstand. Sie wirkte auf ihn „confus". Nach kurzer Wartezeit habe sich Albert ungeduldig von der Patientin abgewandt und, an die vereinzelt im Hörsaal anwesenden Frauen gerichtet, festgestellt: „Weiberlogik! Und das will Medicin studieren!" Auch wenn Albert als ein Experte für Frauenkrankheiten gelte, war es nach Kronfelds Meinung unmöglich, „die Frau als seelisches Individuum nicht zu würdigen".[60]

Der Mediziner und Journalist sah seine Kritik an Alberts Broschüre über das Frauenstudium deshalb auch als „kleine[...] Vertheidigung der Frauen".

---

[58] Ebd., 148.
[59] *Kronfeld,* Die Frauen und die Medicin, 3f.
[60] Ebd., 5.

Er forderte Albert geradezu auf, das Medizinstudium für Frauen freizuge-
ben, denn seine Meinung über Frauen sei nicht mehr zeitgemäß.[61] Als mo-
dernes Vorbild für Europa stellte Kronfeld England hin, das „goldene Land
der Ärztinnen". In Wales plante die Regierung eine Universität, wo nicht nur
Männer und Frauen gemeinsam studierten, sondern auch gemeinsam lehrten. Beide Geschlechter sollten dort die Chance erhalten, leitende Positionen
zu übernehmen. Englische Ärztinnen praktizierten schon lange in Indien,
weil sowohl der Islam als auch der Buddhismus Untersuchungen von Frauen
durch Ärzte verbot.[62] Als wichtigsten Beweis für den Erfolg der Einführung
des Medizinstudiums für Frauen erwähnte Kronfeld die Schweizer Universitäten.[63]

Mit weiteren Beispielen von Ärztinnen in Amerika, Frankreich und
Russland zeigte Kronfeld, dass Frauen in der Medizin über dasselbe Leis-
tungspotential verfügten wie Männer. Seine Frau habe Naturwissenschaften
studiert und arbeite als „Technikerin für Bakteriologie" im Institut Louis
Pasteur in Wien. Vorurteile gegenüber dem Frauenstudium sollten deshalb
möglichst rasch beseitigt werden.[64] „Schüchterne Anfänge" für eine Zulassung von Frauen zu Vorlesungen an der Medizinischen Fakultät der Universität Wien sah Kronfeld beim „Schmerzenskind" Österreich zum Beispiel
bei Professor Carl Toldt, wo eine „Dame" in den Anatomievorlesungen saß.
Nach seiner Beobachtung verhielten sich die „Herren Collegen" ihr gegenüber höflich und ließen sich durch ihre „hübsche Erscheinung" nicht ablen-
ken. Toldt gestattete der Frau, in der Prosektur zu arbeiten, der Seziersaal
blieb ihr allerdings versperrt.[65]

Methodisch und didaktisch empfand Kronfeld Albert sehr kompetent.
Der Chirurg sei ein „Pionier" der Antiseptik, ein ausgezeichneter „Logi-
ker und Dialektiker" und ein blendender Rhetoriker. Der Journalist verstand
daher nicht, warum Albert in „Die Frauen und das Studium der Medizin"
so viel Wert auf die Aufzählung der Leistungen der Männer legte.[66] Woher
wisse der Chirurg denn, dass alle technischen Erfindungen von Männern
gemacht worden seien?[67] Woher wisse Professor „Frauenfeind", dass der einzige Wunsch der Frauen der Kinderwunsch sei? Manche Frauen könnten auf

---

[61] Ebd., 6.
[62] Ebd., 8.
[63] Ebd., 14.
[64] Ebd., 12.
[65] Ebd., 20.
[66] Ebd., 28.
[67] Ebd., 29.

Grund ihrer sozialen Verhältnisse gar nicht heiraten, weil sich bestimmte Männer für Mädchen mit „besten Vorzügen des Herzens und des Geistes" nicht interessierten, wenn die Mitgift fehle. Gerade diese Mädchen, die für Männer „Nullen" seien, hätten das Bedürfnis, „mit ihren Fähigkeiten dem Manne zu trotzen" und eine eigene „Existenz zu gründen".[68]

Kronfeld teilte zwar Alberts Meinung von der unterschiedlichen weiblichen und männlichen Psyche. Es sei jedoch von einem Chirurgen unprofessionell, geschlechtsspezifische Merkmale als Beweis für die Nichteignung zum Medizinstudium heranzuziehen. Ebenso könnte behauptet werden, dass sich der Japaner weniger zum Arzt eigne als der Franzose, weil eben seine Psyche eine andere sei.[69] Alberts Argumente gegen ein Medizinstudium für Frauen bewiesen Kronfeld eigentlich nur, dass er „keine sehr gute Meinung von Frauen" haben konnte.[70] Wenn er behaupte, „die Affenliebe und der Kindesmord [seien] weibliche Seelenäußerungen", bestätige diese „geradezu unglaubliche Äußerung" sein negatives Frauenbild.[71]

Kronfeld widerlegte Albert mit historischen Beispielen von erfolgreichen Frauen in anderen naturwissenschaftlichen Disziplinen, in der Literatur und der Kunst. Frauen seien befähigt, logisch und methodisch zu denken und könnten selbstverständlich Medizin studieren. Vor allem gebe es einen dringenden Bedarf an Frauenärztinnen. Viele Frauenkrankheiten könnten verhindert werden, wenn rechtzeitig ein Gespräch mit einer Ärztin des Vertrauens stattfinden könne. Wem sollten sich Frauen mehr öffnen als gegenüber dem eigenen Geschlecht? „Man [gebe] uns weibliche Ärzte!", verlangte Kronfeld.[72] Mädchen sollten die gleiche Gymnasialbildung erhalten wie Knaben und dieselbe akademische Bildung mit freier Studienwahl. Frauen könnten dadurch beweisen, dass sie eine eigene Existenz, unabhängig von einem Manne, gründen könnten. Sie sollten ihre Begabungen im selben Maße entwickeln dürfen wie der „durch Jahrtausende tyrannisch bevorzugte und nun selbst zum Tyrannen gewordene Mann". Es sei „nicht im Sinne einer gütigen *Alma Mater*", nur „Söhne" zu haben. Sie werde auch „Töchter" begrüßen, „die sich ihrer würdig erweisen".[73]

Auch Hannak, Leiter der gymnasialen Mädchenschule in Wien, trat für das Frauenstudium ein. Er verfasste eine Gegenschrift zu Alberts Broschü-

---

[68] Ebd., 30f.
[69] Ebd., 33.
[70] Ebd., 35.
[71] Ebd., 46.
[72] Ebd., 42.
[73] Ebd., 53.

re über das Medizinstudium für Frauen. Nicht „alles Menschenwerk" sei von Männern geschaffen, entgegnete er dem Chirurgen, denn allein die Naturvölker bewiesen, dass Frauen durch Erfindungen das Alltagsleben wesentlich verbesserten. In Amerika, „wo dem weiblichen Geschlechte eine ungehinderte geistige Entwicklung gegönnt" sei, hätten Frauen Patentrechte erworben. Wenn ihnen in Österreich die höhere Bildung verweigert und die Erziehung und Haushaltsführung zugewiesen werde, um den „Herrn der Schöpfung" das Leben angenehm zu gestalten, könnten sie nicht dieselben Erfolge wie Männer vorweisen.[74] Durch die „tausendjährige Abhängigkeit vom Manne" beeinflusst, neige die Frau dazu, „den Mann höher zu schätzen, als er es eigentlich verdien[e]". Gebildete Frauen hingegen begegneten dem Mann auf gleicher Ebene. Sie schätzten ihn mehr als Frauen, die in höhere Gesellschaftskreise eingeheiratet hatten. Aus lauter „Hochmuth" wüssten jene nicht, welche Forderungen sie stellen sollten. Ungebildete Frauen sähen im Mann „nur ein Objekt zur Ausbeutung für ihren Luxus und für ihre Bedürfnisse".[75]

Nach Alberts Vorstellung seien Frauen geschaffen, „kleine Staatsmänner, Gelehrte und Erfinder" zu erziehen. Sie seien nicht mutig genug, selbst gesellschaftsrelevante Positionen einzunehmen. Hannak wies darauf hin, dass Frauen seit „Urzeiten […] ärztliche Dienste" leisteten und bei „Naturvölkern" heute noch als Heilerinnen angesehen seien. Der kulturhistorischen Entwicklung der Menschheit folgend, sei es nun an der Zeit, Ärztinnen akademisch auszubilden und sie dem Arzt gleichzustellen.[76] Wie Kerschbaumer und Kronfeld machte Hannak auf den hohen Anteil von vierzig Prozent unverheirateter Frauen in der modernen Gesellschaft aufmerksam. Sie hätten das Recht, „selbst [zu] leben" und ihr Leben nicht nur in Abhängigkeit eines Vaters, Bruders oder in Erwartung eines Ehemanns zu fristen. Ihnen stehe das Recht zu, ein „Culturwesen", wie Albert den Mann bezeichne, zu sein und nicht im Status des „Naturwesens", wie Albert die Frauen sehe, verharren zu müssen.[77] Der Pädagoge brüskierte sich, dass Albert zwischen weiblichem und männlichem Gehirn anatomische Unterschiede zu erkennen glaubte und dafür Strindberg zitierte, der „Frauen complicierte logische Processe, Operationen mit hohen Abstractionen" nicht zutraute.[78]

---

[74] Emanuel *Hannak,* Prof. E. Alberts Essay. Die Frauen und das Studium der Medicin, kritisch beleuchtet (Wien 1895) 2f.

[75] Ebd., 4f.

[76] Ebd., 6f.

[77] Ebd., 8f.

[78] Ebd. 13f.

Albert bezeichne die Frauen als „die Chinesen der Völker", weil sie noch nicht dieselbe Zivilisationshöhe wie die Männer der modernen Gesellschaft erreicht hätten. Allein im äußeren Erscheinungsbild zeige der kleine Kopf der Frauen, dass ihre Gehirnleistung nicht gleich groß wie die männliche sein könne. An dem Versuch, „beim weiblichen Geschlechte" ein geringes Gewicht des Gehirns zu diagnostizieren, war für Hannak schon Bischoff gescheitert. Er stufte Alberts Aufsatz daher generell als eine „Deduction" von Vorurteilen ein.[79] Um die Unterschiede zwischen Mann und Frau zu verdeutlichen, zog Hannak Vergleiche aus der Gehirnforschung heran, erwähnte Beispiele aus der Vererbungslehre und der Evolutionsbiologie. Er konstruierte ein neues Frauenbild, verbunden mit Gleichberechtigung und Chancengleichheit.[80]

Hannak begrüßte die Idee des „Vereines für erweiterte Frauenbildung in Wien", Mädchen und Knaben in höheren Schulen die gleichen Lehrinhalte zu vermitteln. Als Direktor der gymnasialen Mädchenschule in Wien hatte Hannak nämlich festgestellt, dass Mädchen, die erst nach der dritten Klasse Bürgerschule in die gymnasiale Mädchenschule eintraten, eine „größere Reife" und mehr „Fleiß" im Vergleich zu gleichaltrigen Knaben zeigten. Er konnte weder eine schwächere Begabung, noch einen Mangel an logischem Denken feststellen. Auch die von Medizinern wiederholt zitierte „Inferiorität der weiblichen Psyche" war ihm unbekannt.[81] Die Mädchen seien interessiert, lösten Problemstellungen mit Begeisterung und seien „heiter und frisch". Gymnasien seien für Mädchen keine „Folterkammern", wie Albert befürchte, sondern das Studium verhindere die „Langeweile" der Mädchen aus den „besseren Schichten". Wie Kerschbaumer meinte auch Hannak, dass Langeweile die wahre Ursache für „die beklagte Nervosität der Frauenwelt"[82] sei. Zielorientierte Mädchen und Frauen, die eine „geistig an-

---

[79] Ebd., 28.

[80] Siehe ebd., 10f.

[81] Ebd., 34.

[82] Siehe Richard *von Krafft-Ebing*, Über Nervosität. Ein Vortrag, gehalten am 25. Jänner 1884 zu Gunsten des Mädchen-Lyceums in Graz (Graz 1884) 36f. Zit. in: *Tichy*, Die geschlechtliche Un-Ordnung. In: *Heindl, Tichy* (Hgg.), „Durch Erkenntnis zu Freiheit und Glück ...", 34f.: Der Psychiater Richard Krafft-Ebing habe die wissenschaftliche Arbeit einer Frau als „eine nicht zu unterschätzende Quelle für Nervosität" gesehen. Er begründete ihre „zarte Organisation" jedoch mit den seit Jahrtausenden in der Gesellschaft verankerten Rollenbildern von Mann und Frau. Durch „Anpassung an neue Aufgabengebiete in der Zukunft" könne sie eine „allmähliche Kräftigung" erreichen. Zurzeit seien „nur vereinzelte, ungewöhnlich stark veranlagte weibliche Individuen [imstande], den ihnen durch moderne sociale Verhältnisse aufgedrungenen Kampf" zu bestehen.

regende[...] Thätigkeit" erfülle, seien nicht „nervös".[83] Für beide Geschlechter sollten die „gleichen Rechte und Pflichten" gelten, forderte Hannak abschließend, sowohl im Medizinstudium als auch im Berufsleben des Arztes oder der Ärztin.[84] Es sei eine Verletzung der Frauenrechte, medizinisch interessierte Frauen nur zu Hebammen, Wärterinnen oder Krankenschwestern auszubilden.[85]

Am 26. September 1895 widmete der „Allgemeine Österreichische Frauenverein" einen Vereinsabend der Diskussion über Alberts Broschüre.[86] Benedikt, Privatdozent für Elektrotherapie und erster Vizepräsident des „Vereins für erweiterte Frauenbildung in Wien", wurde als Hauptreferent geladen in der Erwartung, das Medizinstudium für Frauen zu befürworten. Benedikt enttäuschte, denn er gab zu bedenken, dass „die zur Panik neigenden Frauen" für die Chirurgie nicht geeignet seien, was eine solidarische Haltung gegenüber Albert bestätigte. Auch der einige Monate danach eingeladene Mediziner Ludwig Frey plädierte eher für die den Frauen traditionell zugeschriebene Rolle der Krankenpflegerin. Männer würden sich nämlich zur Krankenpflege nicht eignen.[87] Beide Mediziner hielten mit Albert am traditionellen bürgerlichen Frauenbild fest, welches der Frau die „ökonomische, politische, intellektuelle und sexuelle Emanzipation" versagte.[88]

Von Seiten des Direktors einer Wiener Heilanstalt, Wilhelm Svetlin, wurde das traditionelle bürgerliche Frauenbild nochmals biologistisch untermauert. Die anthropologische Forschung weise deutlich eine „Reihe von Unterscheidungsmerkmalen körperlicher Natur zwischen Mann und Weib" auf.[89] „Das Blut des Mannes zeige[e] seine ausschlaggebende Stellung in der socialen Ordnung. Der Mann bes[äße] in einem Cubikcentimeter seines Blutes um eine halbe Million rother Blutkörperchen mehr als das Weib sie in gleichem Raume ha[be]". Er übertreffe sie genauso in Körperlänge und Körperkraft. Da auch das Muskelgewebe stärker ausgebildet sei, könne der Mann schneller und energetischer sein.[90] Körperkraft wurde als Vorausset-

---

[83] *Hannak,* Prof. E. Alberts Essay, 35f.
[84] Ebd., 37.
[85] Ebd., 39.
[86] Siehe dazu in der Folge weitere Artikel gegen Alberts Schrift „Die Frauen und das Studium der Medizin" in: Das Recht der Frau, 29. November, Nr. 203 (1895) 7; Das Recht der Frau, 19. Jänner, Nr. 206 (1896) 8; Das Recht der Frau, 26. Jänner, Nr. 207 (1896) 7f.
[87] *Bandhauer-Schöffmann,* Frauenbewegung und Studentinnen. In: *Heindl, Tichy* (Hgg.), „Durch Erkenntnis zu Freiheit und Glück ...", 60.
[88] Ebd., 61.
[89] Wilhelm *Svetlin,* Die Frauenfrage und der ärztliche Beruf (Leipzig-Wien 1895) 12.
[90] Ebd., 13.

zung für gute Mediziner gesehen, insbesondere für Chirurgen. Nach Hans-Georg Hofer habe die „Abwehrfront [...] der akademische[n] Männerwelt" ihr Exklusivrecht auf das Medizinstudium mit einem Fokus auf den männlichen Körper und Geist gerechtfertigt.[91]

„Schwer, sehr schwer", stellte Svetlin daher den Existenzkampf für Frauen in der Männerdomäne dar. Der Eintritt von Frauen auf den ohnehin überfüllten Arbeitsmarkt der Mediziner werde bewirken, „dass der praktische Arzt besorgt in die Zukunft blickt".[92] Svetlins biologistische Darstellung der Geschlechterdifferenz wurde im Auftrag der Wiener Ärztekammer erstellt und diente als Vorlage für eine Stellungnahme zum Frauenstudium im Abgeordnetenhaus des Österreichischen Reichsrats. Das Abgeordnetenhaus sollte bei seinen Debatten über ein Zulassung von Frauen zum Medizinstudium die Meinung der Ärztekammer hören und „zur Kenntnis nehmen", dass Frauen für die „Anforderungen des ärztlichen Berufes [...] weniger geeignet" seien.[93]

4. DISKURS UM DAS GLEICHHEITSPRINZIP

Gutachten dieser Art bewirkten, dass nicht nur die Ärztekammer, sondern auch die Akademischen Senate der Österreichischen Universitäten ein Medizinstudium für Frauen weiterhin ablehnten. Die Akademischen Senate der Universität Wien trafen folgende Entscheidung: „Eine Änderung des scientifischen und disciplinaren Charakters der Universität aber zu Ungunsten der Männer und zu Gunsten der Frauen, namentlich einiger, im besten Falle lediglich neugieriger und solcher, welche, den ihnen durch Natur und Sitte angewiesenen Wirkungskreis verkennend, darüber hinaus in den Kreis der Männer störend einzutreten beabsichtigen, kann weder im Interesse der Wissenschaft noch einer selbst fortschrittlichen sozialen Ordnung liegen. Die Universität ist heute noch und wohl für lange hinaus wesentlich eine Vorschule für die verschiedenen Berufszweige des männlichen Geschlechtes, und solange die Gesellschaft, was ein günstiges Geschick verhüten möge, die Frauen nicht als Priester, Richter, Advokaten, Ärzte, Lehrer, Feldherren, Krieger aufzunehmen das Bedürfnis hat, das heißt, solange der Schwerpunkt der Leitung der sozialen Ordnung noch in dem männlichen Geschlechte ruht, liegt auch keinerlei Nötigung vor, den Frauen an der Uni-

---

[91] *Hofer,* Schwachstellen der männlichen Abwehrfront. In: *Horn, Arias* (Hgg.), Medizinerinnen, 48.

[92] *Svetlin,* Die Frauenfrage und der ärztliche Beruf, 30.

[93] Notizen. In: Wiener klinische Wochenschrift 9,9 (1896), 163.

versität ein Terrain einzuräumen, welches in den weiteren folgen unmöglich zu begrenzen wäre.“[94]

Der Text des Gutachtens ist fast ident mit dem Erlass, den Lemayer 1878 in „Die Verwaltung der österreichischen Hochschulen“ verfasst hatte. Das bedeutete, dass sich in den letzten siebzehn Jahren die Einstellung zum Medizinstudium für Frauen bei Entscheidungsträgern der Regierung und an Universitäten kaum verändert hatte. Nach Raggam-Blesch ist genau dieser antiemanzipatorische Diskurs dafür verantwortlich, dass Frauen die berufliche Gleichstellung weiterhin verwehrt werden konnte. Die Historikerin ist jedoch der Meinung, dass sich die „Emanzipationsgegner“ vergebens bemühten, die für sie bedrohlich wirkende Veränderung der Gesellschaft anzuhalten.[95] Die langsamen Fortschritte in der Bildungspolitik, die langen Debatten um die Vor- und Nachteile des Frauenstudiums wurden selbst in Regierungssitzungen nicht mehr von allen Abgeordneten akzeptiert. „Von allen Staaten der Erde stehen heute nur noch Oesterreich und Deutschland auf dem Standpunkte, dass sie der weiblichen Jugend das Universitätsstudium verwehren wollen“, stellte Wenzel Robert Graf von Kaunitz im Rahmen einer Budgetdebatte im Abgeordnetenhaus des Österreichischen Reichsrats am 9. Juli 1895 fest. „Dort wo es sich um einen humanitären und wissenschaftlichen Fortschritt handelt, kommen wir immer zuletzt.“[96]

Nur langsam verzeichneten die Frauen- und Frauenbildungsvereine der Reichshauptstadt Wien Erfolge in der Durchsetzung des Rechts der Frau auf höhere Bildung. Die Entwürfe für Petitionen und Resolutionen wurden oft in den privaten Salons des Wiener Wirtschafts- und Bildungsbürgertums diskutiert. Sie boten das kreative Milieu für neue Entwicklungen.[97] Dort wurde gegen Ende des 19. Jahrhundert die Emanzipation der Frau erprobt und das tradierte hierarchische Verhältnis von Mann und Frau kontinuierlich verändert. Fortschrittliche bürgerliche Kreise legten Wert darauf, dass die Frau ihre Lebensplanung mitbestimmte. In ihren Vereinen, denen viele ihrer Frauen und Männer angehörten, wurde dann gemeinsam an der Konkretisierung der Bildungspläne für die moderne Frau weitergearbeitet. Sie

---

[94] Gutachten der Akademischen Senate österreichischer Universitäten zum Frauenstudium (Wien 1895). Zit. in: Adolf *Merkl,* Grundzüge des österreichischen Hochschulrechtes. In: Österreichische Zeitschrift für öffentliches Recht 12 (1962) 277ff.

[95] *Raggam-Blesch,* Der „fehlende Ort“. In: Ariadne 43 (2003) 14.

[96] Bericht über die Budgetdebatte vom 9. Juli 1895. In: Neues Wiener Tagblatt vom 10. Juli 1895. Zit. in: *Tichy,* Die geschlechtliche Un-Ordnung. In: *Heindl, Tichy* (Hgg.), „Durch Erkenntnis zu Freiheit und Glück …“, 27.

[97] *Fischer,* Weibliche Kreativität. In: *Nautz, Vahrenkamp* (Hgg.), Die Wiener Jahrhundertwende, 149.

bildeten die Basis der gesellschaftlichen Moderne in Österreich, und durch
Bildung sollte eine Gleichheit und Gleichwertigkeit beider Geschlechter er-
reicht werden. Die Diskussion, welche das gebildete Bürgertum mit seinen
Forderungen nach Emanzipation der Frau ausgelöst hatte, entwickelte eine
Eigendynamik, die nicht mehr aufzuhalten war. Sie wurde von anderen ge-
sellschaftlichen Gruppierungen genützt, um auch ihre Forderungen nach
„Abbau von Hierarchien und [...] Asymmetrien" sowie Reformen im sozi-
alen, kulturellen, wirtschaftlichen und politischen Bereich einzubringen.[98]

Die Impulse, welche die Frauenvereine in Wien zur gesellschaftlichen
Umstrukturierung setzten, die Ideen, die sie entwickelten, wurden jedoch
nicht als Synergien gebündelt. Die einzelnen Bildungs- und Frauenvereine
in Wien scheiterten an der Vernetzung. Durch interne Differenzen in und
zwischen den einzelnen Vereinen wurde die Emanzipationsbewegung in Österreich generell geschwächt und erst relativ spät in die politischen Debatten
des Reichsrats aufgenommen. Auch wenn die Inhalte der bürgerlichen Frauenbewegung Teil des politischen Programms der liberalen Parteien waren,
bestand anfangs keine Kooperation. Selbst die Sozialdemokratische Partei
nahm die Frauenbewegung in Österreich nicht sofort wahr.[99]

Der „Verein für erweiterte Frauenbildung in Wien", welcher jede politische Zuordnung vermied, wurde von Seiten einiger Mitglieder mit Kritik
konfrontiert.[100] Auguste Fickert vermisste im Programm die Emanzipationsbestrebungen für die moderne Frau. Die Veränderung der äußeren Rahmen-
bedingungen reichte für die Lehrerin nicht aus, um das Leben der Frauen zu
verändern. Höhere Bildung müsse auch zum intellektuellen Erwachen und
zu wachsendem Selbstbewusstsein der Frau führen.[101] Fickert postulierte die
„vollkommene Gleichberechtigung im politischen Leben, in der Ausbildung
und im Berufsleben". Mit diesem radikal erscheinenden Gleichheitsprinzip
konnten sich die Mitglieder des „Vereins für erweiterte Frauenbildung" nicht
identifizieren. Sie waren überzeugt, dass gesellschaftliche Strukturen nur
langsam, aber kontinuierlich, verändert werden konnten. Eine Gleichstellung
von Mann und Frau in allen Lebensbereichen erschien ihnen verfrüht und
von außen verordnet. Für den geplanten Ersten Österreichischen Frauentag

---

[98] Susan *Zimmermann*, Frauenarbeit, soziale Politiken und die Umgestaltung von Geschlechterverhältnissen im Wien der Habsburgermonarchie. In: *Fischer*, *Brix*, Die Frau-
en der Wiener Moderne, 34–52, hier 35.

[99] *Donner*, Von Höheren Töchtern und Gelehrten Frauenzimmern, 114.

[100] Der Lehrerinnen-Wart. Monatsblatt für die Interessen des Lehrerinnenthumes 2,1 (1890)
30.

[101] *Rentetzi*, Trafficking Materials and Gendered Experimental Pratices: Chapter 3, 40.

zu Pfingsten 1892 zogen Kerschbaumer und andere Mitglieder des „Vereins für erweiterte Frauenbildung" die bereits angekündigten Reden zurück. Der „Frauentag" wurde abgesagt.[102]

Am 28. Jänner 1893 wurde in Abgrenzung zum parteipolitisch neutralen „Verein für erweiterte Frauenbildung" der „Allgemeine Österreichische Frauenverein" gegründet. Er war der erste Frauenverein in Wien, der für Frauen ihre politische Gleichberechtigung und damit das Wahlrecht anstrebte. Er formte den „linken Flügel" der österreichischen Frauenbewegung und beabsichtigte, „den allgemeinen sozialen Fortschritt" durch politisch denkende Frauen zu fördern.[103] In der konstituierenden Versammlung beschrieb der „Allgemeine Österreichische Frauenverein" den Wert der Bildung daher als „Auftrag zur Persönlichkeitsbildung [und] Gesellschaftsveränderung". Anders als in der tradierten Gymnasialbildung für Knaben sollte mit der höheren Mädchenbildung eine „Reformierung des gesamten Erziehungs- und Unterrichtswesens" erreicht werden. Fickert wurde zur ersten Präsidentin gewählt.[104]

Aus dieser Position heraus löste sie sich nach dem Misserfolg in der Planung des Ersten Österreichischen Frauentags vollkommen vom „Verein für erweiterte Frauenbildung". Sie zog eine scharfe Trennlinie, indem sie seine gesamte Aufbauarbeit für die gymnasiale Mädchenschule in Kooperation mit internationalen Experten, das Engagement für das Universitätsstudium von Frauen sowie die Bewusstmachung der Bedeutung von Ärztinnen in der modernen Gesellschaft verwarf. Fickert hielt dem „Verein für erweiterte Frauenbildung" vor, in der Konzeption der gymnasialen Mädchenschule die weiblichen Interessen und Begabungen vernachlässigt zu haben. Mit der direkten Übernahme des Lehrplanes der Knabengymnasien könnten die weiblichen Fähigkeiten nicht gefördert werden.[105]

---

[102] *Bandhauer-Schöffmann,* Frauenbewegung und Studentinnen. In: *Heindl, Tichy* (Hgg.), „Durch Erkenntnis zu Freiheit und Glück ...", 56.

[103] Biographie Auguste Fickert, online unter <http://www2onb.ac.at/ariadne/vfb/bio_fickert htm> (27. März 2009). Siehe *Tichy,* Feminismus und Sozialismus um 1900. In: *Fischer, Brix* (Hgg.), Die Frauen der Wiener Moderne, 84: Die antiklerikale Volksschullehrerin Fickert arbeitete zusammen mit Otto Glöckel und Karl Seitz und war gemeinsam mit ihrer Lebensgefährtin Ida Baumann im Wiener Arbeiterinnenverein tätig. Victor Adler habe sie sehr geachtet.

[104] Protokoll über die konstituierende Versammlung des allgemeinen Österreichischen Frauenvereines, abgehalten am 28. Jänner 1893 im Sitzungssaale des alten Rathauses zu Wien (Wien 1893) 13. Zit. in: *Bandhauer-Schöffmann,* Frauenbewegung und Studentinnen. In: *Heindl, Tichy* (Hgg.), „Durch Erkenntnis zu Freiheit und Glück ...", 56.

[105] Ebd., 57.

Fickerts Anschauungen über die moderne, gebildete Frau waren so ungewöhnlich, dass sie selbst in ihrem Bekanntenkreis als zu progressiv wahrgenommen wurden.[106] Sie war eine Feministin, die sich mit ihrer Sicht der
Frauenemanzipation zweifach abgrenzte: innerhalb des bürgerlichen Estab-
lishments und innerhalb der bürgerlichen Frauenbewegung. Fickert lehnte
die Normalität der bürgerlichen Gesellschaft ab und wurde von ihr abgelehnt. Um erfolgreich „eine neue weibliche Identität" entwerfen zu können,
war innerhalb ihrer Gruppierung der Aufbau eines „Wir"-Gefühls wichtig,
das die Abspaltung von den „Anderen" unterstützte. Es vermittelte ihnen in
ihrer „Marginalität" das Bewusstsein, „Vorkämpferinnen" für die Gleichstellung der Frau in der Gesellschaft zu sein. Um diese Sonderposition zu
betonen, war der Angriff auf die „Anderen" Teil ihrer Strategie.[107] Mit den
im Deutschnationalismus und Antisemitismus eingesetzten Feindbildkonst-
rukten wurde auch im Feminismus operiert.

Die Frauenrechtlerin Marie Lang, befreundet mit Friedrich Eckstein,
überzeugte 1894 seine Schwester Therese Schlesinger,[108] dem „Allgemeinen Österreichischen Frauenverein" beizutreten. Fickert wurde ihre Mento-

---

[106] Siehe Flora *Carnegie*, Brief an Auguste Fickert, 26. April 1893, 1–4. In: Handschriftensammlung, 112.347 (Wiener Stadt- und Landesbibliothek): Fickert führte eine rege,
internationale Korrespondenz über ihre Ideen, unter anderem mit der Engländerin Flora
Carnegie. In einem dieser Briefe drückte Carnegie ihre Verwunderung aus, dass Fickert
in der „Volksstimme" Romane von Zola, Ibsen und Tolstoi als empfehlenswerte Bücher
genannt habe. Zolas Novellen seien „most dirty reading". Bei jungen Männern werde
durch diese Lektüre „the sexual appetite" angeregt und ihre Leidenschaft entfacht. Für
unerfahrene Mädchen jedoch, sei das Lesen von Zola „most dangerous reading". Ebenso
lehnte Carnegie Ibsen und Tolstoi ab, weil es „unhealthy reading" sei. Ihre Werke könnten in einer „sensitive mind" einen „morbid pessimism" entstehen lassen. Carnegie teilte
Fickert mit, dass sie sehr erfreut sein werde, wenn Fickert diese Literaturempfehlungen
wieder von der Bücherliste streiche.

[107] *Fraisse*, Geschlecht und Moderne, 155.

[108] Siehe Biographie Therese Schlesinger, (geb. Eckstein) 1863–1940. In Ariadne. Frau-
en in Bewegung, online unter <http://www.onb.ac.at/ariadne/vfb/bio_schlesingerther.
htm> (17. April 2010): Therese Eckstein wurde am 6. Juni 1863 in Wien als Tochter
eines „freisinnigen" jüdischen Pergamentfabrikanten geboren. Ihre Mutter stammte aus
einer jüdischen Familie in Prag und erzog die Kinder liberal. Ihr Bruder Gustav wurde Journalist, Friedrich Universalgelehrter und sozialdemokratischer Politiker und ihre
Schwester Emma Feministin. 1888 heiratete sie den Bankbeamten Viktor Schlesinger.
Nach der Geburt ihrer Tochter Anna 1889 erkrankte sie an Rotlauf, was in der Folge
zu einer Gehbehinderung führte. Schlesinger wurde früh Witwe, ihr Mann verstarb an
Tuberkulose, und so widmete sie sich intensiv der Frauenbewegung.

rin, ihre „teilnahmsvolle Förderin und politische Lehrerin".[109] Von anderer
Seite wird Fickert als „verehrte Meisterin" dargestellt. Fickert baute ihre
„hierarchisierten Beziehungen [auf] Riten rund um Verletzungen und Hei-
lungen" auf, auf ein Wechselspiel zwischen Nähe und Distanz, auf „Täu-
schung und Enttäuschung des sich unterwerfenden Begehrens". Fickerts
autoritäre Führung unterschied sich im Schaffen von Abhängigkeiten nicht
von jenen Männern in Führungspositionen, die sie kritisierte und angriff.
Sowohl in den „informellen Bindungen" als auch in „den formellen Orga-
nisationsstrukturen der radikalen feministischen Vereine um 1900 [war]
selbstverständliche Hierarchie eingeschrieben".[110] Die Präsidentin des Vereins gewann in Schlesinger eine engagierte Mitarbeiterin, die mit ihr um
die Gleichstellung der Frau vor dem Gesetz, in der Gesellschaft und in der
Ehe kämpfte:[111] „Mädchen müss[t]en dazu erzogen werden, sich dem Manne gleichstehend zu fühlen, nötigenfalls um ihre Würde kämpfen, statt sie
für einen feigen Frieden zu verkaufen; [...] Sie müss[t]en lernen, dass es
nichts Kulturfeindlicheres gibt als die Demut des Weibes und dass das endlich aufkeimende Selbstgefühl der Frau die neue Ära der Kulturentwicklung
bedeutet."[112] Gebildete Frauen sollten „die weibliche Kultur repräsentieren"
und gesellschaftlich dadurch Einfluss nehmen. Sie war als Gegenpart zur
„männlich-kapitalistischen" Kultur gedacht und durch sie sollte eine höhere
Zivilisationsstufe erreicht werden.[113]

Dieses Frauenbild unterschied sich grundlegend von jenem von Kerschbaumer und den Mitgliedern ihres Vereins. Beim Internationalen Frauenkongress in Berlin im September 1896 kritisierte Schlesinger daher den „Verein
für erweiterte Frauenbildung" öffentlich in ihrem Vortrag „Zur Frauenbewegung in Österreich". Er habe in der Frauenbewegung außer der Errichtung

---

[109] *Tichy*, Feminismus und Sozialismus um 1900. In: *Fischer, Brix* (Hgg.), Die Frauen der
Wiener Moderne, 89.

[110] Hanna *Hacker*, Zeremonien der Verdrängung: Konfliktmuster in der bürgerlichen
Frauenbewegung um 1900. In: *Fischer, Brix* (Hgg.), Die Frauen der Wiener Moder-
ne, 101–109, hier 103. Siehe ebd., 105: In der Literatur wird Fickert „immer wieder im
Spannungsfeld zwischen Schroffheit, Unduldsamkeit, Tyrannei einerseits oder Güte,
Großherzigkeit und Wärme in Fülle andererseits situiert, umstritten, beschrieben".

[111] *Tichy*, Feminismus und Sozialismus um 1900. In: *Fischer, Brix* (Hgg.), Die Frauen der
Wiener Moderne, 89.

[112] Therese *Schlesinger*, Ziele der Frauenbewegung (Vortrag). In: Volksstimme Nr. 227
vom 14. Juni 1896, 7. Zit. in: *Tichy*, Feminismus und Sozialismus um 1900. In: *Fischer,
Brix* (Hgg.), Die Frauen der Wiener Moderne, 89.

[113] *Serloth*, Biologismus und Antisemitismus als Selbstverständlichkeit. In: *Korotin, Serloth* (Hgg.), Gebrochene Kontinuitäten, 33.

der gymnasialen Mädchenschule nichts erreicht. Der konservative Verein trete nicht für Frauenrechte ein und sei bemüht, „den leisesten Anschein einer radikalen Gesinnung ängstlich zu vermeiden".[114] So vermittelte die bürgerliche Frauenbewegung den öffentlichen Eindruck, in sich gespalten zu sein. Schlesingers Kritik war insofern berechtigt, als die „antifeministischen Grundwerte" des bürgerlichen Patriarchats von der Frauenbewegung noch nicht stark genug zurückgewiesen wurden. Sie tradierten sie bewusst oder unbewusst sogar weiter, was für Serloth aber nur zum Teil in der „biologischen Diskriminierung", in der sie sozialisiert wurden, eine Erklärung findet.[115] Der Feminismus des 19. Jahrhunderts forderte für die Frau, sich als freies Individuum in der bürgerlichen Gesellschaft, im privaten Raum, in Wirtschaft, Wissenschaft und Politik frei bewegen zu können. Er forderte „Partizipation" ein.[116]

5. KONKURRENZ UND DISTANZ

In der Sitzung des Abgeordnetenhauses des Österreichischen Reichsrats am 5. Juli 1895 legte Beer weitere Petitionen vom „Verein für erweiterte Frauenbildung" und anderen Frauenbildungsvereinen vor, die sich für den Zugang von Frauen zum Medizinstudium einsetzten. Beer erreichte mit den Petitionen zumindest, dass im Wintersemester 1895/96 an der Medizinischen Fakultät der Universität Wien als Zwischenlösung eine „Damenakademie" eröffnet wurde. Sie ermöglichte Frauen den Besuch einiger Vorlesungen in Medizin, sah aber keinen Studienabschluss vor.[117] Im selben Jahr genehmigte die Medizinische Fakultät der Deutschen Universität Prag auf Initiative von Karl Rabl, Professor für Anatomie und Schwiegersohn von Virchow, drei Absolventinnen der gymnasialen Mädchenschule „Minerva" den Besuch von Vorlesungen.[118] In der Sitzung des Österreichischen Reichsrats am 28. Februar 1896 erwähnte Beer, dass es in Preußen schon zweihundert höhere Mädchenschulen gäbe und die Regierung in Österreich in der ge-

---

[114] Zur Frauenbewegung in Österreich. In: Das Recht der Frau, 1. November, Nr. 247 (1896) 7. Zit. in: *Bandhauer-Schöffmann*, Frauenbewegung und Studentinnen. In: *Heindl, Tichy* (Hgg.), „Durch Erkenntnis zu Freiheit und Glück ...", 62.

[115] *Serloth*, Biologismus und Antisemitismus als Selbstverständlichkeit. In: *Korotin, Serloth* (Hgg.), Gebrochene Kontinuitäten, 32.

[116] *Fraisse*, Geschlecht und Moderne, 157f.

[117] *Bandhauer-Schöffmann*, Frauenbewegung und Studentinnen. In: *Heindl, Tichy* (Hgg.), „Durch Erkenntnis zu Freiheit und Glück ...", 58.

[118] *Štrbáňová*, The Institutional Position of Czech Women in Bohemia, In: *Štrbáňová, Stamhuis, Mojsejová* (eds.), Women Scholars and Institutions, 84.

zielten Vorbereitung von Mädchen auf ein Universitätsstudium endlich eine Entscheidung treffen müsse. Beer legte daher drei Resolutionen des „Verein für erweiterte Frauenbildung" vor: die Errichtung höherer Mädchenschulen, den Zugang der Maturantinnen zur Philosophischen und Medizinischen Fakultät und die Anerkennung der im Ausland erworbenen Doktordiplome an den Medizinischen Fakultäten Österreichs.[119]

1896 richtete Mayreder als Vertreterin des „Allgemeinen Österreichischen Frauenvereines" ein Ansuchen an die Dekane der Medizinischen Fakultäten in Wien, Graz, Innsbruck, Prag, Lemberg und Krakau. Sie ersuchte, „den unabweisbaren, in ökonomischen Verhältnissen wurzelnden Forderungen der modernen Frauenbewegung entgegenzukommen und durch ein geneigtes Votum zur Förderung des Frauenstudiums beizutragen. [...] Denn sonst läge die Annahme nahe, dass nur auswärtige Universitäten im Stande seien, von Natur aus untaugliche Wesen dennoch zu einem bestimmten Zwecke zu qualifizieren". Taktisch klug setzte die Frauenrechtlerin einen Terminus der Naturwissenschaften zur Argumentation ein. Nur der „Weg des Experiments" könne zeigen, ob Frauen zum Studium befähigt seien. Sie ermutige daher die Mediziner als „Vertreter einer Wissenschaft, welcher das Experiment zur wichtigsten Grundlage dient", das Frauenstudium in den Regierungsverhandlungen zu unterstützen.[120]

Bis Sommer 1896 legte der „Allgemeine Österreichische Frauenverein" der Regierung eine Petition mit 5000 Unterschriften für das Frauenstudium vor, die in den Inhalten genau der Petition des „Vereines für erweiterte Frauenbildung" entsprach.[121] Jener hatte diese Petition nicht mitunterschrieben und überließ damit den Erfolg dem „Allgemeinen Österreichischen Frauenverein". Gegenüber der Öffentlichkeit interpretierte Fickert seine Nichtteilnahme als Unverständnis für „die Bedürfnisse der Frauen".[122] Letztendlich positionierte sich der „Allgemeine Österreichische Frauenverein" in der Politik und Öffentlichkeit als der Initiator für die Legalisierung des Frauenstudiums. Die wegbereitenden Bemühungen des „Vereins für erweiterte Frauenbildung" seit 1889 wurden verschwiegen: teils durch persönliche Kränkungen, teils jedoch durch eine bewusste Selbstdarstellung einer Gruppierung progressiver Frauenrechtlerinnen.

---

[119] *Friedrich*, „Ein Paradies ist uns verschlossen...", 102f.

[120] *Bandhauer-Schöffmann*, Frauenbewegung und Studentinnen. In: *Heindl, Tichy* (Hgg.), „Durch Erkenntnis zu Freiheit und Glück ...", 63.

[121] Ebd., 61.

[122] Zur Frauenbewegung in Österreich. In: Das Recht der Frau, 1. November, Nr. 247 (1896) 7. Zit. in: Ebd., 62.

Im selben Jahr, als der Konflikt zwischen den beiden gesellschaftspolitisch konträren Frauenvereinen eskalierte, verließ Kerschbaumer, das erste Ehrenmitglied des „Vereins für erweiterte Frauenbildung", Wien und kehrte nach Russland zurück.[123] Im Zeitraum von 1886 bis 1896 behandelte sie laut ihrer Kurzbiographie 34.000 Patientinnen und Patienten und führte „7000 größere Augenoperationen" durch. Ihre Patientinnen und Patienten waren „Österreicher, Ungarn, Franzosen, Spanier, Russen, Engländer [und] auch zahlreiche Amerikaner". Kerschbaumer publizierte verschiedene Aufsätze über „die normale [...] und pathologische [...] Mikroskopie des Auges", sowie über „die klinische [...] Ophthalmologie auf operativem Gebiete". In den Jahresberichten ihrer Klinik in Salzburg publizierte sie ihre Praxisberichte. Auch wenn sie der Lehrauftrag an der neu errichteten Medizinischen Akademie für Frauen in St. Petersburg nach Russland zog, sei Österreich ihre „zweite Heimat" geblieben. Seinen Frauen, die mit ihr „gekämpft haben", werde [sie] immer warme Sympathie" entgegenbringen.[124] Von 1897 bis 1903 bereiste sie unter dem Namen Putjata-Kerschbaumer im Auftrag der russischen Regierung verschiedene Teile Russlands.[125] Entlang der Transsibirischen Eisenbahn leitete die Augenärztin eine „augenärztliche Kolonne", der „4 Aerzte, 1 Heilgehilfe [und] 1 Schreiber" angehörten. In neuneinhalb Monaten wurden an acht verschiedenen Orten 9162 Patienten und Patientinnen behandelt, davon 2316 stationär.[126]

Von 1903 bis 1906 war Putjata-Kerschbaumer Direktorin der Augenklinik in Tiflis.[127] Auf Grund ihres internationalen Ansehens wurde sie für eine komplizierte Augenoperation bei einer persischen Prinzessin an den Hof in Teheran gerufen und kehrte von dort nicht mehr nach Tiflis zurück. Sie reiste über den Kaukasus und Vorderen Orient wieder nach Österreich. Eine angestrebte Anstellung im Kurzentrum Karlsbad wurde der Augenärztin verweigert. Als Begründung wurde angegeben, Kerschbaumers 1890 vom Kaiser Franz Joseph I. genehmigte Bewilligung zur Ausübung ihres Berufes habe nur für Salzburg Gültigkeit gehabt und nicht für die gesamte Habsbur-

---

[123] Matrikeledition der Universität Zürich, Wintersemester 1872, Matrikelnummer 4383, online unter <http://www.matrikel.unizh.ch/pages/60.htm> (3. Oktober 2006).

[124] *Kerschbaumer,* Autobiographische Skizze. In: Jahresbericht des Vereines für erweiterte Frauenbildung in Wien 8 (1896) 45.

[125] *Abeljanz-Schlikoff,* Von der Moskwa zur Limmat. VII. Ich bin Dr. med. In: „Sie und Er", 3. Juni 1954, 33.

[126] Jahresbericht über Leistungen und Fortschritte im Gebiete der Ophthalmologie (1900), zit. in: *Veits-Falk,* Rosa Kerschbaumer-Putjata, 137.

[127] Ebd., 139f.

germonarchie.[128] Erst nach einem zweiten Ansuchen, wo erneut alle Diplome und Referenzen einzureichen waren, erhielt sie vom Kaiser am 7. August 1908 „ausnahmsweise die Bewilligung zur Ausübung der Augenheilkunde in den im Reichsrat vertretenen Königreichen und Ländern".[129]

Bis 1911 praktizierte Kerschbaumer wieder in Wien. Sie engagierte sich in der Frauenbewegung für die Gleichstellung der Frau und besonders für die gesetzliche Regelung der Prostitution.[130] Ihre Artikel zu diesen Themen erschienen sowohl in bürgerlichen als auch in sozialdemokratischen Zeitschriften. Nach Sabine Veits-Falk sei Kerschbaumer demnach politisch nicht klar zuzuordnen. Am 7. Dezember 1911 verließ die sechzig Jahre alte Augenärztin Wien für eine Studienreise in die U.S.A., wo sie in verschiedenen Städten arbeitete. Nach Seattle und Nevada zog sie 1912 nach Los Angeles, wo sie im „Good Samaritan Hospital" erfolgreiche Operationen durchführte. Sie wurde zum Mitglied der „Medical Society of the State of California" ernannt. In einem Bericht der „Washington Post" vom 22. Dezember 1915 führte „Dr. Rose P. Kerschbaumer of Salzburg, Austria" für die „Human Society for Children" noch eine Augenoperation bei einem acht Jahre alten Mädchen durch.[131] Rosa Kerschbaumer starb am 27. Juli 1923 in Los Angeles.[132]

1897, ein Jahr nach Kerschbaumers Abreise nach Russland, entschied sich Schlesinger für die „sozialdemokratische Sache" und distanzierte sich, zumindest ideologisch, von Fickert. Sie fand „die Parteilosigkeit der lin-

---

[128] Ebd., 141.

[129] Allgemeine Verwaltungsakten. Ministerium des Inneren. Schreiben des Innenministeriums vom 28. Juli 1908, zit. in: Ebd., 142.

[130] Siehe Rosa *Kerschbaumer*, Zur Frage der Regelung der Prostitution. In: Arbeiterinnen-Zeitung vom 10. Mai, 19,10 (1910). Siehe weiter Karin *Jušek*, Entmystifizierung des Körpers? Feministinnen im sexuellen Diskurs der Moderne. In: *Fischer*, *Brix* (Hgg.), Die Frauen der Wiener Moderne, 110–123, hier 120: Während Sozialdemokratinnen wie Schlesinger für die gesetzliche Regelung der Prostitution eintraten, empfahl der Journalist und Freund von Marie Lang, Stefan Großmann, als Alternative exklusive Bordelle nach japanischem Vorbild.

[131] *Veits-Falk*, Rosa Kerschbaumer-Putjata, 144.

[132] Matrikeledition der Universität Zürich, Wintersemester 1872, Matrikelnummer 4383, online unter <http://www.matrikel.unizh.ch/pages/60.htm> (3. Oktober 2006): „1907–1911 in Wien, dann in Seattle, gestorben in Los Angeles am 27.07.1923." Anders aber *Veits-Falk*, Rosa Kerschbaumer-Putjata 151: Veits-Falk gibt als Sterbedatum den 27. Juni 1923 an.

ken Feministinnen geradezu lächerlich".[133] Privat blieben die beiden Frau-
en weiterhin in Kontakt.[134] Am 5. Mai 1902 gründete Hainisch den „Bund
der Österreichischen Frauenvereine", dem nun der „Verein für erweiterte
Frauenbildung in Wien" angehörte. Sie verdeutlichte damit klar den Bruch
zum „Allgemeinen Österreichischen Frauenverein", ein „Sichtbarwerden
der [...] Differenz" zwischen der feministischen und bürgerlichen Frauenbewegung.[135] Der „Bund der Österreichischen Frauenvereine" positionierte
sich politisch wieder neutral, denn er wollte „politisch, konfessionell und
national keiner Partei [dienen], sondern die Frauen aller Stände und Parteien
durch die Förderung ethischer, geistiger, humanitärer und wirtschaftlicher
Bestrebungen intellektuell heben und deren Rechts- und Wirtschaftslage
bessern".[136]

---

[133] Brief von Therese Schlesinger an Auguste Fickert, 24. November 1897. In: Handschriftensammlung (Wiener Stadt- und Landesbibliothek). Zit. in: *Tichy*, Feminismus und Sozialismus um 1900. In: *Fischer, Brix* (Hgg.), Die Frauen der Wiener Moderne, 92f.
[134] Ebd., 93.
[135] *Horn*, Geschlecht und Moderne. In: *Fraisse*, Geschlecht und Moderne, 19.
[136] „Allgemeiner Österreichischer Frauenverein" und „Bund Österreichischer Frauenvereine", online unter <http://www.onb.ac.at/ariadne/vfb/fv_boef.htm> (24. Mai 2008).

IX. INSTRUMENTE DES DEUTSCHNATIONALISMUS

1. RADIKALISIERUNG DES AKADEMISCHEN ANTISEMITISMUS

Artikel 3 der Staatsgrundgesetze von 1867, der allen Bürgern und Bürgerinnen das Recht auf freie Berufswahl zugesprochen hatte, war bis 1896 nur teilweise erfüllt. Während sich Frauen noch um ihr Recht auf Chancengleichheit in der Bildung bemühten, konnten jüdische Studenten aus den verschiedensten Milieus bereits an Universitäten studieren. Die zunehmende Verknappung der Praxisplätze und die mangelnden Ressourcen für Forschungsstellen an der Universität verstärkten die Konkurrenz zwischen Studenten und Akademikern verschiedener Ethnien. Jene, die glaubten als Deutsche das Vorrecht an einer Universität 'Deutscher Nation' und für eine Praxisstelle in Wien gepachtet zu haben, missbilligten den starken Zustrom von Studenten aus anderen Kulturkreisen in den Kronländern der Habsburgermonarchie. Um die Ängste vor einer Überrepräsentanz von Juden im Berufsleben noch zu schüren, wurde festgehalten, dass „mindestens die Hälfte aller Wiener Journalisten, Ärzte und Anwälte Juden" seien.[1]

Die christlich-soziale Politik tat ein weiteres dazu, um die latent antisemitische Grundstimmung aufzuheizen. Sie setzte den Antijudaismus als emotionale Komponente im akademischen Antisemitismus fort. Dadurch konnten bewährte Verhaltensmuster in der Konfrontation mit existenzieller Bedrohung erhalten bleiben. Für den Historiker Albert Lichtblau war der Antisemitismus als Abwehrinstrumentarium der eigentliche Grund für die ständige Erwähnung des überhöhten Anteils von Juden unter Gymnasiasten, Studenten, Rechtsanwälten und Ärzten.[2] Der rassisch fundierte Antisemitismus wurde populistisch für eine pseudowissenschaftliche Argumentation gegenüber Juden eingesetzt. In einer Gesellschaft, welche die Naturwissenschaften als Ersatzreligion auserkoren hatte, fand eine so genannte wissenschaftliche Begründung für das Anderssein der Juden mehr Verständnis als das traditionelle Feindbild „Jude" der christlichen Religion. Die Deutschnationalen im Reichsrat und an den Universitäten forcierten die fremdenfeindliche politische Linie durch eine zunehmende Radikalisierung der Sprache, die geschickt in Bilder verpackt wurde. Die neue säkulare Definition 'Jude' über 'Rasse' erlaubte, so William McCagg, „to attack money or capitalism per se,

---

[1] Peter *Gay*, Freud. A Life for Our Time. Freud. Eine Biographie für unsere Zeit (New York 1987, Frankfurt am Main 1989) 29.

[2] *Lichtblau*, Antisemitismus und soziale Spannung in Berlin und Wien, 14.

and to hit out at Jews without having to assault religion in general". Plötzlich war es möglich, den gesamten Judenhass der Vergangenheit zu mobilisieren und als gefährliche Waffe gegen einen „modern demon" zu richten.[3] Deutschnationale Coleurstudenten polarisierten die verdrängten ethnischen Konflikte geschickt auf das Anderssein der jüdischen 'Rasse'.[4]

Der rassisch fundierte Antisemitismus in Österreich wurde vom Deutschen Reich aus verstärkt. Damit konnte die neue politische Strategie an den 'Universitäten Deutscher Nation' möglichst viele Studenten erreichen. Einer der führenden Proponenten war der Historiker und Publizist Heinrich Gotthardt von Treitschke, zuerst Privatdozent an der Universität Leipzig, dann Professor für Staatswissenschaften, Politik und Geschichte an den Universitäten in Freiburg, Kiel, Heidelberg und Berlin, wo er die „Preußischen Jahrbücher" herausgab. Geschichtsschreibung sei für ihn „ein Mittel zur Erreichung politischer Ziele" gewesen.[5] Am 15. November 1879 klagte der Historiker in einem Aufsatz[6] das Judentum auf verschiedenen Ebenen der „Fremdheit" an.[7] Die formelle Trennung zwischen „fortschrittlichen West- und rückständigen Ostjuden" durchdringt nach Bianca Bican die gesamte Argumentation.[8] Treitschke stellte den Juden bewusst das „Ideal des deutschen Volkes" entgegen, das sich durch seinen „Nationalcharakter" deutlich und positiv von den Juden unterscheide.[9] Der Jude war für ihn kein Deutscher, sondern nur ein Deutsch sprechender „Orientale".[10] Treitschkes nationale Zuordnung der Juden zeigt deutliche Parallelen zu Billroths Erklärungen in „Lehren und Lernen". Dem Professor für Chirurgie erschien es auch „ein ziemlich allgemein verbreiteter Irrthum, von den Juden als von Deutschen, oder Ungarn, oder Franzosen zu sprechen, die nur eben zufällig eine andere Confession haben, als die meisten übrigen Bewohner von Deutschland, Ungarn oder Frankreich. Man [vergesse] oft ganz, dass die Juden eine scharf ausgeprägte Nation [seien], und dass ein Jude ebenso we-

[3] William *McCagg*, A history of Habsburg Jews, 1670–1918 (Bloomington-Indianapolis 1989) 163.

[4] *Scheible* (Hg.), Arthur Schnitzler in Selbstzeugnissen, 29.

[5] *Bican*, Akademischer Antisemitismus. Heinrich von Treitschke. In: *Guțu, Sandu* (Hgg.), Interkulturelle Grenzgänge, 443.

[6] Heinrich von *Treitschke*, Unsere Aussichten. In: Preußische Jahrbücher 44 (1879) 559–576.

[7] *Bican*, Akademischer Antisemitismus. Heinrich von Treitschke. In: *Guțu, Sandu* (Hgg.), Interkulturelle Grenzgänge, 433.

[8] Ebd., 434.

[9] Ebd., 435.

[10] Ebd., 437.

nig wie ein Perser, oder Franzose, oder Neuseeländer oder Afrikaner je ein Deutscher werden [könne]." [11]

Vier Jahre nach dem Erscheinen von „Lehren und Lernen" verstärkte Treitschke den akademischen Antisemitismus durch gezielte Provokation. Die 'jüdische Frage' interpretierte Treitschke als „die Essenz des Bösen".[12] Mit der kollektiven Zuschreibung „die Juden sind unser Unglück", schürte er bewusst die Ängste des 'deutschen' Bürgertums vor einer Überflutung der Universitäten und vor einer Besetzung von leitenden Positionen mit 'jüdischen' Medizinern und Juristen. Wie Billroth konzentrierte sich Treitschke auf eine fiktive Bedrohung des Deutschtums durch das Fremde im Judentum. „Wenn Engländer und Franzosen mit einiger Geringschätzung von dem Vorurteil der Deutschen gegen die Juden reden, so müssen wir antworten: Ihr kennt uns nicht; Ihr lebt in glücklicheren Verhältnissen, welche das Aufkommen solcher 'Vorurteile' unmöglich machen. Die Zahl der Juden in Westeuropa ist so gering, daß sie einen fühlbaren Einfluß auf die nationale Gesittung nicht ausüben können; über unsere Ostgrenze aber dringt Jahr für Jahr aus der unerschöpflichen polnischen Wiege eine Schar strebsamer hosenverkaufender Jünglinge herein, deren Kinder und Kindeskinder dereinst Deutschlands Börsen und Zeitungen beherrschen sollen; die Einwanderung wächst zusehends, und immer ernster wird die Frage, wie wir dies fremde Volkstum mit dem unseren verschmelzen können. [...] Bis in die Kreise der höchsten Bildung hinauf, unter Männern, die jeden Gedanken kirchlicher Unduldsamkeit oder nationalen Hochmuts mit Abscheu von sich weisen würden, ertönt es heute wie aus einem Munde: die Juden sind unser Unglück!" [13]

Als Treitschkes Kollege Theodor Mommsen von ihm ein öffentliches Dementi forderte, begann zwischen den beiden Professoren ein Historikerstreit.[14] Die Studenten ergriffen in diesem Konflikt für einen der beiden Professoren Partei.[15] Die zwei, einander feindlich gegenüberstehenden, politischen Lager demonstrierten ihre antisemitische oder philosemitische Haltung offen und beteiligten sich rege an den universitätspolitischen Diskussionen. Die zeitgenössische studentenhistorische Literatur überbetonte allerdings die Zustimmung der nationalen Studentenverbindungen zu Treitschkes Erklärung der 'Judenfrage' und vernachlässigte die Proteste der

---

[11] *Billroth*, Über das Lehren und Lernen, 153.

[12] *Pauley*, Eine Geschichte des österreichischen Antisemitismus, 62.

[13] *Treitschke*, Über die „Judenfrage" 1879. In: Preußische Jahrbücher 44 (1879). Zit. in: *Alter* (Hg.), Nationalismus, 163–165, hier 164f.

[14] *Kampe*, Studenten und „Judenfrage", 24.

[15] Ebd., 26.

nicht national gebundenen Studenten- und Professorenschaft.[16] Die subjektive Darstellung der Problematik von Seite der deutschnationalen Akademiker und Studenten und das Nichteinschreiten der Universitätsbehörden trug erheblich zur weiteren Akzeptanz des akademischen Antisemitismus bei.

Für die Kontinuität[17] des rassisch fundierten Antisemitismus an den Universitäten sorgte Eugen Dühring mit seinem 1881 erschienenen Buch „Die Judenfrage als Racen-, Sitten- und Culturfrage".[18] Der Professor für Philosophie und Nationalökonomie an der Universität Berlin behauptete, dass Juden wegen ihres „schwachen Charakters nie Deutsche"[19] werden könnten. Durch bestimmte Gesetze müssten sie „im Zaum" gehalten werden, um ihren Einfluss auf Presse, Erziehungs-, Finanz- und Geschäftswesen zu verhindern.[20]

„Resigniert und beinahe fatalistisch", meint Christhard Hoffmann, habe Mommsen fünfzehn Jahre nach dem „Berliner Antisemitismusstreit" im Interview mit Hermann Bahr[21] ein Resümee gezogen.[22] Er definierte darin den Antisemitismus als soziokulturelle Erkrankung, als „Epidemie", die den „Pöbel" jeder gesellschaftlichen Gruppierung erfasse. Er könne mit rationaler Argumentation weder verständlich gemacht, noch verdrängt werden.

---

[16] Siehe dazu Friedrich *Schulze,* Paul *Ssymank*, Das Deutsche Studententum von der ältesten Zeit bis zur Gegenwart (Leipzig 1910).

[17] Zur Frage der Kontinuität und Diskontinuität siehe Shulamit *Volkov*, Jüdisches Leben und Antisemitismus im 19. und 20. Jahrhundert. Zehn Essays (München 1990) 55: Der Historiker Yaakov Talmon sieht im NS-Antisemitismus nicht nur eine weitere antisemitische „Episode", sondern den Höhepunkt einer langen Entwicklung. Er war „a centuries-old neurosis culminating in a demonic and murderous madness".

[18] Eugen Karl *Dühring*, Die Judenfrage als Racen-, Sitten- und Culturfrage. Mit einer weltgeschichtlichen Antwort (Karlsruhe 1881). Siehe dazu *Kampe*, Studenten und „Judenfrage", 24: Dühring habe als wandelndes Symbol für Aufsässigkeit gegenüber dem akademischen Establishment gegolten. 1877 sei ihm als Privatdozent die *„venia legendi"* entzogen worden, da er die „Vetternwirtschaft an den Universitäten" angegriffen habe. Siehe die Weiterentwicklung von Dührings Sicht der „Judenfrage": Eugen Karl *Dühring*, Die Judenfrage als Frage des Rassencharakters und seine Schädlichkeit für Existenz und Kultur der Völker (Leipzig ²1930).

[19] Siehe *Berkley*, Vienna and its Jews, 73: „All these circumstances converged to make students ripe for the new anti-Semitism and, with the writings of Billroth, Dühring, Wagner, and others as intellectual justification, they launched their attack."

[20] *Pauley*, Österreichischer Antisemitismus, 63.

[21] Hermann *Bahr*, Der Antisemitismus: ein internationales Interview (Berlin 1894).

[22] Christhard *Hoffmann*, Die Verteidigung der liberalen Nation. Mommsen gegen Treitschke im „Berliner Antisemitismusstreit" 1879/1880. In: Alexander *Demandt*, Andreas *Goltz*, Heinrich *Schlange-Schöningen* (Hgg.), Theodor Mommsen. Wissenschaft und Politik im 19. Jahrhundert (Berlin 2005) 62–88, hier 83.

„Sie täuschen sich, wenn Sie glauben, daß man da überhaupt mit Vernunft etwas machen kann", sagte Mommsen im Interview. „Ich habe das früher auch gemeint und immer und immer wieder gegen die ungeheure Schmach protestiert, welche Antisemitismus heißt. Aber es nützt nichts. Es ist alles umsonst. Was ich Ihnen sagen könnte, was man überhaupt in dieser Sache sagen kann, das sind doch immer nur Gründe, logische und sittliche Argumente. – Gegen den Pöbel gibt es keinen Schutz – ob es nun der Pöbel auf der Straße oder der Pöbel im Salon ist, das macht keinen Unterschied: Canaille bleibt Canaille und der Antisemitismus ist die Gesinnung der Canaille. Es ist eine schaurige Epidemie, wie die Cholera, – man kann ihn weder erklären, noch heilen. Man muß geduldig warten, bis sich das Gift von selber austobt und seine Kraft verliert."[23]

2. KADERSCHMIEDE LESEVEREIN

Im letzten Drittel des 19. Jahrhunderts waren Lese- und Redevereine die eigentlichen Repräsentationsforen der deutschnationalen Ideologie und die Keimzellen des akademischen Antisemitismus. Nur sechs bis elf Prozent der gesamten deutschen Studentenschaft gehörten Korporationen an.[24] Das Vereinsgesetz, verankert in den Bürgerrechten von 1867, untersagte Studenten zwar jede Form von politischer Betätigung, aber es war liberal genug, um Versammlungen und Vereinsgründungen zuzulassen. Beate Haubner sieht das als „Freiheiten", in denen Söhne gegen die politische Macht der Väter aufbegehren konnten.[25] So hatte der „Leseverein der deutschen Studenten", gegründet am 2. Dezember 1871 vom Bruder des Komponisten Franz Liszt, dem Schwiegersohn Richard Wagners,[26] im fünften Vereinsjahr schon 687 Mitglieder.[27] Zu dem „geistigen Dachverband" aller streng „Konservativen" gehörten vorwiegend Mitglieder der 'schlagenden' deutschnationalen Burschenschaften, Universitätsprofessoren als Ehrenmitglieder, aber auch Politiker.[28]

---

[23] Hermann *Bahr*, Der Antisemitismus: ein internationales Interview (= Hermann Bahr, Kritische Schriften III, Weimar 2005) 26.

[24] *Stimmer*, Eliten in Österreich, 148.

[25] *Haubner*, Von Schiller zu Badeni, 12f.

[26] *Wladika*, Hitlers Vätergeneration, 77.

[27] *Hiller*, Der Leseverein der deutschen Studenten. In: Lese- und Redevereine der deutschen Hochschüler in Wien „Germania" (Hg.), Die Lesevereine der deutschen Hochschüler, 15.

[28] *Wladika*, Hitlers Vätergeneration, 49.

Im Wintersemester 1876/77 traten zwölf Professoren als ordentliche Mitglieder dem Verein bei: von der Medizinischen Fakultät entschieden sich dafür Billroth, Meynert oder der Physiologe Sigmund Exner.[29] Der „Leseverein der deutschen Studenten Wiens" nahm nicht an „Loyalitätskundgebungen für das Haus Habsburg" teil und hatte eine Aversion gegenüber dem Reichsrat, in dem Juden Abgeordnete waren. Mit ihren „volksschädigenden" Börsenspekulationen hätten sie das Land angeblich in eine Wirtschaftskrise getrieben.[30] Ihr Verständnis von politischer Freiheit und ihre Vorstellungen von einem 'Reich der Deutschen Nation' waren nicht vereinbar mit dem Regierungsprogramm der konservativen, katholischen, multikulturellen Habsburgermonarchie. Der „Leseverein der deutschen Studenten" feierte jedes Jahr den Tag der Deutschen Reichsgründung und strebte eine Wiedervereinigung Österreichs mit dem Deutschen Reich an. Durch wissenschaftliche Vorträge an Vereinsabenden wurden die regelmäßigen Zusammenkünfte als akademische Diskussionsrunden getarnt, um die politischen Interessen nach außen hin zu verbergen.[31]

Die 'Deutsche Nation' war für den „Leseverein der deutschen Studenten" zum Herrschen bestimmt. Und was 'deutsch' war, wurde nicht mehr kulturell über die Sprache definiert, sondern biologistisch über den Begriff der 'arischen Rasse' determiniert. Juden, auch wenn sie Deutsche waren, wurden durch ihr Stigma einer 'minderwertigen Rasse' von den Mitgliedern des „Lesevereins der deutschen Studenten" von der Reichsidee der 'arischen', edlen 'Rasse' ausgeschlossen.[32] Der 'Leseverein' fühlte sich besonders Billroth verbunden, weil er eine politische Rhetorik vertrat, die national polarisierte.[33] Mit „Ein Billroth ist der unsere!",[34] bekannten sich alle zu dem erfolgreichen Chirurgen, nachdem sein Buch „Lehren und Lernen" an der Universität Wien 1875 die ersten antisemitischen Exzesse ausgelöst hatte.

---

[29] Ebd., 78.

[30] Ebd., 49.

[31] *Hiller*, Der Leseverein der deutschen Studenten. In: Lese- und Redevereine der deutschen Hochschüler in Wien „Germania" (Hg.), Die Lesevereine der deutschen Hochschüler, 15.

[32] Ebd., 28.

[33] Siehe Harald *Seewann* (Hg.), Theodor Herzl und die akademische Jugend. Eine Quellensammlung über die Bezüge Herzls zum Korporationsstudententum (Graz 1998) 13: Für Harald Seewann ist der „Leseverein der deutschen Studenten" ein „radikal-alldeutscher Verein, der, auf Kampf abgestimmt, den deutschen Charakter der Wiener Universität zu bewahren versuchte".

[34] Adresse des Lesevereines der deutschen Studenten Wien's. In: *Billroth*, Antwort auf die Adresse des Lesevereines der deutschen Studenten, 7.

1878 wurde der „Leseverein der deutschen Studenten" wegen nationalpolitischer Betätigung und „Staatsgefährlichkeit" aufgelöst.[35]

Bis Ende des Jahres 1879 traten viele der ehemaligen Mitglieder der „Akademischen Lesehalle" bei. Sie wurde am 14. Februar 1870 gegründet und nannte in §1 der Statuten als Vereinsziel die intellektuelle Förderung und die Vernetzung der Mitglieder. Nationale und politische Inhalte waren offiziell untersagt.[36] Das Leitmotiv lautete „Gleichheit und Freiheit der akademischen Völker", denn, „im Tempel der Wissenschaften [sei] jeder Betende gleich", erklärte der Präsident des Vereins, Adolf Bachrach, ein Mediziner. Die „Akademische Lesehalle" sollte „ein Hort vaterländischen Bewußtseins an der Wiener Universität" sein, der sowohl für Deutsche als auch für Juden offen stand. Herzl, der schon 1877 in ihren Räumlichkeiten im Parterre des ehemaligen Universitätsgebäudes in der Bäckergasse Schach spielte und diskutierte,[37] wurde 1879 Mitglied in diesem Verein.[38]

Mit der Aufnahme der nationalistischen Mitglieder des „Lesevereins der deutschen Studenten" wurde die „Akademische Lesehalle" deutschnational und antisemitisch.[39] Herzl erfuhr bei seinem Eintritt, wie „der Nationalitätenhader zu solcher Leidenschaft entfacht" wurde, dass er den Rechtsstaat gefährdete.[40] In der „Akademischen Lesehalle" fanden „auf dem akademischen Schlachtfeld [...] jene „Kämpfe [statt], die [...] Österreich zerrütteten. [...] Juden und Juden standen einander gegenüber". Dabei stellte sich ernstlich die Frage, „wie es denn komme, dass sich Juden für die verschiedensten Nationalitäten begeistern [und] ihres Judentums dabei ganz vergessen" konnten, beschrieb Max Grünfeld den Antisemitismus der sich als Deutsche verstehenden Juden gegenüber nicht assimilierten Juden.[41]

---

[35] *Hiller*, Der Leseverein der deutschen Studenten. In: Lese- und Redevereine der deutschen Hochschüler in Wien „Germania" (Hg.), Die Lesevereine der deutschen Hochschüler, 28.

[36] P. *M.*, Die Kämpfe in den Lesevereinen. In: Lese- und Redevereine der deutschen Hochschüler in Wien „Germania" (Hg.), Die Lesevereine der deutschen Hochschüler, 31–48, hier 32f.

[37] Max *Grünfeld*, Persönliche Erinnerungen an Dr. Theodor Herzl. In: Dr. Blochs Wochenschrift 21,29 (1904) 463–464, zit. in: *Seewann* (Hg.), Theodor Herzl und die akademische Jugend, 57.

[38] *Seewann* (Hg.), Theodor Herzl und die akademische Jugend, 13.

[39] P. *M.*, Die Kämpfe in den Lesevereinen. In: Lese- und Redevereine der deutschen Hochschüler in Wien „Germania" (Hg.), Die Lesevereine der deutschen Hochschüler, 41.

[40] *Seewann* (Hg.), Theodor Herzl und die akademische Jugend, 13f.

[41] *Grünfeld*, Persönliche Erinnerungen an Dr. Theodor Herzl. In: Dr. Blochs Wochenschrift 21,29 (1904) 463–464, zit. in: Ebd., 57.

Die Regierung drohte eine Vereinsauflösung an. Als Konsequenz verlangte der Verein von jedem Mitglied eine, durch Unterschrift bestätigte, ehrenwörtliche Verpflichtung auf §1. Die Aktion war nicht mehr als ein formeller Akt. Denn noch vor der Vollversammlung am 28. November 1880 wurde der „Arierstandpunkt" bei den „Nationalen", wie die Mitglieder der „Akademischen Lesehalle" von Außenstehenden genannt wurden, Teil ihres politischen Programms.[42] 1880 war Herzl Obmann des Vereins.[43] Im Wintersemester 1880/81 trat Herzl der Burschenschaft „Albia" bei, um, wie Harald Seewann erklärt, „eine volle Assimilation an das Deutschtum zu erreichen".[44] Er war einer der letzten nicht „reinblütigen" „Füchse", die in diese Studentenverbindung aufgenommen wurden, am 11. Juni 1881 eine Mensur focht und auf einem Coleurbild die Kornblume als Symbol der Deutschnationalen im Knopfloch trug.[45] In dieser Burschenschaft war auch Bahr Mitglied.[46]

Durch die Eingliederung der Mitglieder von Burschenschaften entsprach die Sozialstruktur der „Akademischen Lesehalle" nun jener der Burschenschaften. Besonders manche Absolventen kirchlicher Gymnasien kamen durch den Einfluss eines judenfeindlichen Klerus mit mehr oder minder starken antisemitischen Vorurteilen an die Universität. Ihre Herkunft aus Familien mit großteils bescheidenen finanziellen Verhältnissen und das verbindende Gefühl der „Heimatlosigkeit" am Studienbeginn in einer fremden Großstadt, machte sie sensibel für „radikale Parolen". Diese Radikalität, die sie sich in den Vereinen deutscher Studenten aneigneten, öffnete ihnen den Eintritt in die „elitären Zirkel" der Deutschen.[47] Eine „Verjudung", welche sie bei ihrem politischen Gegenpart, dem „Deutsch-Österreichischen Leseverein" diskriminierend feststellten, sollte in der „Akademischen Lesehalle" verhindert werden.[48] Die Absurdität der politischen Separation bestand darin, dass viele der jüdischen Studenten in Lesevereinen dem deutschen Kulturkreis angehörten, sich vom Judentum als Konfession distanziert hat-

---

[42] P. M., Die Kämpfe in den Lesevereinen. In: Lese- und Redevereine der deutschen Hochschüler in Wien „Germania" (Hg.), Die Lesevereine der deutschen Hochschüler, 41.

[43] *Seewann* (Hg.), Theodor Herzl und die akademische Jugend, 14.

[44] Ebd., 15. Siehe Jacques *Kornberg*, Theodor Herzl. From Assimilation to Zionism (Bloomington, Indiana 1993) 36: Kornberg erörtert, „that Herzl went through a German nationalist phase and that it exercised a powerful and continuing influence on his thought".

[45] *Seewann* (Hg.), Theodor Herzl und die akademische Jugend, 17.

[46] Ebd., 18.

[47] *Wladika*, Hitlers Vätergeneration, 103.

[48] P. M., Die Kämpfe in den Lesevereinen. In: Lese- und Redevereine der deutschen Hochschüler in Wien „Germania" (Hg.), Die Lesevereine der deutschen Hochschüler, 42.

ten oder zum Christentum konvertiert waren. Am 4. März 1881 wurde die „Akademische Lesehalle" auf Grund von radikalen politischen Vorgehen und Straßendemonstrationen aufgelöst.[49]

Am 15. Jänner 1877 wurde unter Schirmherrschaft des ehemaligen Staatsministers Anton Ritter von Schmerling der „Deutsch-Österreichische Leseverein" gegründet. Als Alternative zum „Leseverein der deutschen Studenten" trat er für eine multikulturelle Habsburgermonarchie ein. Betont zog er eine Grenze zum Deutschnationalismus. Schmerling, der bei der 500-Jahr-Feier der Universität Wien 1865 noch deutlich für die Idee eines Großdeutschen Reiches stimmte, setzte sich zwölf Jahre später für die Bildung eines Österreich-Bewusstseins ein. Unter seinem Vorsitz fand am 3. März 1877 im Dianasaale der Antrittskommers statt. Genau so euphorisch wie er 1865 die Studenten der Universität Wien für die großdeutsche Idee zu begeistern versucht hatte, stimmte Schmerling in der Festrede 1877 für ein vom Deutschen Reich unabhängiges Österreich. Die Zustimmung der beim Kommers anwesenden tschechischen, magyarischen, italienischen oder kroatischen Vereine war ihm ebenso sicher wie jene der deutschen Studenten und Professoren bei der 500-Jahr-Feier der Universität Wien.[50] Im „Deutsch-Österreichischen Leseverein" sollte das „deutsche Element" nunmehr eine bindende Funktion zwischen dem Konglomerat der einzelnen „Völker" erfüllen. Viele Landsmannschaften und Corps schlossen sich dem im Vergleich zum „Leseverein der deutschen Studenten" progressiven Verein an. Ihnen war, wenn auch relativ spät, die Bedeutung einer österreichischen Identitätsbildung als Gegenstrategie zum immer radikaler werdenden Deutschnationalismus bewusst geworden.[51]

Der Student Arthur Schnitzler war Mitglied im „Deutsch-Österreichischen Leseverein". Er hatte im Wintersemester 1879/80 an der Universität Wien Medizin inskribiert. In seiner Autobiographie „Jugend in Wien" beschrieb er seine Eindrücke von den Konfrontationen des „Schwarz-Gelben", also kaisertreuen Vereins, mit der „Schwarz-Rot-Goldenen", deutschnationalen „Akademischen Lesehalle": „Ganz fern lag mir der Gedanke, in eine Couleur, das heißt in eine der farbentragenden Studentenverbindungen einzutreten, wie ich überhaupt zu festgelegten und irgendwie verpflichtenden Gemeinsamkeiten keinerlei Neigung verspürte. Immerhin wurde ich

[49] *Wladika*, Hitlers Vätergeneration, 107.
[50] *Hiller*, Der Leseverein der deutschen Studenten. In: Lese- und Redevereine der deutschen Hochschüler in Wien „Germania" (Hg.), Die Lesevereine der deutschen Hochschüler, 22f.
[51] *Wladika*, Hitlers Vätergeneration, 48.

Mitglied eines Vereins, und zwar des deutsch-österreichischen Lesevereins, nicht gerade seiner schwarz-gelben Tendenzen wegen, sondern eher um mich gewisser Begünstigungen, zum Beispiel ermäßigter Eintrittspreise in einige Theater, erfreuen zu dürfen. Der andere große Studentenverein, der an der Wiener Universität bestand, die Akademische Lesehalle, war von deutschnationaler Färbung. Zwischen beiden Verbänden kam es in der Folge zu Reibereien, die, wenn ich nicht irre, mit der Auflösung des deutschnationalen endeten, dessen Richtung dem 'guten', insbesondere dem dynastisch gesinnten Österreicher zu jener Zeit und noch lange nachher mit mehr oder minderem Recht für unpatriotisch, wenn nicht hochverräterisch galt."[52] Am 14. Juni 1882 wurde auch der „Deutsch-Österreichische Leseverein" aufgelöst. Nach Aufnahme von dreihundert Mitgliedern der bereits verbotenen „Akademischen Lesehalle" war es nach internen politischen Differenzen nicht mehr gelungen, eine den Statuten entsprechende Vereinsleitung zu organisieren.[53]

Die Normalität des Antisemitismus an der Universität beobachtete der junge Schnitzler „mit Sorge und Erbitterung". Ihn interessierte vor allem die „psychologische Seite der Judenfrage",[54] die zu erklären versuchte, warum und von wem Feindbilder konstruiert wurden. Feindbilder, auf die negative Emotionen projiziert werden konnten, um sich selbst „wenigstens in der Fantasie ganz als starke Bestie [...] fühlen"[55] zu können. Wie hoch der prozentuelle Anteil der jüdischen Studenten und Professoren an der Universität Wien tatsächlich war, konnte schwer eruiert werden. In der Immatrikulationsstatistik der Medizinischen Fakultät wurde die Konfession angegeben, wodurch bei konvertierten Juden eine jüdische Herkunft in den Verwaltungsdokumenten nicht mehr nachweisbar war. Gemäß der Konfessionssta-

---

[52] Arthur *Schnitzler*, Jugend in Wien. Eine Autobiographie, ed. Therese *Nickl*, Heinrich *Schnitzler*. Mit einem Nachwort von Friedrich *Torberg* (Wien-München-Zürich 1994) 92f.

[53] *Wladika*, Hitlers Vätergeneration, 108.

[54] *Schnitzler*, Jugend in Wien, 93: Schnitzler beobachtete an der Universität die Radikalisierung des Antisemitismus, welche ihn „nicht ausschließlich wegen [s]einer jüdischen Stammeszugehörigkeit, oder gar wegen persönlicher Erfahrungen, die [er] erst später im reichsten Maß zu sammeln in der Lage war, mit Sorge und Erbitterung erfüllte. Doch war es nicht eigentlich die politische, auch nicht so sehr die soziale, sondern vorwiegend die psychologische Seite der Judenfrage, für die das Interesse in mir [s]einer ganzen Anlage nach zuerst erwachte. Das konfessionelle Moment berührte [ihn] so gut wie gar nicht".

[55] *Billroth*, Brief an Professor His in Basel. Wien, 21. Mai 1871. In: *Billroth,* Briefe, ed. *Fischer*, 8. veränderte Auflage, 112.

tistik betrug der Anteil jüdischer Studenten im Studienjahr 1880/81 an der Juridischen Fakultät der Universität Wien daher 22,3 Prozent, an der Philosophischen 15,5 Prozent und an der Medizinischen 38,6 Prozent.[56] Bis 1890 erhöhte sich der Anteil von jüdischen Medizinstudenten an der Universität Wien auf 45 Prozent.[57] Mit der biologistischen Einteilung der Studenten und Akademiker war die Religion als Zuordnungskriterium ohnehin nicht mehr entscheidend. Der Student und Professor wurde nach der Zugehörigkeit zu einer bestimmten 'Rasse' eingestuft, bewertet und entwertet.

3. RITUALE POLITISCHER ELITEN

Während die Ausschreitungen gegenüber jüdischen Medizinstudenten an der Universität Wien 1875 noch eher singuläre öffentliche Erscheinungsformen des akademischen Antisemitismus waren, wurden sie nur fünf Jahre später von nationalistischen Studenten als wirksames Instrument der nationalen Selektion eingesetzt. Die deutschen Lesevereine und Lesehallen als Keimzellen nationalpolitischer Unruhen konnten von der Regierung noch mehr oder minder kontrolliert werden. Es wurde aber immer schwieriger, den politischen Aktionismus der deutschnationalen Burschenschaften genau zu überwachen. Lieve Gevers und Louis Vox betonen zwar, dass die ersten Corps und Burschenschaften in ihren Bestrebungen noch nicht auf „spezifisch politische und soziale Ziele" konzentriert waren, sondern vielmehr auf Persönlichkeitsbildung.[58] Durch ihre autoritären Strukturen bereiteten sie die akademische Jugend aber auf ein politisches System vor, dem sie bedingungslos zu folgen bereit war. Mit dem hochgehaltenen Ideal von „Freiheit und deutsches Vaterland" wurden diese Studenten in eine politische Richtung gelenkt, die in weiterer Folge durch eine gezielte Ausgrenzungspolitik am Zusammenbruch der Habsburgermonarchie mitbeteiligt war.[59]

---

[56] Steven *Beller*, Vienna and the Jews 1867–1938. A cultural history (Cambridge 1989). Wien und die Juden 1867–1938 (= Böhlaus zeitgeschichtliche Bibliothek 23, Wien-Köln-Weimar 1993) 43f.

[57] *Gay*, Freud, 29.

[58] *Rürup*, Ehrensache. Jüdische Studentenverbindungen an deutschen Universitäten, 212.

[59] Siehe Kurt *Knoll*, Geschichte der schlesischen akademischen Burschenschaft Oppavia in Wien (Wien 1923) 52, zit. in: *Wladika*, Hitlers Vätergeneration, 49: Kurt Knoll, Chronist der Burschenschaften und während des nationalsozialistischen Regimes Universitätsprofessor mit hohem SS-Rang, formulierte es deutlich: „Die rückhaltlose Unterordnung der Einzelpersönlichkeit… unter die Erfordernisse und Rechte der Volksgemeinschaft ist der entscheidende Gedanke der nationalen Bewegung. Der Antisemitismus als Befreiung des deutschen Volkes vom Einfluß des Geistes Volksfremder ist die

Die Formung der Jugend zu gehorsamen und nicht zu freien und mündigen Bürgern, wie der Liberalismus versprochen hatte, war bestimmt von Autorität und gehalten durch Ordnung. Besonderer Wert wurde in Corps und Burschenschaften auf eine hierarchische Struktur gelegt. Die Hierarchiestufen waren durch die Einteilung in "Füchse"– die Studienanfänger, „Burschen"– die Studenten in höheren Semestern, und „Alte Herren"– die Universitätsabsolventen, genau vorgegeben. „Mannesmut und Selbstdisziplin" als Tugenden eines männlichen Ideals einer ständisch geprägten Gesellschaft wurden durch demütigende Aufnahmerituale, Mensur und Duell, herausgebildet.[60] Die Mensur als Initiationsritual war die streng ritualisierte Form des Duells. Sie wirkte identitätsbildend und demonstrierte die Einheit der Gruppe, weil nicht die Ehre des Einzelnen, sondern des jeweiligen Corps verteidigt wurde.[61] Mit der Mensur wurde den Studenten aber auch jene „Härte und moralische Indifferenz eingepaukt", die der Soziologe Norbert Elias als „menschlichen Habitus ohne Mitleid" erkennt. Der hohe Stellenwert der Mensur als Ritual in Burschenschaften machte bewusst, welchen geringen Wert ein Student in seiner individuellen Persönlichkeit hatte.[62]

Feste Rituale und gemeinsame Symbole in der Kleidung setzten einerseits die mittelalterliche studentische Tradition in einer feudalistischen Universitätsordnung fort, andererseits verliehen sie „autoritäre[n] Werten eine historische Legitimation". Corpsstudenten fühlten sich einer Elite zugehörig, die ihre 'Ehre', wenn nötig, mit dem Degen verteidigte und durch den „Schmiss" im Gesicht – Zeichen einer erfolgreich gefochtenen Mensur – ihr kollektives Bewusstsein stärkten.[63] Studentenverbindungen hatten für die Eingliederung die Funktion einer „Sozialisierungsinstanz" in einer männlich dominierten „Bildungselite". Sie waren „Lebensbünde", die über

---

Voraussetzung für die Verwirklichung dieses Hauptgedankens, die Folgerung daraus ist die Forderung nach dem Zusammenschluß aller deutschen Stämme in ein einheitliches Staatswesen ... und erfordert die Unterordnung aller freiheitlichen Fragen und Wünsche unter dieses Ziel."

[60] *Gevers*, *Vox*, Studentische Bewegungen. In: *Ruegg* (Hg.), Geschichte der Universität in Europa III, 260.

[61] *Rürup*, Ehrensache. Jüdische Studentenverbindungen an deutschen Universitäten, 212.

[62] Norbert *Elias*, Studien über die Deutschen. Machtkämpfe und Habitusentwicklung im 19. und 20. Jahrhundert (Frankfurt am Main ²1989) 144. Zit. in: *Schiedel*, *Tröger*, Zum deutschnationalen Korporationswesen in Österreich, online unter <http://www.doew.at/thema/thema_alt/rechts/burschen/burschis.html#Der völkische Nationalismus> (29. März 2010).

[63] *Gevers*, *Vox*, Studentische Bewegungen. In: *Ruegg* (Hg.), Geschichte der Universität in Europa III, 260.

die Studienzeit hinaus Bestand hatten.[64] Burschenschaften grenzten sich von der „Masse" ab und traten für eine Gesellschaftsordnung ein, in der die Gleichberechtigung von Mann und Frau unerwünscht war. Nach Studienabschluss übernahmen sie mit dieser elitären Grundhaltung Führungspositionen in autoritär geführten Systemen.[65] Als Regierungsbeamte und Universitätsprofessoren entschied ihr an der Universität vorgegebenes Frauenbild ihre Einstellung zum Frauenstudium und das der nächsten Generation von Studenten mit. Mit demselben elitären Anspruch nahmen sie sich das Recht heraus, Juden und Nichtdeutsche an akademischen Karrieren zu hindern und von gehobenen Positionen fernzuhalten.

Der Antisemitismus instrumentalisierte die angeblichen biologischen Unterschiede zwischen der 'jüdischen' und 'arischen Rasse' politisch als Kriterien für die Zugehörigkeit zu Burschenschaften, die Teilnahme an Ritualen und Veranstaltungen oder den Ausschluss. Das Duell, als das studentische Ritual für Satisfaktion nach einer Verletzung der Ehre, erhielt eine zentrale Funktion.[66] Es wurde zum Symbol für Mut und Körperkraft im Zweikampf, auch wenn es offiziell verboten war.[67] Der Nimbus des Verbotenen wiederum machte das Duell zu einer elitären, beinahe sakralen Handlung, die nur Auserwählte durchführen durften. Burschenschafter erklärten jüdische Studenten als nicht satisfaktionsfähig, weil sie weder physisch noch ethisch im Stande seien, sich mit der „arischen Rasse" zu duellieren. Bereits 1877/78 schotteten sich die Burschenschaften „*Libertas*" und „*Teutonia*" gegenüber ihren jüdischen Kommilitonen mit der Begründung ab, dass „ein Jude nicht gut deutsch gesinnt sein könne".[68] 1878 fügte die „*Libertas*" zu §1 der Statuten noch hinzu: „und zwar auch dann nicht, wenn [er] getauft [ist]". Sie war somit die erste Burschenschaft, die den 'Arierparagraphen' einführte, auch

---

[64] *Rürup*, Ehrensache. Jüdische Studentenverbindungen an deutschen Universitäten, 13.

[65] *Gevers*, *Vox*, Studentische Bewegungen. In: *Ruegg* (Hg.), Geschichte der Universität in Europa III, 260.

[66] Siehe Peter *Krause*, „O alte Burschenherrlichkeit". Die Studenten und ihr Brauchtum (Graz-Wien-Köln 1979) 104: Das Duell war ein Teil des korporationsstudentischen Ehrenkodex. Die geheime Durchführung habe den Studenten das Gefühl gegeben, zu einer „männlich-kämpferischen Elite" zu gehören. Es widersprach ihrer Standesehre, jüdischen Studenten, die als feige hingestellt wurden, Satisfaktion im Duell zu gewähren.

[67] *Rürup*, Ehrensache. Jüdische Studentenverbindungen an deutschen Universitäten, 207.

[68] Wolfgang *Häusler*, Toleranz, Emanzipation und Antisemitismus. Das österreichische Judentum des bürgerlichen Zeitalters (1782–1918). In: Anna *Drabek*, Wolfgang *Häusler*, Kurt *Schubert*, Karl *Stuhlpfarrer*, Nikolaus *Vielmetti*, Das österreichische Judentum. Voraussetzungen und Geschichte, 3. aktualisierte Auflage (Wien-München 1988) 83–140, hier 113.

wenn es bei der Aufnahme gereicht habe, „von keinen jüdischen Vorfahren zu wissen".[69] Am 23. März wurde von der „*Teutonia*" beschlossen, dass Juden nur mehr mit Zustimmung aller Mitglieder aufgenommen werden konnten. Auch das entsprach einem 'Arierparagraphen', weil antisemitische Studenten jederzeit ein Veto entgegensetzen konnten.[70] Weitere Burschenschaften schlossen sich dieser Vorgabe an. Am 14. Jänner 1881 focht der Medizinstudent Otto Zuckerkandl, Bruder des Anatomen Emil Zuckerkandl, noch „eine Mensur gegen einen Olympen". Obwohl es ihm als Jude danach nicht mehr erlaubt war, an studentischen Fechtkämpfen teilzunehmen, habe er bei einer Mensur der „*Teutonia*" am 23. November 1883 noch „gebadert". Als Mediziner war es ihm zumindest gestattet, die mit dem Säbel geschlagene Wunde eines Studenten ärztlich zu versorgen.[71]

Den politisch sehr aktiven deutschnationalen Studentenverbindungen standen die Corps mit internationaler oder „österreichisch-internationaler, [...] habsburgisch dynastisch betonter Tendenz" gegenüber. Während die „*Saxonia*" und die „*Alemannia*" großteils Deutsche als Mitglieder hatten, war die „*Cimbria*" international besetzt. In der „*Amelungia*" und „*Danubia*", gegründet an der Handelsakademie, war die „jüdische jeunesse dorée der Wiener Hochfinanz und Industrie" vertreten. Seewann beschreibt sie als ausgezeichnete Fechter, die überall dort in der Öffentlichkeit auftraten, „wo das Leben schön und teuer" war.[72]

Die extreme Fokussierung auf studentische Rituale zur Hervorhebung des elitären Charakters lehnten katholische Studenten ab. Als Reaktion auf die Österreich-feindliche und antiklerikale Haltung der Burschenschafter wurde von katholischen Studentenverbindungen der Cartellverband, kurz CV, gegründet. Nur 6,1 Prozent der Medizinstudenten und Ärzte waren Mitglied im CV, was Gernot Stimmer mit dem „klassischen Gegensatz"

---

[69] *Wladika*, Hitlers Vätergeneration, 50.

[70] Ebd., 104.

[71] *Hein*, Studentischer Antisemitismus, 26. Siehe dazu Lucian O. *Meysels*, In meinem Salon ist Österreich. Berta Zuckerkandl und ihre Zeit. 2. erweiterte Neuauflage (München 1997) 38f.: Bei der Antrittsvorlesung des Anatomen Emil Zuckerkandl an der Universität Graz demonstrierten deutschnationale Studenten gegen den neuen jüdischen Professor. Als die Antisemiten im Hörsaal zu lärmen begannen, habe er mehrere Visitenkarten vor die Demonstranten geworfen und gerufen: „Ich fordere Sie alle zum Duell." Durch diese rasche Reaktion auf antisemitische Angriffe sei er „wenn nicht geliebt, so doch respektiert" worden.

[72] Dietrich *Herzog*, Theodor Herzl als Burschenschafter – und die Folgen. In: Beiträge zur Österreichischen Studentengeschichte 2 (Wien 1975) 75ff. Zit. in: *Seewann* (Hg.), Theodor Herzl und die akademische Jugend, 14f.

Naturwissenschaften, Medizin und katholische Kirche begründet.[73] Im CV
bestimmten die vier Prinzipien „*religio, patria, scientia, amicitia*" das Kor-
porationsleben.[74] Das Prinzip der „Vaterlandsliebe" wurde von der Loyalität
zum Hause Habsburg getragen.[75] Die „Abwehr des übermächtigen Liberalismus" fand weniger in der Auseinandersetzung mit einem politischen als
vielmehr mit einem „geistig-wissenschaftlich wirksamen Feindbild" statt.[76]
Der CV erwartete von seinen Mitgliedern eine kurze Studiendauer. Sein
Selektionsprinzip war ein guter Studienerfolg. Für Studenten, die zu langsam studierten oder schlechte Prüfungsergebnisse erzielten, veranlasste der
CV ab 1884 durch eine Resolution den Ausschluss aus dem Verein, da sie
„unwürdig" seien, eine katholische Elite zu vertreten.[77] Mit der Überzeugung, zu einer kirchlichen Elite zu gehören, übernahm der CV gleichzeitig
die Reform der katholischen Kirche. Vom „Ehren- und Verhaltenskodex der
herrschenden Elite" der Habsburgermonarchie grenzte sich der CV hingegen ab. Er verweigerte das Duell und den Anspruch auf Satisfaktionsfähigkeit. Durch den Verzicht auf traditionelle studentische Werte distanzierte er
sich von den deutschnationalen Studentenverbindungen und wurde zu einer
„systemloyalen Gegenelite".[78]

Eine völlige Distanzierung von deutschnationalen Bestrebungen gelang dem CV nicht. Er berief sich darauf, dass ein „wahres Deutschtum",
in Verbindung mit „Vaterlandsliebe", mit Treue zum Kaiserhaus und „über-
zeugungsfesten Christentum" vereinbar sei.[79] Deutschnationale Studentenverbindungen empfanden diese Einstellung des Cartellverbands als Affront,
denn ein römisch-katholischer Einfluss sei eine „religiös-kulturell[e] Bedrohung des deutschen Volkes". Für Burschenschaften kollidierte die „universale katholische Reichsidee" mit dem „Leitideal [einer] preußisch-pro-
testantischen Reichseinheit".[80] Anhänger der Monarchie, Mitglieder im CV,
wurden zu Feinden der Burschenschaften. Sie zelebrierten eine kollektive
Feindschaft gegen jede studentische Vereinigung, die nicht den germanisch-

---

[73] Gernot *Stimmer*, Die Bedeutung des Theresianums und der Konsularakademie. Zur Herkunft der höchsten österreichischen Beamtenschaft. In: *Helfer, Rassem* (Hgg.), Student
   und Hochschule im 19. Jahrhundert, 303–345, hier 312f.

[74] *Stimmer* , Eliten in Österreich, 141.

[75] Gerhard *Popp*, CV in Österreich 1864–1938. Organisation, Binnenstruktur und politische Funktion (Wien-Köln-Graz 1984) 143.

[76] *Stimmer*, Eliten in Österreich, 141.

[77] Ebd., 130.

[78] Ebd., 142ff.

[79] *Popp*, CV in Österreich, 143.

[80] *Stimmer*, Eliten in Österreich, 185.

elitären Prinzipien gerecht werden konnte. Sie richtete sich gegen Klerikale und Juden, aber ebenso gegen Slawen und Italiener.[81] Der übersteigerte Nationalismus brach mit den „Grundprinzipien der Übernationalität" von Wissenschaft und Forschung. Die Antwort von Studenten anderer Ethnien waren eigene Vereinsgründungen. 1868 wurde der Verein „Akademicky spolek ve Vidni" für die slawischen Studenten in Wien gegründet, 1869 der „Akademische Verein Slovenija", 1871 „Družto hrvatskih djaka u Beču" für kroatische Studenten, im selben Jahr der „akademisch sozialelitäre Verein Romania Juna", 1873 der „Serbisch akademische Verein Zora" oder 1874 die „Società degli studenti Italiani in Viena" und für ungarische Studenten „Becsi akad. Magyar olvasó és társas-kör". Alle diese studentischen Organisationen bildeten in der Auseinandersetzung mit der eigenen Sprache und Literatur ihr spezifisches „politisch manifestiertes" Nationalbewusstsein heraus.[82]

4. MANIPULATION DER MASSE

Im Wintersemester 1876/77 schlug der Jusstudent Haider, Sprecher bei der Übergabe der „Solidaritätsadresse" der deutschen Studenten an Billroth, Georg Ritter von Schönerer als Mitglied im „Leseverein der deutschen Studenten Wiens" vor.[83] Im März 1878 wurde der „Ritter von Rosenau", wie ihn seine Anhänger in Anlehnung an seinen Landsitz in Niederösterreich nannten,[84] auf Antrag des jüdischen Vereinsobmanns der „Silesia", Alfred Aschner, als Ehrenmitglied aufgenommen.[85] Dort formte der Adelige mit Mitgliedern deutschnationaler Studentenverbindungen sein politisches Programm heraus.[86] Durch ihre Ideologie wurde sein Antiliberalismus, geprägt durch die Wirtschaftskrise nach 1873, zum ökonomischen Antisemitismus und zum Rassenantisemitismus. Schönerer hatte in den Juden seine „Schuldigen" gefunden.[87]

---

[81] Siehe *Streubel*, Radikale Nationalistinnen, 50: Jede Feststellung und Handlung gegenüber Gruppierungen, die als „Gegner der Nation" gesehen werden, gilt grundlegend als Indikation für nationalistisches Verhalten.

[82] *Stimmer*, Eliten in Österreich, 150ff.

[83] *Wladika*, Hitlers Vätergeneration, 77.

[84] *Schorske*, Wien, 119.

[85] Jahresbericht des Lesevereins der deutschen Studenten Wiens im VIII. Vereinsjahr 1877–1878 (Wien 1878) 10. Zit. in: *Wladika*, Hitlers Vätergeneration, 82.

[86] *Boyer*, Karl Lueger, 41.

[87] *Wladika*, Hitlers Vätergeneration, 82.

Das Linzer Programm von 1879, welches Schönerer dann gemeinsam mit den Unterzeichnern der „Solidaritätsadresse", dem Historiker Friedjung und dem späteren Führer der Sozialdemokratie, Adler, erstellte, war ursprünglich ein sozialpolitisches Reformkonzept. Obwohl es auf „Obertöne einer großdeutschen Orientierung" ausgerichtet war, habe es noch keine staatsgefährdenden Ziele enthalten.[88] In der Erweiterung der Bürgerrechte, der Absicherung der Pressefreiheit und dem Schutz der deutschsprachigen Bevölkerung wurde versucht, liberale mit deutschnationalen Forderungen zu verbinden.[89] Doch mit der Mobilisierung deutschnationaler Verbindungen wurden altliberale, in der Tradition der Aufklärung stehende, humanitäre Überzeugungen zurückgedrängt und durch radikale deutschnationale populistische Methoden ersetzt.[90] Gerade dieser „Übergang von den Altliberalen zu den Deutschnationalen [sei] lange Zeit als Bruch angesehen" worden. Eigentlich seien die „Elemente der Kontinuität" aber viel stärker hervorgetreten als die der Trennung.[91]

Am 4. November 1880 präsentierte Schönerer bei einem Universitätskommers der „Akademischen Lesehalle" erstmals einer breiten akademischen Öffentlichkeit sein nationalistisches, alldeutsches Parteiprogramm. Seine politische Richtung ging dorthin, „wo deutsche Männer in Österreich wohnen, dorthin aber am meisten, wo Männer am deutschesten sind". Das in Österreich verbotene Lied, „Die Wacht am Rhein", als spontane Reaktion seiner Zuhörer bewies, wie gut es Schönerer verstand, mit aggressiver Rhetorik sein Zielpublikum an den Universitäten zu erreichen und die Studenten aufzuwiegeln.[92] Sein Nationalismus habe auf die Studenten wie eine „Droge" gewirkt, an deren radikalen Phrasen sie sich berauschen konnten.[93] Als ein vehementer Gegner des Liberalismus, Sozialismus, Katholizismus

---

[88] *Schorske*, Wien, 120.

[89] Anton *Pelinka*, Zur österreichischen Identität. Zwischen deutscher Vereinigung und Mitteleuropa (Wien 1990) 98.

[90] *Hanisch*, Der lange Schatten des Staates, 121.

[91] Lothar *Höbelt*, Konservative und Christlichsoziale: Phasen des Übergangs – und seine Folgen. In: Ulfried *Burz*, Michael *Derndarsky*, Werner *Drobesch* (Hgg.), Brennpunkt Mitteleuropa. Festschrift für Helmut Rumpler zum 65. Geburtstag (Klagenfurt 2000) 345–352, hier 345. Siehe ebd.: Der Historiker Adam Wandruszka habe das „Herauswachsen aller drei Lager aus den aufmüpfigen Jungen der Liberalen in den frühen Achtzigerjahren" gesehen.

[92] *Wladika*, Hitlers Vätergeneration, 105.

[93] Helmut *Engelbrecht*, Geschichte des österreichischen Bildungswesens. Erziehung und Unterricht auf dem Boden Österreichs 4: Von 1848 bis zum Ende der Monarchie (Wien 1986) 244.

und der Habsburgermonarchie wurde der Abgeordnete Schönerer zum neuen Idol deutschnationaler Studenten.[94] Jene Bruchlinie, welche die deutschnationale Universitätspolitik Billroths bereits 1874 gegenüber der liberalen Rokitanskys vorgezeichnet hatte, erweiterte Schönerer zu einem Graben, in dem der „Kampf Deutsche gegen Deutsche" stattfand. Auf der einen Seite standen die Deutschliberalen, welche die „Idee des Staates" über jene der Nation stellten, auf der anderen die Deutschnationalen, welche Nation und Staat gleichstellten und damit nicht nur den Rassismus förderten, sondern auch die „Ausschließung der Juden manifestierte[n]". Die Idee von „Einheit und Freiheit", welche die Burschenschaften noch immer an ihre Fahnen hefteten, hatte längst nicht mehr dieselbe Bedeutung wie noch 1848.[95]

1881, wahrscheinlich bei einem Stiftungsfest am 3. Februar, wurde Schönerer[96] vom Verbindungssprecher Julius Sylvester in die Burschenschaft „*Teutonia*" eingeführt.[97] Am 11. März 1881 schloss die „*Silesia*" ihren „Alten Herrn" Aschner, der Schönerer noch zum Ehrenmitglied des „Lesevereins Deutscher Studenten" ernannt hatte, als jüdischen Vereinsobmann aus. Das bedeutete, dass die Intention der Burschenschaften, ihre Verbindungen „von unten nach oben zu säubern", nicht mehr nur jüdische Studenten, sondern bereits auch jüdische Akademiker betraf.[98] Am 1. Mai 1881 gründete Schönerer in Anlehnung an das behördlich verbotene Lied „Deutsche Worte hör ich wieder" sein Publikationsorgan „Deutsche Worte". Seine Zielgruppe waren Mitglieder von Burschenschaften und Vereinen Deutscher Studenten, Männer, die nach seiner Vorstellung „deutsch [...], treu und ehrlich" waren.[99]

1882 gründete er den Deutschnationalen Verein, der neben Burschenschaftlern auch Journalisten, Lehrer und Geschäftsleute anzog.[100] Der Verein sei „eine wesentlich passendere Plattform für Schönerers Politik" gewesen, wo er seine Ideen einer Wiedervereinigung mit dem Deutschen Reich präsentieren konnte.[101] Dadurch wurde der Populist verantwortlich für eine

---

[94] *Schorske*, Wien, 115.

[95] *Wladika*, Hitlers Vätergeneration, 105.

[96] Siehe dazu Andrew *Whiteside*, Georg Ritter von Schönerer. Alldeutschland und sein Prophet (Graz-Wien-Köln 1981) und die sehr polemisch gehaltene Biographie Eduard *Pichl*, Georg von Schönerer und die Entwicklung des Alldeutschtums in der Ostmark. 2 Bände (Berlin 1938). Den neuesten Forschungsstand bringen allerdings Michael *Wladika,* Hitlers Vätergeneration, und John *Boyer*, Karl Lueger, ein.

[97] *Wladika*, Hitlers Vätergeneration, 104.

[98] Ebd., 103.

[99] Ebd., 150.

[100] *Pauley*, Österreichischer Antisemitismus, 70.

[101] *Boyer*, Karl Lueger, 41.

nationalpolitische Spaltung in der breiten Bevölkerung und für „die neue Lautstärke der österreichischen Politik, den schärferen Ton, die raueren Debatten und Straßenkrawalle" des ausgehenden 19. Jahrhunderts.[102] Erst in der Verbindung des antisemitischen Aktionismus der Burschenschaften mit dem Antisemitismus der Straße entstand eine politische Energie, mit der eine sich nach einem starken 'Führer' sehnende Masse mobilisiert werden konnte.[103] Schönerer steuerte die Deutschnationalen in eine menschenverachtende nationalpolitische Radikalität.[104]

Am 9. Dezember 1882 wurde der „Verein Deutscher Studenten an der Universität Wien" als Nachfolgeverein des „Lesevereins der Deutschen Studenten" gegründet. Am 5. März 1883 organisierte er gemeinsam mit dem „Akademischen D. C." und dem „Akademischen Wagner-Verein" die erste Großveranstaltung für einen 'deutschen' Künstler. Bei dem Trauerkommers in den Sophiensälen in Wien zu Ehren des im Februar verstorbenen Komponisten Richard Wagner waren 4000 Teilnehmer anwesend, unter ihnen mehrere Professoren der Universität Wien. Der Saal war in den Farben des Deutschen Reichs gehalten und mit Kornblumen, dem Symbol der Deutschnationalen, geschmückt. Jegliche Symbolik der Habsburgermonarchie fehlte.[105] Viele der deutschnationalen Studentenverbindungen hatten Wagner, Mitglied des „*Corps Saxonia Leipzig*",[106] zu ihrem Idol erhoben. Die „*Olympia*" habe dem Komponisten anlässlich seines fünfzigsten Geburtstags am 22. Mai 1863 eine „Huldigungsadresse" übergeben, worauf er sich in ihr „Gedenkbuch" eingetragen habe. Ihre Mitglieder sollten in Wien jede Aufführung der Oper „Tannhäuser" besucht haben.[107]

„Wer es als angehender alldeutscher Student zu einigem Ansehen bringen wollte, der musste sich wohl oder übel in die Schar der Anhänger Wagners einreihen, die ihn wie einen Gott oder, nach heutigem Begriff, wie einen Pop Star verehrte", analysiert Wladika treffend.[108] Für den Musikkritiker und

---

[102] *Schorske*, Wien, 115.

[103] *Wladika*, Hitlers Vätergeneration, 113.

[104] *Rumpler*, Eine Chance für Mitteleuropa, 489.

[105] *Wladika*, Hitlers Vätergeneration, 158.

[106] Harald *Lönnecker*, „Unzufriedenheit mit der bestehenden Regierung unter dem Volke zu verbreiten". Politische Lieder der Burschenschaften aus der Zeit zwischen 1820 und 1850 (Frankfurt am Main 2003) 31, online unter <http://www.burschenschaftsgeschichte.de/pdf/loennecker_politische_lieder.pdf> (28. Februar 2010).

[107] *Haubner*, Von Schiller zu Badeni, 12.

[108] *Wladika*, Hitlers Vätergeneration, 57. Wladika bezeichnet die radikal deutschnationalen Studenten als „alldeutsch", eine politische Zuordnung, die hier nur für Schönerer und seine Anhänger verwendet wird.

Billroth-Freund Eduard Hanslick war Wagner hingegen ein „irregeleitete[r] Geist" und seine Oper „Tristan und Isolde [...] das Ende aller Musik". Wagner beabsichtigte deswegen, „den haarspalterischen Beckmesser" in der Oper „Die Meistersinger" „Hans Lick" zu nennen, eine Revanche, die er wieder verwarf. Immerhin war Hanslick ein deutscher Musikkritiker.[109] Billroth war wie sein Freund ein „eingefleischte[r] Gegner Wagnerscher Kunst". Als die „Deutsche Zeitung" berichtete, „daß die Sache Wagners nicht mehr von der deutschen Sache zu trennen sei", sei Billroth als Beirat dieser Zeitung „wütend" geworden.[110]

Die Begabung für Musik, „die deutscheste aller Künste", band Wagner an die „Reinheit des Blutes". In der Hierarchie der 'Rassen' erschien dem „Antisemit[en] Wagner"[111] das 'deutsche Volk' als das „höchste und schöpferischste". Die Deutschen waren für den Musiker mit ihrer genetisch bedingten kulturellen oder intellektuellen Begabung die „Veredler der Welt".[112] Wagners Opern vereinten „die christliche Erlösungsinszenierung mit der germanischen Ideologie". Wagner als Protagonist des deutschen Nationalismus sah die Juden als „das gefährliche Element des drohenden Weltuntergangs". Die Kunst, die angeblich „in den Händen von Juden" lag, drohte „die arische Identität" zu zerstören. Ley denkt, dass Wagner einen radikalen Antisemitismus vertrat, der dem Nationalsozialismus „in höchsten Maße zuarbeitete".[113]

Der Jusstudent Karl Beurle verklärte beim Wagner-Trauerkommers in der Eröffnungsrede „das alle Deutschen umschlingende Band der Kunst und Wissenschaft" und sein Kommilitone aus Breslau, Erich von Schramm, rief dazu auf, das „Bündnis eines kraftvollen Österreichs mit dem Deutschen Reich" zu feiern. Die Euphorie für eine mögliche Vereinigung Österreichs mit dem Deutschen Reich erreichte ihren Höhepunkt, als der Student Bahr Wagner als großdeutschen Politiker bezeichnete und Österreich pathetisch mit der „schwerbüßenden Kundry" aus Wagners Oper „Parsifal" verglich,

---

[109] Edward *Timms* (Hg.), Freud und das Kindweib. Die Erinnerungen von Fritz Wittels. Aus dem Englischen übersetzt von Marie-Therese *Pitner* (= Literatur in der Geschichte. Geschichte in der Literatur 37, Wien 1996) 51.

[110] *Weiler*, Christian Theodor Billroth, 185.

[111] Siehe Jacob *Katz*, Richard Wagner: Vorbote des Antisemitismus (Königstein/Ts. 1985); Hartmut *Zelinsky*, Richard Wagner. Ein deutsches Thema. Eine Dokumentation zur Wirkungsgeschichte Richard Wagners 1876–1976 (Berlin-Wien ³1983); Paul Lawrence *Rose*, Richard Wagner und der Antisemitismus. Aus dem Englischen von Angelika Beck (Zürich 1999).

[112] *Wladika*, Hitlers Vätergeneration, 58.

[113] *Ley*, Mythos und Moderne, 10.

„die sehnsüchtig des Erlösers harr[e]". Der „Erlöser" hatte für die Teilnehmer des Trauerkommerses bereits einen Namen. Nach tosendem Beifall zu
Bahrs Rede riefen sie nach Schönerer, der sie mit dem Versprechen beruhigte, „daß das deutsche Volk in Österreich auf sein Recht bestehen werde".[114]
Andrew Whiteside sieht in Schönerers Rede ein „Meisterstück revolutionä-
rer politischer Agitation". Damit erhob er für die Deutschen in der Habsburgermonarchie einen Herrschaftsanspruch, der in einer Wiedervereinigung
mit dem Deutschen Reich seinen Ausdruck finden sollte. Der Trauerkommers für Wagner wurde unter Führung Schönerers zu einem Ritus, der die
Sakralisierung der 'deutschen' Nation[115] in der 'deutschen' Musik zelebrier-
te.[116]

5. NATIONALE SELEKTION

Als staatsgefährlich deklariert, löste die Österreichische Regierung den Ver-
anstalter des Trauerkommerses, den „Verein Deutscher Studenten der Wiener Universität" am 9. März 1883 wieder auf. Hunderte von Studenten wurden nach einer Disziplinaruntersuchung vom akademischen Senat auf eine
bestimmte Zeit vom Studium an der Universität Wien ausgeschlossen, Bahr
und der Obmann des Vereins, Franz Dafert, für immer von der Universität
verwiesen.[117] Mit dem strengen Vorgehen sollten „die zentrifugalen Kräfte
des Nationalismus" in ihrer Bedrohung für die Habsburgermonarchie zu-
rückgehalten werden. Doch die deutschnationalen Studenten nahmen die zu
erwartenden Konsequenzen der Behörden für die Durchsetzung ihrer völkischen Ideologien in Kauf.[118] Herzl hingegen suchte nach dem Wagner-Trauerkommers am 7. März 1883 um Entlassung aus der Burschenschaft „Albia"
an. Durch die antisemitischen Demonstrationen am Trauerkommers wurde
ihm bewusst, dass er, selbst „behaftet mit dem Hindernis des Semitismus",
die völkischen Ziele der Burschenschaft nicht weiter mittragen wollte.[119] Am

---

[114] *Hein*, Studentischer Antisemitismus, 33f.

[115] Siehe *Wladika*, Hitlers Vätergeneration, 194: 1883 erklärte Schönerer in den „Unverfälschten Deutschen Worten", warum Nationalismus eine „Ersatzreligion" sein konnte:
„Das Volkstum derer, die deutsch sind aus tiefstem Grund ... ist ein vollwertiger Ersatz
der Religion".

[116] *Whiteside*, Georg Ritter von Schönerer, 89.

[117] *Wladika*, Hitlers Vätergeneration, 160.

[118] *Kampe*, Studenten und „Judenfrage", 201.

[119] *Seewann* (Hg.), Theodor Herzl und die akademische Jugend, 24. Siehe ebd., 20: Dührings Buch „Die Judenfrage als Frage des Rassencharakters" habe Herzl wie ein „Schlag
auf den Kopf" geschmerzt.

2. April 1883 wurde Herzl mitgeteilt, dass er aus der Mitgliedsliste der Burschenschaft „*Albia*" ohne Bezug auf sein Entlassungsansuchen gestrichen worden war. Innerhalb von einer Woche musste er alle Abzeichen dieser Burschenschaft zurückgeben.[120]

Obwohl der akademische Antisemitismus in Österreich verschiedene Wurzeln hatte und sich gegenüber dem Deutschen Reich zu einem großen Teil eigenständig entwickelte, wurde er von Schönerer als dem „prominentesten Propagandisten" verschärft.[121] Antisemitismus war für ihn ein „Pfeiler deutschnationalen Denkens, [...] der wichtigste Ausdruck echten Volksbewußtseins und die größte nationale Errungenschaft des Jahrhunderts".[122] Mit dem „Judenhass [als] Säule seiner großdeutschen Bewegung" fand er genügend Anhänger in einer wirtschaftlichen und universitätspolitischen Umbruchphase.[123] Der Demagoge forderte rigoros den Ausschluss der Juden von der Universität und von allen öffentlichen Institutionen. In einer Euphorie für ein Bündnis mit dem Deutschen Reich schlossen sich die Burschenschaften „*Germania*" und „*Cheruscia*" Schönerer an. Im „Deutschen Delegierten Konvent (Germanischer D. D. C.)", gegründet am 29. Jänner 1884, versuchte die radikale Burschenschaft „*Thuringia*", „Bannerträgerin" von Schönerers Antisemitismus,[124] den Antrag vorzubringen, jüdische Studenten und 'Alte Herren' im Konvent „auszumerzen", was zurückgewiesen wurde. Immerhin wurde beschlossen, keine weiteren jüdischen Studenten in ihre Verbindungen aufzunehmen. 'Alte Herren' konnten geduldet werden. Beziehungen zu Studentenverbindungen mit jüdischen Mitgliedern wurden abgebrochen.[125]

Die deutschnationalen Burschenschaften, stolze Garde Schönerers, formierten mit ihm „eine Volksbewegung, die sich bewusst außerhalb aller humanitären und gesetzlichen Spielregeln stellte".[126] Bei der Eröffnung des neuen Universitätsgebäudes an der Wiener Ringstraße durch Kaiser Franz Joseph am 11. Oktober 1884 fehlten die Delegationen der deutschnationalen Studentenverbindungen. Sie begründeten ihr Fernbleiben mit der fehlenden deutschnationalen Gesinnung, welche für sie ein Kaiser einer Vielvölkermonarchie nicht vermitteln konnte. Da auch die Angriffe auf jüdische Stu-

---

[120] Ebd., 25.
[121] *Pauley*, Österreichischer Antisemitismus, 69.
[122] Ebd., 70.
[123] *Boyer*, Karl Lueger, 41.
[124] *Hein*, Studentischer Antisemitismus, 37.
[125] *Wladika*, Hitlers Vätergeneration, 179.
[126] *Rumpler*, Eine Chance für Mitteleuropa, 491.

denten immer heftiger wurden, diskutierte das Unterrichtsministerium eine Auflösung aller Burschenschaften. Nach einer „Massenschlägerei" der progressiven Schönerer-Anhänger an der Universität am 6. Dezember 1884 traten die konservativen Corps aus dem „Germanischen D. D. C." aus, drei Tage später wurde die Vereinigung aufgelöst. Auf studentischer Ebene schien „die erste umfassende Formation der nationalen antisemitischen Kooperationen" vorerst zerbrochen zu sein.[127]

Als Schönerer 1885 zum Linzer Programm noch einen zwölften Punkt – Beseitigung des jüdischen Einflusses – hinzufügte, distanzierte sich Adler von ihm. Diesen „rassistischen, antisemitischen, xenophoben Deutschnationalismus"[128] konnte er nicht vertreten. Schönerer richtete das Programm auf das Deutsche Reich aus und forderte „die Durchführung einer wirtschaftlichen Reformpolitik in dem Sinne, wie sie Fürst Bismarck im Deutschen Reich in Angriff genommen" habe. Um die Reformziele zu erreichen, sei „die Beseitigung des jüdischen Einflusses auf allen Gebieten des öffentlichen Lebens [...] unerläßlich. [Nur] das stammesverwandte Deutschland" könne für Österreich ein „natürlicher Bundesgenosse" werden. Ein dauerhaftes „Bündnis" mit dem Deutschen Reich war für Schönerer deshalb „ein Gebot nationaler Selbsterhaltung".[129]

Innerhalb weniger Jahre waren fast alle deutschen Burschenschaften in Wien „judenrein". Die *Arminia* folgte dem gefährlichen Mainstream der Burschenschaften nicht und veröffentlichte im Mai 1883 eine negative Stellungnahme zum akademischen Antisemitismus in den Burschenschaften. Am 7. Mai 1887 wurde sie wegen Mitgliedermangels zur Suspension gezwungen. Die deutschen Burschenschaften, Symbol für extremen Deutschnationalismus und aggressiven Rassismus, rissen an der Universität die Macht an sich, ohne Rücksicht auf die Bürgerrechte anderer Ethnien und Konfessionen.[130] „[Zu] sogenannten 'Burschenschaften' gruppiert, zerschmissenen Gesichts, versoffen und brutal, beherrschten sie die Aula" der Universität Wien, beschrieb sie Zweig in seinen Erinnerungen „Die Welt von Gestern". „Sie [trugen] nicht wie die anderen bloß Bänder und Mützen [...], sondern [sie waren] mit harten, schweren Stöcken bewehrt [...]; unablässig provozierend, hieben sie bald auf die slawischen, bald auf die jüdischen, die katholischen, die italienischen ein und trieben die Wehrlosen aus der Universität. Bei jedem 'Bummel' (so hieß jeden Samstag die Studentenparade)

---

[127] *Wladika*, Hitlers Vätergeneration, 179.

[128] *Zettelbauer*, „Die Liebe sei Euer Heldentum", 111.

[129] *Pelinka*, Zur österreichischen Identität, 99.

[130] *Hein*, Studentischer Antisemitismus, 37.

floß Blut."[131] Nach dem Vorbild der deutschen Burschenschaften weigerten sich in den nächsten Jahren weitere deutschnationale Studentenvereine, jüdische Studenten als Mitglieder aufzunehmen. Als am 17. Februar 1893 in Wien die „*Germania*", ein Lese- und Redeverein der deutschen Studenten in Wien, gegründet wurde, waren die Statuten genau dahingehend formuliert: Juden seien ein eigener 'Volksstamm' und könnten daher keinem Verein der Deutschen angehören.[132]

Bahr, zuerst aktives Mitglied in Schönerers Alldeutscher Bewegung, hatte sich bis 1894 vom Antisemitismus distanziert. „Der Antisemitismus will nur sich selber", schrieb er in der Einleitung zu internationalen Interviews. „Er ist nicht ein Mittel zu einem Zwecke. [...] Man ist Antisemit, um Antisemit zu sein. Man schwelgt in diesem Gefühle. [...] Den holden Rausch, den sonst der den Massen jetzt verlorene Glaube und die entwichenen Ideale gaben, sollen sie ersetzen. Die Reichen halten sich an Morphium und Haschisch. Wer sich das nicht leisten kann, wird Antisemit. Der Antisemitismus ist der Morphinismus der kleinen Leute. [...] Die antisemitischen Führer [...] möchten in ihrem kleinen Kreise so eine Art von Nietzscheschen Übermenschen werden, die durch alle Mittel den Genuß der Macht erwerben. Es kitzelt sie, auf den Instinkten und Begierden der Massen wie auf beweglichen Tasten zu spielen, die ihrem leisesten Drucke gehorchen." „Vielleicht", gab Bahr zu bedenken, „ist der Sozialismus der einzige Arzt des Antisemitismus."[133]

---

[131] *Zweig*, Die Welt von Gestern, 83.
[132] *Hein*, Studentischer Antisemitismus, 52.
[133] *Bahr*, Der Antisemitismus, Vorwort, 9f.

X. ALLGEMEINE POLIKLINIK WIEN

1. GRÜNDUNGSMOTIVE UND ZIELE

Jüdische Medizinstudenten und Ärzte wurden von den in Wien etablierten Kollegen in freier Praxis und an der Universität nicht erst seit Beginn der Wirtschaftskrise als drohende Gefahr für ihre an sich gesicherte Existenz erlebt. Danach wurde aber besonders darauf geachtet, dass sie im Territorium der 'deutschen' Medizin nicht zu viel Raum erhielten. Durch die kontinuierliche Zunahme von Absolventen der Medizinischen Fakultät der Universität Wien war am Arbeitsmarkt eine Verknappung der Praxisstellen festzustellen. Für Mediziner, die sich habilitierten, fehlten die freien Stellen für Lehr- oder Forschungsaufträge. Bei Besetzungen wurden in der Regel deutsche gegenüber jüdischen Dozenten bevorzugt, auch wenn immer die angeblich bessere Qualifikation als Auswahlkriterium ins Spiel gebracht wurde. Um zumindest einigen der begabten jungen Mediziner eine Karrierechance zu bieten, wurde überlegt, neben den Kliniken der Medizinischen Fakultät der Universität Wien eine weitere Klinik für Lehre und Praxis zu eröffnen. Ein gegebener Anlass dafür war die schlechte medizinische Versorgung der Armen Wiens. Während die Reichshauptstadt um 1820 260.000 Einwohner zählte, stieg die Bevölkerung bis 1872 auf 600.000. Der Bau der Ringstraße und der Palais an dieser Prunkstraße hatten eine starke Zuwanderung zur Folge. Für die Arbeiter und ihre Familien existierte weder ein soziales noch ein medizinisches Versorgungsnetz. Schlechte Wohnverhältnisse, geringes Einkommen und damit verbundene Mangelernährung, sowie das Fehlen hygienischer Voraussetzungen für die Erhaltung der Gesundheit führten dazu, dass viele dieser Arbeiter und Taglöhner erkrankten und ihre Kinder noch im Säuglingsalter starben.[1]

Erst am 24. Oktober 1873 wurde die erste Wiener Hochquellenwasserleitung aus dem Rax- und Schneeberggebiet fertig gestellt und damit weitere Cholera-Epidemien verhindert. Sie war das Produkt eines jahrelangen Ringens um bessere hygienische Bedingungen in der Stadt, die Joseph Škoda, sein Bruder Franz, der ehemalige Landessanitätsreferent von Böhmen und Franz Schneider, Professor für Chemie, nach Überwindung gro-

---

[1] Erich Emerich *Deimer*, Geschichte der Allgemeinen Poliklinik in Wien. In: Erich Emerich *Deimer* (Hg.), Chronik der Wiener Allgemeinen Poliklinik im Spiegel der Wiener Medizin- und Sozialgeschichte (Wien 1989) 11–44, hier 11.

ßer finanzieller Schwierigkeiten erreichten.[2] An Tuberkulose, der „Wiener Krankheit", starb von 1867 bis 1897 ein Viertel der Bevölkerung Wiens. Jenseits der Armutsgrenze fehlte die ärztliche Behandlung für Kinder, die an Rachitis erkrankten, für Erwachsene mit infektiösen Erkrankungen, mit Herz- Kreislauferkrankungen oder bei Gebrechen älterer Menschen. Diese Menschen konnten sich keine ärztliche Behandlung leisten. Obwohl nach 1867 Kranken- und Pensionsversicherungen als soziale und gesundheitliche Verbesserungen gegründet wurden, erreichten ihre Begünstigungen die Armen Wiens nicht.[3] Die „Wiener Unterschicht" lebte in starkem Kontrast zur Gesellschaft des Wiener Adels und gehobenen Bürgertums. Hier das Elend der Vorstadt, dort die prunkvollen Ringstraßenbauten als Symbol für das Repräsentationsbedürfnis der Ersten und Zweiten Wiener Gesellschaft. Die „urbane Gegenwelt" des ärmlichen Milieus, in der „materielle Kargheit, soziale Widersetzlichkeit und lustbetonte Lebensfreude eine [...] eigenwillige Mixtur eingegangen waren", wurde von bürgerlichen Beobachtern teils mit Faszination, teils mit Abscheu wahrgenommen.[4]

Um auch diese Kranken ärztlich versorgen zu können, gründeten zwölf Dozenten der Medizinischen Fakultät der Universität Wien die Allgemeine Poliklinik.[5] In Deutschland, Russland und Großbritannien existierten schon im 18. Jahrhundert Polikliniken als öffentliche Ambulanzen, wo Patienten und Patientinnen aus ärmlichen Verhältnissen unentgeltlich behandelt wurden. 1733 wurde in Halle die erste Poliklinik errichtet. In der Habsburgermonarchie gab es vor 1870 zwar Versuche einer Gründung, doch alle blieben erfolglos.[6] Der Internist und Hydrotherapeut Wilhelm Winternitz studierte daher zuerst in anderen Ländern Europas das Modell der ambulanten Versorgung mittelloser Kranker.[7] Anschließend adaptierte er es mit dem Der-

---

[2] Isidor *Fischer*, Zur Geschichte der Gesellschaft der Ärzte in Wien. Vortrag gehalten in der zweiten Festsitzung der Ärzte in Wien am 28. Mai 1937. In: Wiener klinische Wochenschrift 50,25 (1937) 955.

[3] *Deimer*, Geschichte der Allgemeinen Poliklinik in Wien. In: *Deimer* (Hg.), Chronik der Wiener Allgemeinen Poliklinik, 12f.

[4] Rolf *Lindner*, Lutz *Musner* (Hgg.), Unterschicht. Kulturwissenschaftliche Erkundungen der »Armen« in Geschichte und Gegenwart (Freiburg, Berlin, Wien 2008) 141.

[5] Siehe Erich Emerich *Deimer*, Einleitung. In: *Deimer* (Hg.), Chronik der Wiener Allgemeinen Poliklinik, 9–10, hier 9: Die Bezeichnung Poliklinik bedeutet in der Übersetzung aus dem Griechischen „öffentliche Betten".

[6] Johann *Schnitzler*, Kleine Chronik. In: Wiener Medizinische Presse 13,4 (1872) 111–115, hier 111.

[7] Karl Heinz *Tragel*, Chronik der Wiener Krankenanstalten (Wien-Köln-Weimar 2007) 287. Wilhelm Winternitz wurde am 1. März 1834 in Josefstadt, Böhmen, geboren.

matologen Heinrich Auspitz[8] für die Bedürfnisse der Armenversorgung in
Wien.[9] Am 28. Dezember 1871 traf sich das Planungsteam, erweitert durch
den Gynäkologen Karl Freiherr von Rokitansky,[10] die Internisten Emil Rol-
let und Leopold Oser,[11] die Ophthalmologen Jakob Hock und August Ritter von Reuß, die Chirurgen Ignaz Neundörfler und Robert Ultzmann, den
Kinderarzt Ludwig Fleischmann, den Neurologen Mathias Schwanda und
den Laryngologen Johann Schnitzler[12] zur konstituierenden Sitzung.[13] Alois
Monti, Victor Urbanitsch und Max Leidesdorf folgten 1872.[14]

Für das Gründungsteam war in der Mitarbeiterauswahl der Klinik die
Konfession ebenso wenig entscheidend wie ihre ethnische oder soziale Her-

---

[8] Prof. Dr. Heinrich Auspitz. Nachruf. In: Jahresbericht der unter dem Protectorate S[r] K.
u. K. Hoheit des Herrn Erzherzogs Rainer stehenden Allgemeinen Poliklinik in Wien
(IX., Schwarzspanierstrasse 12) für 1886 (Wien 1887) 9–10, hier 9: Heinrich Auspitz,
geboren am 3. September 1835 als Sohn eines jüdischen Arztes, leitete von 1. Jänner
1872 bis 30. Juni 1884 die Allgemeine Poliklinik in Wien. Er verstarb am 23. Mai 1886.

[9] *Tragel*, Chronik der Wiener Krankenanstalten, 287.

[10] Ebd., 303: Karl Rokitansky, geboren am 14. Mai 1839, erhielt nach der Promotion 1865
eine Anstellung an der Frauenklinik von Karl Braun. 1871 habilitierte er sich und arbeitete als Dozent an der Allgemeinen Poliklinik. 1875 übernahm Rokitansky die Direktion des Maria-Theresien-Frauen-Hospitals, 1877 erhielt er ein Angebot der Universität
Graz, wo er 1892 Ordinarius für Gynäkologie wurde. Am 20. Juni 1898 starb Rokitansky in Graz.

[11] Ebd., 291: Leopold Oser wurde am 27. Juni 1839 in Nikolsburg in Mähren geboren. Er
war der erste Internist in Österreich, der Vorlesungen über Erkrankungen des Verdau-
ungstraktes hielt. 1872 wurde er zugleich Primarius der Allgemeinen Poliklinik und
des Krankenhauses der Israelitischen Kultusgemeinde, des Rothschildspitals. Er leitete
beide Kliniken 37 Jahre bis zu seinem Tod am 22. August 1910.

[12] E. H. *Majer*, Biographisches Lexikon. Arthur Schnitzler. Maschinschriftliches Manuskript. Österreichische Gesellschaft für Hals-, Nasen- und Ohrenheilkunde, Kopf- und
Halschirurgie, 1. In: Handschriftensammlung, 3.277 (Institut für Geschichte der Medizin der Medizinischen Universität Wien): Johann Schnitzler wurde am 10. April 1835 in
Groß-Kanitzsa, Ungarn, geboren und 1860 an der Universität Wien promoviert. Nach
der Fachausbildung an der Klinik von Joseph Škoda und Johann von Oppolzer arbeitete
er von 1863 bis 1864 als Assistent Oppolzers. 1865 habilitierte sich Schnitzler für Erkrankungen der Atmungs- und Kreislauforgane.

[13] Johann *Schnitzler*, Kleine Chronik. (Von der Poliklinik). In: Wiener Medizinische Presse 12,53 (1871) 1354.

[14] Johann *Schnitzler*, Die Entstehung und Entwicklung der Allgemeinen Poliklinik in
Wien 1872–1892. In: Jahresbericht der unter dem Protectorate Sr K. u. K. Hoheit des
Herrn Erzherzogs Rainer stehenden Allgemeinen Poliklinik in Wien (IX., Schwarzspa-
nierstrasse 12) für 1892 (Wien 1893) 10–24, hier 11.

kunft. Was zählte, war die Umsetzung einer gemeinsamen Idee.[15] Taktisch
war die Bezeichnung Allgemeine Poliklinik gut gewählt, da zukünftige Patientinnen und Patienten die Klinik dadurch mit dem Allgemeinen Krankenhaus der Universität Wien in Verbindung setzen konnten. Die Ähnlichkeit
der Namen verstärkte auf Seiten der Universität das Misstrauen gegenüber
der Neugründung einer Poliklinik, auch wenn sie anfangs das zusätzliche
Studienangebot für Studenten und junge Ärzte befürwortete. Die Allgemeine Poliklinik sollte in einem der inneren Bezirke von Wien angesiedelt und
so lange mit Eigenmitteln finanziert werden, bis die öffentliche Finanzierung geregelt war. Auspitz wurde zum Vorstand des Verwaltungsausschus-
ses gewählt, Oser wurde Sekretär. Die Verhandlungen mit dem Kollegium
der Medizinischen Fakultät der Universität Wien und den Behörden führte
Schnitzler.[16] Er versicherte in der „Wiener Medizinischen Presse", dass sich
die „hervorragendsten Professoren" der Medizinischen Fakultät der Universität Wien für das neue Institut einsetzten. Finanziell seien von „namhaften
Männern […] thatkräftige Unterstützungen zugesichert" worden.[17] Am 2.
Jänner 1872 konnte die in zwölf Sektionen gegliederte Allgemeine Poliklinik Wien in Zimmern des Hauses Nummer 29 in der Wipplingerstraße eröffnet werden.[18]

In den Statuten wurde in Paragraph zwei als „Zweck der Anstalt […] die
unentgeltliche Ordination unbemittelter Kranker" festgelegt sowie „die Ert-
heilung von Unterricht in der praktischen Heilkunde". Paragraph drei legte
die ambulatorische Behandlung fest und Paragraph vier definierte genau,
welche Krankheiten an der Allgemeinen Poliklinik behandelt werden durften. Ansteckende Krankheiten wie „Masern, Blattern, Scharlach, Diphthe-
ritis, Typhus exanthematicus, Cholera und epidemische […] Ruhr" waren
ausgeschlossen.[19] Ebenso wenig sollten „Geisteskranke" oder an „infecti-
ösen Geschlechtskrankheiten" Erkrankte therapiert werden oder Patienten
und Patientinnen, deren Lebensstandard eine „rasche Heilung verzögerten
oder die Gefahr der Uebertragung begünstigen". An Syphilis erkrankte Prostituierte mussten an ein öffentliches Krankenhaus überwiesen und bei der
Polizeidirektion gemeldet werden. Die Leitung der Allgemeinen Poliklinik

---

[15] Ebd., 19.

[16] *Schnitzler*, Kleine Chronik. In: Wiener Medizinische Presse 13,4 (1872) 111.

[17] *Schnitzler*, Kleine Chronik. In: Wiener Medizinische Presse 12,53 (1871) 1354.

[18] *Schnitzler*, Kleine Chronik. In: Wiener Medizinische Presse 13,4 (1872) 111.

[19] Statut für die Allgemeine Poliklinik in Wien (Wien 1880) 3.

war in ihren Entscheidungen gegenüber der Sanitätsbehörde und dem Unterrichtsministerium verantwortlich.[20]

Das engagierte Team von Fachärzten setzte sich ein Leitbild mit hohen ethischen Ansprüchen. Es bürge dafür, „daß der hier angedeutete Zweck ehrlich angestrebt und das vorgestreckte Ziel auch erreicht [werde]. Und zwar vom Standpunkte der Sanität und Humanität, vom Standpunkte des Unterrichtes, endlich vom Standpunkt des Nutzens oder Schadens, der aus der Existenz einer solchen Anstalt den praktischen Ärzten" entstehen könne. Die Ärzte konnten an der Allgemeinen Poliklinik verschiedenste Krankheitsbilder beforschen. Den Studenten wurden der Verlauf der Krankheit und mögliche Therapieansätze direkt am Patienten demonstriert.[21] Die Zahl der Studenten, die an der Allgemeinen Poliklinik Vorlesungen besuchten, betrug 1872/73 nur fünfzig bis hundert pro Semester. Im Wintersemester 1875/76 inskribierten bereits 677 Studenten.[22] In der Statistik zeichnete sich ab, dass die Vorlesungen relativ rasch einen hohen Beliebtheitsgrad erreichten. Im Vergleich dazu wurden im Sommersemester 1875 an der Medizinischen Fakultät in der Statistik des Jahresberichtes des Unterrichtsministeriums 1173 inskribierte Studenten erfasst, davon 826 als ordentliche Studenten und 347 als außerordentliche.[23]

2. ERFOLGSMODELL SOZIALMEDIZINISCHE STUDIENKLINIK

Die ersten Patienten und Patientinnen kamen ausnahmslos aus ärmlichem Milieu.[24] Winternitz differenzierte genauer, welche sozialen Gruppierungen der Armen Wiens das Angebot der Allgemeinen Poliklinik in Wien in Anspruch nahmen. Bezug nehmend auf die Erfahrungen der ersten beiden Jahre des Bestehens, berichtete er in dem Aufsatz „Über die Bedeutung der Polikliniken als Humanitäts- und Lehranstalten", dass „die ärmsten Menschenklassen" wie Bettler, „Bummler" und Almosenempfänger diese Institution selten aufsuchten. Sie wendeten sich an Armenärzte. Die Patienten und Patientinnen der Allgemeinen Poliklinik waren eher verarmte Kaufleute

---

[20] Ebd., 4.

[21] *Speck*, Die Allgemeine Wiener Poliklinik und „Professor Bernhardi". In: Historia Hospitalium 14 (1981/82) 302.

[22] *Deimer*, Geschichte der Allgemeinen Poliklinik in Wien In: *Deimer* (Hg.), Chronik der Wiener Allgemeinen Poliklinik, 18.

[23] Jahresbericht des k. k. Ministeriums für Cultus und Unterricht für 1875 (Wien 1876) LXX.

[24] *Deimer*, Geschichte der Allgemeinen Poliklinik in Wien. In: *Deimer* (Hg.), Chronik der Wiener Allgemeinen Poliklinik, 31.

und Industrielle, arme Handwerker und Handwerksgesellen, niedere Beam-
te, Dienstboten und Taglöhner, die sich weder einen Arzt, noch Medikamente leisten konnten. Die Ambulanz wurde von Menschen in „labiler Lebens-
stellung" aufgesucht. Sie war für die „zahlreiche Klasse der verschämten
Armen" bestimmt. Als „universelle Anstalt" ermöglichte sie „Bedürfti-
gen aus allen Ständen und Berufsklassen" Spezialisten für verschiedenste
Krankheiten zu konsultieren.[25]

Durch den großen Wissenszuwachs in der Medizin könne ein Mediziner
nicht mehr den gesamten Komplex der verschiedensten Krankheitsbilder erkennen und alle Therapien „beherrschen", machte Winternitz den Bedarf
an neuen Disziplinen in der Medizin verständlich. Mit mehreren Experten
an einem Ort war ein interdisziplinärer Wissenstransfer, ein „Meinungs-
austausch" über bestimmte Krankheitsbilder, besser möglich. Flache Hierarchien an der Allgemeinen Poliklinik hoben die Standesunterschiede zwischen Medizinern auf verschiedenen Stufen ihrer akademischen Karriere
nicht so deutlich hervor wie an der Medizinischen Fakultät. Die Behandlung der Kranken an der Allgemeinen Poliklinik war billiger, da Visiten
bei Kranken zu Hause erfolgten. Durch die ambulante Behandlung fiel die
Aufnahme in ein Krankenhaus weg. Ferner waren dadurch jene Spitäler der
Stadt Wien entlastet, die durch den steigenden „Pauperismus" und der damit
in Verbindung stehenden Zunahme verschiedenster Krankheiten ohnehin
überfüllt waren.[26]

Am 2. März 1872 sagte die Gemeinde Wien der Allgemeinen Poliklinik
ihre finanzielle Unterstützung zu und anerkannte sie damit als wichtige Einrichtung im Wiener Gesundheitswesen.[27] Ferner erhielt sie 150.000 fl. aus
Benefizveranstaltungen von Erzherzogin Marie Karoline, Gattin von Erzherzog Rainer Ferdinand von Österreich und von Fürstin Pauline von Met-
ternich-Sándor, der Enkelin des österreichischen Staatskanzlers Clemens
Fürst von Metternich-Winneburg.[28] 1873 bekam die Allgemeine Poliklinik

---

[25] Wilhelm *Winternitz,* Ueber die Bedeutung der Polikliniken als Humanitäts- und Lehranstalten. In: Jahresbericht der allgemeinen Poliklinik in Wien für 1873 (Wien 1874) 1–8,
hier 5f.

[26] Ebd., 6.

[27] *Deimer*, Geschichte der Allgemeinen Poliklinik in Wien. In: *Deimer* (Hg.), Chronik der
Wiener Allgemeinen Poliklinik, 15.

[28] Jahresbericht der unter dem Protectorate Sr K. u. K. Hoheit des Herrn Erzherzogs Rainer
stehenden Allgemeinen Poliklinik in Wien (IX., Schwarzspanierstrasse 12) für 1885
(Wien 1886) 19. Siehe Lorenz *Mikoletzky* (Hg.), Pauline Metternich, Erinnerungen
(Zeugen der Zeit, Wien 1988) 9–12: Das Ehepaar Richard Fürst von Metternich und Pauline Fürstin von Metternich kehrte zur Zeit der Gründung der Allgemeinen Poliklinik

erstmals eine Subvention aus dem kaiserlichen Familienfonds, was ihre Reputation weiter hob. Die von Beginn an geführte exakte Statistik bestätigte, dass für eine Poliklinik in der Reichshauptstadt Wien ein großer Bedarf bestand. Im ersten Jahr des Bestehens der Allgemeinen Poliklinik wurden 12.000 Patienten und Patientinnen behandelt.[29] 1885 stieg die Anzahl der Patienten und Patientinnen auf 33.601: 19.072 waren weiblich, 14.529 männlich.[30]

Von 1872 bis 1885 suchten insgesamt 350.000 Kranke die Allgemeine Poliklinik auf.[31] Sie wurden nicht nur unentgeltlich behandelt, sondern erhielten auch die Medikamente gratis. Kleinere und größere Operationen wurden teils in der Allgemeinen Poliklinik, teils in Krankenhäusern der Stadt Wien durchgeführt. „Besonders berücksichtigungswerthe Patienten" wurden außerhalb des Institutes betreut und verpflegt.[32] Von den 26.336 Patienten und Patientinnen der Allgemeinen Poliklinik im Jahr 1881 kamen 17.108 aus den inneren Bezirken Wiens, 6.843 aus den Vororten, 1213 aus Niederösterreich, 782 sogar aus den Kronländern der Monarchie und 63 aus dem Ausland. Bei 327 Patienten und Patientinnen wurde der Wohnort nicht angegeben. Der Angabe des Berufs, als soziale Kenngröße, wurde großer Wert beigemessen. In der Berufsstatistik waren die Dienstmädchen 1881 mit 12.748 Patientinnen am stärksten vertreten. 4372 Studenten, 2047 Lehrer und 652 Lehrerinnen und 1682 Witwen unter den Patienten und Patientinnen zeigen, dass Armut kein Kriterium der sozialen Herkunft war.[33] In der Altersstatistik von 1884 zeigte sich, dass viele Kinder behandelt wurden, aber die Mehrheit der Patienten und Patientinnen zwanzig bis vierzig Jahre alt war. Sie wies nach, dass im Schnitt um ein Drittel mehr Männer als Frauen behandelt wurden.[34]

---

in Wien nach Frankreichs Niederlage gegen Deutschland bei Sedan aus Paris zurück, wo Richard Fürst von Metternich von 1859 bis 1871 österreichischer Botschafter am kaiserlichen Hof gewesen war.

[29] *Deimer*, Geschichte der Allgemeinen Poliklinik in Wien In: *Deimer* (Hg.), Chronik der Wiener Allgemeinen Poliklinik, 16.

[30] Jahresbericht der Allgemeinen Poliklinik in Wien für 1885 (Wien 1886) 3.

[31] *Deimer*, Geschichte der Allgemeinen Poliklinik in Wien In: *Deimer* (Hg.), Chronik der Wiener Allgemeinen Poliklinik, 18.

[32] Jahresbericht der Allgemeinen Poliklinik in Wien für 1885 (Wien 1886) 3.

[33] Jahresbericht der unter dem Protectorate Sr K. u. K. Hoheit des Herrn Erzherzogs Rainer stehenden Allgemeinen Poliklinik in Wien (IX., Schwarzspanierstrasse 12) für 1881 (Wien 1882) 26f.

[34] Jahresbericht der unter dem Protectorate Sr K. u. K. Hoheit des Herrn Erzherzogs Rainer stehenden Allgemeinen Poliklinik in Wien (IX., Schwarzspanierstrasse 12) für 1884 (Wien 1885) 29.

1875 wurden die Behandlungsräume in der Wipplingerstraße durch die erhöhte Frequenz von Patienten und Patientinnen zu klein und die Ärzte verlegten die Allgemeine Poliklinik in die Kleppergasse 4, später umbenannt in Oppolzergasse, in die Nähe der sich noch im Bau befindlichen neuen Universität Wien. 1875 wurde Erzherzog Rainer Protektor der Allgemeinen Poliklinik, der Bürgermeister der Stadt Wien übernahm die Funktion des Protektor-Stellvertreters.[35] 1880 übersiedelte die Allgemeine Poliklinik erneut, dieses Mal in ein dreistöckiges neu erbautes Haus der Familie Monti in der Schwarzspanierstraße 12. Winternitz finanzierte in diesem Haus eine Bettenstation mit fünf Betten für hydrotherapeutische Behandlungen, weltweit ein Novum in der Medizin.[36] 1884 wurden im Jahresbericht der Allgemeinen Poliklinik in der Berufsstatistik der 30.000 behandelten Patienten und Patientinnen neben 1995 Arbeitern und Taglöhnern oder 1895 Dienstmädchen auch vier Advokaten, zwölf Ärzte und acht Tierärzte angeführt.[37]

Die Behandlung dieser einzelnen Patienten und Patientinnen aus einem höheren Bildungsmilieu widersprach weder der eigentlichen Aufgabe der Poliklinik, noch stellte sie für Ärzte in freier Praxis eine wirkliche Gefahr des Verlustes von Patienten und Patientinnen dar. „Wer zahlen [könne], geh[e] nicht auf die Poliklinik, um sich hier als Demonstrationsobjekt für den Unterricht verwenden zu lassen", erklärte ein Vertreter dieses sozialmedizinischen Modells.[38] Als Auspitz 1884 an das Allgemeine Krankenhaus berufen wurde, erhielt Schnitzler die Leitung der Allgemeinen Poliklinik.[39] 1885 bekam die Allgemeine Poliklinik einen eigenen Operationssaal, sodass größere Operationen nicht mehr in anderen Krankenhäusern durchgeführt werden mussten. Dadurch entsprach die Allgemeine Poliklinik eigentlich nicht mehr der ursprünglichen Bestimmung einer öffentlichen Ambulanz. Auf Grund des mittlerweile hohen Bekanntheitsgrads führte sie jedoch den

---

[35] *Schnitzler*, Die Entstehung und Entwicklung der Allgemeinen Poliklinik in Wien. In: Jahresbericht der Allgemeinen Poliklinik in Wien für 1892 (Wien 1893) 12.

[36] *Deimer*, Geschichte der Allgemeinen Poliklinik in Wien. In: *Deimer* (Hg.), Chronik der Wiener Allgemeinen Poliklinik, 18. Siehe *Tragel*, Chronik der Wiener Krankenanstalten, 293: 1917, nach Winternitz Tod, wurde sein ehemaliger Assistent, Alois Strasser, geboren 1867 als Sohn eines jüdischen Kaufmannes, Primararzt. 1897 habilitierte er sich. Seine Schwerpunkte waren die Hydrotherapie und die Behandlung rheumatischer Erkrankungen. 1938 beendete er seine Arbeit an der Poliklinik und verstarb am 3. April 1945.

[37] Jahresbericht der Allgemeinen Poliklinik in Wien für 1884 (Wien 1885) 31.

[38] Die Poliklinik und die Kämpfe gegen dieselbe (Wien 1886) 12.

[39] *Deimer*, Geschichte der Allgemeinen Poliklinik in Wien In: *Deimer* (Hg.), Chronik der Wiener Allgemeinen Poliklinik, 18.

Namen weiter.[40] 1886 wurde ein „kleines Hospital" eröffnet, bestehend aus vier Zimmern mit zwölf Betten.[41]

Durch die kontinuierliche Zunahme der Patienten und Patientinnen plante Schnitzler, ein neues Klinikgebäude zu errichten. 1886 veranstaltete Pauline Fürstin von Metternich im Wiener Prater erstmals einen Blumenkorso. Die Einnahmen der Wohltätigkeitsveranstaltung waren für den Neubau der Allgemeinen Poliklinik gedacht.[42] Die Fürstin stellte für die Finanzierung 130.000 fl. zur Verfügung. Die Brüder Wilhelm und David Ritter von Gutmann beteiligten sich mit einer Stiftung in der Höhe von 155.000 fl.[43] In der Mariannen- und Höferergasse wurden die „Hebragründe" als Baugrund für den Neubau erworben.[44] Architekt Streit erstellte die Baupläne für eine Klinik mit drei Stockwerken, Sitzungssaal und Bibliothek, Labors, „luftigen" Warteräumen, hellen Krankenzimmern mit durchschnittlich vier bis sechs Betten, größeren Ambulanzräumen und modernen Hörsälen, ohne dafür ein Honorar zu verlangen.[45] Die Wände der Krankenzimmer wurden mit Ölfarbe gestrichen und der Fußboden bestand aus Xylolith, um die Reinhaltung zu erleichtern. Alle Zimmer verfügten über Kalt- und Warmwasseranschlüsse, Zentralheizung und Beleuchtungsinstallationen entsprachen den modernsten Standards.[46] Auf Grund strenger Hygienevorschriften im Operationssaal betrug die Mortalitätsrate bei Operationen an Erwachsenen im Schnitt 5,4 Prozent, bei Operationen an Kindern 11,5 Prozent.[47] Bis 1891 wurde die Allgemeine Poliklinik in Wien auf achtzehn Abteilungen erweitert.[48]

---

[40] Ebd., 16.

[41] *Schnitzler*, Die Entstehung und Entwicklung der Allgemeinen Poliklinik in Wien. In: Jahresbericht der Allgemeinen Poliklinik in Wien (Wien 1893) 14.

[42] *Mikoletzky* (Hg.), Metternich, Erinnerungen, 13.

[43] Albert *Eulenberg*, Die allgemeine Poliklinik in Wien. In: Sonderabdruck aus der Deutschen Medicinischen Wochenschrift 39 (1894) 3.

[44] Ilse *Schnait*, Allgemeine Poliklinik Wien. Ein Essay in Bild und Wort (Graz 1995) 13.

[45] *Schnitzler*, Die Entstehung und Entwicklung der Allgemeinen Poliklinik in Wien. In: Jahresbericht der Allgemeinen Poliklinik in Wien (Wien 1893) 21f.

[46] Ebd., 23.

[47] Jahresbericht der unter dem Protectorate Sr K. u. K. Hoheit des Herrn Erzherzogs Rainer stehenden Allgemeinen Poliklinik in Wien (IX., Schwarzspanierstrasse 12) für 1899 (Wien 1900) 41.

[48] *Schnitzler*, Die Entstehung und Entwicklung der Allgemeinen Poliklinik in Wien. In: Jahresbericht der Allgemeinen Poliklinik in Wien (Wien 1893) 13.

Am 30. Dezember 1892 eröffnete Schnitzler feierlich den Neubau der Allgemeinen Poliklinik in Wien.[49] Ministerpräsident Graf Taaffe war ebenso anwesend wie Unterrichtsminister Paul Freiherr Gautsch von Frankenthurn. In der Festrede hob Schnitzler die erfolgreiche Umsetzung der Idee eines „Studienspitals auf sozialmedizinischer Basis" hervor.[50] Die Allgemeine Poliklinik sei ein Ort für mittellose Kranke und für Studenten und daher zugleich eine „Brücke" zwischen Studium und Praxis.[51] Im Vergleich zum Allgemeinen Krankenhaus mit seinen großen Krankensälen und vielen Betten, konnten die Krankenzimmer der Allgemeinen Poliklinik die vorgegebenen Hygienebestimmungen besser erfüllen. Vor allem sei der persönliche Kontakt zwischen Arzt und Patient während der Visite intensiver, wenn in einem Krankenzimmer weniger Patienten und Patientinnen zu betreuen seien. Eine gute Beziehung zwischen Patient und Arzt konnte den Heilungserfolg beeinflussen.[52] 1888 wurde in Rom eine Poliklinik nach dem Wiener Vorbild erbaut, 1889 in Paris. Weitere in anderen Städten Frankreichs und Italiens folgten. Auch Madrid, New York, Washington, Chicago und San Francisco bauten ihre Polikliniken auf Basis der Statuten der Allgemeinen Poliklinik in Wien auf.[53]

3. FOREN DER ÖKONOMISCHEN KRISE

Vorerst nur als Erweiterung der „medicinisch-chirurgischen Heil- und Lehranstalten" Wiens geplant, schuf sich die Allgemeine Poliklinik relativ rasch ihr eigenes Profil.[54] Am 18. Jänner 1872 erhielten ihre Dozenten vom Unterrichtsministerium die offizielle Genehmigung für Vorlesungen an der Allgemeinen Poliklinik.[55] Nach Winternitz waren sie eine Ergänzung zum theoriegeleiteten Unterricht der Medizinischen Fakultät der Universität Wien

---

[49] Hans *Rubritius*, 65 Jahre Allgemeine Poliklinik in Wien. In: Wiener Medizinische Wochenschrift 87,1 (1937) 29.

[50] *Deimer*, Geschichte der Allgemeinen Poliklinik in Wien. In: *Deimer* (Hg.), Chronik der Wiener Allgemeinen Poliklinik, 25.

[51] *Schnitzler*, Die Entstehung und Entwicklung der Allgemeinen Poliklinik in Wien. In: Jahresbericht der Allgemeinen Poliklinik in Wien für 1892 (Wien 1893) 15.

[52] Ebd., 22.

[53] Ebd., 16.

[54] Die Poliklinik und die Kämpfe gegen dieselbe, 5.

[55] *Deimer*, Geschichte der Allgemeinen Poliklinik in Wien. In: *Deimer* (Hg.), Chronik der Wiener Allgemeinen Poliklinik, 15.

und keine Konkurrenz.[56] Wie an anderen Polikliniken stand auch in Wien
die praxisorientierte Lehre im Mittelpunkt.[57] Winternitz machte aber schon
klar, dass die großen Universitätskliniken ihre fachspezifische Ausrichtung
wieder durch ein poliklinisches Verständnis erweitern müssten. In Vorlesungen der Medizinischen Fakultät werde der theoretische Unterricht auf
„möglichst uncomplicirten Krankheitsbildern" aufgebaut, der Bezug zum
Alltag einer Klinik fehle. An der Poliklinik hingegen kämen die Patienten
und Patientinnen im Anfangsstadium einer Krankheit in die Ambulanz, wodurch die Medizinstudenten Diagnose und Therapie leichter mitverfolgen
könnten.[58]

Auch wenn Winternitz den Vergleich zwischen der Lehre an der Medizinischen Fakultät und der Allgemeinen Poliklinik als Anregung für eine
Verbesserung der Vorlesungsqualität gegeben hatte, war darin doch der Vorwurf der mangelnden Praxisbezogenheit an der Universität Wien enthalten.
Der Dermatologe publizierte diese Kritik 1873, dem Jahr des Börsenkrachs.
Sie sensibilisierte die Professoren der Medizinischen Fakultät daher umso
stärker für eine Konkurrenz von außen. In der Wirtschaftskrise kamen nun
auch Patienten und Patientinnen zur Behandlung in die Allgemeine Poliklinik, die für medizinische Leistungen bezahlen konnten. Das Ärzteho-
norar war dort wesentlich geringer als jenes von Universitätsprofessoren
oder angesehenen Ärzten mit Privatordination. Die Kollegen in freier Praxis
befürchteten einen Rückgang der Patienten- und Patientinnenfrequenz verbunden mit finanziellen Einbußen. Die Allgemeine Poliklinik wurde von
ihnen in Frage gestellt, noch bevor sie sich in Wien richtig etabliert hatte. Da
sie vorwiegend mit jüdischem Kapital gegründet und von jüdischen Primarärzten geleitet wurde, versuchte die Konkurrenz, die Juden kollektiv für die
Verringerung ihres Einkommens verantwortlich zu machen. Die bewährte
Sündenbockstrategie griff auch hier. Entsprechend der politisch und ökono-
misch instabilen Lage wurden Feindbilder geschaffen, welche die eigene Position stärken und die Panik vor den finanziellen Verlusten schüren sollten.
Rückblickend fand Schnitzler diese „Kämpfe" sowohl sozialmedizinisch als
auch kulturhistorisch forschungsrelevant.[59]

---

[56] *Winternitz,* Ueber die Bedeutung der Polikliniken. In: Jahresbericht der allgemeinen
Poliklinik in Wien für 1873 (Wien 1874) 7.

[57] Poliklinik und die Kämpfe gegen dieselbe, 14.

[58] *Winternitz,* Ueber die Bedeutung der Polikliniken. In: Jahresbericht der allgemeinen
Poliklinik in Wien für 1873 (Wien 1874) 7.

[59] *Schnitzler,* Die Entstehung und Entwicklung der Allgemeinen Poliklinik in Wien. In:
Jahresbericht der Allgemeinen Poliklinik in Wien für 1892 (Wien 1893) 16.

Nach 1873 verfolgte er die Entwicklung in der „Wiener Medizinischen Presse", dem öffentlichen Organ der Allgemeinen Poliklinik, noch mit zunehmender Besorgnis. Noch während der Studienzeit hatte sich Schnitzler als Redakteur der „Medizinal-Halle" seines zukünftigen Schwiegervaters Philipp Markbreiter profiliert. 1870 wurde er Alleinherausgeber und änderte den Namen der medizinischen Zeitschrift in „Wiener Medizinische Presse".[60] Sohn Arthur, ab 1888 Assistent an der Allgemeinen Poliklinik, wertete dieses Medium als Instrumentarium im „Kampf des Professorenkollegiums und der praktischen Ärzte gegen die von ihm und einigen anderen jüngeren Dozenten ins Leben gerufene Poliklinik". Sein Vater sei „stets mitten im ärztlichen Parteigetriebe" gestanden. Das Verfassen von Artikeln sei für ihn ebenso wichtig gewesen wie Vorträge in medizinischen Gesellschaften, auf Naturforscherversammlungen oder bei medizinischen Kongressen. „Der lebendige Verkehr mit Kollegen, Freunden und solchen, die er dafür hielt", habe ihm viel bedeutet.[61]

Der angesehene Laryngologe, der sich aus der ungarischen Provinz bis in die gehobene Gesellschaft Wiens emporgearbeitet hatte,[62] sei „ein getreuer Parteigänger der Liberalen" gewesen, nicht unbedingt parteipolitisch, sondern ideologisch. Seine Meinung und Haltung, schrieb der Sohn in den Jugenderinnerungen, „deckten sich im Ganzen mit denen der kompakten Majorität, als deren Organ auch damals schon die „Neue Freie Presse" gelten konnte".[63] Schnitzlers Gattin Louise habe sich in der patriarchalisch geordneten Welt vollkommen mit den Interessen des Ehemannes identifiziert und dadurch auf die eigene Identität verzichtet. Der Sohn erlebte sie als „völlig und bis zur Selbstentäußerung angepasst".[64]

1875 beschrieb Schnitzler die zunehmende Aversion gegenüber der Allgemeinen Poliklinik in der „Wiener Medizinischen Presse" als „eine furchtbare Gewitterwolke [auf] de[m] ärztlichen Horizont. Die unheimlichen Pogrome [ließen] auf eine Fehde schließen, die grosse Dimensionen anzunehmen droh[e]."[65] Vor allem die „Wiener Medizinische Wochenschrift" unter dem Herausgeber Leopold Wittelshöfer veröffentlichte verletzende Artikel,

---

[60] *Speck*, Die Allgemeine Wiener Poliklinik. In: Historia Hospitalium 14 (1981/82) 305.

[61] *Schnitzler*, Jugend in Wien, 31.

[62] Siehe ebd., 30: Dem „kleinen Judenbuben", habe ein Professor im Gymnasium „prophezeit [...], er würde einmal der ungarische Shakespeare werden", weil er Dramen in Deutsch und Ungarisch verfasste.

[63] *Scheible* (Hg.), Arthur Schnitzler in Selbstzeugnissen, 11.

[64] Ebd., 13.

[65] Harmlose Briefe II. Korrespondenz. In: Wiener Medizinische Presse 16,18 (1875) 397–399, hier 397.

die sich gegen die Allgemeine Poliklinik und gegen Schnitzler als Herausgeber der „Wiener Medizinischen Presse" richteten. Schnitzler reagierte auf die Angriffe Wittelshöfers zuerst diplomatisch mit der Serie „Harmlose Briefe".[66] Nachdem sich die Aggressivität in der Berichterstattung der „Wiener Medizinischen Wochenschrift" erhöhte, forderte Schnitzler in der „Wiener Medizinischen Presse" ironisch die Errichtung „einer amtlichen Stelle", welche potentiellen Patienten und Patientinnen der Allgemeinen Poliklinik „die erforderliche Mittellosigkeit" für eine unentgeltliche Behandlung bescheinigen könne.[67] Sie sollte dafür sorgen, dass keine Ärztehonorare ausgestellt werden konnten.

„Die armen Polikliniker!", schrieb Schnitzler, „sie sind nun nicht mehr allein Schuld an dem Ruin des ganzen ärztlichen Standes, sondern sie tragen auch die Schuld an allen künftigen finanziellen Nöthen Oesterreichs. Am staatlichen Defizit sei die Poliklinik mitschuldig, da die anderen Ärzte durch ihre finanziellen Einbußen, verursacht durch die Poliklinik, 'ihre Steuern' nicht bezahlen werden können. Daher müsse die Poliklinik gesperrt, oder doch wenigstens die ärztliche Hilfe daselbst nur auf jene beschränkt werden, die ihre Mittellosigkeit vom 'Armenvater' bestätigt bringen."[68] Schnitzler widerlegte die Schuldzuweisung der Konkurrenz mit der Darstellung der Verflechtungen von Wirtschaftskrise und Arbeitsmarktsituation. Für ihn war „die grosse ökonomische Krise" der eigentliche Erklärungsgrund für die Existenzängste der Ärzte und nicht die Zunahme von Patienten, Patientinnen und Studenten an der Allgemeinen Poliklinik.[69]
Je beliebter die Allgemeine Poliklinik bei Patienten und Patientinnen wurde, desto mehr Kollegen wurden zu Gegnern, auch jene, die zuerst eine Erweiterung des Klinikangebots in der Reichshauptstadt Wien begrüßt hat-

---

[66] Harmlose Briefe. Korrespondenz. In: Wiener Medizinische Presse 16,17 (1875) 379–381, hier 379: „Ich stelle mich mit meinem Vorhaben hierbei unter die Aegide Ihrer Urbanität, Herr Redakteur, mit deren Hilfe Sie seit Jahren die schwierige Aufgabe lösten, frei von jeder persönlichen Parteinahme und ohne beleidigende Ausfälle gegen Standesgenossen, Ihren Lesern ein treues Bild der wissenschaftlichen Entwicklung unserer Hochschule zu liefern und den Kollegen eine Stätte zu bieten, wo sie den Bedürfnissen ihres Standes stets Ausdruck zu leihen vermochten. In der Hoffnung, dass Sie mir den Versuch gestatten werden, mit meinen 'harmlosen Briefen' das Interesse Ihrer Leser zu fesseln, will ich es wagen, Ihren bewährten Intentionen in dieser neuen Form gerecht zu werden; der Erfolg bei Ihren Lesern möge das Urtheil über mich sprechen, ist doch der Erfolg der beste Richter des praktischen Arztes."

[67] *Speck*, Die Allgemeine Wiener Poliklinik. In: Historia Hospitalium 14 (1981/82) 306.

[68] Harmlose Briefe III. In: Wiener Medizinische Presse 16,19 (1875) 422–424, hier 422.

[69] Harmlose Briefe II. In: Wiener Medizinische Presse 16,18 (1875) 399.

ten. Selbst die Sanitätssektion des Wiener Gemeinderates opponierte gegen die engagierten Ärzte der Allgemeinen Poliklinik.[70] Die „Wiener Medizinische Wochenschrift" ergriff erneut Partei für das Professorenkollegium und bezeichnete die Allgemeine Poliklinik geringschätzend als „Reklameanstalt für Dozenten".[71] In polemischen Artikeln wurden ihre Ausbildungsangebote, ihre Erfolge und der gute Ruf ihrer Dozenten abgewertet. Schnitzler erläuterte in der „Wiener Medizinischen Presse", dass trotz der „vielen Anfeindungen" an der Allgemeinen Poliklinik Hörer „aus aller Herren Ländern" studierten. Manche von ihnen seien schon emeritiert, andere lehrten als Privatdozenten an deutschen Universitäten. Umso enttäuschender sei es, dass eine so renommierte Klinik von einer medizinischen Fachzeitschrift verhöhnt werde. Schnitzler machte darauf aufmerksam, dass Wittelshöfer die Ärzte an der Allgemeinen Poliklinik als „Parvenus, Heuchler, Mauldrescher, Reklammacher, falsche Samaritaner" hinstellte, die ihr Profitdenken „unter dem Deckmantel falscher Humanität" versteckten. Die Verwendung dieser diskriminierenden Sprache weise allerdings auf das intellektuelle Niveau des Redakteurs der „Wiener Medizinischen Wochenschrift" hin. Schnitzler fragte, welche Meinung sich Mediziner in Deutschland bildeten, wenn eine österreichische medizinische Zeitschrift befürchte, dass „das Natterngift der poliklinischen Schlangenbrut [...] die edle Majorität des Doktoren-Kollegiums zu vergiften [drohe]!"[72]

4. KONTRAHENT MEDIZINISCHE FAKULTÄT

Mit dem in den Medien aufbereiteten Interessenskonflikt zerbrach die bis dahin relativ gute Kooperation zwischen Universität und Allgemeiner Poliklinik.[73] Broschüren, die ohne Angabe des Verfassers folgten, verschärften den Konflikt zusehends. Allein ihre Titel wiesen darauf hin, was die Hauptmotive für ihre Publikation waren. Die Poliklinik und ihr Ambulatorium sollte von dem „ärztlichen Vereine der westlichen Bezirke Wien's" kritisch analysiert werden, jenen Ärzten, deren Praxis im Einzugsgebiet der Allgemeinen Poliklinik lag. Ihre Intention war, der Sanitätssektion des Gemeinderates der Stadt Wien „Missbräuche" und einen „schädigenden Einfluss[...] der Poliklinik" auf das Gesundheitswesen der Stadt und die Ärzte Wiens

---

[70] Die Poliklinik, das Medicinische Professoren-Collegium und die Praktischen Aerzte Wiens. Streiflichter auf die ärztlichen Verhältnisse der Residenz (Wien 1877) 3.

[71] *Speck*, Die Allgemeine Wiener Poliklinik. In: Historia Hospitalium 14 (1981/82) 305.

[72] Harmlose Briefe III. In: Wiener Medizinische Presse 16,19 (1875) 424.

[73] *Deimer*, Geschichte der Allgemeinen Poliklinik in Wien In: *Deimer* (Hg.), Chronik der Wiener Allgemeinen Poliklinik, 31.

nachzuweisen.[74] Das Institut umgebe sich mit einem „Glorienscheine der Humanität" und kassiere zugleich Kollegiengelder für schlechten Unterricht, für die Ausstattung der Klinik und für das Personal.[75] In der Hoffnung auf Heilung würden Kranke, bevorzugt Kinder, bei jeder Witterung mit schweren Erkrankungen wie Lungen-, Rippenfell- oder Hirnhautentzündungen oder Scharlach in die Allgemeine Poliklinik getragen, was für die Besserung trotz der „Gratis-Ordination" wenig förderlich sei.[76] Die Kritiker berücksichtigten nicht, dass Mütter durch die Erfahrung mit überfüllten Krankenhäusern lieber die Poliklinik aufsuchten, um sicher behandelt und nicht abgewiesen zu werden.[77]

Ebenso wurde der Poliklinik vorgeworfen, dass die Ansteckungsgefahr der im ärmlichen Milieu häufig auftretenden Erkrankungen wie Tuberkulose zu beachten sei. In öffentlichen Spitälern könne sie besser kontrolliert werden.[78] In dieser Argumentation wurde wiederum vernachlässigt, dass Kranke, selbst wenn sie in ärmlichsten Verhältnissen lebten, der Pflege in der eigenen Familie den Vorzug gaben. Sie zögerten den Eintritt in ein Krankenhaus so lange als möglich hinaus, weil sie erhofften, außerhalb des Krankenhauses noch Almosen zu erhalten und andererseits „die strenge Ordnung" des Spitalsystems scheuten.[79] Den Ärzten der Poliklinik wurde trotzdem unterstellt, dass sie den Aufenthalt in Krankenhäusern verhinderten, wo Patienten und Patientinnen besser versorgt, verpflegt und betreut werden könnten. Für eine Poliklinik bestehe in Wien kein Bedarf, da alle Praktiker und Universitätsprofessoren der einzelnen medizinischen Fachabteilungen Arme gratis behandelten, ohne ihre humanitäre Haltung groß in der Öffentlichkeit zu preisen.[80] Wien sei medizinisch gut versorgt, jeglicher Einsatz für Arme an der Poliklinik sei nur Selbstdarstellung. Außerdem sei die Finanzgebarung der Verwaltung der Poliklinik undurchsichtig und werde nicht kontrolliert. Ihre Sponsoren erhielten eine kostenlose Behandlung und einen fünfundzwanzigprozentigen Nachlass bei Medikamenten. Um weiterem Missbrauch vorzubeugen, sollte jedem Patienten und jeder Patien-

---

[74] Die Poliklinik und das Ambulatorium in Wien. Kritisch beleuchtet vom ärztlichen Vereine der westlichen Bezirke Wien's (Wien 1876) 3.

[75] Ebd., 5.

[76] Ebd., 3f.

[77] Poliklinik und Kämpfe gegen dieselbe, 7.

[78] Die Poliklinik und das Ambulatorium in Wien, 4.

[79] Die Poliklinik, das Medicinische Professoren-Collegium, 9.

[80] Die Poliklinik und das Ambulatorium in Wien, 5.

tin ein „Nachweis der Mittellosigkeit" ausgehändigt werden, ein Dokument, das vor Eintritt in die Allgemeine Poliklinik vorzuweisen sei.[81]

Den Ärzten der Allgemeinen Poliklinik wurde auch nachgesagt, die Ambulanz an der Klinik zu nützen, um die „Armenpraxis aus ihrer Wohnung zu verbannen". Sie ordinierten in der Klinik ohne Honorar und stellten in der Privatpraxis bei denselben Patienten und Patientinnen die Behandlung in Rechnung.[82] Die Ankläger beschwerten sich über die Unterstellung der Polikliniker, dass es sich bei solchen Überlegungen nur um „Brodneid" handle. Durch das Recht der freien Niederlassung aller Absolventen der Medizinischen Fakultäten der Habsburgermonarchie sei ohnehin genügend Konkurrenz entstanden. Das Vorgehen der Ärzte der westlichen Bezirke Wiens gegen die Poliklinik enttarnte sich spätestens hier als Verteidigung der eigenen Pfründe, auch wenn die „materielle Einbusse" bestritten und moralische Bedenken vorgeschoben wurden.[83] Im Prinzip verstanden es nach Meinung eines um Objektivität bemühten Beobachters auch andere Mediziner gut, „die nackte Jagd" nach höherem Einkommen geschickt „durch das Mäntelchen samaritanischer Barmherzigkeit [...] zu maskiren".[84]

Im Sommersemester 1875 standen an der Medizinischen Fakultät der Universität Wien einundzwanzig ordentliche Professoren sechzehn außerordentlichen, vierzehn Assistenten und achtundsechzig Privatdozenten gegenüber.[85] Im Bewusstsein, einen elitären Status in der Gesellschaft einzunehmen, schränkten Medizinprofessoren die Karrierechancen der Assistenten und Dozenten an ihrer Klinik gezielt auf ein Minimum ein. Sie erfüllten zwar die Regierungsanforderung der Nachwuchsförderung und ermöglichten relativ vielen Assistenten die Habilitation. Doch das Angebot, regelmäßig Vorlesungen zu halten, erhielten die meisten Dozenten nicht. Die Medizinprofessoren teilten ihnen nur wenige Patienten und Patientinnen für Demonstrationen im Hörsaal zu, was sie mit folgendem Vorwand begründeten: „Es sei inhuman, die Kranken so und so oft als Lehrobjecte benützen zu lassen". Tatsächlich seien sie nur erfüllt von der Sorge, „eine gefährliche Concurrenz groß zu ziehen". Um nach außen hin die gestellten Vorgaben zu erfüllen und ihr gutes Image zu bewahren, wiesen sie allen ihren Dozenten

[81] Ebd., 8.

[82] Die Poliklinik. Eine Studie. Separatabdruck aus der Montags-Revue (Wien 1886) 4.

[83] Die Poliklinik und das Ambulatorium in Wien, 7.

[84] Die Poliklinik, das Medicinische Professoren-Collegium, 7. Siehe ebd.: „Vom idealen Schwunge war nicht viel zu merken, nur im „make money" konnten sie Vorbilder sein."

[85] Jahresbericht des k. k. Ministeriums für Cultus und Unterricht für 1875 (Wien 1876) LXX.

etwas „Lehrmaterial" zu. Dadurch habe zwar „jeder etwas, [aber] keiner was rechtes". Die wenigen zur Verfügung gestellten Leichen und Leichenteile als Anschauungsobjekte reichten nicht für gute Vorlesungen. Das Handeln jener Medizinprofessoren verdeutliche erneut ihre Grundeinstellung: „*divide et impera*".[86]

1877 kritisierte ein anonym verfasster Bericht über „Die Poliklinik, das Medicinische Professoren-Collegium und die Praktischen Aerzte Wiens" die hierarchischen Strukturen an der Medizinischen Fakultät der Universität Wien. Ihre Professoren bildeten zwei Klassen. Der ersten Klasse gehörten jene Mediziner an, die nach den Vorlesungen an der Universität Patienten und Patientinnen in ihrer Privatpraxis behandelten und so im Laufe ihres Lebens „Millionen von Gulden" erworben hätten. Die zweite Klasse bildeten die „Theoretiker", welche durch hohe akademische Positionen, wie die „Decanatswürde", angeblich eine „*auri sacra fames*" erhielten.[87] Der Verfasser des Berichts sprach von Seilschaften, einer „Decanatspächterbande", die sich gegenseitig in den Sattel hievte und den jüngeren Medizinern die Chancen auf eine akademische Karriere nahm. „Wie die Rosse auf der Steppe" drängten sich jene Professoren an der Führungsspitze der Medizinischen Fakultät zusammen, wenn „Gefahr" von außen drohe. Sie steckten „einträchtig die Köpfe" zusammen und schlügen „blindwüthend" nach hinten aus, wenn jemand versuche, ihre veraltete Universitätsorganisation in Frage zu stellen. Der Verfasser kritisierte ferner ihre Abwehrmechanismen, die es nicht zuließen, dass ein Fremder oder „ein Ausländer" in den Inner Circle eindringe oder ihn gar sprenge, obwohl durch Emeritierung oder durch Tod von einigen berühmten Professoren personale Veränderungen nicht mehr zu verhindern waren.[88]

Die Wissenschaft, insbesondere die Medizin, sei „kosmopolitisch, kenn[e] kein Vaterland und keine Landesgrenze". In Berufungen müssten die Universitätsprofessoren auf den Wissenszuwachs in der Medizin achten. Sie müssten neueste Forschung importieren und nicht patriotische Entscheidungen treffen. Österreich habe die Aufgabe, seine internationale Führungsposition in der Medizin zurück zu gewinnen.[89] Die Begründer der Zweiten Wiener Medizinischen Schule hätten Großes für die Menschheit geleistet, privat seien sie vornehm und zuvorkommend, doch wenn Reformen bevor-

---

[86] Die Poliklinik, das Medicinische Professoren-Collegium, 9.
[87] Ebd.
[88] Ebd., 6.
[89] Ebd., 10.

stehen, wenn ihre Position gefährdet sei, agierten sie rücksichtslos.[90] In einer Zeit der ökonomischen Krise müsse sich jeder im „Kampf um's Dasein"[91] behaupten, doch die „Wahl der Waffen, [...] mit denen er diesen Kampf aus-fechten" wolle, könne jeder Einzelne frei entscheiden. Er sollte die Wahl in Verantwortung für seinen Stand wählen, dem er angehörte. Wenn die „Waf-fen" seine Berufsgruppe trafen, falle die Verletzung auf ihn zurück, da er immer ein „Theil des Ganzen" bleibe.[92]

Die Hörerstatistik des Studienjahres 1883/84 verzeichnete an der Allge-meinen Poliklinik 384 inskribierte Hörer internationaler Herkunft: achtund-achtzig von ihnen kamen aus Österreich-Ungarn, einundachtzig aus Ame-rika, neunundsechzig aus Russland, fünfundfünfzig aus dem Deutschen Reich, neunundzwanzig aus England, Schottland und Irland, sechzehn aus Dänemark, Norwegen und Schweden, fünfzehn aus der Schweiz und zehn aus Brasilien.[93] Von Seiten der Medizinischen Fakultät der Universität Wien wurde bemerkt, dass viele von ihnen Ärzte und eigentlich keine Studenten mehr seien. Die Kurse, welche die Amerikaner an der Allgemeinen Poli-klinik belegten, seien nicht mit einem Medizinstudium vergleichbar, auch wenn sie in Amerika behaupteten, sie hätten in Wien Medizin studiert. An der Allgemeinen Poliklinik seien nur der Gynäkologe Ludwig Bandl und der Chirurg Anton Wölfler befähigt, einen universitären Unterricht zu bieten. Die beiden seien die „Zierden der Poliklinik". Sie seien „durch bedauerns-werthe Verhältnisse oder durch engherzige Auffassung"[94] an die Poliklinik „gedrängt" worden und fühlten sich dort gar nicht wohl.[95]

Wenn diese Beschreibung auch der Polemik nicht entbehrte, stellt sich doch die Frage, ob Medizinprofessoren wie Billroth in der Allgemeinen Po-liklinik tatsächlich eine wertvolle Ergänzung zu den Universitätskliniken sahen oder ob sie nicht vielmehr die Funktion der Allgemeinen Poliklinik nützten, um ihre international wissenschaftlich anerkannte Autorität an der Universität Wien nicht durch begabte Assistenten und Dozenten zu gefähr-den. Der Verfasser der Broschüre kritisiert nämlich, dass Billroth sich an der Medizinischen Fakultät nicht genügend für seine Schüler eingesetzt habe. Es

---

[90] Ebd., 7.

[91] Siehe auch Die Poliklinik und die Kämpfe gegen dieselbe, 13: „Der Kampf [ist] wenn auch nicht berechtigt, doch begreiflich. Es ist eben der Kampf um's Dasein, der bei der jetzigen allgemeinen Verarmung ein doppelt harter, ein doppelt schwieriger ist."

[92] Die Poliklinik, das Medicinische Professoren-Collegium, 36.

[93] Jahresbericht der Allgemeinen Poliklinik in Wien für 1884 (Wien 1885) 3.

[94] Die Poliklinik. Eine Studie, 19.

[95] Ebd., 11.

sei „des Herrn Hofrathes Sache" gewesen, „ein Plätzchen" für seine Schüler
Wölfler, Czerny und Mikulicz-Radecki an der Universität zu finden.[96] Für
die Billroth-Schüler Alexander Fraenkel[97], Hacker[98], Mikulicz-Radecki[99],
Moritz Nedopil,[100] Wölfler und Salzer[101] wurde die Poliklinik zum Karrieresprungbrett. Sie erhielten an der Chirurgischen Abteilung leitende Positionen
und in weiterer Folge Berufungen an andere Universitäten der Habsburgermonarchie. Wölfler, der bereits bei der Inskription an der Universität Wien
seinen hebräischen Vornamen Nathan weggelassen hatte,[102] trat 1884 aus
der Israelitischen Kultusgemeinde aus.[103] Er konvertierte zum katholischen
Glauben.[104] Erst danach erhielt er leitende Positionen an Chirurgischen Kliniken.[105] Schnitzler, der 1884 die Leitung der Allgemeinen Poliklinik übernommen hatte, erkannte in der nationalen und konfessionellen Bevorzugung

---

[96] Ebd., 19.

[97] *Tragel*, Chronik der Wiener Krankenanstalten, 300: Alexander Fraenkel, geboren am 9.
November 1857 in Jassy, Rumänien, war von 1895 bis 1925 Primarzt an der Allgemeinen Poliklinik, 1902 wurde er zum außerordentlichen Professor für Chirurgie ernannt.

[98] Ebd., 299f.: Viktor Hacker, geboren am 21. Oktober 1852 in Wien, habilitierte sich 1888
bei Billroth. 1891 erhielt er eine Anstellung an der Allgemeinen Poliklinik, 1894 wurde
er zum außerordentlichen Professor ernannt. 1895 wurde er an die Chirurgische Klinik
der Universität Innsbruck berufen, anschließend an die Chirurgische Klinik der Universität Graz.

[99] *Schnitzler*, Die Entstehung und Entwicklung der Allgemeinen Poliklinik in Wien 1872–
1892. In: Jahresbericht der Allgemeinen Poliklinik in Wien für 1892 (Wien 1893) 11:
Mikulicz-Radecki kam 1881 an die Allgemeine Poliklinik, 1882 erhielt er eine Professur
für Chirurgie an der Universität Krakau.

[100] *Tragel*, Chronik der Wiener Krankenanstalten, 299: Moritz Nedopil wurde am 13. September 1847 in Eichhorn, Mähren, geboren.

[101] Ebd., 301: Hans Salzer, geboren am 22. August 1871, war der Sohn des Billroth-Schülers
Friedrich Salzer.

[102] Andreas *Höferlin*, Der Chirurg Anton Wölfler (1850 –1917). Sein Leben und Werk mit
besonderer Berücksichtigung seiner Arbeiten zur Schilddrüsenchirurgie. (Inauguraldissertation zur Erlangung des Doktorgrades der Medizin der Johannes Gutenberg-
Universität Mainz, dem Fachbereich Medizin vorgelegt, Mainz 1989) 6.

[103] Ebd., 25.

[104] Ebd., 27.

[105] Siehe *Tragel*, Chronik der Wiener Krankenanstalten, 299: Anton Wölfler, geboren am
12. Jänner 1850 in Kopetzen im Eggerland, wurde 1884 Vorstand an der Abteilung für
Chirurgie der Allgemeinen Poliklinik. 1886 wurde er an die Chirurgische Klinik der
Universität Graz berufen, 1894 erhielt er an der deutschen Universität Prag den Lehrstuhl für Chirurgie und wurde somit Nachfolger des Billroth Schülers Karl Gussenbauer.

von Medizinern an der Medizinischen Fakultät einen Verlust der ärztlichen Ethik. In einem Handschreiben stellte er ein Postulat auf, das Ärzten ihren humanitären Auftrag wieder bewusst machen sollte: „Die Religion des Arztes ist die Humanität, d. h. die Liebe zur Menschheit, ohne Rücksicht auf Reichthum u. Armuth, ohne Unterschied der Nationalität u. der Konfession. Er soll u. muss daher immer u. überall, wo Kampf der Klassen u. Kasten, wo nationaler Chauvinismus u. religiöser Fanatismus herrschen, als Apostel der Humanität für Völkerfrieden u. Menschenverbrüderung eintreten u. wirken. Wer nicht so denkt, nicht so fühlt, ist kein wahrer, kein echter Arzt."[106]

5. DENUNZIATION DER ALLGEMEINEN POLIKLINIK

Im Studienjahr 1884/85 stieg die Hörerzahl an der Allgemeinen Poliklinik wieder auf 456. Unter anderem kamen zweiundneunzig aus Österreich-Ungarn, vierundachtzig aus dem Deutschen Reich, zweiundfünfzig aus Russland, sechsunddreißig aus England, Schottland und Irland, zwanzig aus Dänemark, Norwegen und Schweden, vierzehn aus Belgien und Holland, zwölf aus Italien, zehn aus der Türkei, Griechenland, Frankreich, Spanien und Portugal, sechs aus der Schweiz, 112 aus Amerika, je vier aus Asien und Australien und zwei aus Afrika.[107] Insgesamt verzeichnete die Allgemeine Poliklinik in diesem Jahr mehr als 3500 Ärzte aus der ganzen Welt als Hörer und Praktikanten.[108] Der Vergleich mit dem Studienjahr 1883/84 zeigt, dass die Fluktuation von Studenten aus den einzelnen Ländern relativ hoch war, die Herkunftsländer jedes Jahr variierten und vor allem Amerikaner fast gleich oder sogar stärker präsent waren als Studenten aus Österreich-Ungarn.[109] Die amerikanischen Studenten und Ärzte interessierten sich speziell für die Kurse in medizinisch-chirurgischen Techniken. Die Allgemeine Poliklinik hatte sich als internationale Fortbildungsinstitution, in den weiteren Jahren im Schnitt mit einem Fünftel inländischen und vier Fünftel ausländischen Ärzten, einen Namen gemacht. Die Hörer waren Absolventen von „besten und hervorragendsten" europäischen und amerikanischen Universitäten.[110]

Als die Anzahl von Interessenten an Studien und Fortbildungen an der Allgemeinen Poliklinik weiterhin zunahm, sah sich die Medizinische Fakul-

---

[106] Johann *Schnitzler*, „Die Religion des Arztes ist die Humanität". Handschriftliches Schreiben, Wien, 10. Dezember 1884. In: Handschriftsammlung, 3277/1,1 (Institut für Geschichte der Medizin, Medizinische Universität Wien).

[107] Jahresbericht Allgemeinen Poliklinik in Wien für 1885 (Wien 1886) 3.

[108] Poliklinik und Kämpfe gegen dieselbe, 5.

[109] Jahresbericht der Allgemeinen Poliklinik in Wien für 1885 (Wien 1886) 3.

[110] Poliklinik und Kämpfe gegen dieselbe, 10.

tät der Universität Wien mit einem Studentenverlust konfrontiert. In Sitzungen des Professorenkollegiums wurde diskutiert, wie eine zweite Medizinische Fakultät zu verhindern sei. „Das Gespenst Freie Universität Poliklinik [sei] in grellen Farben […] an die Wand gemalt" worden.[111] Wie peinlich genau die Lehre an der Poliklinik beobachtet wurde, bewies die 1885 geführte Debatte, ob Dozenten ihre Vorlesungen „in [oder an]" der Poliklinik halten dürften. In der Überlegung, ob „Kumulativanzeigen" für geplante Vorlesungen überhaupt gestattet seien, wurde erkennbar, welche Bedeutung die Medizinische Fakultät bestimmten Details zumaß.[112] Toldt verlangte als Dekan der Medizinischen Fakultät, dass Vorlesungen einzeln angekündigt werden müssten, damit der Unterschied in der Lehre zwischen Allgemeiner Poliklinik und Universität Wien deutlich werde.[113] Die Direktion der Allgemeinen Poliklinik stellte klar, dass ihre Dozenten von der Organisationsstruktur der Universität Wien zugeordnet waren und damit eine Konkurrenz konstruiert werde, die nichtig sei.[114] Für das Unterrichtsministerium war die Poliklinik eine anerkannte Institution für das Medizinstudium, was es 1885 durch die Verdoppelung der jährlichen Subventionen von 500 auf 1.000 Gulden jährlich bestätigte.[115]

Die Abgrenzung der beiden Institutionen erschien manchen Kritikern umso bedeutsamer, da die wissenschaftlichen Publikationen der Dozenten der Allgemeinen Poliklinik bis auf wenige Ausnahmen, angeblich kein hohes wissenschaftliches Niveau aufwiesen. Ihr fehlender Bezug zur ernsthaften wissenschaftlichen Forschung zeige sich in der Intention der Schriften: „Du bist ja Dozent; du musst also schreiben; schon lange hast du nichts mehr in die Öffentlichkeit hinausposaunt; die Anderen vergessen dich."[116] Direktorstellvertreter Monti wurde verdächtigt, in einem Buch über Kinderkrankheiten einen Großteil aus anderer Fachliteratur abgeschrieben zu haben.[117] Der Publikationsdruck führe bei Medizinern der Poliklinik und der Universität dazu, Wissen rasch zu produzieren, allein zu arbeiten und ungehindert

---

[111] *Speck*, Die Allgemeine Wiener Poliklinik. In: Historia Hospitalium 14 (1981/82) 306.

[112] Konrad *Weiss*, Medizin-Unterricht an der Wiener Allgemeinen Poliklinik. In: Österreichische Ärztezeitung 27,11 (1972) 668–669, hier 669.

[113] *Deimer*, Geschichte der Allgemeinen Poliklinik in Wien. In: *Deimer* (Hg.), Chronik der Wiener Allgemeinen Poliklinik, 39.

[114] *Weiss*, Medizin-Unterricht an der Wiener Allgemeinen Poliklinik. In: Österreichische Ärztezeitung 27,11 (1972) 669.

[115] *Schnitzler*, Die Entstehung und Entwicklung der Allgemeinen Poliklinik in Wien. In: Jahresbericht der Allgemeinen Poliklinik in Wien für 1892 (Wien 1893) 18.

[116] Die Poliklinik, das Medicinische Professoren-Collegium, 13.

[117] Die Poliklinik. Eine Studie, 16.

Forschungsergebnisse anderer als eigene auszugeben. Die „Sophistik [werde] aus dem Tempel der Wissenschaft" hinausgedrängt. „Naturerscheinungen" würden so interpretiert, dass sie in das eigene Bild passen.[118] Es werde kein Wert auf guten Stil gelegt, keine Zeit für gründliche Überarbeitung des Textes eingeplant, nur das Streben nach Berühmtheit stehe im Vordergrund. Nur wegen „Business" werde mit der Tradition der naturwissenschaftlich orientierten Wiener Medizinischen Schule gebrochen.[119]

Mit der Intention, die Konkurrenz zu schwächen, wurden weitere anonyme Broschüren gegen die Allgemeine Poliklinik geschrieben und in hoher Auflage versandt. Mit „Verleumdungen" von Abteilungsvorständen, Misstrauensanträgen gegenüber der Verwaltung und „Verhöhnung" der karitativen Veranstaltungen versuchten Gegner und Neider das positive Image der Allgemeinen Poliklinik zu zerstören.[120] 1886 wurde ein anonym verfasster Separatabdruck aus der „Montags-Revue" herausgegeben. Er erschien als „Studie", obwohl er jeglicher wissenschaftlicher Seriosität entbehrte. Für den Verfasser war die Gründung der Allgemeinen Poliklinik „eine Schöpfung Missvergnügter, [...] denen von dem Professorenkollegium an der Universität noch nicht der genügende Spielraum für die Bethätigung ihres etwaigen Talentes eingeräumt wurde". Er unterstellte ihnen die Absicht, „eine kleine medicinische Facultät"[121] mit Kliniken zu schaffen, die im Allgemeinen Krankenhaus nicht bewilligt worden seien. Mit der Untergliederung in Abteilungen hätten sich die Dozenten das Recht herausgenommen, sich als Professoren zu bezeichnen. Das verleihe ihnen bei den Patienten und Patientinnen in der Klinik und der Privatpraxis einen anderen Status als der Titel Privatdozent oder Doktor. Von ordentlichen Professoren der Universität werde die Selbsternennung der Polikliniker zum Professor als Provokation empfunden.[122] Die Titel seien nicht rechtmäßig erworben und durch maßlose

[118] Die Poliklinik, das Medicinische Professoren-Collegium, 14.
[119] Ebd., 15.
[120] Die Poliklinik und die Kämpfe gegen dieselbe, 3f.
[121] Siehe Poliklinik und die Kämpfe gegen dieselbe, 14: „Einige auf ihre Alleinherrschaft eifersüchtige Professoren [fanden], dass der Facultät durch die Poliklinik eine Gefahr drohe. Sagte doch vor einigen Jahren, zur Zeit des ersten Kampfes gegen die Poliklinik, ein tonangebendes Mitglied der medicinischen Facultät offenherzig: Aus der Poliklinik entwickelt sich eine zweite, eine freie medicinische Facultät, das darf nicht geduldet werden! Ein Satz, der auch jüngst wieder von einem hervorragenden Mitgliede des Professoren-Collegiums wiederholt wurde, um sein Vorgehen gegen die Poliklinik zu entschuldigen."
[122] Die Poliklinik. Eine Studie, 3.

Selbstüberschätzung angeeignet worden.[123] Monti bezeichne sich als „k. k. Professor" und sei doch nur ein Privatdozent.[124]

Direktor Schnitzler wurde nachgesagt, er habe sich den Professorentitel durch eine Vorlesung über „Pathologie der Stimme" am Konservatorium der Stadt Wien angeeignet und ihn beibehalten, bis er am 12. September 1878 den Titel „k. k. außerordentlicher Professor „verliehen" bekam. Am 18. September 1880 erfolgte letztendlich die Ernennung zum „wirklichen außerordentlichen Professor".[125] In der überhöhten Bedeutung von akademischen Titeln für den „Adel des Geistes" wurde eine streng autoritätsgebundene universitäre Ordnung präsentiert. Eine Berufung zum Professor an der Universität setze voraus, dass der Lehrende nicht nur die Theorie beherrsche, sondern auch über ausgezeichnete klinische Erfahrung in seiner Disziplin verfüge.[126]

Für die Neubesetzung einer Lehrkanzel mache das Professorenkollegium einen „Ternavorschlag", den es an den Unterrichtsminister weiterleite. Jener könne der Empfehlung zustimmen, eine Neureihung vornehmen oder einen Mediziner ablehnen, wenn er Protektion vermute. Gemäß dem gesetzlich verankerten Berufungsverfahren könne der Minister auch selbst einen von ihm gewählten Mediziner als Universitätsprofessor berufen. Durch die definitive Entscheidung der „höchsten Autorität im Staat", nämlich des Kaisers, seien Fehlentscheidungen in der Besetzung auf ein Minimum eingeschränkt. Der Verfasser der Broschüre „Die Poliklinik. Eine Studie", stellte Berufungen an der Medizinischen Fakultät der Universität Wien jenen der Poliklinik gegenüber, die seiner Meinung nach ohne staatliche Kontrolle und „vollkommen autonom" verliefen. Er kritisierte die Freiheit der Entscheidung der Professoren und Abteilungsvorstände der Poliklinik, die ihre Mitarbeiter nicht nach Qualifikation auswählten.[127] Laut Statuten der Allgemeinen Poliklinik mussten Abteilungsvorstände dem Kollegium der Medizinischen Fakultät der Universität Wien angehören. §10 besagte, dass für die Neuwahl eines Abteilungsvorstands eine „Zweidrittel-Majorität" Voraussetzung war, wobei Privatdozenten der Universität gegenüber Assistenten der Poliklinik der Vorzug zu geben war.[128]

---

[123] Ebd., 6.
[124] Ebd., 16.
[125] Ebd., 13f.
[126] Ebd., 6.
[127] Ebd., 7.
[128] Statut für die Allgemeine Poliklinik, 7.

Mit einem Vergleich der Jahresberichte des Allgemeinen Krankenhauses und der Allgemeinen Poliklinik sollte aufgezeigt werden, dass es der Poliklinik vor allem um Selbstdarstellung ginge, dem Krankenhaus hingegen um objektive Berichterstattung. Die im Jahresbericht der Poliklinik von Winternitz beschriebene hydrotherapeutische Behandlung[129] von Lungentuberkulose wurde vom Allgemeinen Krankenhaus ebenso wenig ernst genommen wie neue Methoden zur Behandlung neurologischer Erkrankungen.[130] Die Allgemeine Poliklinik sollte in die Universität eingegliedert werden oder den Lehrenden der Poliklinik müsse die „Zugehörigkeit zur Universität verweigert" werden.[131] Die Konflikte zwischen Allgemeiner Poliklinik und Universität wurden bis zur Jahrhundertwende nicht gelöst, wie die medizinhistorische Literatur wiederholt vorgibt,[132] sondern sie verhärteten sich. Vor allem störte, dass versucht werde, ein neues Krankenhaus in einem Bezirk von Wien zu errichten, der über genügend „Spitäler[...] aller Arten und jedes Standes" verfüge. Die Mediziner des Allgemeinen Krankenhauses hätten es für gut befunden, wenn eine neue Klinik in einem weiter entfernten Bezirk

---

[129] *Eulenberg*, Die allgemeine Poliklinik in Wien. In: Sonderabdruck aus der Deutschen Medicinischen Wochenschrift 39 (1894) 3: Winternitz hatte die Spezialabteilung für Hydrotherapie „mit einem Kostenaufwand von mehr als 30.000 fl." selbst finanziert. Der „Pavillon Winternitz" verfügte über zweiundzwanzig Betten, die bei geringerer Auslastung auch der internen Abteilung der Poliklinik zur Verfügung gestellt wurden.

[130] Die Poliklinik. Eine Studie, 10.

[131] Ebd., 31.

[132] Siehe *Weiss*, Medizin-Unterricht an der Wiener Allgemeinen Poliklinik. In: Österreichische Ärztezeitung 27,11 (1972) 669. Um die Jahrhundertwende sei „die Differenz zwischen Fakultät und Poliklinik endgültig befriedet" gewesen. Siehe weiter *Deimer*, Geschichte der Allgemeinen Poliklinik in Wien. In: *Deimer* (Hg.), Chronik der Wiener Allgemeinen Poliklinik, 39: Die Spannungen seien geringer geworden. Deimer verweist dafür auf einen offiziellen Bericht des Akademischen Senats von 1891. Darin wurde „die Poliklinik durch ihre besondere Organisation [als] eine notwendige und nützliche Ergänzung zum klinischen Unterricht der staatlichen Institutionen" dargestellt. Siehe weiter ebd., 41: Um die Jahrhundertwende seien die „Differenzen zwischen Fakultät und Poliklinik endgültig beseitigt" gewesen. Das Kollegium der Medizinischen Fakultät der Universität Wien habe erkannt, dass die propädeutischen Vorlesungen an der Allgemeinen Poliklinik das Verständnis für die „großen klinischen Kollegien" förderten. Siehe auch *Eulenberg*, Die allgemeine Poliklinik in Wien. In: Sonderabdruck aus der Deutschen Medicinischen Wochenschrift 39 (1894) 5: Die Konkurrenz zwischen Universität und Allgemeiner Poliklinik „scheint denn auch längst geschwunden zu sein, und wenn auch nicht gerade leidenschaftlicher Zuneigung, so doch einem besseren gegenseitigen Verständnisse und den Gefühlen wohlwollender Achtung und Duldung Platz gemacht zu haben."

errichtet werde, aber nicht in der Alservorstadt, die vom gebildeten Bürgertum der Stadt Wien bewohnt wurde.[133] Die Nähe der Allgemeinen Poliklinik zum Allgemeinen Krankenhaus war beabsichtigt, denn Studenten und Ärzte sollten die Möglichkeit geboten bekommen, ohne große Distanz an den Universitätskliniken und der Poliklinik studieren zu können.[134]

---

[133] Die Poliklinik. Eine Studie, 5.

[134] *Schnitzler*, Die Entstehung und Entwicklung der Allgemeinen Poliklinik in Wien. In: Jahresbericht der Allgemeinen Poliklinik in Wien für 1892 (Wien 1893) 20.

XI. AKZEPTANZ UND ABWEHR DES ANTISEMITISMUS

1. TRENNLINIE ANTISEMITISMUS

Wenn auch die Angriffe der Medizinischen Fakultät auf die Allgemeine Poliklinik zuerst vorwiegend finanziell begründet und durch Angst vor Prestigeverlust bestimmt waren, wurden mit dem zunehmenden Nationalismus und Antisemitismus an der Universität Wien neue Abgrenzungen zur Allgemeinen Poliklinik gezogen. Den Beginn hatte Billroth 1875 gesetzt, indem er in „Lehren und Lernen" ein Negativbild von ostjüdischen Medizinstudenten an der Wiener Universität zeichnete. Die eindeutig antisemitischen Zuschreibungen ihres Erscheinungsbildes enttäuschten die „jüdisch dominierte Poliklinik", auch wenn er im selben Buch zur Universitätsreform die Allgemeine Poliklinik positiv hervorhob. Schnitzler druckte in der „Wiener Medizinischen Presse" jenen Abschnitt über die ostjüdischen Studenten ab, wo Billroth sie als „Streber mit einem Strohkopf, mit blöden halb blinden Augen, mit Händen wie Blei, einem Gehirn wie Lehm, mit einem lexikalischen Wissen und einem rührenden Nichts-Können"[1] beschrieb. Er wählte für den Originaltext und die umfangreichen Anmerkungen dieselbe Schriftgröße und machte dadurch den antisemitischen Anteil in Billroths sozialkritischer Studie noch deutlicher bewusst.[2] Weil Billroth jedoch an der Universität Wien einer der wenigen Befürworter der Allgemeinen Poliklinik gewesen sei, verzichtete Schnitzler in den weiteren Ausgaben der „Wiener Medizinischen Presse" darauf, seine Zeitschrift als Forum „emotional getönter oder gar rassistisch geprägter Kämpfe" darzubieten.[3]

Während die Medizinische Fakultät der Universität Wien in der Wahl ihrer Assistenten und Dozenten immer stärker eine Selektion der intellektuellen, sozialen und nationalen Elite anstrebte, bekamen an der Allgemeinen Poliklinik alle Mediziner, unabhängig von Konfession und Ethnie, gleiche Aufstiegschancen. Jüdische Dozenten, die an der Medizinischen Fakultät in ihrer akademischen Karriere behindert wurden, wurden dort in ihren wissenschaftlichen und medizinischen Begabungen gefördert. Die Öffnung

---

[1] *Billroth*, Über das Lehren und Lernen, 149.
[2] Standes-Angelegenheiten, Tagesgeschichte und Korrespondenz. Billroth über die Mediziner an der Wiener Universität. In: Wiener Medizinische Presse 16,51 (1875) 1233–1237, hier 1233.
[3] *Speck*, Die Allgemeine Wiener Poliklinik. In: Historia Hospitalium 14 (1981/82) 307.

nach außen machte die Allgemeine Poliklinik zu einem Center of Excellence.[4] Die angebotenen Vorlesungen konnten dem Studienplan der Universität Wien zugeordnet werden. Die kontinuierliche Zunahme von Hörern führte dazu, dass die Dozenten der Allgemeinen Poliklinik von Medizinprofessoren der Universität Wien noch stärker abgelehnt wurden. Schon kleinste Differenzen führten zu Auseinandersetzungen zwischen den beiden Kollegien. Als ein Dozent der Allgemeinen Poliklinik von einem Medizinprofessor mit „frecher Jude" beschimpft worden sei, habe der jüdische Mediziner den nichtjüdischen Kollegen zum Duell gefordert. Schnitzler verhinderte das Duell, indem er an das ärztliche Berufsethos appellierte.[5]

Ab ungefähr 1890 konnten weder die Medizinische Fakultät noch die Universitätsbehörden ihren Antisemitismus in der Personalpolitik durch fachliche und administrative Vorwände verschleiern. Das Kollegium der Allgemeinen Poliklinik, welches teilweise seit der Gründung zusammengearbeitet hatte, wurde aufgelöst. In den Neubesetzungen bevorzugten sie nichtjüdische vor jüdischen Ärzten.[6] 'Deutsche' Ärzte richteten sich gegen das Kollektiv der 'jüdischen' Ärzte oder zentrierten sich auf Schnitzler als Einzelperson. Speck sieht die Allgemeine Poliklinik zu diesem Zeitpunkt als „Fegefeuer für antisemitische Sünden".[7] Im März 1893 wurde bekannt, dass die Direktorenstelle nach Schnitzlers Rücktritt durch Erkrankung nicht mehr ausgeschrieben werde. Der Direktorstellvertreter rückte dadurch ohne Besetzungsverfahren auf Schnitzlers Position nach. Das „Freie Blatt", die Zeitschrift des „Vereins zur Abwehr des Antisemitismus", gegründet am 2. Juli 1891, leitete aus der fehlenden Objektivierung ein bewusstes Ausgrenzen möglicher jüdischer Bewerber ab. Es sei den zuständigen Stellen bekannt, dass der Bau des Krankenhauses der Allgemeinen Poliklinik durch jüdische Geldgeber finanziert worden sei. Es könne nicht mit „jüdischem Kapital" aufgebaut werden, um danach die jüdischen Professoren und Dozenten von Führungspositionen auszuschließen. Das „Freie Blatt" erklärte das antisemitische Gebaren der neuen Klinikführung unter anderem mit der Zulassung eines Misstrauensvotums gegen den Rechnungsprüfer der Finanzierung des neuen Krankenhausbaus der Allgemeinen Poliklinik. Die Demission wurde mit „acht gegen sechs Stimmen" eingeleitet. Die Majo-

---

[4] *Schnait*, Allgemeine Poliklinik Wien, 13.

[5] Poliklinik und die Kämpfe gegen dieselbe, 14.

[6] *Speck*, Die Allgemeine Wiener Poliklinik. In: Historia Hospitalium 14 (1981/82) 308.

[7] Ebd., 309.

rität seien „Arier" gewesen, die sechs Gegenstimmen Juden.[8] Noch bevor
Schnitzler am 2. Mai 1893 starb, so Speck, beschlossen die 'deutschen' Mediziner, die Allgemeine Poliklinik Schritt für Schritt „judenrein" zu machen.[9]
Der Direktor-Stellvertreter und Pädiater Monti übernahm nach Schnitzler die Leitung der Klinik.[10] In einer Vorlesung über Kinderheilkunde anlässlich der Eröffnung des neuen Ambulatoriums und des Krankenhauses
der Allgemeinen Poliklinik 1893 dankte Monti David und Wilhelm Gutmann für die großzügige finanzielle Unterstützung des Baus und anerkannte damit öffentlich den wesentlichen Beitrag von 'jüdischem Kapital'.[11] Ein
Jahr später tagte in Wien die 66. Versammlung deutscher Naturforscher und
Ärzte. Für den 26. September stand ein Besuch der Allgemeinen Poliklinik
am Programm. Albert Eulenberg, der versuchte, in Berlin eine Poliklinik
nach dem Vorbild Wiens zu errichten, zeigte sich besonders interessiert. Er
hoffte, dass „die deutsche Reichshauptstadt [die] musterhafte Durchführung
[der] österreichischen Stammesbrüder[...]" nachahmen werde.[12] Für ihn war
die Allgemeine Poliklinik in Wien ein deutsches Vorzeigemodell. Während 1892 noch 44.686 Patienten und Patientinnen das Ambulatorium der
Allgemeinen Poliklinik aufgesucht hatten, waren es 1893 nunmehr 51.640.
1895 wurde mit 52.942 Patienten und Patientinnen ein erster Höchststand
erreicht.[13] Im Jahresbericht der Allgemeinen Poliklinik von 1893 wurde neben der Alters-, Herkunfts-, und Berufsstatistik, wenn auch unvollständig,
erstmals die Konfession einzelner Patientinnen und Patienten erfasst. 585
waren Katholiken, neunzehn Protestanten, 150 „Israeliten", vier Griechisch-

---

[8] Von der Poliklinik. In: Freies Blatt. Organ zur Abwehr des Antisemitismus 2,51 (1893)
7.

[9] *Speck*, Die Allgemeine Wiener Poliklinik. In: Historia Hospitalium 14 (1981/82) 309.

[10] *Tragel*, Chronik der Wiener Krankenanstalten, 288f.: Ab 1909 leitete der Augenarzt
August Reuss die Poliklinik, ab 1930 Hans Rubritius. Mit der Übernahme der Allgemeinen Poliklinik durch die Stadt Wien 1938 wurde Erwin Risak zum ärztlichen Direktor
bestellt, 1944 Karl Fellinger, 1946 Paul Grüneis und 1954 Walter Köhlmeier.

[11] Alois *Monti*, Die Entwicklung der Kinderheilkunde in Wien und die Aufgabe unserer
Poliklinik. In: Internationale Klinische Rundschau und klinische Zeit- und Streitfra-
gen unter Mitwirkung hervorragender Fachmänner, herausgegeben von Prof. Dr. Joh.
Schnitzler, Sonder-Abdruck aus 3 und 4 (1893) 1.

[12] *Eulenberg*, Die allgemeine Poliklinik in Wien. In: Sonderabdruck aus der Deutschen
Medicinischen Wochenschrift 39 (1894) 6.

[13] Jahresbericht der unter dem Protectorate Sr K. u. K. Hoheit des Herrn Erzherzogs Rainer
stehenden Allgemeinen Poliklinik in Wien (IX., Schwarzspanierstrasse 12) für 1895
(Wien 1896) 63.

Orthodoxe und ein Griechisch-Katholischer.[14] 1894 zeigte die Konfessionsstatistik, dass an der Allgemeinen Poliklinik von 967 Patienten und Patientinnen 681 Katholiken und 222 Juden behandelt worden waren.[15] 1895 waren
von 1170 der Konfession nach erfassten Patienten und Patientinnen bereits
880 Katholiken und 211 Juden,[16] 1898 von 1288 Patienten und Patientinnen
1009 Katholiken und 210 „Israeliten".[17] Während die Zahl der Katholiken
kontinuierlich zunahm, blieb die Zahl der Juden unter den Patienten und Patientinnen ungefähr gleich. In der Relation dagegen erhöhte sich die Anzahl
der Katholiken gegenüber Juden innerhalb weniger Jahre auf das ungefähr
Sechsfache.

Schnitzlers Sohn Arthur, bis 1893 Assistenzarzt an der Klinik des Vaters,
verließ nach seinem Tod die Klinik und eröffnete eine Privatpraxis.[18] Schon
1889 stellte er in den „Silvesterbetrachtungen" fest, dass die Wiener Medizinische Schule es nicht verstanden habe, ihr „humanisierendes Kapital"
zu nützen. Er war sicher, dass „in den nächsten Jahren neue Bazillen und
Medikamente entdeckt" würden. Es werde ebenso „viele große Ärzte" geben, aber „nur wenige große Menschen".[19] Schnitzler glaubte zwar anfangs
an die Möglichkeit einer „liberalistischen Wissenschaft", wo ein ständiger
Fortschritt erwartet wurde, trennte sich aber relativ rasch von diesem „Fortschrittsglauben". Er verlangte stattdessen, dass ein Wissenschaftler sein
Wissen als Humankapital einsetze, um der Menschheit zu dienen. Arthur
Schnitzler übte Wissenschaftskritik an der Wiener Medizinischen Schule.[20]

---

[14]   Jahresbericht der unter dem Protectorate Sr K. u. K. Hoheit des Herrn Erzherzogs Rainer
       stehenden Allgemeinen Poliklinik in Wien (IX., Schwarzspanierstrasse 12) für 1893
       (Wien 1894) 43.

[15]   Jahresbericht der unter dem Protectorate Sr K. u. K. Hoheit des Herrn Erzherzogs Rainer
       stehenden Allgemeinen Poliklinik in Wien (IX., Schwarzspanierstrasse 12) für 1894
       (Wien 1895) 45.

[16]   Jahresbericht der Allgemeinen Poliklinik in Wien für 1895 (Wien 1896) 41.

[17]   Jahresbericht der unter dem Protectorate Sr K. u. K. Hoheit des Herrn Erzherzogs Rainer
       stehenden Allgemeinen Poliklinik in Wien (IX., Schwarzspanierstrasse 12) für 1898
       (Wien 1899) 52.

[18]   *Schnait*, Allgemeine Poliklinik Wien, 3.

[19]   Arthur *Schnitzler*, Silvesterbetrachtungen. Zit. in: *Illner*, Psychoanalyse oder die Kunst
       der Wissenschaft, 35.

[20]   *Illner*, Psychoanalyse oder die Kunst der Wissenschaft, 35.

2. HERRSCHAFTSMITTEL DISKRIMINIERUNG

1912 schrieb Schnitzler „Professor Bernhardi".[21] Die angeblich fiktive Hauptrolle im Bühnenstück zeigt deutliche Parallelen zu Johann Schnitzlers Persönlichkeit. In den Problemen, mit denen „Bernhardi" an seiner Klinik konfrontiert wird, spiegeln sich die Interessen-, Beziehungs- und Wertekonflikte an der Allgemeinen Poliklinik. Robert Wistrich sieht sie als „Konflikte zwischen dem weltlichen Humanismus und den katholischen Werten, zwischen Wissenschaft und Religion".[22] Für Speck ist „Professor Bernhardi" ein Beispiel für humanitäres Handeln in einer Zeit ökonomischer und politischer Unsicherheit. Arthur Schnitzler habe mit der „Komödie"[23], wie er das Drama nannte, auf die „individualistische Ethik des Einzelfalls" aufmerksam gemacht.[24] Die Poliklinik bot für ihn den Reflexionsrahmen und Wien war für ihn „in gewisser Weise [...] der Spiegel der Welt".[25] Für dieses „Ärztestück[...] aus biographische[r] Verschränkung und künstlerische[r] Sublimation" brachte der Vater den Inhalt und der Sohn die Analyse ein.[26] Arthur Schnitzler erklärte, dass er mit diesem Werk vor allem den Hinweis erbringen wollte, dass der Arzt auch in schwierigen Situationen „ein Mann der Wissenschaft, ein Mann der Wahrheit" bleiben sollte.[27]

Die Uraufführung von „Professor Bernhardi" fand am 28. November 1912 am Kleinen Theater in Berlin statt, da das Stück von den Zensurbehörden in Wien nicht zur Aufführung freigegeben wurde. Erst am 21. Dezember 1918, nach dem Zusammenbruch der Habsburgermonarchie und damit der Aufhebung der Zensurbehörde, wurde das Drama am Deutschen

---

[21] Arthur *Schnitzler*, Professor Bernhardi. In: Arthur *Schnitzler*, Das weite Land. Dramen 1909–1912 (Frankfurt am Main ⁷1999) 149–293. Erstausgabe: Arthur *Schnitzler*, Professor Bernhardi. Komödie in fünf Akten (Berlin 1912). Zur genaueren Analyse von Arthur Schnitzlers autobiographischen Inhalten in „Professor Bernhardi" siehe William H. *Rey*, Arthur Schnitzler – Professor Bernhardi (München 1971) und Mark *Luprecht*, „What people call pessimism": Sigmund Freud, Arthur Schnitzler and Nineteenth-Century Controversy at the University of Vienna Medical School (Riverside, California 1991) 91–104.

[22] Robert *Wistrich*, The Jews of Vienna in the Age of Franz Joseph (London 1989); Die Juden Wiens im Zeitalter Kaiser Franz Josephs, übersetzt aus dem Englischen von Marie-Therese *Pitner* und Susanne *Grabmayr* (= Anton Gindely Reihe zur Geschichte der Donaumonarchie und Mitteleuropas 4, Wien-Köln-Weimar 1999) 502.

[23] *Schnitzler*, Professor Bernhardi. In: *Schnitzler*, Das weite Land, 149.

[24] *Speck*, Die Allgemeine Wiener Poliklinik. In: Historia Hospitalium 14 (1981/82) 316.

[25] *Illner*, Psychoanalyse oder die Kunst der Wissenschaft, 62.

[26] *Speck*, Die Allgemeine Wiener Poliklinik. In: Historia Hospitalium 14 (1981/82) 301.

[27] *Schnitzler*, Professor Bernhardi. In: *Schnitzler*, Das weite Land, 208.

Volkstheater in Wien aufgeführt.[28] Die Klinik als Handlungsort war nicht die Allgemeine Poliklinik, sondern das Elisabethinum. Ähnlichkeiten mit den universitätspolitischen Differenzen an der Allgemeinen Polklinik sollten verfremdet werden. Dennoch erinnere die Rolle des Dr. Oskar Bernhardi an Johann Schnitzler, die Fürstin Stixenstein an die Förderin Pauline Fürstin Metternich und Prinz Konstantin an den Protektor Erzherzog Rainer.[29] Nach der Aufführung des Stückes wies Arthur Schnitzler Kritikern gegenüber jegliche Parallelen zwischen den politischen und persönlichen Intrigen an der Allgemeinen Poliklinik und jenen in „Professor Bernhardi" zurück.[30]

Als der dänische Literaturkritiker und Schriftsteller Georg Brandes in der Wiener Zeitschrift für Kultur und Theater, „Der Merker", Anfang 1913 schrieb: Johann Schnitzler sei „von seinen eigenen Untergebenen aus eigensüchtigem Religions- und 'Rassen'- Hass hinaus intrigiert worden", widersprach Schnitzler in derselben Zeitschrift in einem Brief an den Kritiker. Der Vorwurf, das Stück sei eine Bewältigung persönlicher Erlebnisse und daher künstlerisch in Frage zu stellen, war für Arthur nicht gerechtfertigt.[31] Brandes sei über die Entstehung des Stückes nicht „richtig informiert". Es

---

[28] *Schnait*, Allgemeine Poliklinik Wien, 11. Siehe dazu: Aus den Zensurakten. Arthur Schnitzler verboten. In: Arthur Schnitzler. Professor Bernhardi. Burgtheater, Theaterbibliothek 200 (Wien 1998) 19–28: Interpellation der Abgeordneten Max Winter, Hanusch und Genossen an den Minister des Inneren vom 29. Oktober 1912: „Die Niederösterreichische Statthalterei [hat] das neue Drama von Arthur Schnitzler verboten. [...] Es wäre tief beschämend, wenn ein Dichter wie Schnitzler in seiner Heimat verboten, draußen aber, jenseits der schwarzgelben Pfähle, freigegeben würde." – Niederösterreichische Statthalterei an das k. k. Ministerium des Inneren in Wien, Bericht vom 14. Jänner 1913: „Eine Aufführung der Komödie [würde] scharfe Gegensätze im Zuschauerraume auslösen, [...] die zu einer Störung der öffentlichen Ordnung führen könnten." – Regierungsrat Dr. Glossy: „Ein gänzliches Verbot ließe eine Preßcampagne im In- und Ausland erwarten, zumal nicht zu zweifeln ist, daß dieses Stück in Österreich verboten, in Berlin zur Aufführung gelangen werde. – Gutachten von Hofrat Ritter von Cischini: Chaos zu befürchten — Statthalterei-Vizepräsident Tils: Provokation – Votum der Statthalterei: „Alles was in Österreich für das öffentliche Leben als wichtiger Faktor in Betracht kommen kann, [wird] einer überaus scharfen, herben Kritik, unterzogen und als durch und durch korrupt und verlogen hingestellt."

[29] *Schnait*, Allgemeine Poliklinik Wien, 3.

[30] Ebd., 9.

[31] Nikolaj *Beier*, „Vor allem bin ich ich": Judentum, Akkulturation und Antisemitismus in Arthur Schnitzlers Leben und Werk (Dissertation, Ludwig-Maximilians-Universität München, 2006, Göttingen 2008) 306, online unter <http://books.google.at/books?id=W CNO5QQMmIsC&printsec=frontcover&dq=%22Nikolaj+Beier%22&source=bl&ots= o0AjJXDHQI&sig=yb2yrc4wrRc83NL> (20. März 2010).

sei „frei erfunden". Sein Vater sei nicht wie „Professor Bernhardi hinaus intrigiert" worden, er sei am 2. März 1893 als Direktor des Instituts gestorben. Die Figuren seines Stückes seien „frei gestaltet". Nur „Kunstfremde" könnten von einem „Schlüsselstück" sprechen. Schnitzler betonte, dass er eine Handlung „erdichtet" habe, die in dieser Form Wien im Fin-de-Siècle spiegelte.[32] Nikolaj Beier stellt in seiner Dissertation fest, dass „Professor Bernhardi" „das fortgeschrittene Stadium der 'arisch'-jüdischen Polarisation nachzeichnet", die sich im letzten Drittel des 19. Jahrhunderts auch in Medizinerkreisen verschärfte.[33]

Um die Jahrhundertwende war Antisemitismus in Form einer gezielten Ausgrenzungspolitik politischer Alltag geworden. Antimodernismus, eine nostalgische Überhöhung der „deutschen Tugenden",[34] Antikapitalismus und eine Rückkehr zu kleinbürgerlichem Denken förderten den modernen Antisemitismus. Er wurde zur Projektionsfläche aller wirtschaftlichen Sorgen, existenziellen Ängste und politischen Unsicherheiten.[35] Die Widerstände gegen die Allgemeine Poliklinik und Professor Schnitzler waren keine singulären Erscheinungen eines akademischen Antisemitismus. Sie gaben um 1880 die Richtung einer neuen „Bewegung" vor, für die sich die christlich-sozialen und deutschnationalen Parteien der österreichischen Regierung wenige Jahre später entschieden. Antisemitisches Denken durchdrang das breite Politspektrum der Professoren und Studenten der Universität Wien genauso wie die gesamte Kultur und Wirtschaft. So stellten die „Vereinigten Christen" 1889 am ersten Katholikentag ein Programm vor, das für die wirtschaftliche Weiterentwicklung den Ausschluss „des Juden vom Grundbesitz, vom Beamten-, Richter- und Offiziersstand [und] vom öffentlichen Unterricht" verbunden mit einer 'Entjudung' des Advokaten- und Ärztestandes" verlangte.[36]

---

[32] *Schnait*, Allgemeine Poliklinik Wien, 9.

[33] *Beier*, Vor allem bin ich ich, 304.

[34] Siehe *Schnitzler*, Professor Bernhardi. In: *Schnitzler*, Das weite Land, 217: „PFLUG-FELDER: Und Sie sind doch nicht klerikal, Ebenwald. Sie sind doch deutsch, ein alter deutscher Student. Und was sind denn die deutschen Tugenden, Ebenwald? Mut, Treue, Gesinnungsfestigkeit. Habe ich noch eine vergessen? Macht nichts. Wir kommen ja vorläufig mit denen aus. Und daher hoffe ich, daß Sie mit mir einer Meinung sind: wir werden heute unserem Bernhardi eine solenne Genugtuung bereiten."

[35] Notker *Hammerstein*, Antisemitismus und deutsche Universitäten (Frankfurt am Main–New York 1995) 59.

[36] *Rumpler*, Eine Chance für Mitteleuropa, 492. Siehe *Pauley*, Eine Geschichte des österreichischen Antisemitismus, 77: In der 1888 gegründeten Organisation der „Vereinigten Christen" verbanden sich Karl Luegers Christlichsoziale kurzfristig mit Schönerers

Solche Forderungen legitimierten die Bestrebungen, die Allgemeine Poliklinik 'judenrein' zu machen.[37] Politisch war der Antisemitismus nicht vom
Niedergang des Liberalismus zu trennen. Erst in dem danach entstandenen
politischen Vakuum konnten deutschnationale und christlich-soziale Partei-
ideologien entstehen, die beide Fremdenfeindlichkeit und Antisemitismus
im Programm hatten.[38] Die Begriffsbindung 'liberal' und 'Bürgertum', die
am Beginn der liberalen Ära so stark propagiert wurde, hatte sich aufgelöst
und war durch 'liberal' und 'Judentum' ersetzt worden. Wer antiliberal eingestellt war, war oft auch judenfeindlich. Spätestens 1890 habe eine „soziale
Unruhe", wie Boyer den zunehmenden Nationalismus und Antisemitismus
bezeichnet, alle erfasst, die um eine gesicherte Existenz fürchteten.[39]

Der Physiologe und Protestant Brücke verfolgte die politische Entwicklung in Österreich und die antisemitischen Ausschreitungen der Klerikalen
und Deutschnationalen mit Befremden. „Das wüste Treiben der Antisemiten" habe allerdings den Nebeneffekt gehabt, „die Liberalen […] aus ihrer
Apathie" aufzurütteln. „Diejenigen, welche ihrer Neigung nach Antisemiten
sind", meinte Brücke, hätten sich doch noch gescheut, „die jetzigen Führer
derselben in das hohe Haus der Abgeordneten zu bringen".[40] Doch das Ergebnis der Wahlen am 6. März 1891 zeigte, dass sich Brücke geirrt hatte:
„Die Neuwahlen sind auch speziell in Wien schlechter ausgefallen, als ich
erwartet hatte. Es existirt hier eine Coalition von Clericalen und Antisemiten. Von den Kleinbürgern geht ein Theil den einen, ein anderer den anderen
auf den Leim. Es ist unbegreiflich, wie die Clericalen so blind sein können,

---

Deutschnationalen. Beide teilten die Überzeugung, dass „alle Juden […] Kapitalisten"
seien.

[37] Siehe *Schnitzler*, Professor Bernhardi. In: *Schnitzler*, Das weite Land, 215: „SCHREI-
MANN: Ich habe dir schon einmal gesagt, lieber Ebenwald, diese ganze Affäre ist
meiner Ansicht nach überhaupt nicht von irgendeinem religiösen oder konfessionellen
Standpunkt, sondern vielmehr von dem des Taktes aus zu betrachten. Also, auch wenn
ich Nationaljude wäre, ich würde in diesem Fall gegen Bernhardi Stellung nehmen. Aber
abgesehen davon, erlaube ich mir, dich wieder einmal darauf aufmerksam zu machen,
daß ich Deutscher bin, geradeso wie du. Und ich versichere dich, wenn sich einer von
meiner Abstammung heutzutage als Deutscher und Christ bekennt, so gehört dazu ein
größerer Mut, als wenn er das bleibt, als was er auf die Welt gekommen ist. Als Zionist
hätt„ ich's leichter gehabt."

[38] *Scheible* (Hg.), Arthur Schnitzler in Selbstzeugnissen, 26.

[39] *Boyer*, Karl Lueger, 134.

[40] Ernst Wilhelm von *Brücke*, Brief an Emil du Bois. Wien III, Traungasse 4., 6. März
1891. In: *Brücke, Hilger, Höflechner Swoboda* (Hgg.), *Brücke*, Briefe an Emil du Bois-
Reymond 1, 281.

sich als Antisemiten aufzuspielen und die Juden als eine Rasse von Lügnern und Fälschern hinzustellen, nachdem alle Urkunden der christlichen Religion auf Juden zurückführen."[41]

1891 übernahm in Wien der progressive Adelige Aloys Prinz von Lichtenstein ein Mandat der Christlich-Sozialen Partei und 1892 erhielten die Klerikalen der Habsburgermonarchie ihren „Führer des christlichen Volkes": Dr. Karl Lueger.[42] „Der schöne Karl" habe über jenes „fast dandyhafte Auftreten" verfügt, das in der Übergangsperiode von einer aristokratischen zu einer demokratischen Herrschaft ein „wirkungsvolles Attribut politischer Führerschaft" sein konnte. Der „Volksmann mit aristokratischem Anstrich" sprach ein großes Wählerpotential an. Mit dem Absinken des Liberalismus nützte seine Partei die Chance, dem gebildeten Bürgertum und dem niederen Adel eine politische Neuorientierung anzubieten.[43] Diese Partei repräsentierte einen nicht weniger „bösartigen Antisemitismus" als Schönerer, auch wenn sie sich dabei angeblich auf die ökonomische und soziale Frage berief. Die Betonung ihres Parteiprogramms lag auf der Erhaltung der konservativen Werte, auf Stützung von „Thron und Altar".[44] Die „scheinbar soziale Ausrichtung" dieser Partei, die vorgab, gegen Korruption und soziale Ungerechtigkeit anzutreten, war programmiert, sich in „antisemitische Hetze" gegen das jüdische Besitzbürgertum zu richten.[45] Ihre Partei fing jene Wähler auf, die Schönerer im unüberlegten „Kampf gegen die judenliberale Presse in Wien" verloren hatte.[46]

---

[41] *Brücke*, Brief an Du Bois. Wien III, Traungasse 4., 23. März 1891. In: Ebd., 282.

[42] *Rumpler*, Eine Chance für Mitteleuropa, 493.

[43] *Schorske*, Wien, 135f.

[44] *Kann*, Geschichte des Habsburgerreiches, 392.

[45] *Scheible* (Hg.), Arthur Schnitzler in Selbstzeugnissen, 26. Siehe Ferdinand *Kronawetter,* Der Wiener Antisemitismus. In: Freies Blatt 1,1 (1892) 2f.: „Es war daher für die feudal-clericale Partei mit ihren reactionären Tendenzen im Wiener Kleinbürgerthum ein sehr fruchtbarer Boden vorhanden, wenn man es verstand, ihm nicht bloß Rettung aus der wirthschaftlichen Noth, sondern sogar noch sociale Hebung in Aussicht zu stellen. Und das haben die Feudal-Clericalen in meisterhafter Weise verstanden! [...] Feudalismus und Clericalismus sind wieder aus den Gräbern erstanden, und ein Mittel zu ihrem Siege bildet auch die Verhetzung gegen die Juden, welche nicht so sehr als Confession verfolgt, sondern als die hauptsächlichsten Besitzer des großen mobilen Capitals von dem Wiener Handwerkerstande betrachtet werden. [...] Der Kampf gegen das Judenthum und den Juden ist nichts Anderes als ein Kampf gegen die wirthschaftliche Concurrenz."

[46] *Moser*, Der Antisemitismus der Deutschnationalen. In: Jüdisches Museum der Stadt Wien (Hg.), Die Macht der Bilder, 153. Siehe *Pauley*, Österreichischer Antisemitismus, 77: Schönerer war wegen falscher Berichterstattung über den angeblichen Tod von Kai-

Die Neubesetzungen in der Allgemeinen Poliklinik und der dort zunehmende Antisemitismus sind mit jenen Veränderungen der politischen Landschaft zu erklären. Im Kollegium erhielten jene Mediziner einflussreiche
Positionen, die mit Lueger sympathisierten und sich seiner Partei anschlos-
sen.[47] Für Boyer steht außer Zweifel, dass christlich-soziale Stadträte Juden
wirtschaftlich diskriminierten und bei „Neueinstellungen" auf kommunaler
Ebene oder im Landesdienst Juden gegenüber „politisch vertrauenswürdi-
gen" Parteimitgliedern offen benachteiligten.[48] Die Ausgrenzung der Juden war sowohl eine „politische Taktik" als auch ein systemimmanentes
„Herrschaftsmittel".[49]

3. KRANKHEIT ANTISEMITISMUS

Arthur und Bertha von Suttner lebten im Kaukasusgebiet, als sie um 1880
von dem politischen Antisemitismus in der Habsburgermonarchie und im
Deutschen Reich erfuhren, der über den Berliner Hofprediger Stöcker propagiert wurde. Bertha von Suttner schrieb in ihren „Memoiren", dass sie die
Berichte „mit lebhafte[r] Abscheu" lasen. Sie erkannte darin einen „Rückfall in das Mittelalter", welchen sie in Artikeln an Zeitungen in Wien deutlich zum Ausdruck gebracht habe. Die Artikel seien von den Herausgebern
mit der Begründung zurückgesandt worden, in Österreich gebe es keinen
Antisemitismus. Sollten die antisemitischen Strömungen von Preußen Österreich erreichen, sei „verächtliches Stillschweigen [das] einzig Richtige".[50]

---

ser Wilhelm I. gewaltsam in die Redaktionsräume des „Neuen Wiener Tagblatts" einge-
drungen. Siehe weiter *Boyer*, Karl Lueger, 105: Schönerer wurde zu einer viermonatigen
Gefängnisstrafe verurteilt, sein Adelstitel wurde ihm aberkannt und das aktive und pas-
sive Wahlrecht für fünf Jahre, bis 1893, entzogen.

[47] Von der Poliklinik. In: Freies Blatt 2,51 (1893) 7. *Schnitzler*, Professor Bernhardi. In:
Schnitzler, Das weite Land, 235: „EBENWALD: Sie wissen, unser Institut hat immer
Feinde gehabt und es hat noch heute mehr, als manche von Ihnen ahnen. Denn es gibt ja
noch immer einige unter Ihnen, meine Herren, die mit Zeit- und Volksströmungen nicht
zu rechnen wissen, und bei öffentlichen Anstalten muß man damit rechnen, ob man
diese Strömungen von einem philosophischen Standpunkt aus für berechtigt hält oder
nicht. Es gibt halt viele Leute, die es nicht richtig finden, daß in einem Institut, wo ein
Prinz Kurator ist und ein Bischof, und wo statistisch fünfundachtzig Prozent der Patienten Katholiken sind, die behandelnden Ärzte zur überwiegenden Anzahl einer anderen
Konfession zugehören. Das macht nun einmal böses Blut in gewissen Kreisen."

[48] *Boyer*, Karl Lueger, 210.

[49] Ebd., 213.

[50] Bertha *von Suttner*, Memoiren, ed. Lieselotte *von Reinken*. Mit einem Geleitwort von
Eva Helen *Pauling* und Linus *Pauling* (Bremen 1965) 174.

„Schweigen", das auf Angst beruhe, interpretierte Suttner als „Mitschuld".
„Nur nicht anstoßen … nur nicht sich Unannehmlichkeiten zuziehen; das
[sei] das Grundmotiv, wenn es sich auch äußerlich als vornehme Zurückhal-
tung gebärde".[51]

Als das Ehepaar Suttner 1887 von Paris nach Wien zurückkehrte,[52] stellten sie fest, dass „die antisemitische Bewegung in Wien besonders rohe Formen angenommen" habe.[53] Als Verantwortliche für die zunehmenden antisemitischen Ausschreitungen gegenüber orthodoxen Juden sah Bertha von
Suttner weniger den „aufgehetzten Pöbel" als vielmehr ihre „vornehmen"
Ideologen. Magyarische, polnische, tschechische und deutsche Nationalisten sowie Klerikale, aber auch in Wien assimilierte Juden, verbündeten sich
mit den Deutschnationalen und gingen gemeinsam gegen die zugewanderten Ostjuden vor.[54] Bertha von Suttner hielt diese Antisemiten für instabile
Persönlichkeiten mit fehlender Intellektualität: „Die Rasse-Unduldsamkeit,
ebenso unwissenschaftlich wie die religiöse, zeigt auf irgendetwas Kleines
und Enges im Kopf und im Herzen. Da stimme ich […] nicht [zu], daß man
gleichzeitig ein vornehmer Denker und Antisemit sein könne."[55]

1891, als Ausschreitungen an der Universität, in Lokalen und auf der
Straße sowie „tätliche Übergriffe" auf Juden Alltag geworden waren,[56] entschloss sich Baron Suttner nach dem fulminanten Erfolg der antisemitischen
Parteien gegenüber den Liberalen in den Reichsratswahlen zu handeln und
einen Verein zur Abwehr zu gründen.[57] Neben Rudolf Graf Hoyos-Sprin-
zenstein konnte er Friedrich Baron Leitenberger sowie den „als Mensch
und Gelehrte[n] gleich hoch geschätzte[n] Professor [Hermann] Nothnagel"
überzeugen, im „Vorbereitungskomitee" mitzuarbeiten. Diese vier Männer
hielten am 2. Juli 1891 die konstituierende Versammlung des „Vereins zur
Abwehr des Antisemitismus" ab. Am 21. Juli veröffentlichte die „Neue Freie
Presse" einen Artikel von Baron Suttner, der die Inhalte und Ziele des Vereins beschrieb.[58]

Der Verein verstehe sich nicht politisch, sondern wolle die „soziale, d.
h. gesellschaftliche Frage" behandeln. Von Gegnern sei ihm bereits unter-

---

[51] Ebd., 175.

[52] Ebd., 136.

[53] Ebd., 175.

[54] Brigitte *Hamann*, Bertha von Suttner (München 1986) 196f.

[55] Bertha von Suttner – Staatsbibliothek Wien. Handschriftensammlung, 14. Februar 1889,
     zit. in: Ebd., 199.

[56] *Suttner*, Memoiren, ed. *Reinken,* 175.

[57] *Hamann*, Bertha von Suttner, 201.

[58] *Suttner*, Memoiren, ed. *Reinken,* 175.

stellt worden, für „die Juden [und] gegen das Christentum aufzutreten". Das sei widersinnig, entgegnete Baron Suttner, denn Priester beider christlicher Konfessionen seien Mitglieder des Vereins. Die Partei, gegen die er auftrete, wolle „Österreich in einen moralischen Belagerungszustand [...] versetzen, [um] auf die ängstlichen Gemüter", von denen genügend existierten, „Druck auszuüben".[59] „Zum Glück" gebe es noch genügend Österreicher, die eine solche „Schreckensherrschaft" ablehnten.[60] Ein wesentliches Vereinsziel für Suttner war daher, „die Mitbürger zum selbständigen Denken anzuregen". Nachdem Bertha von Suttner den Artikel ihres Mannes in voller Länge in den Memoiren zitiert hatte, stellte sie resignierend fest, dass „die Gegner [...] sich als stärker erwiesen".[61] Brigitte Hamann interpretiert Baron Suttners Bemühen im „Verein zur Abwehr des Antisemitismus" als Versuch einer Stabilisierung der Innenpolitik der Habsburgermonarchie, während die von seiner Frau gegründete Friedensbewegung auf außenpolitische Beziehungen ausgerichtet war.[62]

Dem Verein für „die große Judenrettung", wie Bertha von Suttner den „Verein zur Abwehr des Antisemitismus" bezeichnete,[63] traten „mehrere hundert hervorragende Persönlichkeiten Wiens" aus Wissenschaft, Wirtschaft und Kultur bei.[64] Am 10. April 1892 erschien die erste Ausgabe des Publikationsorgans des Vereins, ein „Freies Blatt".[65] Es war bewusst als publizistisches Pendant zu Schönerers deutschnationaler Zeitung „Unverfälschte Deutsche Worte" gewählt.[66] Leitenberger und Nothnagel finanzierten die Zeitschrift anfangs aus eigenen finanziellen Mitteln.[67] In der ersten Ausgabe begründeten sie den Bedarf für ein „Organ zur Abwehr des Antisemitismus". Mit der Zunahme des Antisemitismus sei die Basis einer modernen, interkulturellen Gesellschaft gefährdet, weil Juden wie im Mittelalter, wieder nur geduldet und „Fremden- und Ausnahmegesetzen unterworfen" wurden. Hundert Jahre nach der Erklärung der Menschenrechte widerspreche eine solche politische Strömung der „Humanität und Gerechtigkeit". Antisemitismus sei daher als „krankhafte [...] Entartung des modernen Nationalismus" zu verstehen: „Die Geschichte [wird] einst über die intellectuellen Urheber

---

[59] Ebd., 176.
[60] Ebd., 177.
[61] Ebd., 179.
[62] *Hamann*, Bertha von Suttner, 194.
[63] Ebd., 202.
[64] *Suttner*, Memoiren, ed. *Reinken,* 175.
[65] *Hamann*, Bertha von Suttner, 205.
[66] Ebd., 206.
[67] Ebd., 207.

und deren selbstsüchtige Complicen ein strenges Urtheil fällen, die Mehrzahl der Verleiteten dagegen aus dem Grunde der Unzurechnungsfähigkeit
freisprechen. [...] Wir haben es hier nicht nur mit einer Wiederauferstehung
des dank der Wirksamkeit erleuchteter Geister eingesargten mittelalterlichen Fanatismus in confessionellen Dingen zu thun, sondern auch mit einer
krankhaften Entartung des modernen Nationalismus. Der Anhang des Antisemitismus in Oesterreich zerfällt [...] in zwei Hauptgruppen, je nachdem
in ihren Kreisen nationaler Hochmuth oder confessionelle Engherzigkeit das
hervorstechende Moment bildet. Beide Gruppen schlagen sich und vertragen
sich; sie suchen sich gegenseitig zu überlisten und eine die andere für ihre
speciellen Zwecke auszunützen. Glücklicher in dieser Beziehung war jedenfalls jene Gruppe, welche mehr den Glaubenseifer als die nationale Tendenz
hervorkehrt."[68]

Die Idee des Schriftstellers Peter Rosegger, den „Verein zur Abwehr des
Antisemitismus" daher effektiver für die „Bekämpfung des Nationalismus"
einzusetzen, lehnte der „Medizinmann", wie Nothnagel in den „Unverfälschten Deutschen Worten" gering schätzend genannt wurde, ab: „Bleiben
wir beim Antisemitismus. Die Sache läßt sich noch kurieren. Die nationalistische Krankheit ist unheilbar."[69] „Das Freie Blatt" wurde differenziert be-
gutachtet, auch von Seite der Juden. Herzl, 1892 Korrespondent der „Neuen
Freien Presse" in Paris, fand die Abwehrkampagne zu sanft, zehn oder zwölf
Jahre zu spät und ineffizient organisiert.[70] Die Juden sollten besser ihren eigenen „Stolz" entwickeln und „sich mutig selber wehren", empfahl Herzl.[71]
In der zweiten Generalversammlung des „Vereins zur Abwehr des Antise-
mitismus" hielt Nothnagel als Ehrenpräsident die Eröffnungsrede. Um dem
Antisemitismus entgegenzutreten, appellierte er an die Menschenrechte, an
Humanität und Toleranz: „Für Racengesetze als solche soll es keinen Raum
in uns geben: erst Mensch, dann Weißer, Gelber, Rother, Schwarzer; erst
Mensch, dann Germane, Slave, Semit, Romane; erst Mensch, dann Jude,
Christ und Muselmann!"[72]

---

[68] Zur antisemitischen Bewegung. In: Freies Blatt 1,1 (1892) 1.

[69] *Hamann*, Bertha von Suttner, 203.

[70] Ebd., 216.

[71] Brigitte *Hamann*, Der Verein zur Abwehr des Antisemitismus. In: Jüdisches Museum
der Stadt Wien (Hg.), Die Macht der Bilder, 253–263, hier 261.

[72] Hermann *Nothnagel*, Rede des Ehrenpräsidenten. Zweite Generalversammlung des Vereines zur Abwehr des Antisemitismus. In: Freies Blatt 1,7 (1892) 2. Siehe ebd. 4: 1892
wurden der Reichsrat-Abgeordnete Dr. Wilhelm Exner, der Reichsrat-Abgeordnete und
Geologe Professor Eduard Sueß und August Beiling, Sekretär der Staatsbahn, in den
Vorstand des Vereins gewählt.

Nach der Generalversammlung wurde die Rede in der Morgenausgabe des „Deutschen Volksblatts" vom 19. Mai 1892 zerpflückt und als sinnloses Streben eines Idealisten abgetan. Die Berichterstattung wiegelte die deutschnationalen Studenten auf und löste einen „lärmenden Exceß" in einer Vorlesung im Hörsaal der Ersten Medizinischen Klinik aus, jener Klinik des Allgemeinen Krankenhauses, die Nothnagel leitete. Beschwichtigend erklärte der Internist, dass sich Ärzte „in den Dienst der Humanität" stellen und sie täglich leben müssten. Der Antisemitismus als „Seelenpest des 19. Jahrhunderts" sei mit der ethischen Haltung eines Arztes nicht vereinbar. Lautstarke „*Pereat*" Rufe der deutschnationalen Studenten und weitere Ausschreitungen gegenüber jüdischen Studenten folgten. Die Wiener antisemitische Presse kommentierte die Studentenexzesse je nach Zielpublikum. In den christlich-sozialen Zeitungen wurden jüdische Studenten als Verantwortliche für die Unruhen im Hörsaal hingestellt und abwertend mit „Jud! Jud!" beschimpft. Die deutschnationalen Zeitungen verteidigten das Verhalten der gleich gesinnten Studenten und gestanden ihnen ein „gerechtfertigtes Missbehagen" zu. Die jüdischen Studenten fanden das Vorgehen gegenüber Nothnagel „scandalös [...]".[73] Im Oktober 1892 überreichten dreihundert jüdische Ärzte Nothnagel für seine couragierte Interpretation der 'Judenfrage' eine Dankadresse. Die Ansprache bei der Übergabe hielt der Billroth-Schüler Wölfler. Der Chirurg schätzte, dass Nothnagel, der nicht aus einer jüdischen Familie stammte, sich für die Juden einsetzte. Er sei empathisch und könne „das Anderen zugefügte Unrecht" so nachempfinden, als ob er selbst ein Betroffener sei.[74]

4. POLITISCHE HALTUNGEN

Am 17. März 1893 wurden in der dritten Generalversammlung des Vereins zahlreiche Ehrenmitglieder ernannt und im „Freien Blatt" in alphabetischer Reihenfolge erwähnt: „Hofrath Professor Dr. Theodor Billroth, Mitglied des Herrenhauses; [...] Moriz Freiherr v. Ebner-Eschenbach, k. k. Feldmarschall-Leutnant, k. k. Geheimrath; [...] Dr. Ludwig Ganghofer, Schriftsteller; [...] Ludwig Lobmeyr, Mitglied des Herrenhauses; [...] Peter Freiherr v. Piquet, Reichsraths- und Landtagsabgeordneter; [...] Peter Rosegger, Schriftsteller; Ferdinand v. Saar, Schriftsteller; Dr. Guido Freiherr v. Sommaruga, Hof- und

---

[73] Zu den Ausschreitungen an der Universität. In: Freies Blatt 1,8 (1892) 4.

[74] Dankadresse an Hofrath Dr. Nothnagel. In: Freies Blatt 1,30 (1892) 3: „Kein Band der Abstammung, kein persönliches Motiv verbindet sie mit uns Juden. [...] Sie gehören zu den seltenen Menschen, welche das Anderen zugefügte Unrecht empfinden, als wenn es Sie selbst träfe."

Gerichtsadvocat, Reichsraths- und Landtagsabgeordneter; Dr. Moriz Weitlof, Hof- und Gerichtsadvocat, Mitglied des niederösterreichischen Landes-
ausschusses, Obmann des 'Deutschen Schulvereines'.["75] Die Ehrenmitgliedschaft bedeutete nicht, dass diese Männer im Verein aktiv mitarbeiteten,
um dem Antisemitismus entgegenzuwirken. Ein Widerspruch zwischen der
überzeugten politischen Haltung und der Verbindung zu einem Verein durch
eine Ehrenmitgliedschaft wird bei Weitlof deutlich. Er war Ehrenmitglied
im „Verein zur Abwehr des Antisemitismus" und zugleich Obmann in Schönerers deutschnationalem „Deutschen Schulverein". Ferner wurde die Ehrenmitgliedschaft im „Verein zur Abwehr des Antisemitismus" nicht immer
mit Zustimmung der betreffenden Männer verliehen. Rosegger zum Beispiel
sei „ohne sein Wissen und gegen seinen Willen" zum Ehrenmitglied ernannt
worden. Er habe dagegen protestiert, weil er ideologisch nicht zugeordnet
werden wollte.[76] In seinen „Erinnerungen" positionierte sich Rosegger auf
Seite der Antisemiten: „So unvermittelt ich damals zum 'Judenknecht' gemacht worden war, so flott wurde ich über Nacht zum Antisemiten".[77]

Die unterschiedlichen politischen Gesinnungen der Ehrenmitglieder des
„Vereins zur Abwehr des Antisemitismus" zeigen deutlich, dass nicht alle
wegen verdienstvoller Arbeit für den Verein die Ehrenmitgliedschaft erhielten. Deshalb ist auch Billroths Ehrenmitgliedschaft nicht aussagekräftig genug, um sie als Beweis für den Gesinnungswechsel vom Antisemiten zum
Philosemiten anzuführen. In der Argumentation, warum Billroth kein Antisemit sei, wird in der Literatur wiederholt seine Mitgliedschaft im „Verein zur Abwehr des Antisemitismus" angegeben. Aber keine der Ausgaben
des „Freien Blattes" von 1892 bis 1896 erwähnt, dass Billroth als aktives
Mitglied unterzeichnete, noch veröffentlichte der Chirurg je einen Artikel
in dieser Zeitschrift. Von Wistrich wird Billroth trotzdem als „führend im
Österreichischen Verein zur Abwehr des Antisemitismus" gesehen.[78] Bruce
Pauley schreibt, dass Billroth „später seine Ansichten änderte und Mitglied
des 'Vereins zur Abwehr des Antisemitismus' wurde".[79]

---

[75] Verein zur Abwehr des Antisemitismus. Wien, 18. März 1893. In: Freies Blatt 2,50 (1893) 1.

[76] Wolfgang *Bunte*, Peter Rosegger und das Judentum. Altes und Neues Testament, Antisemitismus, Judentum und Zionismus (= Judaistische Texte und Studien 6, Hildesheim 1977) 83.

[77] Ebd., 272.

[78] *Wistrich*, Die Juden Wiens, 179.

[79] *Pauley*, Österreichischer Antisemitismus, 65.

Auch Berkley vermutet bei Billroth im Alter einen Wechsel von antisemitischer zu philosemitischer Haltung.[80] Josef Hochgerner erklärt, dass
Billroth „später die Gefahren" erkannt und seine Einstellung gegenüber jüdischen Studenten revidiert habe, indem er dem „Verein zur Abwehr des Antisemitismus" beitrat. Er fügte erklärend hinzu, dass dadurch „die Wirkung
seiner Buchstelle [...] nicht mehr rückgängig" gemacht werden konnte.[81] Jacques Le Rider findet, dass „ein gewisser Antisemitismus in den gehobeneren
Kreisen der Universität fast zum 'guten Ton'" gehörte. Billroth habe daher in
seiner „Broschüre[!]" „Lehren und Lernen" Juden als „scharf ausgeprägte
Nation" beschrieben, die keine Deutschen sein könnten. „Ein wenig später",
so Le Rider, habe Billroth diese Meinung „revidiert[!]" und sei dem „Verein zur Abwehr des Antisemitismus" beigetreten. Le Rider bedauert, dass
Billroth dadurch den „klassischen Vorgang" variierte, wo ein Intellektueller
dem Antisemitismus „Argumente" lieferte, ihm „ein gewisses Ansehen"
verschaffte, um sich danach durch die „vulgären" antisemitischen Bewegungen wieder „angewidert" abzuwenden.[82]

Boyer wiederum erwähnt, dass Billroth 1892 Geld für den „Verein zur
Abwehr des Antisemitismus" gespendet habe und „repudiated any of the
remarks in his earlier book which sounded anti-Jews".[83] Auch Buklijas über-
nimmt die in der Literatur tradierte Meinung, dass Billroth ein Gründungsmitglied des „Vereins zur Abwehr des Antisemitismus" gewesen sei: „In
1892 he would become a founding member of the Verein zur Abwehr des
Antisemitismus, a society composed of prominent Christian personalities
who opposed anti-Semitism. Historians who present Billroth as a racial anti-
Semite usually do not comment on this conversion or simply state that he
changed his mind. I agree with Boyer for whom Billroth was 'more a sociocultural elitist than an anti-Semite".[84] Selbst Wladika schließt sich der Ar-

---

[80] *Berkley*, Vienna and its Jews, 72.

[81] *Hochgerner*, Studium und Wissenschaftsentwicklung im Habsburgerreich, 194.

[82] Jacques *Le Rider*, Das Ende der Illusion. Die Wiener Moderne und die Krisen der Identität. Aus dem Französischen übersetzt von Robert *Fleck* (Wien 1990) 274.

[83] *Boyer*, Political Radicalism in Late Imperial Wien, 89.

[84] *Buklijas*, Surgery and national identity. In: Studies in History and Philosophy of Science
Part C: Studies in History and Philosophy of Biological and Biomedical Sciences 38,4
(2007) 767f. Buklijas weist darauf hin, dass Boyers Buch über „Political Radicalism
in Late Imperial Wien" erklärt, „why [Billroth] distanced himself from anti-Semitism
when it became an acceptable political stance, and even publicly crossed to the other
side". In *Boyer*, Karl Lueger, 41, gibt der amerikanische Historiker den studentischen
Antisemitismus bereits eine „dezidiert rassische Konnotation" und verweist auf den
„Leseverein der deutschen Studenten in Wien".

gumentation an, dass Billroth mit dem Beitritt zum „Verein zur Abwehr des Antisemitismus" „seine Meinung über die Juden gänzlich revidiert[!]" habe. Er ordnet den Chirurgen wie Buklijas den „Gründungsmitgliedern" zu.[85] Nicht zuletzt sieht auch Blaukopf, der sich mit Billroth als Musiker auseinandersetzt, den Chirurgen als aktives Mitglied in Suttners Verein. Er weist schon darauf hin, dass Billroth in der Geschichte des Antisemitismus zuerst „eine bedenkliche Rolle gespielt" habe. „Am Ende seines Lebens" habe er jedoch „gemeinsam mit Bertha von Suttner an der Abwehr des Antisemitismus mitgewirkt".[86]

Baronin Suttner, Verfasserin des Antikriegsromans „Die Waffen nieder"[87], konzentrierte sich aber auf die Friedensbewegung, während ihr Ehemann den Schwerpunkt auf den „Verein zur Abwehr des Antisemitismus" setzte. Ein Schreiben an Billroth von einem Mitarbeiter der Baronin, Moritz Adler, weist darauf hin, dass Billroth kein Pazifist war, sondern als Chirurg im möglichen Kriegsfall vor allem an die Versorgung der Verwundeten dachte. Die militär-medizinische Planung spricht gegen eine angebliche Zusammenarbeit von Billroth mit dem Ehepaar Suttner. Am 2. Dezember 1891, fünf Monate nach der konstituierenden Sitzung des „Vereins zur Abwehr des Antisemitismus", hielt Billroth in einer „Delegationssitzung zu Gunsten der Hebung der Verwundetenpflege in den möglicherweise bevorstehenden Massenkriegen der Zukunft" eine Rede. Bei den Anwesenden und in der liberalen Presse fand sie Anerkennung. Billroth hatte eine „rechtzeitige Verstärkung der Sanitätsvorbereitungen noch im Frieden" empfohlen, was Adler als Variation „der ewigen Melodie unserer Tage" interpretierte: „*Si vis pacem, para bellum*". Er fand es vermessen, für die Chirurgie „eine Lanze brechen zu wollen".[88]

„Als denkender Mensch und als Schriftsteller" interessiere er sich natürlich für Billroths Ausführungen. Adler antwortete ihm mit einer „unausgesprochenen Rede". Vor einer fiktiven Delegation vertrat nun er die Rolle des Arztes, „das Interesse der Humanität, das Interesse des gegenwärtigen und zukünftigen Geschlechtes und namentlich der erst zu Verwundeten der vielleicht bevorstehenden Massenkriege".[89] Adler gab in dieser Rede

---

[85] *Wladika*, Hitlers Vätergeneration, 241.

[86] *Blaukopf*, Theodor Billroth über Musik. In: *Bolterauer, Goltschnigg* (Hgg.), Moderne Identitäten, 92.

[87] Bertha *von Suttner*, Die Waffen nieder! Eine Lebensgeschichte (Dresden 1889).

[88] Moritz *Adler*, Offenes Sendschreiben an P. T. Herrn Professor Theodor Billroth. Mit einem Vorwort von Baronin Bertha *von Suttner* (Berlin-Leipzig 1892) 5.

[89] Ebd., 6.

zu bedenken, dass die Menschen eigentlich nicht in Frieden, sondern in „Scheinfrieden" lebten, da allein in Europa jährlich vier bis fünf Milliarden Gulden für „Rüstungszwecke" ausgegeben würde. Der Mensch zähle nicht mehr.[90] Wenn Ärzte die Teilnahme am Krieg verweigerten, wenn erst gar keine „Sanitätsvorkehrungen" getroffen würden, könne kein Krieg geführt werden.[91] Der Arzt sollte ein „Schützer der Menschheit, [...] Friedensfreund und Kriegsgegner" sein.[92] Bertha von Suttner schrieb zu Adlers Schreiben an Billroth das Vorwort. „Das Bestreben, künftige Kriege nicht aufkommen zu lassen, [werde] von den Zeitgenossen viel gebieterischer gefordert [...] als das Bestreben, für diese Kriege Sanitätsvorbereitungen zu treffen – was einem stillschweigenden Sanktionieren und Vorhersagen derselben gleichkommt. [...] Angesichts der unausdenkbaren Gräuel, die ein künftiger Krieg – wie Professor Billroth ihn voraussieht – nach sich zöge, wäre wohl folgender Satz am Platze: 'Was sich nicht mildern läßt, das soll man verhüten'".[93] Als Motto für das Sendschreiben an Billroth stand am Beginn „*Si vis pacem, para pacem*".[94]

Billroth war Mitglied in zwölf Vereinen wie der „Wiener Rettungsgesellschaft", der „Freiwilligen Feuerwehr", dem „Verein zur Ausstattung heiratsfähiger Mädchen" oder dem „Verein zur Unterstützung armer Studenten", obwohl er sich nicht aktiv beteiligen konnte und armen Studenten vom Medizinstudium abraten wollte. Außerdem war Billroth Mitglied in sechs Kunstvereinen. Den „Verein zur Abwehr des Antisemitismus" erwähnte Gussenbauer in einer Liste von Billroths Mitgliedschaften nicht.[95] Billroth erklärte selbst, dass er sich unmöglich mit allen Vereinszielen identifizieren konnte. Skeptischen Stimmen, die seine zahlreichen Mitgliedschaften für sinnlos hielten, entgegnete er: „Es ist unmöglich und wäre soziale Pflichtverletzung, wollte ich den vielen Ehrenämtern, mit denen man mich betraut, vornehm aus dem Weg gehen; doch manchmal wird es mir denn doch zu viel, und sowie die Ferien kommen, reiße ich aus."[96] Ferner war Billroth Ehrenmitglied in zweiunddreißig wissenschaftlichen Gesellschaften in ganz Europa und Amerika, in neun wissenschaftlichen Gesellschaften wirkliches

---

[90] Ebd., 9.

[91] Ebd., 22.

[92] Ebd., 25.

[93] Bertha *von Suttner*, Vorwort, In: Ebd., 3–4, hier 3.

[94] Ebd., 1.

[95] Karl *Gussenbauer*, Theodor Billroth. Nekrolog. In: Wiener klinische Wochenschrift 7,7 (1894) 1.

[96] *Billroth*, Briefe, 8. veränderte Auflage, 247. Ohne Adressat und Datumsangabe, zit. in: *Genschorek*, Wegbereiter der Chirurgie, 213.

Mitglied und in weiteren neun korrespondierendes Mitglied. Billroth wurde Mitglied und Ehrenmitglied, einerseits als Auszeichnung für wissenschaftliche Leistungen und andererseits aus sozialer Verantwortung heraus.[97]

1893 gehörten dem „Verein zur Abwehr des Antisemitismus" 5000 Mitglieder an.[98] In Studentenkreisen zeichnete sich eine leichte Tendenz zu einer Abkehr von der deutschnationalen Politik ab. Am 8. Oktober berichtete das „Freie Blatt", dass viele Studentenverbindungen, die einen Großteil von Schönerers Anhängerschaft bildeten, nun den „besten Mann[...] der Ostmark" ablehnten.[99] Auch die Regierung ging strikter gegen nationalistische Demonstrationen vor. Als Schönerer 1893 nach einer erzwungenen Phase politischer Inaktivität seine bürgerlichen und politischen Rechte zurückerhielt und wieder in die Politik einstieg, veranstaltete die Burschenschaft „*Oppavia*" am 20. Dezember eine Kundgebung für den alldeutschen Politiker. Sie wurde unmittelbar danach aufgelöst, weil sie sich nicht an die gesetzlichen Vorgaben gehalten hatte.[100] Trotzdem gelang es der Regierung nicht, eine Strategie gegen antisemitische Übergriffe zu entwickeln. Im Mai 1894 musste sich das „Freie Blatt" mit der von Antisemiten gestellten provokanten Frage auseinandersetzen, „ob in dem Worte 'Menschheit' die Juden inbegriffen seien".[101] Ferner wurde es herausgefordert, eine Erklärung dafür abzugeben, warum so viele jüdische Studenten sich für das Medizinstudium entschieden.[102] Bedrohende Konkurrenz hatte ein Klima des „Fremdenhasses"[103] erzeugt und auf beiden Seiten die Feindbilder verstärkt. Am 8. Juli 1894 rebellierten die deutschnationalen Studenten erneut gegen Nothnagel, weil er den Antisemitismus in der „Freiwilligen Rettungsgesellschaft" aufzeigte.[104]

Er wurde „angegriffen und mit Gewalt gehindert, seine Vorlesung abzuhalten". Die antisemitischen Ausschreitungen an der Universität wurden zusehends stärker vom Ausland beobachtet und kommentiert. „The Lancet", eine der renommiertesten medizinischen Fachzeitschriften in London, war

---

[97] *Gussenbauer*, Theodor Billroth. In: Wiener klinische Wochenschrift 7,7 (1894) 1.

[98] An die Freunde der Abwehrideen. In: Freies Blatt 2,39 (1893) 1.

[99] Aus antisemitischen Vereinen und Versammlungen. In: Freies Blatt 2,79 (1893) 6.

[100] Die „Oppavia" und das „Freie Blatt". In: Freies Blatt 3,101 (1894) 2.

[101] Gehören die Juden zur Menschheit? In: Freies Blatt 3,111 (1894) 2.

[102] Die Stellung der Aerzte bei den Juden. In: Ebd., 5.

[103] Der Fremdenhaß. In: Freies Blatt 3,93 (1894) 1.

[104] Der Studentenrummel. In: Freies Blatt 3,120 (1894) 1. Siehe Dr. J. Freiherr v. Mundy. In: Freies Blatt 3,126 (1894) 4: Im Herbst 1894 erschoss sich Jaromir Freiherr von Mundy, ein Billroth-Schüler und Gründer der „Freiwilligen Rettungsgesellschaft", da er durch den Antisemitismus „sein Werk zerstört" gesehen habe.

entrüstet, dass Demonstrationen gegen einen Professor stattfanden, der jüdische Mediziner vor „Verfolgungen" schützen wollte. Der Verfasser dieses Artikels hoffte, dass die Rebellen mit entsprechenden Konsequenzen zu rechnen hatten. Professor Nothnagel sei international anerkannt und es sei eine „Schande und Entehrung für die Universität", wenn die Universitätsbehörden keine Sanktionen setzten.[105] Nothnagel gelang es selbst, sich gegen die antisemitischen Studenten durchzusetzen, die Seminare und Vorlesungen „zum Erliegen" gebracht hatten.[106] Der „Verein zur Abwehr des Antisemitismus" hatte durch Nothnagel zwar ein deutliches Signal des Widerstandes gegen den gesellschaftsfähig gewordenen Antisemitismus gesetzt, doch es war zu schwach. Die Reden der deutschnationalen und christlich-sozialen Populisten begeisterten die Menge mehr als der Ruf nach Humanität. Ihr moderner, rassisch fundierter Antisemitismus rief bei den in Wien assimilierten Juden tiefe Betroffenheit hervor.[107]

Hermann Nothnagel wurde am 28. September 1841 in Lietzegörike in der Brandenburger Mark geboren. Nach der Matura am Gymnasium in Königsberg inskribierte er 1859 am Medizinisch-Chirurgischen Friedrich-Wilhelm-Institut für Militärärzte, der Pepinière.[108] Nach der Promotion am 27. Juni 1863 begann er an der Charité in Berlin die Fachausbildung zum Internisten.[109] 1866 nahm er in Königgrätz an der Entscheidungsschlacht des Preußisch–Österreichischen Krieges teil. Im Gegensatz zu Billroth, dessen

---

[105] Zit. in: Der Studentenrummel. In: Freies Blatt 3,120 (1894) 2. Siehe ebd.: „Mit dem Gefühle des Schmerzens und der Entrüstung vernehmen wir, daß die Studenten der Medicin an der Wiener Universität eine feindliche Demonstration gegen Professor Nothnagel in Szene gesetzt haben. Der Professor hatte die Race in Schutz genommen, die Deutschland mit einigen ihrer hervorragendsten Gelehrten beschenkt hat. Es scheint, als ob die bedauernswerthe antisemitische Bewegung ihren Weg in die Hochschule gefunden hat, denn weil Professor Nothnagel activen Antheil an der Vertheidigung jüdischer Mediciner gegen Verfolgungen, denen sie ausgesetzt waren, genommen hat, wurde er selbst angegriffen und mit Gewalt verhindert, seine Vorlesungen abzuhalten. Wir haben das Vertrauen, daß die Behörden mit den Anstiftern dieser Beschimpfungen in gebührender Weise verfahren werden; denn es wäre eine Schande und Entehrung für die Universität, wenn ein Mann, dessen Ruf sich über die weite Welt erstreckt, sich solche Beleidigungen gefallen lassen müßte."

[106] *Gay*, Freud entziffern, 73.

[107] *Pauley*, Eine Geschichte des österreichischen Antisemitismus, 97.

[108] Max *Neuburger*, Hermann Nothnagel. Leben und Wirken eines deutschen Klinikers (Wien-Berlin-Leipzig 1922) 6ff.

[109] Ernst *Lauda*, Hermann Nothnagel. Sonderdruck aus „Grosse Österreicher". In: Neue Österreichische Biographie ab 1815 (Zürich-Leipzig-Wien 1957) 160–172, hier 161.

„Nationalgefühl" durch die Teilnahme an diesem Krieg verstärkt wurde, schockierte Nothnagel das Kriegsgeschehen. Die grauenvollen Erfahrungen in der Versorgung der Verwundeten in den Lazaretten in Trautenau, Böhmen und Wschestar wurden zum Schlüsselerlebnis für sein Engagement in der Friedensbewegung.[110] 1872 erhielt Nothnagel in Freiburg in Breisgau eine Professur für Arzneimittellehre und zugleich die Leitung der Poliklinik.[111] Am 23. Juli 1880 starb Nothnagels Frau nach der Geburt des dritten Kindes. Er trauerte sehr und fühlte sich als „ein öder, müder, heimathloser Mann".[112]

Nach erfolgloser Bewerbung für einen Lehrstuhl an der Universität Prag wurde der Kliniker vom Berufungskomitee der Medizinischen Fakultät der Universität Wien mit sechzehn gegen zwei Stimmen *unico loco* für den Lehrstuhl für Innere Medizin vorgeschlagen.[113] Das Berufungsverfahren verzögerte sich durch Ministerpräsident Taaffe, weil er versuchte, Kaiser Franz Joseph gegen die Berufung eines „Ausländers" zu beeinflussen.[114] Am

---

[110] Siehe Hermann *Nothnagel*, Brief an seine Eltern, Trautenau in Böhmen 3. Juli 1866, zit. in: *Neuburger*, Hermann Nothnagel, 46: „Man muß selbst ein Schlachtfeld gesehen haben, um sich von der Entsetzlichkeit eines Krieges eine Vorstellung zu machen, sonst kann man es nicht glauben." Siehe auch *Nothnagel*, Brief an seine Eltern, Wschestar 27. Juli 1866. Zit. in: ebd. 48: „Fluch über den Krieg, neben dem Jammer, welcher über Tausende und aber Tausende hereinbricht, entfesselt er die jämmerlichsten Leidenschaften."

[111] Ebd., 80.

[112] Siehe Hermann *Nothnagel*, Brief an Vinzenz von Czerny in Heidelberg, Jena, 22. Juli 1870, zit. in: Ebd., 119: „Die entsetzliche Oede! In die Luft greifen, wo sonst die Geliebte die Arme öffnete - und so das lange Leben durch. Mögest Du nur vor einer so harten Prüfung bewahrt bleiben. [...] Die Blume meines Lebens haben sie draußen auf dem Kirchhof eingegraben." Siehe Fritz *Wittels*, Sigmund Freud: Der Mann, die Lehre, die Schule (Wien-Leipzig-Zürich 1924) 186: Freud erklärte den Unterschied zwischen Trauer und Melancholie dahin gehend, dass der Trauernde versuche, „die freigewordene Liebe auf andere Objekte zu übertragen", während beim „Melancholiker die durch Verlust [...] freigewordene Libido von dem verlorenen Objekte auf das eigene Ich zurückspringe".

[113] Hermann *Nothnagel*, Brief an Vinzenz von Czerny, 19. Juni 1882, zit. in: *Neuburger*, Hermann Nothnagel, 128.

[114] *Nothnagel*, Brief an seinen Vetter Sanitätsrat Dr. Karl Lüderitz, 6. Juli 1882, zit. in: Ebd., 128: „Du siehst also, die Sache ist trotz des glänzenden Fakultätsvorschlages noch unentschieden; ich muß abwarten. Du weißt ebenso gut wie ich, wie glänzend die Wiener Stelle ist: an Material die erste. Gowers gratulierte mir neulich schon mit der Charakterisierung: 'The first European place for medical instruction'. Glücklich kann ich ja im Leben nicht mehr werden; aber doch würde die Stellung und Arbeit in Wien meinem Dasein wieder etwas mehr Inhalt geben."

16. Oktober 1882 hielt Nothnagel, nun Professor für Spezielle Pathologie und Therapie, die Antrittsvorlesung an der Universität Wien: „Sie wissen aber, das[!] Eines nie gelehrt werden kann, Eines, was Sie selbst als Bestes in Ihren künftigen Beruf mitbringen müssen. Den ethischen Werth und die wahre Bedeutung erlangt jedes Wissen erst durch den humanen Sinn, in welchem es benützt wird; nur ein guter Mensch kann ein grosser Arzt werden. All Ihr Wissen und Können bekommt den Stempel des wahren Adels erst aufgeprägt durch den Geist der echten Humanität, in welchem Sie dasselbe verwenden."[115] Gemäß diesen ethischen Prinzipien versuchte Nothnagel sich sozial und politisch zu engagieren, auch wenn er sich dadurch Kritikern aussetzte und Gegner schuf.

---

[115] *Nothnagel*, Antrittsvorlesung an der Wiener medizinischen Fakultät: Ueber die Methode des klinischen Unterrichtes. Original–Stenogramm. In: Wiener Medizinische Wochenschrift 32,42 (1882) 1247–1251, hier 1250.

XII. RHYTHMEN DER „DEUTSCHEN" MEDIZIN

1. WISSENSCHAFT UND KUNST

Als Billroth 1893 vom „Verein zur Abwehr des Antisemitismus" zum Ehrenmitglied erklärt wurde, war er vierundsechzig Jahre alt. Er hatte universitätspolitisch viel bewegt, einen hohen gesellschaftlichen Status erreicht und war international als Chirurg anerkannt. Auf sein soziales Umfeld wirkte er selbstsicher und manchen erschien er überheblich. Doch aus den Briefen an seine Freunde ist ersichtlich, dass Billroth keinen so hohen Selbstwert besaß, wie sein Auftreten in der Öffentlichkeit vorgab. In ihnen kommt die labile Persönlichkeit des Chirurgen zum Ausdruck, die Ambivalenz seiner Gefühle zwischen Wollen und Können. Die Briefe machen die Unsicherheit gegenüber den gestellten Anforderungen sichtbar und zugleich den starken Willen zu Veränderungen und Verbesserungen in der Medizin. Sie sind eine wertvolle Quelle für die Rekonstruktion einer sensiblen Künstler- und Führungspersönlichkeit der Wiener Medizinischen Schule, die, auf sich selbst zurückgeworfen, sich zwischen Manie und Depression bewegte. „Wissenschaft und Kunst schöpfen aus derselben Quelle", schrieb der Chirurg und Musiker an Brahms, wohl wissend, dass beide durch Höhen und Tiefen getragen wurden und beide einander beeinflussten.[1] Zuckerkandl, der bis zum sechzehnten Lebensjahr „Violinvirtuose" werden wollte, bestätigte Billroth, indem er sagte: „Ein Forscher, ein Wissenschaftler, wird niemals vollkommen produktiv sein, wenn nicht auch ein künstlerisches Element in ihnen lebt. Vor allem braucht er Phantasie; er muß sich aber auch über Dogmen der Wissenschaft hinwegsetzen können."[2]

Nach Sauerbruch war Billroth „einer der wenigen großen Schriftsteller unter den Ärzten". Sein Stil, der „Leichtigkeit und Klarheit" vermittelte, war für ihn das „Ergebnis mühevoller sprachlicher Selbstzucht mit künstlerischem Empfinden". Billroth benötigte „Wahrheit und Klarheit" für das naturwissenschaftliche Verständnis. In Billroths Haus in Wien trafen sich Vertreter der Wissenschaft, Kunst und Politik.[3] Mit Brahms und Hanslick

---

[1] *Billroth*, Brief an Dr. Johannes Brahms in Wien. Abbazia, 6. Januar 1886. In: *Billroth*, Briefe, ed. *Fischer*, 5. Auflage, 360.

[2] Bertha *Zuckerkandl*, Österreich intim. Erinnerungen 1892–1942. Ergänzte und neu illustrierte Ausgabe mit 30 Abbildungen (Frankfurt am Main-Berlin 1970) 133.

[3] *Sauerbruch*, Theodor Billroth zum 50. Todestag. In: Wiener klinische Wochenschrift 29/30,30 (1944) 365.

schloss Billroth einen „musikalischen Dreibund".[4] Billroths „basically poetic soul"[5] fand dort das Verständnis, das er suchte. In der Privatwohnung
führte er einen privaten Musiksalon. Seine Familie war Billroths Ruhepol.[6]
Die Kammermusikwerke von Brahms wurden oft im Billroth-Haus urauf-
geführt, bevor sie der Öffentlichkeit vorgestellt wurden. Billroths Tochter
Else sang zwar die Lieder von Brahms, aber seinen Charakter mochte sie
ebenso wenig wie ihre Mutter. Als Mensch habe er ihnen nicht „behagt".
Billroth bedeutete die Freundschaft mit Brahms viel, denn für ihn war Musik nicht „Beruf sondern Berufung".[7] In der Musik schuf der Chirurg eine
Parallelwelt. Sie war sein Ausgleich für den herausfordernden Beruf. „Un-
musikalisch" fand Billroth nur jene Menschen, denen die Fähigkeit fehle,
„die rhythmische Gliederung der Töne zu einer Melodie zu erkennen". Sie
war für ihn „die erste Bedingung zum Erfassen von Musik".[8] Der Chirurg
war von seiner musikalischen Begabung nicht vollkommen überzeugt, was
sich in der Eigenbewertung seiner Kompositionen bestätigte. Nach einem
Bericht seines Schülers Mikulicz komponierte der Chirurg „drei Trios, ein
Klavierquintett, und ein Streichquintett". Er verbrannte alle wieder und
schrieb an Mikulicz: „Es war schreckliches Zeug und stank grässlich beim
Verbrennen".[9]

1881 traf der Arzt Erich Ebstein Billroth in St. Moritz und erwartete einen „warmen, lebensfrohen Mann". Doch Billroth erwies sich für ihn als
„müde[r] Pessimist, [verbunden mit] ans Cynische streifenden Positivismus".
Er wirkte unzufrieden. Auf ein Gespräch über die chirurgischen Erfolge
seiner Schüler ging Billroth nicht ein. Seine eigene Lehrtätigkeit „sei ihm

---

[4] *Hanslick,* Aus meinem Leben – Autobiographie. Zit. in: *Nagel, Schober, Weiß,* Theodor
    Billroth, 190: „Den engeren musikalischen Dreibund bildeten aber doch wir drei: Bill-
    roth, Brahms und ich." Siehe weiters *Billroth,* Brief an Professor Hanslick in Wien.
    Wien, 18. November 1885. In: *Billroth,* Briefe, ed. *Fischer,* 5. vermehrte Auflage, 351:
    „Nicht nur der concentrirte Geist und Humor, nicht nur Deine feuersprühende Stylistik
    sind es, welche mich erfassen, sondern mehr noch der große Zug von edler Wahrheit und
    Liebe zur ächten Kunst."

[5] *Nuland,* Masterful Spirit. In: Classics of Surgery Library (1984) 5.

[6] Siehe *Nagel, Schober, Weiß,* Theodor Billroth, 188f., wo Eduard Hanslick die Atmo-
    sphäre des Musiksalons im Hause Billroth in seiner Autobiographie als „unnachahm-
    lich" beschreibt.

[7] *Jagic,*Theodor Billroth und Johannes Brahms, 4.

[8] *Blaukopf,* Theodor Billroth über Musik. In: *Bolterauer, Goltschnigg* (Hgg.), Moderne
    Identitäten, 101.

[9] Zit. in: *Lejeune,* Zu seinem fünfzigsten Todestag. In: Völkischer Beobachter vom 6.
    Februar, Nr. 37 (1944) 3.

längst langweilig; er drücke sich, wo er könne". Ihn interessiere nur noch die „Honorarfrage" und die sei in Wien wenig „erfreulich". Ein halbes Jahr vor seinem Tod erwähnte Billroth Ebstein gegenüber, dass er die Praxis „unbefriedigend" empfinde und „die Hörer in der Klinik ein ungebildetes Volk" seien. Alles was die Regierung verspreche sei „wertlos", denn sie würde sich nicht an „Zusagen" halten.[10] Billroth wirkte auf Ebstein frustriert und deprimiert. Die Neigung zu depressiven Stimmungen wurde bei dem Chirurgen schon am Beginn seiner Karriere sichtbar. Mit vierundzwanzig Jahren gab Billroth Meissner in einem Brief zu verstehen, dass er sich nicht gerne mit sich selbst auseinandersetze: „Das Leben könnte mich manchmal wahnsinnig machen! - Ich sinne vergeblich nach auf einen Bekannten über den ich Dir schreiben könnte, um nicht zu mir selbst zu kommen. Was soll ich Dir von mir schreiben?! [...] Ich bin heute einmal wieder sehr Hypochonder."[11]

Nachdem dem Chirurgen vom Professorenkollegium der Medizinischen Fakultät Wien mitgeteilt worden war, dass er für die Neubesetzung des Lehrstuhls der Zweiten Chirurgischen Klinik in der engeren Auswahl war, beschrieb er Lübke in Stuttgart seine Stimmung als „himmelhochjauchzend, [...] zu Tode betrübt". Einerseits sah er den „Himmel voller Bratschen!", andererseits zweifelte er, ob das Unterrichtsministerium den Besetzungsvorschlag der Medizinischen Fakultät akzeptieren werde. Billroth fand es selbst absurd, dass er „mit 37 Jahren [...] im Besitz des höchsten Gehaltes [sein sollte], [...] im Land alles hier Erreichbare erreicht" habe und den Erfolg trotzdem nicht als „Glück", sondern als „Elend!" empfand.[12]

Die Unsicherheit blieb, obwohl der Chirurg am 12. Mai 1867 von Kaiser Franz Joseph zum „k. k. Professor" ernannt wurde. Seine Frau habe auf die Berufung mit „feurige[m] Enthusiasmus" reagiert, doch ihn erfülle „noch oft Bangigkeit [...], ob [er] das leisten [könne], was man in Wien von [ihm] erwarte[...]".[13] Nuland diagnostiziert bei Billroth „a life-long tendency to melancholy and depression, deepened slowly but inexorably with the passage of time".[14] Die psychische Labilität war dem Chirurgen bewusst und belastete ihn. „Ich bin zur Tugend verdammt, habe mich zu tief ins Denken

[10] Erich *Ebstein,* Theodor Billroth und seine Zeit. Ein Gedenkblatt zu seinem 100. Geburtstag. In: Sonderdruck aus Aerztliches Vereinsblatt für Deutschland, 21. April, Nr. 12 (1929) 1.

[11] *Billroth*, Brief an Georg Meissner. Berlin, 4. November 1853. In: *Brunn,* Jugendbriefe Theodor Billroths an Georg Meissner, 86f.

[12] *Billroth*, Brief an Professor Lübke in Stuttgart. Zürich, 5. März 1867. In: *Billroth*, Briefe, ed. *Fischer,* 5. Auflage, 82.

[13] *Billroth*, Brief an Professor Lübke in Stuttgart. Zürich, 2. Juni 1867. In: Ebd., 85.

[14] *Nuland*, Masterful Spirit. In: The Classics of Surgery Library (1984) 40.

und Grübeln versenkt", schrieb er 1871 an Lübke, „und da ist es mit dem leichten, heiteren Genuß des Lebens vorbei. [...] Wenn man in der Branche, für die man lebt, recht fleißig ist, so verbraucht man das Leben sehr rasch". Billroth verstand sich als „Mensch, [...] voll innerer Unruhe und doch ohne Leidenschaft. [...] Jeder Gedanke an ein dauerndes Verhältniß ist eigentlich schon ein geistiger Selbstmord. Nachdem dieser nun vollzogen ist, obgleich ich alle halben Jahre etwas anderes sein möchte, so finde ich mich in mein Schicksal und hoffe, tief betrauert, [...] ein anständiges Begräbniß zu bekommen", schrieb der Chirurg mit zweiundvierzig Jahren.[15] Um die Depression erst gar nicht zuzulassen, versuchte Billroth die „Stimmungen [mit] stramme[r] Arbeit" zu kompensieren. „Es gibt nichts Schlimmeres als Stimmungen!", schrieb er 1875. Er versuchte sie als „Dummheiten" abzutun: „Es ist lächerlich, wenn meine Collegen meine Arbeitskraft gar bewundern; die literarische Arbeit, die Forschung ist meine Rettung! Ohne diesen Anker wäre mein Schiff längst zerschellt."[16]

1875 arbeitete der Chirurg an dem Buch „Ueber Lehren und Lernen". Im Ringen um Universitätsreformen schien sein Ringen um die Verdrängung persönlicher Probleme durch. Die sozialelitären Inhalte in diesem Buch spiegelten seine Gefühle der Armut und der mangelnden Akzeptanz während der Studienzeit. Obwohl Billroth Schreiben als Therapie begriff, hörte er nach der Publikation der „Erfahrungsberichte aus der Chirurgischen Klinik in Wien und Zürich"[17] 1879 auf, weitere umfangreiche Fachbücher zu verfassen. „Soweit ich mich selbst beurtheilen kann, ist es das Beste was ich gemacht habe", schrieb er an seinen Schüler Czerny. „Es ist auch unwiderruflich das Letzte. [...] Ich habe die fixe Idee gefaßt, ich würde vor Vollendung dieses Werkes sterben!"[18]

Der angesehene Chirurg überließ die weiteren Publikationen aus seiner Klinik den Assistenten und Dozenten. Billroth schrieb Hanslick, dass er „nun einen Strich [mache] und nichts ernsthaft Chirurgisches mehr [schreibe]. Was [er] etwa noch zu sagen habe, [könne] er durch [s]eine vielen talentierten Schüler sagen lassen, die auf dem Mist [s]einer Ideen und Arbeiten

[15] *Billroth*, Brief an Professor Lübke in Stuttgart. Wien, 5. Januar 1871. In: *Billroth*, Briefe, ed. *Fischer,* 5. Auflage, 132f.

[16] *Billroth*, Brief an Professor Lübke in Stuttgart. Wien, 1. Januar 1875. In: Ebd., 175.

[17] Theodor *Billroth*, Chirurgische Klinik Wien 1871–1876, nebst einem Gesamtbericht über die chirurgischen Kliniken in Zürich und Wien während der Jahre 1860–1876. Erfahrungen auf dem Gebiet der praktischen Chirurgie (Berlin 1879).

[18] *Billroth*, Brief an Professor Czerny in Heidelberg. Wien, 29. November 1878. In: *Billroth*, Briefe, ed. *Fischer,* 5. Auflage, 225.

so kräftig gedeihen, daß sie [ihm] schon über den Kopf wachsen."[19] Aus Sorge, seine „Arbeitskraft" verschwinde, hoffte Billroth, dass seine Schüler „nicht nur [s]eine flüchtig hingeworfenen Ideen fruchtbar zu gestalten [wüßten], sondern nicht minder selbständig denken und arbeiten [würden]. So sehe [er] denn freudig den Abend [s]eines Lebens vor [sich]".[20] Billroth war sich seiner Grenzen bewusst.

Ein Jahr später schilderte er Brahms detailliert die Musikwünsche für seine Begräbnisfeierlichkeiten. „Ich werde mich, um keine Verkehrsstörung in der lebhaften Alservorstadt zu machen, ganz simpel ohne Musik zum Centralfriedhof hinausfahren lassen, ohne geistliches Geleit und ohne geistlichen Empfang. Dort wäre Musik mir lieb, dann einige Worte am Grabe von einem Freunde oder Studenten, dann wieder ein kurzer Musiksatz. Ließe sich der zweite Chor Deines Requiems für Blasinstrumente und Männerchor setzen?", fragte er Brahms. „Zum Schluß etwas aus Schumann's 'Faust' 'Dir der Unberührbaren' für Blasinstrumente allein (ohne Gesang), oder der Schlußchor aus dem 2. Theil von Paradies und Peri ohne Gesang."[21] Der Chirurg flüchtete sich in Todesvisionen, wenn er sich erschöpft fühlte und die Motivation für herausfordernde Aufgaben fehlte. Am 22. Jänner 1881 schrieb er an Czerny, dass er „im Ministerium immer sehr ungern gesehen [sei], auch noch wegen [s]eines Buches über die Universitäten".[22] Am 7. September desselben Jahres erwähnte er seinem Schüler gegenüber, dass ihm „die Verhältnisse der Wiener Universität [...] ganz und gar zuwider" seien. „Die meisten meiner Collegen und die Regierung haben mich nur ausgelacht", wenn ich „irgend welche ideale Seiten hervorkehrte", gestand Billroth enttäuscht ein.[23]

Den Studenten gegenüber und in der Öffentlichkeit gab er sich weiterhin als der starke 'deutsche Mann', der innovative Naturwissenschaftler, der sich über Grenzen hinwegsetzte und für seinen Mut bewundert wurde. Auf Grund seines Eintretens für eine 'deutsche' Medizin war Billroth für die deutschnationalen Studenten zum Idol geworden. Das sozialelitäre Denken des Chirurgen, aber auch der rassisch fundierte Führungsanspruch der 'germanischen Rasse' wird in weiteren Briefen nach 1875 sichtbar. Wegen der starken Zunahme der Hörer an der Medizinischen Fakultät „wünschte [er]

---

[19] *Billroth*, Brief an Professor Hanslick in Wien. Wien, 28. November 1878. In: Ebd., 225.

[20] *Billroth*, Brief an Dr. Kappeler in Münsterlingen. Wien, 7. Dezember 1879. In: Ebd., 243.

[21] *Billroth*, Brief an Johannes Brahms in Wien. Wien, 20. Juni 1880. In: Ebd., 248.

[22] *Billroth*, Brief an Professor Czerny in Heidelberg. Wien, 22. Januar 1881. In: Ebd., 262.

[23] *Billroth*, Brief an Professor Czerny in Heidelberg. St. Moritz. 7. September 1881. In: Ebd., 267.

[s]ich, daß die Zahl derer, welche das Universitätsstudium ergreifen, sich verringern möchte". Billroth stellte aber „mit Stolz" fest, „daß die Deutschen gerade durch die Breite ihrer Bildungsbasis das geworden [seien], was sie jetzt sind. Und gerade auf dem Gebiete der Naturwissenschaften, Medicin und Chirurgie dürf[t]en [sie] [sich] wohl ohne Chauvinismus [ihrer] mühsam errungenen Stellung und Superiorität über die anderen Kulturvölker freuen".[24]

Die Deutschen bildeten für Billroth die kulturelle Elite, ihnen stand seiner Meinung nach die Führung in Wissenschaft, Kultur und Politik zu. Mit der Überhöhung der 'deutschen' Medizin leistete er zwar einen wesentlichen Beitrag zur nationalen Identitätsbildung der Deutschen, der Chirurg war aber auch mitverantwortlich an der Zunahme des fremdenfeindlichen Klimas an der Medizinischen Fakultät der Wiener Universität 'Deutscher Nation'. Als der Chirurg das erste Mal im Dezember 1884 im „lorbeerumkränzten Abbazia" Urlaub machte und „es herrlich" fand, beschrieb er Hanslick die dort lebende Bevölkerung als „gutmüthig[...] [aber] unschön, durch Armuth elend, ohne Race, nicht slavisch, nicht italienisch, auch noch recht abergläubisch".[25] Ebenso diskriminierend beschrieb Billroth Frau von Schmerling anlässlich einer Sizilien-Reise die Bevölkerung Siziliens. Er verglich sie mit einem Berliner „Häringssalat", in dem „alle Reste von Kartoffeln, Gemüse, Fleisch, Obst, Häring etc. klein" hineingeschnitten wurden. Denn „das Volk hier ist ein Gemisch von Phöniziern, Griechen, Puniern, Arabern, Römern, Normannen, Germanen. Absolut nichts Charakteristisches", stellte er fest.[26] Billroths Sprache grenzte aus und wertete ab, auch wenn er diese diskriminierenden Vergleiche in einer privaten Korrespondenz zog.

1882 lehnte Billroth eine Berufung nach Berlin ab. Seine Studenten veranstalteten ihm zu Ehren eine akademische Feier mit anschließendem Fackelzug. In der Ansprache, die Billroth nach der Dankesrede eines Studenten hielt, hob er seine Verbundenheit mit der 'Deutschen Nation' hervor. Er habe es als Herausforderung gesehen, „durch das geistige Band der Wissenschaft und Kunst auch andere grosse Kulturvölker mit uns Deutschen" zu verbin-

---

[24] *Billroth*, Brief an Professor His in Leipzig. Wien, 2. Januar 1881. In: *Billroth,* Briefe, ed. *Fischer*, 5. veränderte Auflage, 256.

[25] *Billroth*, Brief an Professor Hanslick in Wien. Abbazia, 29. Dezember 1884. In: Ebd., 325. Dieser Brief, der auf Wunsche Billroths in der Neuen Freien Presse vom 2. Januar 1885 veröffentlicht wurde, „veranlaßte mehrfache Anfragen, sogar injurielle Zurechtweisungen und Anklagen", schrieb der Herausgeber von Billroths Briefen in einer Anmerkung. Billroth erwähnte in seinem Brief an Hanslick auch, dass ein Schiffer das Volk von Abbazia als „*Gente stupido*"[!] bezeichnet habe.

[26] *Billroth*, Brief an Frau von Schmerling in Berlin. Palermo, 9. April 1889. In: Ebd., 433.

den.[27] Im Festsaal der Kaiserlichen Akademie der Wissenschaften waren „die glänzendsten Repräsentanten" von verschiedenen Universitäten vertreten. Die „Elite" der Medizinischen Fakultät, mehr als tausend Studenten, „Korpsstudenten […] in vollen Wichs […] Senioren mit breiten Schärpen [und] der akademische Gesangsverein mit der Fahne" ehrten den Deutschen Billroth,[28] der 1874 zum Mitglied der Kaiserlichen Akademie gewählt worden war.[29] Billroth sah diese Ehrungen, die kritische Aspekte seines Handelns bewusst ausblendeten, nicht nur positiv. Durch die hohe Erwartungshaltung an ihn wurden sie zur permanenten Belastung, die sich langfristig gesundheitlich auswirkten. Als Refugium kaufte Billroth im Sommer 1883 von Alfred Fürst von Wrede das über dem Wolfgangsee im Salzkammergut gelegene Hödlgut in St. Gilgen. Er ließ das alte Bauernhaus abreißen und entwarf selbst die Pläne für eine Sommervilla im Schweizerhausstil.[30] Im Sommer 1885 konnte die Familie den neuen Sommersitz beziehen. Dort entspannte sich der Chirurg bei Gartenarbeiten. Er gab Einladungen für Freunde aus Wien, welche den Sommer ebenfalls im Salzkammergut verbrachten.[31] Vormittags begleitete Billroth die Gesangstunden seiner Tochter Else am Klavier.[32]

Im Frühjahr 1887 erkrankte Billroth an einer schweren Lungenentzündung mit zunehmender Herzinsuffizienz.[33] Zahlreiche Wiener versammelten sich vor seiner Privatwohnung. Hanslick merkte daran nicht nur Anteilnahme, sondern auch die Oberflächlichkeit und Sensationslust mancher Menschen und vor allem der Presse. Er habe „keine Persönlichkeit gekannt […] namentlich keine aus Norddeutschland herübergekommene, die in Wien eine so allgemeine Verehrung und Liebe genossen" habe wie Billroth, schrieb der Musikkritiker in seine Selbstbiographie. Von früh bis spät habe eine dichte Menschenmenge sein Haus belagert, „jeden Augenblick Nachricht verlangend". Zweimal täglich sei in den Tageszeitungen über seine aktuelle Befindlichkeit berichtet worden. Es sei „das Erste" gewesen, wonach man „gierig" in den Zeitungen suchte. „Mehrere Tage" schien Billroth „ein[…] verlorene[r] Mann" zu sein. Hanslick habe es „wüthend" gemacht, wenn die

---

[27] Billroth und die Studenten. In: Wiener Medizinische Wochenschrift 32 (1882) 773.

[28] Ebd., 771.

[29] Richard *Meister*, Geschichte der Akademie der Wissenschaften in Wien 1847–1947 (= Österreichische Akademie der Wissenschaften, Denkschriften der Gesamtakademie 1, Wien 1947) 95.

[30] *Grieser*, Nachsommertraum, 128.

[31] Ebd., 130.

[32] N. v. *Jagic,* Theodor Billroth und Johannes Brahms, 3.

[33] *Kern*, Billroth – Selbstzeugnisse, 242.

Menschen um den „Verlust für die Wissenschaft" klagten. Die Wissenschaft
war für Hanslick in der Sorge um Billroths Genesung nicht entscheidend. Sie
werde „sich schon weiter helfen. Auch große Ärzte werden wieder kommen".
Was Hanslick befürchtete, war der Verlust des „Mensch[en] Billroth!"[34]

Als Billroth sich einigermaßen von der Erkrankung erholt hatte, beschrieb
er im Juni 1887 Professor Adolf Fick, einem Jugendfreund der Züricher Jahre, die Gefahren, welche die Mythosbildung in sich berge: „Wir haben früher
oft miteinander halb ernsthaft, halb im Scherz über plötzlich hingeworfene
Thesen phantasirt. 'Wie muß eine Persönlichkeit beschaffen sein, damit sich
die sogenannte öffentliche Meinung und per Echo, die große und kleine und
kleinste Presse dauernd mit ihr beschäftigt?' Das wäre so ein Thema zu einer
lustigen Diskussion. Was weiß denn das Volk eigentlich von dem, was ich
vielleicht in ernser Wissenschaft angeregt oder gefördert habe! Gar nichts.
Es bildet sich ein Mythus; an Unverstandenes, doch halb Geahntes, zum
Wunderbaren durch die Volksphantasie Aufgebauschtes knüpft der Mythus
an. Ich meine, die Kehlkopfexstirpation und der künstliche Kehlkopf waren
der Beginn meines Mythus, dann die Darm- und Magenresectionen u.s.w.
- Das Grausliche zieht das Volk auch an, und dies weiß die Presse gut aus-
zunutzen. Nun, das wäre Alles ganz lustig und erfreulich. Aber mich bringt
denn doch die Ueberschwemmung und Anerkennung in einige Verlegenheit,
und wenn man dann wünscht, daß ich noch recht lange zur Förderung der
Wissenschaft leben soll, so erfaßt mich eine Art von Beschämung. Denn ich
muß mich nun ängstlich fragen: ja! was erwartet man denn eigentlich noch
von mir, dem abgearbeiteten Manne im 59. Lebensjahr?"[35]

Billroth fühlte sich nach einem intensiven Berufsleben erschöpft. Trotzdem setzte er sich weiterhin einem permanenten Leistungsdruck mit nur
kurzen Entspannungsphasen aus, der sich gesundheitlich negativ auswirken
musste. In einem Brief an Johannes Brahms beschrieb er seinen hektischen
Tagesablauf: „Man ließ mich kaum ruhig mit Frau und Kindern frühstücken
[...] Besuche bei gestern Privat-Operierten, nun zur Klinik! [...] Jeder will et-

---

[34] Eduard *Hanslick*, Aus meinem Leben. In: Deutsche Rundschau 78 (1894) 276. Siehe
       dazu *Billroth*, Brief an Johannes Brahms in Wien. Wien, 12. Juni 1887. In: Billroth und
       Brahms im Briefwechsel, 416f.: „Ich hatte die Empfindung, daß ich Dich kaum wieder-
       sehen würde, so krank fühlte ich mich schon damals innerlich. [...] Ich nahm an einem
       Tage Abschied von den Meinen, von meinen nächsten Schülern und den Freunden, die
       mich umgaben; ich sandte durch Seegen letzten Gruß an Hanslick und durch ihn an
       Dich." Billroth schilderte in diesem Brief genauestens sein Schweben zwischen Leben
       und Tod: „Mir ist, als ob ich schon gestorben bin."
[35] *Billroth*, Brief an Professor Fick in Würzburg. St. Gilgen, 30. Juni 1887. In: *Billroth*,
       Briefe, ed. *Fischer*, 5. Auflage, 396.

was. Himmel - Sacrament, es ist schon 20 Minuten nach 10 Uhr! Vorwärts!
Hinein ins Auditorium. Zwei Stunden Schulmeisterei und Operationen. [...]
Endlich nach Haus. 20 Minuten zum Essen. Dann zu einer sehr schweren
Operation, die über 2 Stunden dauert! Kühne Vorsicht, endlich Sieg! [...]
Rasch 2 Glas Cognac! - Zu Haus: 6 Patienten theils mit Bagatellen, theils
unheilbar: Lüge, Lüge als Trost. - 15 Minuten für five o'clock tea mit Familie. Nun wieder 4 Krankenbesuche. Zu Haus. Eine halbe Stunde Ruhe!
Welches Glück! [...] Nun ins Renaissance-Concert! Ich hatte große Freude!
1½ Stunden Ruhe in ruhiger Musik. [...] Nun zu Haus in bester Stimmung,
endlich etwas Ruhe. Höchst behagliches Abendessen in der Familie. - Nun
sechs nothwendige Geschäftsbriefe: Endlich: 'Enfin seul'.“[36]

2. INNOVATION UND REPRÄSENTATION

1875 gründete der Arzt Gustav Jurié[37] den „Verein zur Gründung und Erhaltung eines Pavillonkrankenhauses behufs Heranbildung von Pflegerinnen für Kranke und Verwundete in Wien“.[38] Freiherrn von Mundy, Mitglied
dieses Vereins, überzeugte Billroth, dem Verein ebenfalls beizutreten. Er
erinnerte ihn an die gemeinsamen negativen Erfahrungen in den Kriegs-
lazaretten in Weißenburg im Deutsch-Französischen Krieg 1870. Dort war
beiden Ärzten die Bedeutung professionell ausgebildete Krankenpflegerinnen in der Versorgung der Verwundeten bewusst geworden.[39] Billroth bemühte sich vorerst nur um die Suche eines geeigneten Baugrunds für das
Lehrkrankenhaus und die Krankenpflegerinnenschule. Sein Vorschlag fand
mehr Zustimmung als jener von Jurié. Auf Grund dessen trat der erste Obmann aus dem Verein aus.[40] Im Dezember 1878 begann der Verein, aktiver

---

[36] *Billroth*, Brief an Dr. Johannes Brahms. Wien, 5. März 1890, abends ½12 Uhr. In: Ebd.,
465.

[37] *Wyklicky*, Unbekanntes von Billroth, 82.

[38] Theodor *Billroth*, Meine Beziehungen und Korrespondenz mit Kronprinz Rudolf. Geboren am 21. August 1858 in Laxenburg, gestorben am 30. Jänner 1889 in Mayerling,
geschrieben am Abend des 30. Jänner 1889. In: Oskar *Freiherr von Mitis*, Das Leben des
Kronprinzen Rudolf. Mit Briefen und Schriften aus dessen Nachlass (Leipzig 1928), neu
herausgegeben und eingeleitet von Adam *Wandruszka*, mit einem Anhang Kronprinz
Rudolf und Theodor Billroth (Wien-München 1971) 365–384, hier 365.

[39] Siehe Christiane *Peddinghaus*, Das Rudolfinerhaus. Die architektonische Entwicklung
der Krankenhäuser von der Baracke zum Pavillon (Dissertation Universität Wien 2009)
19: Freiwillige Pflegerinnen versorgten dort unter katastrophalen Verhältnissen die Verwundeten. Jegliche Hygiene habe gefehlt.

[40] *Wyklicky*, Unbekanntes von Billroth, 82.

zu werden. Billroth wurde Schriftführer. Der Chirurg war also nicht der
Vereinsgründer, wie der Architekt des „Rudolfinerhauses", Franz von Gruber, vorgab. Erster Präsident des Vereins wurde Hans Graf Wilczek, Polar-
forscher und Kunstmäzen.[41]

Kronprinz Rudolf übernahm die Patronanz, was die Mitglieder des Vereins veranlasste, den Verein in „Rudolfinerverein" umzubenennen.[42] Der
Verein beabsichtigte, junge Frauen aus dem gebildeten Bürgertum zu Krankenschwestern ausbilden. Obschon Billroth das Medizinstudium für Frau-
en ablehnte, vermittelte er zukünftigen Krankenschwestern in öffentlichen
Vorträgen das Grundwissen über Krankenpflege. Sein Lehrbuch über „Die
Krankenpflege im Hause und Spitale"[43] wurde in mehrere Sprachen über-
setzt und bildete die Grundlage der Ausbildung der Krankenschwestern im
„Rudolfinerhaus".[44] Am 8. November 1881 begannen die Ausbildungskurse,
die von Billroth und den Primarärzten Robert Gersuny und Alexander von
Hüttenbränner geleitet wurden.[45] Der Lehrplan für die zukünftigen Krankenschwestern des „Roten Kreuzes" orientierte sich nach internationalen
Standards. Um die „Rudolfinerinnen" bestmöglich auszubilden, unternahm
Marie von Miller-Aichholz, Gründungsmitglied des Vereins, eine Studienreise nach England. Am Beispiel der Florence-Nightingale-Schule, gegründet 1860, wollte sie Organisation und hygienische Einrichtungen einer Krankenpflegerinnenschule näher kennenlernen. Florence Nightingale erklärte
sich bereit, den „Rudolfinerverein" zu beraten.[46]

1882 wurde das „provisorische Rudolfinerhaus" in einer Baracke und
einigen adaptierten kleinen Landhäusern als „Cottage-Spital" mit Krankenpflegerinnenschule eröffnet.[47] In der Baracke erhielten die Patienten und
Patientinnen III. Klasse ihre medizinische Behandlung, in den Landhäusern oder Villen jene der II. und I. Klasse.[48] Für Vertreter der katholischen
Kirche zeigte der liberale „Rudolfinerverein" „anti-katholisch-kirchliche
Tendenzen", weil er keiner der kirchlichen Institutionen angehörte, die bis

---

[41] *Peddinghaus*, Das Rudolfinerhaus, 19.

[42] *Wyklicky*, Unbekanntes von Billroth, 83.

[43] Theodor *Billroth*, Die Krankenpflege im Hause und Hospitale. Ein Handbuch für Familien und Krankenpflegerinnen (Wien 1881).

[44] Erster Jahresbericht des Rudolfiner-Vereines vom 12. Februar 1882, Vereinsjahr 1881
(Wien 1882) 7, zit. in: *Peddinghaus*, Das Rudolfinerhaus, 20.

[45] Notizen. In: Wiener Medizinische Wochenschrift 31,43 (1881) 1216–1218, hier 1218.

[46] Erster Jahresbericht des Rudolfiner-Vereines (Wien 1882) 7, zit. in: *Peddinghaus*, Das
Rudolfinerhaus, 20.

[47] Ebd., 38.

[48] Ebd., 39.

dahin an Wiener Krankenhäusern für die Krankenpflege zuständig waren.[49]
Billroth sah das „Rudolfinerhaus" daher als den größten „Erfolg [s]einer Persönlichkeit, den [er] bisher in der Welt errungen habe." Er habe für die inter-
konfessionelle Schule „gegen die geistlichen Orden einen schweren Kampf
durch viele Jahre hindurch geführt". Es sei für ihn nicht einfach gewesen,
„in einem katholischen Lande contra höchste und allerhöchste Herrschaften,
contra öffentlichen Strom und Unverstand 250.000 fl zusammen zu betteln
und das Ganze fertig zu bringen". Billroth hob als Sponsoren ausdrücklich
die „Juden" hervor, was wiederum deutlich machte, dass der Chirurg die in
Wien assimilierten jüdischen Bürger und Bürgerinnen nicht dem 'deutschen'
Bürgertum zuordnete. Seiner Wahrnehmung nach unterstützten sie ihn finanziell „tapfer [...], ohne dass [er] ihnen die kleinste Concession gemacht
hätte".[50]

Bei einer Planungssitzung für den Bau des „Rudolfinerhauses" wurde
Billroth Kronprinz Rudolf vorgestellt. Graf Wilczek vermittelte anschließend ein Treffen zwischen dem Kronprinzen und dem Chirurgen in Prag,
wo Rudolf Interesse an Billroths Buch „Vorlesungen über specielle chirurgische Pathologie und Therapie" gezeigt habe. Billroth sandte es ihm zu
und blieb mit dem Kronprinzen schriftlich in Kontakt.[51] Der Briefwechsel
zwischen Kronprinz Rudolf und dem Chirurgen bezog sich vor allem auf
„Bau, Gestaltung und Einrichtung des Rudolfinerhauses".[52] Am 5. Dezember 1883 bedankte sich Kronprinz Rudolf für das gewünschte Buch „Über
das Lehren und Lernen der medicinischen Wissenschaften". Er sei „sehr
neugierig darauf, diese Arbeit lesen zu können, welche [Billroth] einmal so
viele Kämpfe und Unannehmlichkeiten bereitet[...]" habe. Der Kronprinz
bedauerte, dass die Studie „vergriffen" sei und Billroth keine zweite Auflage
herausgeben wollte.[53]

[49] *Billroth*, Meine Beziehungen und Korrespondenz mit Kronprinz Rudolf. In: *Freiherr von Mitis*, Das Leben des Kronprinzen Rudolf, ed. *Wandruszka*, 365.

[50] *Billroth*, Brief an Frau von Schmerling in Berlin. Wien, 15. Dezember 1888. In: *Billroth*, Briefe, ed. *Fischer*, 5. vermehrte Auflage, 426.

[51] *Billroth*, Meine Beziehungen und Korrespondenz mit Kronprinz Rudolf. In: *Freiherr von Mitis*, Das Leben des Kronprinzen Rudolf, ed. *Wandruszka*, 366. Siehe dazu genau-er *Wyklicky*, Unbekanntes von Billroth, 83–88, inkludiert ein Abdruck eines persönli-chen Briefes des Kronprinzen Rudolf an Theodor Billroth, 1. August 1881.

[52] Ebd., 83.

[53] *Kronprinz Rudolf*, Brief an Billroth. Laxenburg, 5. Dezember 1883. In: *Billroth*, Meine Beziehungen und Korrespondenz mit Kronprinz Rudolf. In: *Freiherr von Mitis*, Das Leben des Kronprinzen Rudolf, ed. *Wandruszka*, 380.

Im nächsten Brief, datiert mit 21. Oktober 1887, versprach Kronprinz Rudolf, sich „aus Staatsmitteln [um] ein oder zwei Plätze für österreichische Naturforscher" an der Zoologischen Station in Neapel zu bemühen.[54] Von Dezember 1883 bis Oktober 1887 habe es nach den Aufzeichnungen Billroths „keine Veranlassung zu einer Korrespondenz" gegeben, auch wenn er den Kronprinzen „von Zeit zu Zeit" persönlich getroffen habe.[55] Diese Mitteilung erscheint ungewöhnlich, nachdem der Chirurg einen regelmäßigen Briefwechsel mit vielen seiner Kollegen und Freunde pflegte, selbst mit jenen, die in Wien wohnten. Wyklicky erkennt in dem Briefwechsel einen „freundschaftlichen Kontakt" zwischen Billroth und Kronprinz Rudolf. Der Chirurg habe ihn „mit Recht [...] „lieber Freund" genannt.[56] Im letzten Brief an Billroth, einhalb Monate vor seinem Tod, bedankte sich der Kronprinz für die „Übersendung des „Rudolfinerberichts".[57]

Billroth fand den Kronprinzen hochintelligent. „Dass ihm eine gewisse Brutalität eigen gewesen sein mag", erschien dem Chirurgen als ein „Ausdruck seiner unbedingten Überlegenheit über seine Umgebung".[58] Billroth habe „nie die Empfindung gehabt, dass der Kronprinz eine herzlose Natur gewesen sei". Er konnte sich jedoch vorstellen, dass ihm die „landläufige aristokratische Gemütlichkeit" gefehlt habe. Der Chirurg sah in dem Kronprinzen einen nationalen Verbündeten und war überzeugt, dass ihn „sein innerstes Wesen [...] zum deutschen Geist" hingezogen habe. Als österreichisch-ungarischer Thronfolger habe er sein Deutschtum verbergen müssen, doch jeder, der mit ihm in Kontakt gestanden sei, habe es gespürt. Kronprinz Rudolf habe Kaiser Friedrich III. „schwärmerisch" verehrt und „hätte auch wohl in dessen Geist regiert".[59] Helene Conrad-Billroth erzählte ihren Kindern, dass ihr Vater nach dem ungeklärten Tode des Kronprinzen in der Nacht vom 30. auf 31. Jänner 1889 mit einem „Hofwagen" des Kaisers nach Mayerling gebracht worden sei. Alle danach gestellten Fragen von Angehörigen und Bekannten über das Geschehen im Jagdschloss habe Billroth mit „Hinweis auf das dem Kaiser gegebene Ehrenwort" unfreundlich zurückge-

---

[54] *Kronprinz Rudolf*, Brief an Billroth. Laxenburg, 21. Oktober 1887. In: Ebd., 380f.

[55] *Billroth*, Meine Beziehungen und Korrespondenz mit Kronprinz Rudolf. In: *Freiherr von Mitis*, Das Leben des Kronprinzen Rudolf, ed. *Wandruszka*, 380.

[56] *Wyklicky*, Unbekanntes von Billroth, 83.

[57] *Kronprinz Rudolf*, Brief an Billroth. 13. Dezember 1888. In: *Billroth*, Meine Beziehungen und Korrespondenz mit Kronprinz Rudolf, In: *Freiherr von Mitis*, Das Leben des Kronprinzen Rudolf, ed. *Wandruszka*, 380.

[58] Ebd., 382.

[59] Ebd., 383.

wiesen.[60] Noch am Abend des 30. Jänner begann Billroth, seine Korrespondenz mit Kronprinz Rudolf ihrer Entstehungsgeschichte nach zu ordnen und die einzelnen Briefe kurz zu dokumentieren.[61]

Wie andere Universitätsprofessoren wurde auch Billroth zum lebenslangen Mitglied im Herrenhaus des Österreichischen Reichsrats ernannt. Damit erhielt die 'deutsche' Fraktion der Medizinischen Fakultät der Universität Wien einen adäquaten Repräsentanten in der Regierung. Czerny gegenüber nannte er das Herrenhaus eine „Comödie auf höchsten Cothurn", wo er wenig Reformbereitschaft erwartete.[62] Er habe erkannt, dass er „den österreichischen Staat [...] auch als Herrenhausmitglied nicht retten" könne.[63] Als am 3. Dezember 1891 Alois Fürst Schönburg-Hartenstein, Präsident des Herrenhauses, Billroths Rede wegen Zeitüberschreitung abbrach, war er entsetzt: „Es ist wirklich kein Spaß, von dem 'Blech', wovon das Herz voll ist, mit der Uhr in der Hand zu sprechen. Viele waren empört, dass man mich nicht von vornherein in der Zeit beschränkte, sondern gewissermaßen zur Ordnung rief."[64] Unmittelbar danach beendete Billroth die „Komödie". Als Begründung für die abrupte Zurücklegung der Abgeordnetenfunktion schob Billroth eine vage Entschuldigung vor: „Das Terrain der Politik" sei ihm einfach nicht behaglich gewesen.[65] Am 7. Dezember 1888 wurde Bill-

---

[60] Adam *Wandruszka*, Kronprinz Rudolf und Theodor Billroth, In: *Freiherr von Mitis*, Das Leben des Kronprinzen Rudolf, ed. *Wandruszka*, 355–364, hier 361.

[61] Ebd., 360. Siehe ebd., 360f.: Die Originalbriefe Rudolfs, die Billroth dem Bericht nummeriert beifügte, wurden, dem Testament Billroths entsprechend, nach Billroths Tod 1894 Prinzessin Stephanie, der Witwe von Kronprinz Rudolf, übergeben und gelten als verschollen. Billroth verfügte jedoch zusätzlich über eine Abschrift der Briefe, die seine Tochter Helene an ihren Sohn Michael Conrad-Billroth weitergab. Siehe weiter Adam *Wandruszka*, Das nur halb gelöste Rätsel. In: *Freiherr von Mitis*, Das Leben des Kronprinzen Rudolf, ed. *Wandruszka*, 7–30, hier 8: Der Historiker Wandruszka habe die unveröffentlichten Briefe von seinem „Jugendfreund" Michael Conrad-Billroth zur Bearbeitung zur Verfügung gestellt bekommen.

[62] *Billroth*, Brief an Professor Czerny in Heidelberg. Wien, 18. März 1887. In: *Billroth*, Briefe, ed. *Fischer*, 8. Auflage, 333. Nachweis der Mitgliedschaft siehe Stenographisches Protokoll. Haus der Abgeordneten. XXVII. Session 1891 – Delegationen des Reichsrathes in Wien – Mitglieder des Herrenhauses. Gewählt in der 11. Sitzung am 20. Juli 1891, 982. In der Delegation des Reichsrathes in Wien, XXIX. Session 1893, scheint Billroth nach der Wahl vom 24. März 1893 nicht mehr als Mitglied auf.

[63] *Billroth*, Brief an Professor Fick in Würzburg. St. Gilgen, 30. Juni 1887. In: *Billroth*, Briefe ed. *Fischer*, 5. Auflage, 396.

[64] *Billroth*, Brief an Dr. von Mundy in Wien. Wien, 4. Dezember 1891, In: Ebd., 516.

[65] *Billroth*, Brief ohne Adressat und ohne Datum. Zit. in: *Genschorek*, Wegbereiter der Chirurgie, 217.

roth, der sich besonders um den Bau eines passenden Repräsentationshauses der k. k. Gesellschaft der Ärzte in Wien bemüht hatte, zum Präsidenten gewählt und behielt diese Funktion bis zu seinem Tode bei.[66] Fünfundzwanzig Jahre nach der Eröffnung des Hauses, am 9. Mai 1919, erhielt das Haus in der Frankgasse 8, im Neunten Wiener Gemeindebezirk, vom Billroth-Schüler Eiselsberg den Namen „Billroth-Haus".[67]

3. DEPRESSION UND „TODESSEHNSUCHT"

Die Feier zu seinem fünfundzwanzig-jährigen Jubiläum an der Medizinischen Fakultät 1892 beschrieb Billroth Professor Socin als „sehr schönes Fest. [...]. Die Leute sagen, es sei erhebend gewesen. [...] 'A schöne Leich war's!' So ein Dreiviertel-Begräbniß, wo ich mit Ehre, aber noch mehr mit Liebe zugedeckt" wurde.[68] Die resignierende Darstellung des Chirurgen zeigt nicht den „mountain in the midst of hillock", wie er anderen erschien. Seine „restless bigness" war gekoppelt an ständiges Ringen um Anerkennung und Perfektion. Der Chirurg war zerrissen zwischen dem Wunsch, ein Künstler sein zu wollen und dem Anspruch, ein ausgezeichneter Professor für Chirurgie sein zu müssen. Um in diesem Spannungsfeld bestehen zu können, benötigte Billroth ein entsprechendes Umfeld: „There were respites from the wrestling, and stolen moments of profound peace that Billroth savored between the hours of struggle. [...] They were spent in the sometimes soaring and sometimes gentle consolations of beautiful music, in the warmth of family love and fraternal bonds, and in the adoration of his pupils".[69]

Gesundheitlich eingeschränkt durch die Herzinsuffizienz, gab Billroth der Musik[70] und Philosophie[71] immer mehr Raum. Zunehmend stärker be-

---

[66] *Billroth*, Briefe, ed. *Fischer*, 5. Auflage, 499: Anmerkung des Herausgebers Georg Fischer.

[67] Karl *Sablik*, Theodor Billroth, das neue Haus und der Erste Weltkrieg (1879–1918). In: Gesellschaft der Ärzte in Wien 1837–1987. Mit Beiträgen von Isidor *Fischer*, Otto Novotny, Armin *Prinz*, Karl *Sablik* und Helmut *Wyklicky*, ed. Karl H. *Spitzy* (= Wiener Beiträge zur Geschichte der Medizin 5, Wien-München 1987) 26–38, hier 27f.

[68] *Billroth*, Brief an Professor Socin in Basel. Wien, 11. Oktober 1892. In: *Billroth*, Briefe, ed. *Fischer*, 5. vermehrte Auflage, 548.

[69] *Nuland*, Masterful Spirit. In: The Classics of Surgery Library (1984) 3.

[70] Noch kurz vor seinem Tode befasste sich Billroth mit der Frage „Wer ist musikalisch?" Herausgeber dieses Manuskripts war Hanslick: Eduard *Hanslick* (Hg.), Wer ist musikalisch? Nachgelassene Schrift von Theodor *Billroth* (Berlin 1895).

[71] Siehe dazu die Interpretation von Billroths Manuskript „Das Gute im Menschen". In: *Wyklicky*, Unbekanntes von Billroth, 103–111.

stimmte der 'Wunsch zu sterben' sein Leben. „Ich habe wenig Freude mehr am Leben. [...] Möchte nicht mehr lange leben", schrieb Billroth von Abbazia aus 1892 an Mundy.[72] Er könne sich „nur schwer, sehr schwer daran gewöhnen, dass [er] ein Herzkrüppel [sei] und wünsche oft, dass [ihm] das Glück eines plötzlichen Todes zu Theil würde".[73] „Es ist genug", stand in einem Brief an Mundy im Mai 1893.[74] Im Oktober 1893 glaubte Billroth, „am Ende des zweiten Theils Faust angelangt" zu sein.[75] Am 27. November 1893 führte der Chirurg die letzte große Operation an einer 39-jährigen Gastwirtin namens Fanny Dukovics aus Ungarn durch.[76] Anfang 1894 bot Brahms Billroth an, alle Kompositionen herauszugeben, die er bis dahin nicht vernichtet habe. Der Chirurg lehnte ab.[77]

Für Jänner und Februar 1894 wurde Billroth laut Ministerialerlass aus gesundheitlichen Gründen ein zweimonatiger Urlaub genehmigt. Sein Schüler, Privatdozent Hacker, wurde mit der Supplierung beauftragt.[78] In der Sitzung des Professorenkollegiums der Medizinischen Fakultät am 16. Dezember 1893 wurde die Beurlaubung zur Kenntnis genommen und der Bestellung Hackers für die Urlaubsvertretung zugestimmt.[79] Am 1. Jänner 1894 schrieb Billroth aus Abbazia an Hanslick, dass sein „armes, ganz erschlafftes Herz" nur mehr „mühsam, die ihm zuströmende Blutwelle" weiter befördere. Er könne „sein Stöhnen fühle[n]". Der Chirurg fragte sich, wie lange er „denn noch diese Fronarbeit" betreiben solle? Er fühle, dass seine „Kräfte [...] zu Ende" gingen. Die „Digitalis-Peitsche" helfe ihm ein wenig, aber er sei sich bewusst, dass es „nicht mehr [lange] so fort gehen" könne. Im Schlaf wiederhole sich sein „so oft geträumte[r] Traum", dass er die „eigene Sektion" mache. Sofort verdränge er „diesen Gedanken" wie-

---

[72] *Billroth*, Brief an Dr. von Mundy in Wien. Abbazia, 2. Januar 1892. In: *Billroth*, Briefe, ed. *Fischer*, 5. vermehrte Auflage, 528.

[73] *Billroth*, Brief an Professor von Dittel in Wien. St. Gilgen, 13. August 1892. In: Ebd., 541.

[74] *Billroth*, Brief an Dr. von Mundy in Wien. St. Gilgen, 31. Mai 1893. In: Ebd., 574.

[75] *Billroth*, Brief an Frau Professor Seegen in Wien. St. Gilgen, 4. Oktober 1893. In: Ebd., 576.

[76] Aus Billroths Klinik. In: Neue Freie Presse Nr. 10.582, vom 8. Februar (1894) 5.

[77] *Lejeune*, Zu seinem fünfzigsten Todestag. In: Völkischer Beobachter vom 6. Februar, Nr. 37 (1944) 3. Siehe ebd.: Billroths Witwe stimmte nach dem Tod ihres Gatten einer Edition ebenfalls nicht zu, da sie den Willen ihres Mannes respektierte.

[78] Personalakte Theodor Billroth, Medicinische Dekanats-Acte 258, Ministerialer Erlaß vom 8.12.1893, Z.27.582 (Archiv der Universität Wien).

[79] Ebd., Protokoll des Professorenkollegiums, Sitzung vom 16. Dezember 1893 Z402 (Archiv der Universität Wien).

der. Er gestand sich jedoch zu, „einem treuen Freunde [...] solche Momente der Schwäche verraten" zu dürfen.[80] Am 2. Jänner 1894 schrieb er an Frau von Schmerling, dass es ihm „eigentlich nicht besonders" gut gehe. „Hie und da ein Aufflackern, dann wieder tiefe Depressionen. Wenn es sein [müsse], so wünsche [er] einen raschen Tod durch plötzliches Reißen [s]eines morschen Herzens; nur kein langes Siechthum!"[81] Vierzehn Tage vor seinem Tod schrieb Billroth in Abbazia einen Brief, der in Georg Fischers Edition der Billroth-Briefe fehlte. Billroth nahm darin Bezug auf das Alter und meinte, er sei noch gar nicht so alt, aber „früh gealtert". „Menschen, auch die liebsten, habe er nie länger gerne um [s]ich als höchstens eine Stunde. [S]eine Lebensfreude [sei] der Blick aufs Meer, auf die Inseln, auf den Himmel, auf die Lorbeerbäume."[82]

In der Billroth-Biographie von Nagel, Schober und Weiß wurde ein Auszug aus dem persönlichen Taschenkalender des Chirurgen wiedergegeben, der beweisen sollte, „mit welcher Kraft Billroth sich zwingen musste, seine Rolle vor der Welt zu spielen". Die letzte Notiz war mit „Samstag, 3. Februar in Abbazia" datiert. Für die darauf folgenden Tage Sonntag bis Dienstag trug Billroth noch als Aufenthaltsort Abbazia ein, danach blieben die Seiten leer.[83] Am 4. Februar schrieb Billroth einen Brief an seine Gattin mit der Aufschrift: „An meine liebe Christl. Nach meinem Tode zu eröffnen. Papa." In diesem Abschiedsbrief entschuldigte sich Billroth bei seiner Frau für die Verletzungen, die er ihr, „durch Ehrgeiz und Eitelkeit verblendet", zugefügt hatte. Vor allem aber wollte er „noch einmal tiefen, herzlichen Dank [...] sagen, bevor [s]ein Geist umschleiert" werde.[84] „Death Nostalgia"[85] bezeichnet Absolon Billroths psychische Verfassung in den letzten Monaten vor seinem Tod. Wegen seiner sich zunehmend verschlechternden Herzinsuffizienz nahm Billroth regelmäßig Morphium in Verbindung mit Digitalis ein. Am 5. Februar 1894 Billroth „may have taken an excess dose of Digitalis, [...] shot

[80] *Billroth*, Brief an Hanslick. Abbazia, 1. Jänner 1894. In: *Billroth*, Briefe, ed. *Fischer,* 5. vermehrte Auflage, 588.

[81] *Billroth*, Brief an Frau von Schmerling in Berlin. Abbazia, 2. Januar 1894. In: Ebd. Siehe weiters *Billroth*, Brief an Professor Wölfler in Graz. Abbazia, 1. Januar 1894. In: Ebd.: „Nur kein längeres Siechthum; ich habe so wenig Geduld, es zu ertragen!"

[82] *Ebstein,* Theodor Billroth und seine Zeit. In: Sonderdruck aus Aerztliches Vereinsblatt für Deutschland, 21. April, Nr. 12 (1929) 1.

[83] *Nagel, Schober, Weiß*, Theodor Billroth, 236.

[84] *Wyklicky*, Unbekanntes von Billroth, 142f.

[85] *Absolon*, The Surgeon's Surgeon 3, Chapter 1: Death Nostalgia – December 1893, January 1894, February 1894, 251–254.

himself with Morphine; perhaps followed it with another dose that carried him into the amorphous company of surgical warriors".[86]

Absolon vermutet bei Billroth einen Suizid, den er aber mangels fehlendem Autopsie-Bericht nicht beweisen kann: „Whether his death was aided by his own hand through drugs, I have no means of proving, as Billroth prohibited his autopsy".[87] Außerdem konnten die im Körper vorhandenen Spuren von Digitalis oder Morphium 1894 im Labor noch nicht nachgewiesen werden. Auf Billroths Totenschein sei als Todesursache „Herzversagen" gestanden. Kern vermutet, dass Billroth aufgrund „seiner mitunter recht melancholischen Äußerungen und seiner Abneigung gegen eigene Leiden [...] durchaus in der Lage gewesen [sei], sein Ableben selbst zu beschleunigen".[88] Als ein Hinweis dafür wurde seine Komposition „Todessehnsucht"[89] gesehen, die Billroth vor seinem Tod bei einem Stapel von Noten deutlich sichtbar „obenauf" legte.[90] Der Komposition legte er eine Mitteilung bei, in der er ein Gefühl des körperlosen Schwebens beschrieb: „Nacht ist's, schon lange lautlose Stille um mich, nun wird's auch in mir still. Mein Geist beginnt zu wandern, ein ätherblauer Himmel wölbt sich über mir. Ich schwebe körperlos empor. Es klingen die schönsten Harmonien von unsichtbaren Chören, im sanften Wechsel gleich dem Atmen der Ewigkeit! Auch Stimmen nehm' ich wahr, die Worte sind ein leises Rauschen, Klingen: Komm, müder Mann, wir machen glücklich dich. In dieser Sphären Zauber befreien wir Dich vom Denken, der höchsten Wonne und dem tiefsten Schmerz der Menschen. Du fühlst dich als Teil des Alls, sei nun im ganzen All verteilt, das Ganze zu empfinden mächtig".[91]

Am 6. Februar 1894 wurde in den Medien bekannt gegeben, dass Billroth verstorben war. Das „Wiener Abendblatt" berichtete, dass „der große Gelehrte und Humanist aus dem Leben abberufen worden" sei:[92] „Hofrath Professor Dr. Billroth Nachts nach 1 Uhr an Herzschlag gestorben. Mitternachts

---

[86] Ebd., 254.

[87] Ebd., 257f.

[88] *Kern*, Großmeister der Chirurgie, 374f.

[89] Abgedruckt in: *Nagel, Schober, Weiß*, Theodor Billroth, 301–307. Die Komposition ist mit 27. Jänner 1885 datiert.

[90] Burghard *Breitner*, Das Zweite Leben. Sonderheft der Wiener Medizinischen Wochenschrift, o. O., o. J., 1.

[91] *Blaschke*, Eröffnung der Weihestunde. In: *Denk, Schönbauer* (Hgg.), Billroths Erbe, VII–X, hier VIII.

[92] Billroth's Tod. In: Wiener Abendblatt. Abend-Ausgabe des Wiener Tagblatts 44,35 (1894) 1.

noch mit Gemahlin soupirt".[93] Dramatisch wurde geschildert, dass Billroths Gattin bereits seit vierzehn Tagen in Abbazia war, um „mit Aufopferung [...] ihre[n] berühmten Gatten" zu pflegen. Ihre Töchter reisen noch am 6. Februar von Wien nach Abbazia. Else Billroth kam „aus Frankfurt in Wien an [bildet sich derzeit in Frankfurt a. M. für die Oper aus], wo sie die traurige Nachricht vom Tode des Vaters erhielt. Die junge Dame fiel in Ohnmacht, als sie die Trauerkunde vom Ableben des geliebten Vaters empfing."[94] Else zerbrach fast am Tode ihres Vaters. „Es thut mir unbeschreiblich leid, sie unwohl und in trauriger Stimmung zu wihsen[!]", schrieb Marie von Ebner-Eschenbach an Else. „Protestiren Sie nicht gegen die Künstlerin, die sind Sie, und weil Sie es so sehr sind, haben Sie manchmal die 'Schwarzen Abgrunds' Ideen."[95]

Die Meldungen in den Medien, wer tatsächlich bei Billroths Tod anwesend war, widersprachen sich teilweise. In derselben Ausgabe des „Wiener Abendblatts", wo von der Anreise der Billroth-Töchter berichtet wurde, stand, dass der Chirurg „umgeben von Mitgliedern seiner Familie [...] seinen letzten Atemzug" getan habe.[96] Am nächsten Tag berichtete das „Wiener Tagblatt", ein Telegramm sei aus Abbazia übersandt worden: Billroth habe sich „um Mitternacht zur Ruhe [begeben], [wollte] um 1 Uhr aufstehen [und] [verschied] während des Ankleidens plötzlich."[97] Das „Wiener Abendblatt" vom 7. Februar 1894 gab einen Brief von Billroth an Hanslick wieder. Es erwähnte, dass ihn auch die „Neue Freie Presse" veröffentlichen werde: „Vier Wochen lang ging es gut, die letzte Woche war ich sehr müde und abgespannt. Mit Hilfe von Digitalis habe ich mich wieder aufgepulvert; ohne dieses merkwürdige Mittel will mein altes Herz nicht mehr recht arbeiten. [...] Mein Tagewerk ist vollendet: alles von mir Geschaffene so organisirt, daß es nun auch ohne mich geht. An der Manie d'être (Daseinssucht) leide ich nicht. Fühle ich mich nach Ablauf der Digitaliswirkung oder nach anstrengender Arbeit recht elend, so habe ich heiße Todessehnsucht; geht es mir mit der Digitalis besser, so finde ich das Leben stellenweise noch ganz angenehm."[98]

---

[93] Im allgemeinen Krankenhause. In: Wiener Abendblatt. Abend-Ausgabe des Wiener Tagblatts 44,35 (1894) 3.

[94] Die Familie. In: Ebd.

[95] Siehe dazu Brief von Marie von Ebner-Eschenbach an Frl. Else Billroth vom 23. Dezember 1894. In: *Wyklicky*, Unbekanntes von Billroth, 100f.

[96] Billroths Tod. In: Wiener Abendblatt. Abend-Ausgabe des Wiener Tagblatts 44,35 (1894) 1.

[97] Hofrath Billroth. In: Wiener Tagblatt 44,36 (1894) 3.

[98] *Billroth*, Brief an Hanslick. St. Gilgen, Juli 1889. Zit. in: Hofrath Billroth. In: Wiener Abendblatt. Abend-Ausgabe des Wiener Tagblatts 44,36 (1894) 2.

Am 7. Februar wurde auch dem Unterrichtsministerium offiziell mitgeteilt, dass Billroth verstorben war. Es wurde ersucht, Hacker „die Leitung der Klinik und die Abhaltung der Vorlesungen bis auf Weiteres" zu überlassen.[99] Die Annahme eines Suizid, welche Absolon und Kern schlüssig aufbauen, wird von dem Pathologischen Anatom Leo Haslhofer bestätigt. Er gab vierundsiebzig Jahre nach Billroths Tod eine vertrauliche Information seines Lehrers an Lesky schriftlich weiter. Die Leiterin des Instituts für Geschichte der Medizin der Universität Wien sollte diesen Brief auf ausdrücklichen Wunsch des Verfassers „unter einem nicht allen zugänglichen Verschluß" halten:

„Sehr geehrte Frau Professor!

Eben mit der Lektüre von Burghard Breitner Schrift: 'Das Genie des Lehrens' (Paul Clairmont) befaßt, möchte ich Ihnen doch mir zwei aus verläßlichen Quellen zukommende Mitteilungen zugänglich machen. Sie sind lediglich aus historischer Sicht beachtenswert […]. Bitte halten Sie diese Mitteilungen unter einem nicht allen zugänglichen Verschluß. Das erste betrifft Billroth. Wie mir mein schon [von] Innsbruck her bekannter und dann langjähriger Lainzer Kollege Prof. Paul Moritsch[100] einmal sagte (Moritsch gehörte ja auch zur Billroth-Eiselsberg-Schule), hatte Billroth, der an schwerer *Angina pectoris* litt, Suicid begangen, indem er sich in einem quälenden *Angina pectoris*-Anfall mit einem Rasiermesser die Kehle durchschnitt. […] Es ist nicht der Zweck dieser Mitteilung, Steine auf bedeutende Persönlichkeiten zu werfen, es soll nur einer Legendenbildung ein Maß gesetzt sein und dargetan, daß trotz allem Nimbus die Persönlichkeiten auch nicht frei von menschlichen Schwächen, wie man sie je nach Einstellung beurteilen mag, geblieben sind. Ich teile Ihnen dies nur ob der Historie, die doch der Wahrheit dienen soll, mit, die Quellen scheinen mir aus der Kenntnis der Persönlichkeiten absolut glaubwürdig und bitte nochmals, dies nur als histo-

---

[99] Protokoll des Professorenkollegiums, Sitzung vom 7. Februar 1894, Z 620 (Archiv der Universität Wien).

[100] Siehe Who's Who in Austria. A Biographical Dictionary containing about 4000 Biographies of Austrian personalities, ed. by Stephen *Taylor*, R.P.D. published by the Central European Times (Zurich 1954) 327: „*Moritsch* Paul, M. D., Prof. Univ. Vienna; b. 31. May 1896, Villach; s. of Ernst M., LL.D., County Court Counc.; m. 1922 Ragenhilde M.; Educ.: High. Sch. Frankfurt; Univ. Vienna; Career: War Service, M.D. 1921; 1922–23 Assist. at Institute for General and Experimental Pathology, Univ. Vienna (Prof. Paltauf); 1924–33 Assist. at Clinic Prof. Eiselsberg, Vienna; 1933–38 Head of Surgical Deptm. of Elisabethinen-Hospital, Klagenfurt; 1942 Lecturer Univ. Vienna; war service; 1945 Head of Surgical Deptm. Wilhelminenspital Vienna; since 1946 Head of II. Surgical Deptm. of Municipal Hospital Vienna-Lainz."

rische Ergänzung zu betrachten. Die Zahl derer, die noch Selbsterlebtes oder
Überliefertes wiedergeben können, wird ja von Tag zu Tag immer weniger.
Ich bitte, nicht mißverstanden zu werden.
Mit den besten Empfehlungen,
Ihr sehr ergebener L[eo] Haslhofer"[101]
Billroths behandelnder Arzt, Professor Julius Glax, wesentlich beteiligt
am Aufbau von Abbazia als Kurort, habe erst siebenundzwanzig Jahre nach
Billroths Tod auf Anfrage Fischers, des Herausgebers der Billroth-Briefe,
einen Bericht über den Krankheitsverlauf und Tod des Chirurgen verfasst.
Wyklicky erwähnt, dass der Brief, datiert 3. Mai 1921, nicht publiziert wor-
den sei, wahrscheinlich, weil Fischer vor Herausgabe der neunten Auflage
der Billroth-Briefe 1922, im Jahr davor verstorben war. Er zitiert ihn als in
Familienbesitz befindlich.[102] Kurt Keminger verdeutlicht in der Zitierung des
Briefes, dass Billroths Krankengeschichte von Glax, veröffentlicht schon in
der ersten Auflage der Billroth-Briefe Fischers, nicht in voller Länge wiedergegeben worden sei.[103] In seinem Testament gab Billroth genaue Anweisun-
gen, wie Ärzte nach seinem Tod zu handeln hatten. Er verbot schriftlich eine
Autopsie und gab den Auftrag, seinen Leichnam „weder zu sezieren noch
pathologisch zu untersuchen, ausgenommen wenn dies sanitätsbehördlich
verlangt werden sollte". Ein solches „Verlangen [sei] selbstverständlich nicht
gestellt worden", berichtete die „Neue Freie Presse".[104] Auf Intervention des
Bezirksarztes Dr. Tamaro sei der Sarg in Anwesenheit von seinen Schülern
Gersuny und Barbieri noch in Abazzia verlötet worden.[105] Der Metallsarg
konnte daher in Wien nicht mehr geöffnet werden. „Durch eine Oeffnung
im Deckel des Sarges, die eine kleine viereckige Glastafel schließ[e], [sehe]
man das noch im Tode schöne Antlitz des Meisters. Die Züge [seien] nur

---

[101] Leo *Haslhofer*, Maschinschriftlicher, eigenhändig signierter Brief an Erna Lesky, 11.
Juli 1968. In: Handschriftensammlung Theodor Billroth, 1999 (Institut für Geschichte
der Medizin der Medizinischen Universität Wien). Dieser Brief wurde bereits in der
Dissertation *Seebacher*, „*Primum humanitas, alterum scientia*", 411, zitiert. Siehe *Peddinghaus, Das Rudolfinerhaus*, 17f.: Peddinghaus zitiert den Brief in ihrer Dissertation
und versucht erfolglos, bei Nachkommen der Familie Billroth weiter zu Billroths Tod zu
recherchieren.

[102] *Wyklicky*, Unbekanntes von Billroth, 140f. Abdruck der Patientengeschichte in: Ebd.,
141f.

[103] Kurt *Keminger*, Theodor Billroth aus österreichischer Sicht. In: *Peiper*, *Hartel* (Hgg.),
Das Theodor-Billroth-Geburtshaus, 105–124, hier 122f.

[104] Theodor Billroth. In: Neue Freie Presse Nr. 10.582, vom 8.. Februar (1894) 2.

[105] Ebd., 5.

wenig verändert, ihre Blässe allein [ließe] erkennen, daß der große Forscher ausgerungen [habe]", schrieb das „Wiener Tagblatt".[106]

Der Leichnam Billroths traf am 7. Februar um zehn Uhr vormittags mit der „Südbahn" in Wien ein. Billroth wurde im Empfangssalon seines Hauses in der Kolingasse 6, im Neunten Wiener Gemeindebezirk, aufgebahrt. „Eine kirchliche Feier findet hier nicht statt", kolportierte das „Wiener Tagblatt". Viele Menschen erwiesen Billroth die letzte Ehre. Deputationen legten Kränze nieder und zahlreiche Menschen, besonders „die Studentenschaft drängten sich an den Sarg, um von Billroth Abschied zu nehmen."[107] „Zum Zeichen der tiefen Trauer" wurden an der Medizinischen Fakultät der Universität Wien sämtliche Vorlesungen abgesagt. Die Professoren Carion von Stellwag, Richard von Krafft-Ebing, Anton Weichselbaum, Hofmann, Schrötter, Edmund von Neusser, Albert, Carl Stoerk, Fuchs, Chrobak, Friedrich Schauta, Moriz Kaposi, Stricker, Carl Ludwig, Toldt, Exner, Zuckerkandl, August Emil Vogl Ritter von Fernheim, Isidor Neumann und Nothnagel hielten Nachrufe. Nothnagel würdigte Billroth als Chirurg und Künstler: „Ihr großer Meister und unser unvergleichlicher Kollege, der gefeierte Stolz unserer Universität, Billroth, ist einem schweren Herzleiden erlegen. Am Strande des Meeres hat er die letzte Musik gehört, welche die Natur in ihrer Majestät ihm zubrauste. Am Strande des Meeres, auf der grünen Insel hat er Laute wahrgenommen, die ihm im Leben so lieb – die Musik des Meeres. An dem Meere stand seine Wiege, an einem anderen Meere stand seine Bahre. So hat er in sich geschlossen sein Leben von Meer zu Meer, von Land zu Land, ruhmvoll, dem Menschen zur Freude, ihm zur Ehre."[108]

Der Tod Billroths zeichnete das Ende einer Ära der Wiener Medizinischen Schule ab, deren Höhepunkt schon lange überschritten war. Billroth wird als ihr international bekanntester Chirurg und ihre Ikone in Erinnerung bleiben.

4. POLITISCHE INSTRUMENTALISIERUNG

Unmittelbar nach Billroths Tod wurde der Mythos des Chirurgen politisch instrumentalisiert. Seine sozialkritischen und antisemitischen Aussagen über ostjüdische Medizinstudenten in „Lehren und Lernen" wurden gezielt

---

[106] Hofrath Billroth. In: Wiener Tagblatt 44,38 (1894) 3. Siehe Theodor Billroth. In: Neue Freie Presse vom 8. Februar, Nr. 10.582 (1894) 5: Billroths Aussehen sei „vor der Verlötung des Sarges wie das eines Schlafenden" gewesen.

[107] Hofrath Billroth. In: Wiener Tagblatt 44,38 (1894) 3.

[108] An der Universität. Nekrolog von Hermann Nothnagel. In: Wiener Abendblatt 44,37 (1894) 2.

in die politische Rhetorik deutschnationaler und christlich-sozialer Parteien übernommen. Am 9. Februar 1894 diskutierte der Niederösterreichische Landtag die Errichtung einer weiteren Medizinischen Fakultät in Österreich. Die Hörsäle an der Universität Wien waren überfüllt mit Medizinstudenten aus den verschiedensten Regionen der Habsburgermonarchie. In der Sitzung wurde daher der Antrag gestellt, in Linz eine Medizinische Fakultät zu errichten.[109]

Der Abgeordnete Lueger beschrieb drastisch die untragbaren Zustände an der Medizinischen Fakultät Wien: „Soeben findet das Leichenbegräbniß einer der größten medizinischen Leuchten statt. Billroth war Derjenige, der es in früheren Zeiten gewagt hat, den Finger auf die Wunde zu legen, indem er sagte, daß es der Zuzug aus Galizien und Ungarn, besonders aus dem letzteren Lande ist, welcher die medizinische Fakultät in Wien geradezu degradirt. [...] Wer jemals einen Hörsaal an der Wiener medizinischen Fakultät besucht hat, muß sagen, es gehört Ueberwindung dazu, in dieser Gesellschaft sich zu bewegen. (Beifall bei den Antisemiten.)[110] Man fühlt sich förmlich versucht, den Antrag zu stellen, daß vorher irgendwo, wie es auf den Märkten geschieht, eine Art Seuchenhof errichtet werde, damit eine gewisse Absonderung Platz greifen könne. Und diese Leute versitzen jenen den Platz, welche eigentlich berufen wären, die Fakultät zu besuchen. Die Universität in Wien ist nicht für die Ungarn und Galizianer, sondern für unsere Deutschösterreicher gegründet worden. [...] Der Antisemitismus ist in Österreich nur durch diesen Zuzug aus Galizien und Ungarn entstanden. Die Fakultät wird nicht nur in Bezug auf das Studentenmaterial, sondern auch in Bezug auf die Professoren degradirt. Der wissenschaftliche Ruf der Wiener Fakultät ist, seitdem sie von diesen Elementen überschwemmt wird, tief gegen früher gesunken." Lueger konnte sich des Beifalls der Antisemiten sicher sein, als er im Niederösterreichischen Landtag den Zusatzantrag stellte, dass „die Universität Wien, insbesondere die Medizinische Fakultät, in erster Linie den Bewohnern der alten deutschen Erblande reservirt bleiben" sollte.[111] Lueger setzte Billroths Beschreibung ostjüdischer und deutscher

---

[109] Die medizinische Fakultät in Niederösterreich. Wiener Tagblatt vom 10. Februar 44,39 (1894) 3.

[110] Siehe *Billroth*, Ueber das Lehren und Lernen, 151: „Schlimme Elemente", nannte sie Billroth, „die in der deutschen Riesen-Universität Wien der Studentenschaft [...] beigemischt sind."

[111] Die medizinische Fakultät in Niederösterreich. Wiener Tagblatt vom 10. Februar 44,39 (1894) 3. Siehe Rudolf *Spitzer*, Des Bürgermeisters Lueger Lumpen und Steuerträger (Wien 1988) 92: „1899 bedauerten die christlich-sozialen Abgeordneten im Niederösterreichischen Landtag, daß die Regierung die Schaffung einer Medizinischen Fakultät in

Studenten in „Lehren und Lernen" präzise in seiner Argumentation für eine neue Medizinische Fakultät ein. Der christlich-soziale Politiker hätte keinen passenderen Zeitpunkt wählen können als Billroths Begräbnistag.

Wenn Antisemiten wie Lueger je nach Bedarf die 'armen Ostjuden' oder die 'reichen Juden' als Zielgruppen einsetzten, welche die Universitäten überfüllten und den 'Deutschösterreichern' in Wien die Studien- und Arbeitsplätze wegnahmen, peitschten sie die „Minderwertigkeits- und Neidgefühle" der angeblich vom Schicksal benachteiligten Masse hoch und machten den Antisemitismus „zum Ventil für persönliche Ressentiments".[112] Lueger, der während seines Jus-Studiums „jede engere Berührung mit deutschnationalen Studentenverbindungen" vermieden habe, beherrschte ihre politische Rhetorik sehr gut.[113] Als er 1872 im Deutsch-Demokratischen Verein im Wiener Bezirk Landstraße politisch aktiv wurde, sympathisierte er noch mit dem jüdischen Arzt Ignaz Mandl, der vehement für bürgerrechtliche Reformen eintrat und im Juni 1872 „den demokratischen Gegenverein, die Eintracht" gründete. 1875 distanzierte sich Lueger vorübergehend von ihm, um sich dem „liberalen Bürgerclub" anzuschließen. „Die älteren Demokraten" besaßen für ihn nicht das Potential „für politische Führerschaft".[114] 1875 solidarisierte sich Lueger erneut mit Mandl, um mit ihm die Skandale in der Verwaltung und den Budgetausgaben der Stadt Wien aufzuzeigen.[115] Die Hemmschwelle gegenüber brisanten Themen wie Antiklerikalismus und Antisemitismus, die Mandl nicht überschritt, sei für Lueger kein Hindernis gewesen.[116] Daran zerbrach 1883 die Beziehung zwischen beiden für weitere zwei Jahre. Lueger sei bewusst gewesen, dass Klerikalismus und Antisemitismus nicht voneinander zu trennen waren.[117] 1885 erhielt er einen Sitz

---

Linz abgelehnt habe. Auf die Frage, warum diese Neugründung nötig gewesen wäre, habe Lueger geantwortet: 'Wegen der fortgesetzten Verjudung der Wiener Medizinischen Fakultät. Die ungarischen und galizischen Juden haben die Medizinische Fakultät auf ein Niveau herabgesetzt, wie es ärger nicht gedacht werden kann'."

[112] *Boyer*, Karl Lueger, 135.

[113] Ebd., 74. Siehe ebd., Anmerkungen, 473: Ein ehemaliger Studienkollege Luegers habe in Erinnerung behalten, dass Lueger bei einer Versammlung der Burschenschaft „*Silesia*" 1871 gestört und die deutsche Fahne ein Produkt „despotischer Willkür" genannt habe.

[114] Ebd., 79.

[115] Ebd., 80.

[116] Ebd., 82.

[117] Ebd., 95.

im Abgeordnetenhaus des österreichischen Reichsrats.[118] Im Juni 1887 hielt Lueger im Wiener Bezirk Margareten seine „erste antisemitische Rede".[119]

1895 studierten so viele Juden Jus oder Medizin, dass die Wiener Universität von Abgeordneten im Niederösterreichischen Landtag abwertend als „Mauscholeum" bezeichnet wurde, was Lueger sofort in weiteren Reden einbaute.[120] Für Lueger sei die antisemitische Agitation ein gutes Machtinstrumentarium gewesen, „um in der Politik hinaufzukommen". Antisemitismus zur Mobilisierung der Massen brauche man aber nicht mehr, wenn man „einmal oben" sei, betonte Lueger.[121] Der Advokat sei in „geradezu idealer Weise geeignet [gewesen], die Führungsrolle in einer mehr oder weniger spontanen bürgerlichen Protestbewegung zu übernehmen". Er konnte sich vollständig mit den bestehenden „politischen Normen" identifizieren und besaß wahrscheinlich als einer der ersten Abgeordneten im Reichsrat „politische Professionalität". Konsequent verfolgte er sein einziges Ziel, nämlich „die berufsmäßige Ausübung politischer Macht".[122]

Lueger nützte die Ängste vor einer Überrepräsentanz der Juden in Wissenschaft, Kultur und Wirtschaft und gewann dadurch in der Wahlkampagne für den Bürgermeister Wiens mehr Sympathien, 1895 die Wahlen und am 20. April 1897 den Bürgermeistersessel.[123] Der neue „Bürgerkönig" wurde, wie es Boyer blendend formulierte, „zur übermächtigen Projektionsfigur hochstilisiert und zum lebenden Symbol für die 'Unterdrückung' des christlichen Volkes durch Juden und Liberale".[124] Der Jude als Feindbild, dem man die Schuld an den mangelnden Studien- und Praxisplätzen zuweisen konnte, wurde als „selbstverständliches Allgemeingut" von akademischen Kreisen übernommen. Feindbilder halfen die eigene Position zu stärken und mani-

---

[118] Ebd., 99.

[119] Ebd., 101.

[120] Radau und Bildung. In: Freies Blatt 4,145 (1895) 3.

[121] Johannes *Hawlik*, Der Bürgerkaiser. Karl Lueger und seine Zeit (Wien 1985) 196. Diese Erklärung sollte Lueger im April 1909 gegenüber Baron Spitzmüller abgegeben haben. Siehe dazu *Spitzer*, Des Bürgermeisters Lueger Lumpen und Steuerträger, 90: „Lueger habe 1890 im Parlament gesagt, daß der Antisemitismus gleichbedeutend mit dem Kampf gegen das alles überwuchernde, alles erdrückende und alles verderbende Großkapital [...] sei. Wir wehren uns dagegen, daß die Christen unterdrückt werden und daß an die Stelle des alten christlichen Reiches Österreich ein neues Palästina tritt."

[122] *Boyer*, Karl Lueger, 75.

[123] *Rumpler*, Eine Chance für Mitteleuropa, 511. Siehe *Boyer*, Karl Lueger, 88: Lueger ließ sich erstmals am 12. Jänner 1882 für die Bürgermeisterwahl aufstellen, damals allerdings für „die Vereinigte Linke".

[124] *Boyer*, Karl Lueger, 166.

pulierten die Basis. Vorbehalte gegen die so oft zitierte „jüdische Überfremdung" teilten um 1900 in Wien bereits viele Studenten und Akademiker.[125]

Am 1. März 1896 wurde in den „Unverfälschten Deutschen Worten" vom Medizinstudenten Florian Albrecht, Burschenschaft „Germania", der Aufsatz „Ist der Jude satisfaktionsfähig oder nicht?" veröffentlicht, in dem er Juden mit völkischen Erklärungen und angeblich historischen Fakten definitiv vom Duell mit Deutschen ausschloss.[126] Es entspreche der „Wesensart des Ariertums, [...] durch Einsatz seines Lebens mit der Waffe Genugtuung zu geben". Der „Jude" hingegen fordere Satisfaktion nicht „nach Geistesart dieser Rasse, [...] sondern [folge] einem gesellschaftlichen Zwang, um sich in der Gesellschaft behaupten zu können". Wer einem „Juden" Satisfaktion gewähre, unterstütze daher eine „gesellschaftliche [...] Lüge" und helfe ihm, „sich auf dem akademischen Boden [...] oder durch die bessere Gesellschaft durch[zu]drängen". Albrecht berief sich auf die „deutsche Geistesgeschichte", die beweise, „wie tief [...] der deutsche Volksbrauch des Zweikampfes im Volkscharakter wurzle, [während] in der jüdischen Geistesgeschichte [...] keine Spur davon" zu finden sei. Stark polarisierend stellte er die 'arische Rasse' der semitischen gegenüber, die scheinbar auf Grund historischer Beweise keinen „Anspruch" auf diese „nordische Handlung" habe.[127]

Am 11. März 1896 setzte der „Waidhofner Verband der wehrhaften Vereine", eine 1890 gegründete Dachorganisation von zweiundzwanzig österreichischen deutschnationalen Korporationen, die Forderung des Vorsitzenden Albrecht in einen politisch radikalen Beschluss um: „In vollster Würdigung der Thatsachen, daß zwischen Ariern und Juden ein tiefer moralischer und physischer Unterschied besteht, daß durch jüdisches Unwesen unsere Eigenart schon so viel gelitten; in Anbetracht der vielen Beweise, die auch der jüdische Student von seiner Ehrlosigkeit und Charakterlosigkeit gegeben, und da er überhaupt der Ehre nach unseren deutschen Begriffen völlig bar ist, faßt die heutige Versammlung deutscher wehrhafter Studentenverbindungen den Beschluß: Dem Juden auf keine Waffe mehr Genugthuung zu geben, da er deren unwürdig ist".[128]

---

[125] *Hammerstein*, Antisemitismus und deutsche Universitäten, 59.

[126] M.K. Die Satisfaktionsfähigkeit der Juden. In: Ostdeutsche Rundschau (Wien), 1896, zit. nach Deutscher Burschenschafter 6 (1896), 8–11. In: *Kampe*, Studenten und „Judenfrage", 299–306, hier 301.

[127] Unverfälschte Deutsche Worte, Nr. 5 vom 1. März 1896, 52ff., zit. in *Wladika*, Hitlers Vätergeneration, 288.

[128] *Kampe*, Studenten und „Judenfrage", 201.

Das „Waidhofner Prinzip", so die gängige Bezeichnung des Beschlusses, wurde in den Korporationszeitschriften oft zitiert und analysiert. Die Analysen waren manchmal kritisch, meist aber positiv für deutschnationale und diskriminierend für jüdische Studenten.[129] Es stellte alle jüdischen Studenten im Kollektiv als „ehrlos" hin und erklärte sie dadurch für unfähig, „Ehrenangelegenheiten" mit einer Waffe auszutragen.[130] Diese Konvergenz von Antisemitismus und Traditionalismus habe der „Judenfrage" in Studentenkreisen eine ganz „spezifische Eigendynamik" verliehen.[131] Der angeblich wissenschaftlich fundierte, rassische Antisemitismus kollidierte hier mit den traditionellen Vorstellungen des bürgerlichen Ehrbegriffs.[132] Die Beachtung der „Ehre" als symbolisches Kapital, wie sie Bourdieu einstuft, hatte in akademischen Kreisen einen hohen Wirkungsgrad.[133] Viele Mitglieder der radikalen deutschen Burschenschaften wurden später deutschnationale Abgeordnete, die im Reichsrat ihre burschenschaftlichen Ideale und Sitten beibehielten.[134] Jene kompromisslose Gesinnung und jener fanatische Fremdenhass prägten weiterhin ihre politische Laufbahn, beeinflussten ihre Entscheidungen und in der Folge jene der Regierung.

---

[129] M. K. Die Satisfaktionsfähigkeit der Juden. In: Ostdeutsche Rundschau (Wien), 1896, zit. nach Deutscher Burschenschafter 6 (1896), 8–11. In: Ebd., 303.

[130] *Rürup*, Ehrensache. Jüdische Studentenverbindungen an deutschen Universitäten, 15.

[131] *Kampe*, Studenten und „Judenfrage", 200.

[132] Ebd., 201.

[133] *Rürup*, Ehrensache. Jüdische Studentenverbindungen an deutschen Universitäten, 15.

[134] Lothar *Höbelt*, Kornblume und Kaiseradler. Die deutschfreiheitlichen Parteien Altösterreichs 1882 - 1918 (Wien-München 1993) 72.

XIII. JUDENTUM UND MODERNE

1. DIE MODERNE IM HÖRSAAL

Der akademische Antisemitismus an der Universität Wien war ein Ventil des Protestes gegen die Moderne, die Gesellschaft, Kunst, Wirtschaft, Technik und Wissenschaft grundlegend veränderte. Die Moderne leitete Universitätsreformen ein, die traditionelle Strukturen zerstörten und bestehende Machtverhältnisse veränderten. Als „besessener Marsch nach vorne", wie Zygmunt Baumann die Moderne deklariert, war kein Raum mehr „privilegiert", kein Raum besser als der andere, kein Raum dem „Horizont näher" als der andere. Die permanente Bewegung erzeugte eine Unruhe, die einerseits als Motor wirkte, andererseits mit Angst vor Veränderung besetzt war. Der „Sturm", welcher die sich Bewegenden erfasste, trieb sie in die Zukunft.[1] In der Sehnsucht, die bestehende „Ordnung" zu erhalten, zieht Baumann einen interessanten Vergleich zwischen Verwaltung und Wissenschaft. Verwalter der Habsburgerbürokratie und Wissenschaftler versuchten, ihre Souveränität in „sauber eingezäunten Funktionen und Feldern des Expertenwissens" zu erhalten und bestehende Grenzen zu bewahren. Urologen und Laryngologen wachten über die „Autonomie ihrer klinischen Abteilungen" genauso wie Verwalter von Industrieunternehmen oder staatlichen Institutionen.[2] Wer bestehende Ordnungssysteme verwarf, wurde zur Projektionsfläche der Veränderungsängste der Ordnungshüter. Für Birgit Illner steht die Moderne für „wissenschaftliche und technische Rationalisierungen", für das Sichtbarmachen der Brüche in scheinbar geordneten Strukturen.[3]

Die Angriffe auf den Experimentellen Pathologen Stricker sind ein Beispiel für den Widerstand gegenüber Innovationen in Lehre und im Führungsstil, gegenüber einem Mediziner, der nicht mehr in das tradierte Universitätssystem strikter Zuordnungen passte. 1885 wurde Stricker beschuldigt, „falsche Lehrsätze" zu verbreiten. Der Vorwurf brüskierte ihn, weil er von einem Assistenten seines ehemaligen Professors Brücke, Ernst von Fleischl-Marxow, kam. Jener hatte schon 1882 in einer Fachzeitschrift einen Aufsatz publiziert, wo er Strickers wissenschaftliche Methoden kritisierte. Der Aufsatz war von Brückes Berliner Freund Du Bois-Reymond redigiert worden. Stricker beschwerte sich über die „verletzende Sprache" und den „Mangel

---

[1] Zygmunt *Baumann*, Moderne und Ambivalenz. Das Ende der Eindeutigkeit. Aus dem Englischen von Martin *Suhr* (Frankfurt am Main 1995) 24.

[2] Ebd., 28.

[3] *Illner*, Psychoanalyse oder die Kunst der Wissenschaft, 93.

[…] an literarischer Gewissenhaftigkeit".[4] Er habe in einem „*Experimentum crucis*" an Froschnerven „neuro-electrische Studien" durchgeführt, das, wie jedes Experiment, manches Mal gelingen und ein nächstes Mal gegenteilige Ergebnisse zeigen könne.[5] Stricker hatte „die großartige Vision der Ordnung" in genau geplanten Vorlesungen aus eigenen Büchern in „lauter kleine lösbare Probleme" zerlegt, deren Lösung ungewiss war.[6]

Um die Unterschiede zwischen Vorlesung und Experimental-Unterricht zu verdeutlichen, erklärte Stricker Brücke die wesentlichen didaktischen Unterschiede: „Zwischen meiner Lehrkanzel und der Ihrigen besteht ein schwerer Zwiespalt. Sie, hochgeehrter Herr Professor, sind der Vertreter einer älteren, vornehmeren Richtung. Sie tragen von der Lehrkanzel herab täglich einen Abschnitt Ihres Buches gewiss mit grosser Meisterschaft vor. Ich hingegen habe als Lehrer eines jüngeren Faches, nach grossen Vorbildern allerdings, die dogmatische Vortragsweise aufgegeben. Ich bin zum Professor eines experimentellen Faches ernannt worden und halte mich an den Wortlaut der Allerhöchsten Entschliessung. Nicht meinen Worten braucht der Schüler Glauben schenken, ich wirke auf ihn durch die That. Es war aber ein langer, dornenvoller Weg, den ich durchmachen musste, um zu täglichen, regelrechten Schulexperimenten zu gelangen. Als ich noch unter Ihnen im Dienste war, habe ich einmal den Antrag gestellt, dass ich einen etwas schwierigeren Versuch, da ich der Sache ganz sicher sei, in der öffentlichen Vorlesung ausführen wolle. Sie haben mir damals geantwortet, dass Sie es nicht gestatten, und wenn ich des Versuches so sicher wäre, wie des Anzündens eines Zündholzes, denn ein Zündholz könne versagen. Sie hatten von Ihrem Standpunkte aus vollkommen Recht. Das Schulexperimentieren kann dem Ansehen des Lehrers sehr gefährlich werden. Denn im Experimentalcolleg können die Lehrsätze nicht nach den Neigungen und Abneigungen des Lehrers tradirt werden. Der Schulexperimentator muss das, was er sagt, sofort auch *ad oculos* demonstriren. Und ich wollte es keinem Lehrer rathen, an der Wiener medicinischen Facultät ein vivisectorisches Experimentalcolleg zu lesen, ohne seiner Sache vollkommen sicher zu sein."[7]

---

[4]   Salomon *Stricker*, Offener Brief an den Herrn Hofrath Prof. Dr. Ernst v. Brücke (Wien 1885) 1f.

[5]   Ebd., 4.

[6]   *Baumann*, Moderne und Ambivalenz, 26.

[7]   *Stricker*, Offener Brief an Brücke, 5. Siehe dazu ebd, 6f.: „Ein wissenschaftliches Richteramt über meine Leistungen steht daher heute weder Ihnen, noch Herrn Professor Du Bois-Reymond zu." Außerdem habe Du Bois Fleischl-Marxow „in seinem literarischen Hause Unterkunft" gegeben, in dem auch er seine Artikel publizierte, stellte Stricker fest.

Vortrag und Experiment im Hörsaal standen nicht nur als Symbol für verschiedene Ordnungssysteme, sie machten auch den Generationenkonflikt unter den Professoren sichtbar. Die absolute fachliche Autorität, welche die ältere Generation in ihrer Selbstwahrnehmung noch darstellte, durfte auf keinen Fall durch das Risiko eines misslungenen Experiments in Frage gestellt werden. Die Generation, die Stricker repräsentierte, forderte von den Studenten keine Autoritätshörigkeit. Die Lehrinhalte mussten bei Prüfungen nicht wie Dogmen wiedergegeben werden.[8] Diese Professorengeneration regte zum selbständigen Denken und Wissenserwerb an und motivierte zu neuen Forschungen. Sie repräsentierte die Moderne.

Der Ausschnitt aus Strickers Brief an Brücke ist deshalb ungekürzt wiedergegeben, weil er diesen Generationsunterschied in der Lehre und die Ablösung von der 'Autorität der Alten' sehr gut illustriert. Wagner-Jauregg beschreibt in seinen „Lebenserinnerungen" Stricker als „einen Mann, der einen sehr lebhaften und anregenden Vortrag hielt und sichtlich bestrebt war, mit den Hörern in Fühlung zu kommen und auf sie einzuwirken, ohne die jupiterhafte Art Bambergers und Billroths, die den Hörer den Abstand stets fühlen ließen."[9] Die Veränderung bestehender Hierarchien der Universität wurde durch „eine permanente Infragestellung, [eine] Erosion tradierter Strukturen, Institutionen und Normen" erreicht. Zeitgleich wurden neue soziale, politische und kulturelle „Figurationen" geschaffen. Die „Lebenswelt" der Universität erhielt eine neue „Infrastruktur".[10]

Stricker war sowohl methodisch als auch didaktisch ein ausgezeichneter Professor. In den Vorlesungen legte der Pathologe großen Wert auf Anschaulichkeit. Um seine Rhetorik zu verbessern, nahm er Unterricht bei dem „berühmten Schauspieler Lewinsky". Die perfekte Beherrschung der deutschen Sprache war für Stricker ein Nachweis der Zugehörigkeit zum gebildeten Bürgertum und der deutschen Kulturnation. Am 1. Jänner 1881 erhielt Wagner-Jauregg eine Assistentenstelle in Strickers Institut. Er profi-

---

[8] Siehe Salomon *Stricker*, Ueber den Experimental-Unterricht (Wien 1891) 25: „Ich frage beim Examen nicht danach, was der Candidat hersagen kann, ich suche vielmehr zu erkennen, welche Vorstellungen er von den Vorgängen im Thierleibe gewonnen hat; ich bestrebe mich die Fragen so einzurichten, dass sie nur von Demjenigen beantwortet werden können, der in der Vorlesung gehört und beobachtet hat. Bei dieser Form des Prüfens kann ich dem Schwachen durchhelfen; sobald ich erkenne, dass der Candidat eine Kenntnis der Vorgänge besitzt, kann ich ihm die mangelhafte, ja auch die irrige mündliche Antwort nachsehen."

[9] *Wagner-Jauregg*, Lebenserinnerungen, 11.

[10] Wolfgang *Mantl*, Modernisierung und Dekadenz. In: *Nautz, Vahrenkamp* (Hgg.), Die Wiener Jahrhundertwende, 80–100, hier 81.

tierte vor allem von der dort vermittelten Hochschuldidaktik. Stricker habe nicht nur Allgemeine und Experimentelle Pathologie gelehrt, „sondern gewissermaßen auch das Lehren selbst", so Wagner-Jauregg. An „Referierabende[n]" konnten Assistenten des Instituts sowie junge Ärzte Vorträge oder Referate halten, um ihre neuesten Forschungsergebnisse vorzustellen. In der anschließenden Diskussion gab der Professor ein konstruktives Feedback, in der er nicht nur „die Technik der Forschung" berücksichtigte, sondern ebenso die Rhetorik. Jeder Referent erhielt „von ihm die wertvollsten Belehrungen über die Art der Zusammenstellung, über die Verwertung des Sprechorgans, kurz über alles auf die Technik des Vortrags Bezügliche bis zum richtigen Stehen und Bewegen".

Stricker legte Wert auf Rhetorik und Präsentation, was Wagner-Jauregg zu einem „gute[n] Redner" gemacht habe.[11] Wagner-Jauregg befürchtete allerdings, dass die durch die Referierabende homogen gewordene Gruppe junger Ärzte nicht sehr lange zusammenarbeiten werde.[12] Denn die moderne Bakteriologie, welche „eine Revolution in der ganzen Pathologie" auslöste, wurde von Stricker in den Vorlesungen nur peripher berührt. Durch die negativen Erfahrungen, die Stricker mit Cohnheim im „wissenschaftlichen Kampf über die Rolle der Gewebszellen bei der Entzündung" gemacht hatte, lehnte er auch die bakteriologische Forschung seines Schülers Koch ab. Als Wagner-Jauregg an einem „Referierabend" einen Vortrag über die wahrscheinliche „Entstehung der Tuberkulose durch einen lebenden Erreger" hielt, teilte Stricker seine Meinung nicht.[13]

---

[11] *Wagner-Jauregg*, Lebenserinnerungen, 28f.

[12] Siehe ebd., 31: Wagner-Jauregg vermutete, dass das Institut für Experimentelle Pathologie aufgelassen werde und entschied sich daher mit Strickers Zustimmung für eine weitere Fachausbildung in Interner Medizin.

[13] Ebd., 30f.: „Stricker war gegen den Tuberkelbazillus eingestellt oder vielmehr gegen Robert Koch (1843–1910), der sich der besonderen Gunst von Julius Cohnheim (1839–1884) in Breslau erfreute, mit dem Stricker durch Dezennien einen äußerst erbitterten, fast in persönliche Angriffe ausartenden wissenschaftlichen Kampf […] geführt hatte. Wäre C. bei der Wahrheit geblieben, so hätte er Stricker schon auf den rechten Weg bringen können. So aber kam Stricker durch seine Ablehnung der Existenz des Tuberkelbazillus ins Hintertreffen, und damit wurde ihm die Bakteriologie verleidet." Siehe: Boycott gegen einen Forscher. In: Medizinisch Chirurgisches Centralblatt 33,11 (1898) 143–144, hier 143: Der Boykott gegen den Forscher Stricker habe sich bis zu seinem „25jährige[n] Docentenjubiläum" erstreckt, dem Albert einen Aufsatz widmete. Er führte Beispiele an, wo Strickers Forschungsergebnisse von Kollegen „verspottet", später anerkannt und letztendlich als eigene ausgegeben worden seien. Seine Publikationen

In der Antrittsvorlesung für das Sommersemester 1892 erzählte Stricker, sein Vorschlag, im Hörsaal ein „physikalisches Theater" zu errichten, sei abgelehnt worden.[14] Im Wintersemester 1895/96 verdeutlichte der akademische Antisemitismus, dass Stricker wegen der jüdischen Herkunft an der Universität unerwünscht war. Wann immer der Experimentelle Pathologe im Hörsaal erschien, lösten deutschnationale Studenten Tumulte aus, ein „wüstes Toben, vermischt mit lauten Rufen". Der Aufstand konnte nur durch die Anwesenheit seines ehemaligen Schülers Wagner-Jauregg, mittlerweile Dekan der Medizinischen Fakultät, unterdrückt werden. Als Stricker die nächste Vorlesung ohne Anwesenheit des Dekans hielt, provozierten die deutschnationalen Studenten erneut einen Tumult und verspotteten Stricker. Nach dem Ruf, „Gewalt! [...] Hinaus!" habe „der arme alte Professor [...] fluchtartig den Hörsaal" verlassen. Assistent Biedel teilte den Studenten mit, dass Stricker an diesem Tag keine Vorlesung halten werde. Begeisterungsrufe waren die Folge. Zwei Tage später blieb die Eingangstür zum Hörsaal verschlossen. Jeder Student musste vor Eintritt in den Hörsaal mit „Handschlag" versichern, die Vorlesung nicht zu unterbrechen, was „getreulich befolgt" worden sei.[15] Notker Hammerstein stellt klar, dass Ausschreitungen an Universitäten offiziell nicht toleriert wurden. Wenn „Angriffe aus allzu offensichtlich antisemitischen, parteiischen und die Freiheit der Wissenschaft beschneidenden Gründen" erfolgten, versuchten Professoren einzuschreiten.[16] Wer schwieg und die Verantwortung für die politischen Exzesse an der Universität nicht mittragen wollte, billigte das Verhalten der radikalen Studenten.

2. NATIONALER SELBSTFINDUNGSPROZESS

Die Angriffe auf jüdische Professoren wurden von jüdischen Ärzten und Anthropologen aufmerksam verfolgt. Jüdische Wissenschaftler waren interessiert, mehr über ihre Herkunft zu erfahren. Da sie, von den Deutschen zurückgewiesen, weder durch eine gemeinsame Sprache, noch durch ein gemeinsames Territorium verbunden waren, habe ihnen „die Vorstellung von dem Volk als einem organischen Ganzen und rassisch einheitlichen Gebilde

---

seien nicht zitiert und die von ihm entdeckte „Theilung der Eiterkörperchen" verhöhnt worden.

[14] Salomon *Stricker*, Ueber das Können und Wissen der Aerzte. Antrittsrede für das Sommer-Semester 1892 am 28. April (Wien 1892) 12.

[15] Wilhelm *Beck*, Eine Stricker-Vorlesung unter dem Schutze des Dekans Wagner-Jauregg. In: Wiener Medizinische Wochenschrift 83,3 (1933) 90.

[16] *Hammerstein*, Antisemitismus und deutsche Universitäten, 66.

das Gefühl nationaler Identität" vermittelt. Für jene Wissenschaftler, die der
nationaljüdischen Bewegung nahe standen, hatte die 'Rassezuordnung' eine
andere Bedeutung als für jene, die sich weiterhin dem deutschen Kulturkreis
zugehörig fühlten. Die so genannten Erkennungsmerkmale der einzelnen
'Rassen', welche die anthropologische Rassenkunde aufgestellt hatte, wurden
„in zionistischen und deutschjüdischen Organen" ausführlich diskutiert.[17]

Der bedeutende deutsche Zionist Arthur Ruppin glaubte sogar an eine
„Erneuerung des Judentums nur auf Grundlage der Rassenzugehörigkeit".[18]
Er brachte die intellektuelle und wirtschaftliche Begabung der Juden mit
dem „Prinzip der fortgesetzten Inzucht in Verbindung", welche er als positive Selektion im Kampf ums Dasein interpretierte. „Nur die klügsten und
wirtschaftlich tüchtigsten" seien ausgewählt worden und hätten überlebt. So
sei ein Menschentypus „gezüchtet", worden, welcher „den besten anderen
Menschentypen ebenbürtig" sei. Dieser müsse, „als besondere Gemeinschaft unvermischt erhalten bleiben, weil nur auf diese Weise die volle Erhaltung des Rassencharakters möglich" sei.[19] Einerseits lehnte Ruppin sich
damit stark an Herrschaftsmodelle deutscher Rassentheoretiker an, andererseits stellte er „die Logik der Stigmatisierung auf den Kopf". Auch andere
Juden versuchten nicht mehr sich gegenüber Vorurteilen zu rechtfertigen,
sondern sie besetzten das Anderssein positiv.[20] Gleichzeitig bestärkte die
Ausgrenzung ihre jüdische Identität und trug dazu bei, neue Formen des
Miteinanders zu finden. Neue soziale, pädagogische, politische und ökonomische jüdische Organisationen entstanden und erleichterten die Kontakte
zwischen den in Wien lebenden Juden.[21]

Jüdische Studenten, die von deutschen Studentenverbindungen ausgeschlossen waren, gründeten eigene Verbindungen, bei denen sich zwei
unterschiedliche nationale Entwicklungslinien herauskristallisierten. Eine
Linie bildeten die „deutsch-vaterländischen" Verbindungen, welche sich als
„deutsch und jüdisch zugleich" verstanden, die andere die jüdisch-nationa-
len oder „zionistischen" Studentenverbindungen. Diese Verbindungen halfen den jungen Juden während des Studiums in der Suche nach „Positionie-

---

[17] *Kiefer*, Das Problem einer „jüdischen Rasse", 37f.
[18] Arthur *Ruppin*, Die Juden der Gegenwart (Leipzig 1911) 231. Siehe Mathias *Acher*, Die
Jüdische Moderne. Vortrag gehalten im akademischen Vereine „Kadimah" in Wien
(Leipzig 1896) 10: Mathias Acher (Nathan Birnbaum) kritisiert an der materialistischen
Geschichtsauffassung, dass sie die Geschichte des Menschen als „Rassenwesen" zugun-
sten eines „Gattungswesen" vernachlässige.
[19] *Ruppin*, Die Juden der Gegenwart, 229.
[20] Michael *Pollak*, Wien 1900. Eine verletzte Identität (Konstanz 1997) 130.
[21] *Pauley*, Eine Geschichte des österreichischen Antisemitismus, 97.

rungen im akademischen Feld", in der jüdischen Gemeinschaft und in der von Deutschen dominierten Gesellschaft.[22] Die zionistische Bewegung war somit auch ein Ausdruck des Scheiterns jüdischer Integrationsbestrebungen und zugleich ein Indikator für die Unmöglichkeit eines Miteinanders von Juden und Nichtjuden.[23] Um eine gewisse Kontinuität in der Tradition der deutschen Studentenverbindungen zu demonstrieren, behielten jüdische Studentenverbindungen einen „stark ritualisierten Lebensstil" bei. Werte wie 'Treue' oder 'Ehre' sowie bestimmte Verhaltensnormen hatten auch dort einen hohen Stellenwert.[24] Das Einhalten des Ehrenkodexes gliederte sie in eine selbstbewusste Gruppe ein und hievte sie aus der Position der durch den Antisemitismus marginalisierten Gruppe heraus.[25] Da sie ebenso Mensuren fochten wie deutschnationale Studentenverbindungen, wurde ihnen der Status der Wehrhaftigkeit als repräsentative Möglichkeit der Selbstdarstellung zurückvermittelt, welcher ihnen von deutschnationalen Korporationen abgesprochen worden war. Jüdische Studenten waren wieder satisfaktionsfähig, was bedeutete, dass sie ihre „Ehre" gegenüber Angriffen von außen durch ein Duell verteidigen konnten.[26]

Um der angeblichen Effeminierung im Judentum entgegenzuwirken, wurde bewusst auf Maskulinität gesetzt.[27] Ihre Betonung war entscheidend für den Selbstwert jüdischer Studenten, weil sie immer wieder mit dem Vorwurf konfrontiert wurden, „undeutsch" und daher „unmännlich" auszusehen. Der Stereotyp des „weibischen Juden" konnte nur durch betonte „Maskulinität" überwunden werden.[28] Das von deutschnationalen Studenten aufgestellte Klischee des 'schwachen Juden' wurde medizinisch durch die Vorstellung bestärkt, dass der menschliche Körper nur ein bestimmtes Maß an „Lebenskraft" besitze. Geistige Arbeit benötige viel von dieser Kraft.[29] Bei Juden, die durch das lange Sitzen in der Cheder, der jüdischen Grundschule, körperlich deformiert seien, könne auf Grund der engen Verbindung von Körper, Geist und Seele und der mangelnden Bewegung auch eine „geisti-

[22] *Rürup*, Ehrensache. Jüdische Studentenverbindungen an deutschen Universitäten, 13.

[23] *Hödl*, Genderkonstruktionen. In: A. G. Gender-Killer (Hg.), Antisemitismus und Geschlecht, 94.

[24] *Rürup*, Ehrensache. Jüdische Studentenverbindungen an deutschen Universitäten, 14.

[25] Ebd., 15.

[26] Ebd., 16.

[27] *Hödl*, Genderkonstruktionen. In: A. G. Gender-Killer (Hg.), Antisemitismus und Geschlecht, 95.

[28] *Rürup*, Ehrensache. Jüdische Studentenverbindungen an deutschen Universitäten, 33.

[29] *Hödl*, Die Pathologisierung des jüdischen Körpers, 101.

ge Lähmung" erwartet werden.[30] Um solche pseudowissenschaftlichen Erklärungen zu widerlegen, wurde in jüdischen Studentenverbindungen besonders auf einen „starken Körper" Wert gelegt, den sie in Sportvereinen stählten.[31]

Jüdische Studenten an der Universität Wien bildeten aber keine einheitlichen Gruppierungen. Die fehlende „homogene Einheit" jüdischer Studentenverbindungen war angesiedelt zwischen deutscher, jüdischer, zionistischer, säkularer, bürgerlicher und männlicher Zugehörigkeit. Die Geschichte ihrer Verbindungen ist daher zugleich eine deutsch-jüdische Geschichte, eine Geschichte der Bildung und der Konstruktion von Männlichkeit sowie der „sozialen, religiösen und ethischen Ungleichheit". Für Miriam Rürup greift es aber zu kurz, wenn die Entstehung der jüdischen Studentenverbindungen nur als Abwehrreaktion auf den radikaler werdenden akademischen Antisemitismus erklärt wird.[32]

Am 23. März 1883, als Herzl die Burschenschaft „*Albia*" verließ, erhielt die jüdische Studentenverbindung „*Kadimah*", gegründet 1882, die behördliche Genehmigung.[33] Zu den Gründungsmitgliedern gehörten Nathan Birnbaum, Redakteur und Journalist,[34] der Schriftsteller Perez Smolenskin, der Rechtsanwalt Oser Kokesch und der Arzt Moritz Schnirer.[35] Schnirer wurde erster Präsident.[36] Die Gründung der „*Kadimah*" sei ein erstes Bemühen gewesen, die jüdischen Studenten auf eine „geistige und politische Wiedergeburt des eigenen Volkes" vorzubereiten. Für Seewann war sie zugleich eine

---

[30] Ebd., 103.

[31] *Rürup*, Ehrensache. Jüdische Studentenverbindungen an deutschen Universitäten, 33.

[32] Ebd., 21.

[33] *Seewann* (Hg.), Theodor Herzl und die akademische Jugend, 28.

[34] Nathan *Birnbaum*. Jewish Virtual Library. A Division of the American-Israeli Cooperative Enterprise. online unter <http://www.jewishvirtuallibrary.org/jsource/biography/Birnbaum.html> (13. März 2010): Nathan Birnbaum wurde 1864 in Wien geboren und starb 1937 im Exil in Scheveningen in den Niederlanden. 1882 begründete er die „Kadimah, the first organization of Jewish nationalist students in the West". 1884 publizierte er anonym „Die Assimilationssucht. Ein Wort an die sogenannten Deutschen, Slaven, Magyaren etc. mosaischer Confession von einem Studenten jüdischer Nationalität". 1884–1894 gab er die von ihm gegründete Zeitschrift „Selbst-Emancipation" heraus, welche „the idea of a Jewish renaissance and the resettlement of Palestine" vertrat. 1890 veröffentlichte Birnbaum „Die nationale Wiedergeburt des jüdischen Volkes in seinem Lande als Mittel zur Lösung der Judenfrage. Ein Appell an die Guten und Edlen aller Nationen". Birnbaum prägte den Begriff „Zionismus".

[35] *Seewann* (Hg.), Theodor Herzl und die akademische Jugend, 68.

[36] Ebd., 30.

Form von Aufbegehren gegenüber den verbalen und körperlichen Attacken auf „jüdische Ehre, jüdisches Leben und jüdisches Eigentum". Die jüdisch-nationale Studentenverbindung setzte sich die „Bekämpfung der Assimilation, [die] Hebung jüdischen Selbstbewußtseins [und die] Besiedlung Palästinas" zum Ziel.[37] Herzls erste Begegnung mit Mitgliedern der „*Kadimah*" beschreibt Isidor Schalit in dem Aufsatz „Als der 'Judenstaat' erschien", in der zionistischen Zeitschrift „Die Stimme". Herzl habe eine Vereinigung jüdischer Studenten vorgefunden, die „umrahmt [war] mit allen Äußerlichkeiten deutscher Studentenromantik, aber innerlich erfüllt vom stolzen Hochgefühl nationaler Zusammengehörigkeit".[38] 1893 wurde der „*Kadimah*" mitgeteilt, sie könne keine jüdische Lesehalle als Gegenstück zur „*Germania*" gründen. Die „*Germania*" sei für Studenten 'Deutscher Nation' bestimmt und Juden seien als solche „keine Nation".[39] Der Versuch der nationalen Assimilation als „Anstoss zur Europäisierung des jüdischen Volkes" war für Birnbaum damit endgültig gescheitert. In einem Vortrag über „Die jüdische Moderne", publiziert unter seinem Pseudonym Mathias Acher, erklärte Birnbaum den Mitgliedern der „*Kadimah*" die Hintergründe des Versagens. Eine „intensive Blutvermischung", eine der wichtigsten Voraussetzung für eine gelungene Assimilation, habe nicht stattgefunden, weil die in einer bestimmten Region lebenden Menschen einander nicht verstehen konnten.[40]

Der biopolitischen Rhetorik der Zeit um 1900 entsprechend, diagnostizierte Birnbaum den „Judenhass" als „chronische Krankheit", die sich „von Zeit zu Zeit [durch] acute Anfälle" verschlechtere. In den Zeiträumen dazwischen, die durch einen ruhigeren Verlauf als „Gesundungszeiten" erschienen, erfolgten die „Assimilationsbestrebungen". Ein wiederaufflammender „Judenhass" habe sie jedoch erneut zerbrochen.[41] Auch für die „Nationaljuden [oder] Zionisten" sei der „Judenhass" eine nationale und keine wirtschaftliche Erscheinung.[42] Birnbaum bezeichnete sie als „vermeidliche nationale Reibung", welche durch ein eigenes „nationales Centrum, ein völkerrechtliches Eigentum" für Juden beseitigt werden könne.[43] Er erwartete, dass gerade die jüdische Intelligenz für die „Nothwendigkeit des Ju-

---

[37] Ebd., 28.

[38] Isidor *Schalit*, Als der 'Judenstaat' erschien. In: Die Stimme vom 18. Februar Nr. 524 (1936) 4. Zit. in: *Seewann* (Hg.), Theodor Herzl und die akademische Jugend, 28f.

[39] Separatismus unter den jüdischen Studenten. In: Freies Blatt 2,50 (1893) 4.

[40] *Acher*, Die Jüdische Moderne, 3.

[41] Ebd., 4.

[42] Ebd., 17.

[43] Ebd., 21.

denstaates" eintreten werde.[44] Bisher wurde das jüdische Volk als „genialer Paria unter den Nationen [von] rückständigen Stämmen" missachtet und von „gleichwerthigen" übersehen. Es sei ein „armer Teufel", dem weder seine Intelligenz noch sein „weltbefreiendes Gefühl" nütze: ein „enterbtes Volk", eben.[45] Visionär sprach Birnbaum von einer „Zukunftsgesellschaft, [welche] Nationalhass [und] Judenhass" nicht mehr zulassen werde.[46]

Im Februar 1896 stellte Herzl anlässlich eines Festkommerses der „Kadimah" erstmals seine „zionistischen Träume" eines Judenstaates der jüdischen Bevölkerung Wiens vor, einen Monat bevor der 'Waidhofner Beschluss' gefasst wurde. Herzl als „Vorkämpfer" des politischen Zionismus versuchte den Konflikt zwischen Deutschen und Juden diplomatisch zu lösen.[47] Der Journalist hatte als Korrespondent der liberalen „Neuen Freien Presse" in Paris den Dreyfus-Prozess mit verfolgt und kam 1895 in ein von Luegers Antisemitismus geprägtes Wien zurück, wo er die Redaktion der Feuilletons übernahm.[48] In dem im selben Jahr erschienenen Buch „Der Judenstaat" schrieb Herzl: „Wir sind ein Volk, ein Volk. Wir haben überall ehrlich versucht, in der uns umgebenden Volksgemeinschaft[49] unterzugehen und nur den Glauben unserer Väter zu bewahren. Man läßt es nicht zu."[50] Sein Modell einer Staatsgründung entsprach dem „Fortschrittsglauben der Moderne". Es lehnte sich an die Idee eines liberalen Nationalstaates an und scheiterte am reaktionären System der Habsburgermonarchie, das seine Macht nicht verlieren wollte.[51] Herzl stellte das „jüdische Staatsdenken [...] als Frucht des Liberalismus" dar, um sich loyal gegenüber der „Neuen Freien

---

[44] Ebd, 33.

[45] Ebd., 38.

[46] Ebd., 12.

[47] *Rürup*, Ehrensache. Jüdische Studentenverbindungen an deutschen Universitäten, 58.

[48] Jakob *Hessing*, Die langen Wurzeln des Jungen Wien. In: Sarah *Fraiman-Morris* (Hg.), Jüdische Aspekte Jung-Wiens im Kulturkontext des „Fin de Siècle" (= Conditio Judaica 52, Studien und Quellen zur deutsch-jüdischen Literatur- und Kunstgeschichte, Tübingen 2005) 5–14, hier 7.

[49] Siehe *Streubel*, Radikale Nationalistinnen, 50: Die Begriffe 'Nationalismus' und 'Volksgemeinschaft' konnten sowohl traditionelle Hierarchien neu legitimieren, als auch „Gleichheit und Partizipation" einfordern.

[50] Theodor *Herzl*, „Wenn ihr wollt ist es kein Märchen". Julius *Schoeps* (Hg.), Altneuland/ Der Judenstaat (Königsstein/Ts., ²1985) 201.

[51] *Hessing*, Die langen Wurzeln des Jungen Wien. In: *Fraiman-Morris* (Hg.), Jüdische Aspekte Jung-Wiens, 5.

Presse" zu verhalten. Als Zionist wusste er gleichzeitig, dass der Liberalismus in Österreich gescheitert war.[52]

Wie Herzl hatten sich Zweig, Schnitzler, Karl Kraus und Freud von der jüdischen Religion und Tradition gelöst, in der Hoffnung, als gleichwertige Mitglieder in die säkularisierte Gesellschaft der Deutschen Wiens aufgenommen zu werden. Sie blieben Grenzgänger zwischen zwei Kulturen, „Grenzjuden (Marginal Jews)", wie sie Jacob Golomb bezeichnet.[53] Trotz ihres Bemühens, als „Deutsch-Österreicher" akzeptiert zu werden, machten sie immer wieder dieselbe schmerzvolle Erfahrung,[54] die Schnitzler in „Jugend in Wien" beschreibt: „Es war nicht möglich, insbesondere für einen Juden, der in der Öffentlichkeit stand, davon abzusehen, daß er Jude war, da die anderen es nicht taten, die Christen nicht und die Juden noch weniger. Man hatte die Wahl für unempfindlich, zudringlich, frech oder für empfindlich, schüchtern, verfolgungswahnsinnig zu gelten. [...] Ganz unberührt zu bleiben war so unmöglich, als etwa ein Mensch gleichgültig bleiben könnte, der sich zwar die Haut anaesthesieren ließ, aber mit wachen und offenen Augen zusehen muß, wie unreine Messer sie ritzen, ja schneiden, bis das Blut kommt."[55]

3. JUDENTUM UND AKADEMISCHE KARRIERE

In diesem fremdenfeindlichen Milieu begründete Freud die Psychoanalyse. Der Sohn galizischer Juden, geboren am 6. Mai 1856 in Freiberg, Nordmähren und 1860 nach Wien übersiedelt, fühlte sich dem deutschen Kulturkreis zugehörig. Das orthodoxe Judentum lehnte er ab.[56] Dem Zionismus stand er positiv gegenüber, nahm aber nicht aktiv an der Entwicklung teil.[57] Sein „jüdisches Selbstbewusstsein" führte Freud auf die Studentenzeit an der Universität Wien zurück.[58] Dort wurde ihm deutlich vermittelt, dass er in Wien ein Fremder war: „Die Universität, die ich 1873 bezog, brachte mir

---

[52] Ebd., 7.

[53] Jacob *Golomb*, Stefan Zweig's Tragedy as a Nietzschean *Grenzjude*. In: *Fraiman-Morris* (Hg.), Jüdische Aspekte Jung-Wiens, 75–93, hier 79.

[54] Ebd., 80.

[55] *Schnitzler*, Jugend in Wien, 322.

[56] *Gay*, Freud, 24.

[57] John Reginald Peter *Theobald*, The Response of Jewish intelligentsia in Vienna to the rise of antisemitism with special reference to Karl Kraus (Dissertation University of Southhampton 1975) 32.

[58] *Gay*, Freud, 25. Siehe John Reginald Peter *Theobald*, The Paper Ghetto. Karl Kraus and Anti–Semitism (Frankfurt am Main-Berlin-Bern 1996) 31: „Throughout his life, Freud

zunächst einige fühlbare Enttäuschungen. Vor allem traf mich die Zumutung, daß ich mich als minderwertig und nicht volkszugehörig fühlen sollte, weil ich Jude war. Das erstere lehnte ich mit aller Entschiedenheit ab. Ich habe nie begriffen, warum ich mich meiner Abkunft, oder wie man zu sagen begann: Rasse, schämen sollte. Auf die mir verweigerte Volksgemeinschaft verzichtete ich ohne viel Bedauern. Ich meinte, daß sich für einen eifrigen Mitarbeiter ein Plätzchen innerhalb des Rahmens des Menschentums auch ohne solche Einreihung finden müsse. Aber eine, für später wichtige Folge, dieser ersten Eindrücke von der Universität war, daß ich so frühzeitig mit dem Lose vertraut wurde, in der Opposition zu stehen und von der 'kompakten Majorität' im Bann gehalten zu werden. Eine gewisse Unabhängigkeit des Urteils wurde so vorbereitet."[59]

Die den jüdischen Studenten zugewiesene Oppositionsrolle hatte historische Tradition. Für Freud und seine Kollegen war die Randposition an der Medizinischen Fakultät eine Motivation, mehr zu leisten als andere.[60] Sie verstärkte das Streben nach gesellschaftlicher Mobilität und nach Anerkennung als vollwertige Mitglieder der „Ehrengemeinschaft der Akademiker".[61] Freuds Studienaufenthalt bei Jean-Martin Charcot, dem „Napoleon of the neuroses" am Hôpital Salpêtrière in Paris, war für ihn ein wichtiger Schritt in diese Richtung. Er bestimmte vor allem seine weitere Forschungsrichtung. Toby Gelfand erklärt treffend, dass „Freud arrived in Paris a bright young neurologist but returned to Vienna a pioneer in psychopathology".[62] Als Freud am 15. Oktober 1886 nach dem Studienaufenthalt in Paris in der Gesellschaft der Ärzte in Wien einen Vortrag „Über männliche Hysterie" hielt, wiesen die Ärzte das theoretische Konzept entrüstet zurück.[63] Er sei „in Ungnade gefallen", erklärte Wagner-Jauregg, da er Charcot „in den höchsten Tönen" gelobt habe.[64] Am 18. März 1887 wurde Freud trotz vorher-

---

perceived his Jewishness as a source of strength in his personality, identifying in his youth with Hannibal, whom he saw as a 'Semitic' hero, and later with Moses."

[59] Sigmund *Freud*, „Selbstdarstellung". Schriften zur Geschichte der Psychoanalyse, ed. und eingeleitet von Ilse *Grubrich-Simitis* (Frankfurt am Main 1971) 41.

[60] *Sablik*, Die österreichische medizinische Forschung. In: *Plat* (Hg.), Voll Leben und voll Tod ist diese Erde, 161.

[61] *Rürup*, Ehrensache. Jüdische Studentenverbindungen an deutschen Universitäten, 33.

[62] Toby *Gelfand*, Charcot's Response to Freud's Rebellion. In: Journal of the History of Ideas, 50,2 (April–June 1989) 293–307, hier 293, online unter: <http://www.jstor.org/stable/2709736> (30. Jänner 2010).

[63] Karl *Sablik*, Sigmund Freud und die Gesellschaft der Ärzte in Wien. In: Wiener klinische Wochenschrift 80,6 (1968) 107–110, Sonderabdruck 1–3, hier 1.

[64] *Wagner-Jauregg*, Lebenserinnerungen, 22.

gehender heftiger Diskussionen zum ordentlichen Mitglied der Gesellschaft der Ärzte in Wien gewählt.[65]

Am 5. September 1885 habilitierte sich Freud und wurde Privatdozent. Nach zahlreichen Publikationen erwartete er die Ernennung zum außerordentlichen Professor. Freud lehnte es ab, jemanden zu suchen, der ihn im Professorenkollegium protegierte. Ohne Freud zu informieren, schlugen Nothnagel und der Psychiater Krafft-Ebing Freud für eine Professur vor.[66] Die Abstimmung im Professorenkollegium verzögerte sich. Bis 1897 wurden mehrmals jüngere Kollegen bei Ernennungen zum außerordentlichen Professor vorgezogen. Freud beschloss, „mit der Universität definitiv zu brechen".[67] Trotz Empfehlung des Professorenkollegiums und trotz Annahme des Vorschlags im Ministerium, blieb Freuds Ernennungsansuchen jahrelang als unerledigte Akte im Ministerium liegen.[68]

Der Widerstand gegenüber der Psychoanalyse vermittelte Freud das Gefühl, „wie geächtet" zu sein. 1897 trat der Psychoanalytiker in die Wiener Freimaurerloge B'nai B'rith ein. Er habe einen „Kreis von auserlesenen Männern [gesucht], die [ihn] ungeachtet [seiner] Verwegenheit freundschaftlich aufnehmen sollten". Freud hielt vor den „Brüdern" populärwissenschaftliche Vorträge, die ausführlich diskutiert wurden.[69] Um das Gefühl der „Minderwertigkeit" zu überwinden, wählte der Psychoanalytiker, wie sein Schüler

---

[65] *Sablik*, Sigmund Freud und die Gesellschaft der Ärzte in Wien. In: Wiener klinische Wochenschrift 80,6 (1968) 3.

[66] Kurt R. *Eissler*, Ein zusätzliches Dokument zur Geschichte von Freuds Professur. In: Jahrbuch der Psychoanalyse 7 (1974) 101–113, hier 102f.

[67] Kurt R. *Eissler*, Julius Wagner-Jaureggs Gutachten über Sigmund Freud und seine Studien zur Psychoanalyse. Entgegnung auf Professor Gicklhorns wissenschaftsgeschichtliche Notiz in der Wiener klinischen Wochenschrift 69,30 (1957) 533–537. In: Wiener klinische Wochenschrift 70,22 (1958) 401–408, hier 404. Siehe Josef *Gicklhorn*, Sigmund Freuds akademische Laufbahn im Lichte der Dokumente von Josef und Renée Gicklhorn (Wien-Innsbruck 1960).

[68] *Eissler*, Ein zusätzliches Dokument zur Geschichte von Freuds Professur. In: Jahrbuch der Psychoanalyse 7 (1974) 103. Siehe Felicitas *Seebacher*, „Searching for excellence" – Appointments to Chairs at the Medical Faculty of Vienna University in the 19th Century: Strategies for Success or Political Programmes? In: *Kokowski* (ed.), The Global and the Local. Proceedings of the 2nd International Conference of the European Society for the History of Science, 402–409.

[69] Sigmund *Freud*, Brief an Wilhelm Fliess, Wien IX., Berggasse 19, 11. April 1895, zit. in: *Gay*, Freud, 163.

Fritz Wittels vermutet, „die nationale Idee als Waffe".[70] Aus „beruflichen und politischen Enttäuschungen" heraus, entschied sich Freud für einen „Abstieg" aus dem elitären „Adel des Geistes" in die Gesellschaft des jüdischen Bürgertums. Die jüdischen Ärzte und Geschäftsleute, die in seine Praxis in der Berggasse 19 im Neunten Wiener Gemeindebezirk kamen, konnten seine universitäre Karriere zwar nicht fördern, aber sie bedrohten sie auch nicht.[71] 1901 intervenierten Krafft-Ebing und Nothnagel nochmals im Professorenkollegium, um die Verhandlungen im Unterrichtsministerium zu beschleunigen. Da der Vorschlag der Medizinischen Fakultät „bis dato keine Erledigung gefunden" habe, erinnerten die beiden Mediziner „höflich" daran, den Akt abzuschließen.[72] Elise Gomperz, eine „alte Freundin und frühere Patientin", führte ein informatives Gespräch mit Unterrichtsminister Wilhelm von Hartel, einem ehemaligen Fakultätskollegen ihres Gatten. Das Verfahren verzögerte sich, weil geheime Intrigen Freuds Image beim Unterrichtsminister schwächen sollten.[73] Von seinem ehemaligen Lehrer Exner erfuhr der Neuropathologe, dass die Psychoanalyse „in gewissen Kreisen" belächelt werde.[74] Freuds Theorien über den Ursprung der Neurosen wurden von einem Großteil des gebildeten Wiener Bürgertums als skandalös angesehen und von vielen Kollegen abgelehnt.[75]

1902, siebzehn Jahre nach der Habilitation, wurde Freud zum außerordentlichen Professor für Neuropathologie ernannt. Die Verzögerung führte

---

[70] *Wittels*, Sigmund Freud, 228. Siehe ebd.: Für Wittels jedoch ist „Pietät, wie sie Konfuzius lehrt, eine bessere und durchaus edle, einwandfreie Waffe gegen das Gefühl der Minderwertigkeit". Juden seien „mehr als tausend Jahre instinktiv den Weg der Pietät gegangen". Nationalismus hingegen sei nur eine „Nachahmung einer vorübergehenden Erscheinung der Geschichte".

[71] *Schorske*, Wien, 173.

[72] Kurt R. *Eissler*, Zwei bisher übersehene Dokumente zur akademischen Laufbahn Sigmund Freuds. In: Wiener klinische Wochenschrift 78,1 (1966) 16–19, hier 17. Das Schriftstück war mit „R. v. Krafft-Ebing, Nothnagel" unterzeichnet und mit 5. Dezember 1901 datiert.

[73] Sigmund *Freud*, Brief an Wilhelm Fliess, Wien IX., Berggasse 19. 11. März 1902. In: Sigmund *Freud*, Briefe 1873–1938, hgg. Ernst und Lucie *Freud* (Frankfurt am Main ³1980) 259.

[74] *Freud*, Brief an Elise Gomperz, Wien IX., Berggasse 19. 8. Dezember 1901. In: Ebd., 258.

[75] *Sablik*, Sigmund Freud und die Gesellschaft der Ärzte in Wien. In: Wiener klinische Wochenschrift 80,6 (1968) 1.

Freud auf „konfessionelle Rücksichten" der Regierung zurück.[76] Die öffentlichen Reaktionen auf die Ernennung schilderte Freud in einem Brief an
Wilhelm Fliess gleichsam als Parodie auf die Gesellschaft der Reichshauptstadt: „Die Teilnahme der Bevölkerung ist sehr groß. Es regnet auch jetzt
schon Glückwünsche und Blumenspenden, als sei die Rolle der Sexualität
plötzlich von Seiner Majestät amtlich anerkannt, die Bedeutung des Traumes
vom Ministerrat bestätigt, und die Notwendigkeit einer psychoanalytischen
Therapie der Hysterie mit zwei Drittel Majorität im Parlament durchgedrun-
gen. Ich bin offenbar wieder ehrlicher geworden, die scheu gewordensten
Verehrer grüßen auf der Straße von weitem. Ich selbst gebe noch immer je
fünf Gratulationen für einen anständigen Fall zur längeren Behandlung. Ich
habe gelernt, daß diese alte Welt von der Autorität regiert wird wie die neue
vom Dollar. Ich habe meine erste Verbeugung vor der Autorität gemacht,
darf also hoffen, belohnt zu werden. Wenn die Wirkung auf die ferneren
Kreise so groß ist wie auf die näheren, so dürfte ich mit Recht hoffen."[77]

Der Verlauf von Freuds akademischer Karriere verdeutlicht einen Willen
zum Erfolg und zur Autonomie, aber auch zum Nonkonformismus. Er war
bestimmt durch den Antisemitismus und das Misstrauen gegenüber Neuem,
in diesem Fall gegenüber der Psychoanalyse. Der akademische Antisemitismus an der Universität Wien erschwerte die Akzeptanz der Psychoanalyse.[78] Allein die antisemitischen Kampagnen Luegers, Freuds „bestgehaßter
Gegner", lassen vermuten, dass auch Freud vom „Peitschenschlag des aufsteigenden Antisemitismus" in den Karrierechancen getroffen wurde.[79] Als
Begründung, warum sich Freuds Berufungsverfahren so schwierig gestaltete, gab es Entschuldigungen, Vermutungen und Erklärungen. John Theobald
bietet einen Erklärungsansatz in der ethnischen oder konfessionellen Zuschreibung der Psychoanalyse: Die frühe psychoanalytische Bewegung sei
anfänglich vor allem „a Viennese, Jewish affair" gewesen, sowohl von Seite
der Therapeuten als auch von Seite der Patienten und Patientinnen. Signifi-
kante Teile der psychoanalytischen Theorien seien vom „anti-Semitic Vienna" beeinflusst worden. Die Probleme in der Theoriebildungsphase könnten

---

[76] Sigmund *Freud*, Gesammelte Werke II/III: Die Traumdeutung. Über den Traum (London 1942, Frankfurt am Main, ⁶1976) 142.

[77] *Freud*, Brief an Wilhelm Fliess, Wien IX., Berggasse 19. 11. März 1902. In: *Freud*, Briefe, 1873–1938, hgg. Ernst und Lucie *Freud*, 260f.

[78] Sander L. *Gilman*, Freud, Race and Gender. Freud, Identität und Geschlecht (Princton,
New Jersey 1993; Frankfurt am Main 1994) 33.

[79] *Schorske*, Wien, 173.

daher auch auf ein „failure of assimilation" zurückgeführt werden.[80] Freud, der während des Medizinstudiums Mitglied des „Lesevereins der deutschen Studenten in Wien" war, wurde erst 1920 zum ordentlichen Professor ernannt.[81]

Die universitätspolitischen Probleme, mit denen Freud konfrontiert war, trafen viele jüdische Ärzte, wenn auch nicht alle. Josef Breuer zum Beispiel arbeitete bereits 1860, mit achtzehn Jahren, in Brückes Institut für Physiologie. Sein Vater war Religionslehrer der Israelitischen Gemeinde Wiens. Intellektuell gefördert, interessierte sich der Sohn sowohl für Medizin als auch für Philosophie. 1867 erhielt Breuer eine Assistentenstelle bei Oppolzer. Diese Chance bedeutete für ihn, so Lesky, ein „kaum verdientes Glück". Erst 1875 habilitierte sich Breuer für Interne Medizin. Sein Forschungsschwerpunkt war die Experimentalphysiologie, wo er die Grundlagen der modernen Vestibularisforschung entwickelte. Trotz Elie von Cyons Kritik setzte Breuer die physiologischen Experimente fort. Da er jedoch nicht über genügend „eigenes Krankenmaterial" verfügte, um die Studien erfolgreich fortsetzen zu können, legte er 1885 die Dozentur zurück.[82]

In einem Brief an den Dekan der Medizinischen Fakultät begründete Breuer den Rücktritt: „Seit einer Reihe von Jahren habe ich die Ehre als Privatdocent dem Lehrkörper der medicinischen Facultät anzugehören, ohne dass es mir gelungen wäre, einen nennenswerten Lehrerfolg zu erringen. Nun scheint es mir untunlich und unstatthaft, lange einen Titel festzuhalten, welchem keine reelle Leistung meinerseits entspricht. Ich bitte daher um die Erlaubniss, die *venia legendi* in Ihre Hände zurückzulegen und bitte weiter dem verehrten Professoren-Collegium u. der h. Behörde hievon gütigst Mitteilung machen zu wollen. Ich war so glücklich von vielen verehrten Mitgliedern des Collegiums Beweise gütiger und freundlicher Gesinnung zu erhalten – weit über Verdienst. Möge es mir gestattet sein zu hoffen, dass mir diese Freundlichkeit u. Güte auch nach meinem Ausscheiden aus der Docentenschaft werde erhalten bleiben. Indem ich Ihnen und dem verehrten Lehrkörper nochmals meinen innigen Dank ausspreche, zeichne ich in aufrichtiger Ergebenheit, Dr. Jos. Breuer."[83]

---

[80] *Theobald*, The Paper Ghetto, 32.

[81] Katja *Behling*, Dunkler Seele Zauberbann. Sigmund Freud und die Psychoanalyse (Graz 2006) 155.

[82] *Lesky*, Die Wiener medizinische Schule, 536.

[83] Joseph *Breuer*, Handschriftlicher Brief an den Dekan der medizinischen Fakultät, 7. Juli 1885. In: Handschriftensammlung 3251 (Institut für Geschichte der Medizin der Medizinischen Universität Wien).

Wie andere jüdische Dozenten, die an der Universität Wien keine Chancen zur Weiterentwicklung sahen, nahm Breuer eine Stelle an der Allgemeinen Poliklinik in Wien an. 1881 hatte Breuer ein hysterisch erkranktes Mädchen von hoher Begabung durch Hypnose geheilt. Der Fall habe „eine einzigartige Bedeutung für unser Verständnis der Neurosen" gehabt, schrieb Freud in der „Selbstdarstellung". 1895 publizierten Freud und Breuer gemeinsam ihre „Studien über Hysterie".[84] Sie bezogen soziale Auslösefaktoren in die „Ätiologie der neurotischen Symptomatik" mit ein. Was für Breuer an der Patientin Berta Pappenheim „lebhaft, geistig interessiert und willensstark" erschien, war für Freud in seinem Triebmodell „männliche Intelligenz und Energie".[85] Unmittelbar nach der Publikation über Hysterie brach Freud mit Breuer.[86] Im Rückblick auf die gemeinsame Arbeitsphase diagnostizierte Freud, dass Breuers „Selbstvertrauen und seine Widerstandfähigkeit [...] nicht auf der Höhe seiner sonstigen geistigen Organisation gestanden" seien.[87]

4. PSYCHOANALYSE ALS KULTURANALYSE

Für den Studenten Wittels, geboren 1880 in Wien,[88] stand die Wiener Medizinische Schule während seines Medizinstudiums noch unter Einfluss des „therapeutischen Nihilismus". Der Medizinstudent bekam den Eindruck, dass „die medizinische Wissenschaft [...] dort [endete], wo die Therapie begann". Dadurch habe sich in der klinischen Medizin ein „undurchdringliche[s] Dickicht von Kunst, persönlichem Einfluß und selbst Schwindel" geöffnet, was bei den Medizinprofessoren in Wien angeblich so verpönt war. Offene Kommunikation fehlte, Verheimlichen von Kunstfehlern und Schuldzuweisungen bei Versagen schufen neue Abhängigkeiten zwischen Assistenten und Professoren an den Universitätskliniken. Die Internisten setzten „all ihren Scharfsinn und ihre Geschicklichkeit für das erschöpfende Studium der Krankheiten" ein, für die Vermittlung der Therapie blieb nur mehr „äußerst wenig Zeit". Im Pathologischen Institut wurden dann bei der „*post mortem* Untersuchung [...] Diagnosen widerlegt oder bestätigt". Wenn eine falsche

---

84   *Freud*, „Selbstdarstellung", ed. *Grubrich-Simitis,* 205f. Siehe Sigmund *Freud*, Josef *Breuer*, Studien über Hysterie (Wien 1895).

85   *Bruns*, Hermaphrodit. In: *Fischer, Brix* (Hgg.), Die Frauen der Wiener Moderne, 224.

86   *Freud*, „Selbstdarstellung", ed. *Grubrich-Simitis,* 207.

87   Ebd., 54.

88   Edward *Timms,* Vorwort des Herausgebers. In: *Timms* (Hg.), Freud und das Kindweib. Erinnerungen von Fritz Wittels, 7–11, hier 8.

Diagnose erstellt worden war, wurde der „Fehler [...] im Privatzimmer des Chefs" besprochen, um ihn in Zukunft vermeiden zu können.

Nach Erfahrung Wittels folge die Wissenschaft „ungeschriebenen Zyklen von 30 bis 50 Jahren". Um 1900 sei es eben en vogue gewesen, „Arten und Gründe von Krankheiten herauszufinden". Den berühmten Diagnostikern der Wiener Medizinischen Schule folgte eine „neue, lautstarke Generation von Heilern". Freud, den Wittels schon als „großartige[n] Heiler" sieht, war für ihn allerdings noch stark in der Tradition der Wiener Medizinischen Schule verhaftet. Es sei ihm wichtiger erschienen, die Funktionen des „psychische[n] Apparats" zu erforschen, als eine gewisse Anzahl „unglücklicher Menschen zu heilen".[89] In den Augen von Thomas Mann nahm Freuds Psychoanalyse daher eine „ambivalente Stellung" in der naturwissenschaftlich orientierten Medizin ein, da Freud für ihn weder „ein auf das Umfeld der Physiologie beschränkter Mediziner, noch ein von der klinisch-empirischen Erfahrung losgelöster spekulativer Denker" war. Der „seelische Naturwissenschaftler" konnte nicht klar einer Richtung zugeordnet werden. Für Freud selbst habe die Psychoanalyse „eine Mittelstellung zwischen Medizin und Philosophie" eingenommen.[90]

Die Problematik der klaren Zuordnung der Psychoanalyse zeigt aber auch auf, dass die naturwissenschaftlich orientierte Medizin an ihre Grenzen gestoßen war. Die Reduktion von Krankheitsbildern auf die Beschreibung physisch sichtbarer Symptome genügte nicht. Der Mensch als Maschine, ein Relikt des industriellen Zeitalters, funktionierte nicht mehr. Der Wechsel vom 19. zum 20. Jahrhundert war in der Medizin daher zugleich ein Übergang, aber auch eine Neupositionierung des ganzheitlichen Blicks auf den Menschen. Freud sezierte die Menschen am „unsichtbaren Körper" und nicht wie damals in der psychiatrischen Diagnose üblich, am „sichtbaren Körper". Er habe den Patienten nicht angeschaut, er habe ihm zugehört. August Ruhs sieht diesen Paradigmenwechsel vom Visuellen zum Akustischen als die „eigentliche Geburt der Psychoanalyse". Der Psychiater und Psychotherapeut erklärt die Entstehung der Psychoanalyse aus dem kulturellen Milieu Wiens heraus. In dem zu Ende gehenden 19. Jahrhundert wurde versucht, den Naturalismus literarisch und künstlerisch zu überwinden und die Romantik neu zu definieren. Das „Seelenleben, der Traum, die Fantasie" wurden wissenschaftlich bearbeitet. Ein Resultat war die „art des nerfs". Die

---

[89] *Timms* (Hg.), Freud und das Kindweib, 40.
[90] Elmar *Waibl*, Gesellschaft und Kultur bei Hobbes und Freud. Das gemeinsame Paradigma der Sozialität (= Veröffentlichungen des Ludwig-Boltzmann-Institutes für Geschichte und Gesellschaftswissenschaften 3, Wien 1980) 38.

Auseinandersetzung mit der menschlichen Psyche war „nicht nur modern, sondern auch modisch". Freud habe das „weite Land der Seele [...] wissenschaftlich vermessen". Kraus, der Herausgeber der kritischen Zeitschrift „Die Fackel", beschrieb es treffend: „Freud gebührt der Verdienst in das Chaos des Traums eine Verfassung eingebaut zu haben, aber es geht darin zu wie in Österreich."[91]

Wittels, Mitarbeiter von Kraus, sah in Freud mit der Begründung der Psychoanalyse einen „Mensch[en] der Moderne, einer jener Pioniere, die Gewaltiges dazu beitrugen, die Grundlagen jener Zeit zu schaffen, in der wir heute leben". In seinem Auftreten sei „etwas von jener altösterreichischen Würde und Höflichkeit" gelegen, welche die Kultur der Habsburgermonarchie vor dem Ersten Weltkrieg bestimmt habe.[92] Für Peter Gay war Freud „ein guter Bürger", der sein Leben nach „moralischen Überzeugungen", einem nach außen geordneten Familienleben und „akribisch geplanten Sommerferien" gestaltete. Er war aber auch ein Bürger, der in seinem Salon und Therapiezimmer „Sprengkörper bastelte", indem er die „herrschende Sexualmoral" in Frage stellte.[93] Hier waren sich Freud und Arthur Schnitzler ähnlich. In dem gemeinsamen Begegnungsraum von Literatur und Wissenschaft war es möglich, dass der Schriftsteller Arthur Schnitzler die Persönlichkeiten in seinen Dramen wie Freud analysierte und Freud seine Fallgeschichten wie ein Schriftsteller beschrieb. Der Psychoanalytiker gestand in einem Glückwunsch-Brief anlässlich des sechzigsten Geburtstags Schnitzlers, dass er

---

[91]   Anne Katrin *Feßler*, Der Wiener Hang zur Girlande. In: Der Standard vom 27./28. März 2010, A3. Siehe Robert S. *Wistrich*, Karl Kraus — Prophet or Renegade? In: *Fraiman-Morris* (Hg.), Jüdische Aspekte Jung-Wiens, 15–31, hier 15: Für Robert S. Wistrich ist Kraus wegen seiner pointierten Sprache „one of the most colourful, controversial and explosive personalities to emerge in Habsburg Vienna at the beginning of the twentieth century". Wistrich ist sich aber nicht sicher, ob Kraus der Prototyp des idealistischen und nonkonformistischen Juden war, der gegen Dogma und Vorurteil rebellierte. Er glaubt auch nicht, dass Kraus zwischen den beiden extremen Darstellungen „descendant of the Hebrew prophets (in condemning the 'corrupt' Judaism of his age)" und pathologisches Beispiel für den „Jüdischen Selbsthass" verortet werden kann.

[92]   Fritz *Wittels*, Einführung: Wrestling with the Man. In: *Timms* (Hg.), Freud und das Kindweib. Erinnerungen von Fritz Wittels, 13–15, hier 14. Siehe ebd., 15: Wittels wollte seinen „Erinnerungen" ursprünglich den Titel „Ambivalence as Fate" geben, denn mit dem Begriff „Ambivalenz", den Ernst Bleuler für die Psychoanalyse geprägt hatte, konnte endlich erklärt werden, was unter einem „gelernten Österreicher" zu verstehen sei. Es war ein Mensch, „der sein Land gleichzeitig liebte und haßte". Für Wittels war Arthur Schnitzler einer der bekanntesten „gelernten Österreicher".

[93]   *Gay*, Freud entziffern, 116.

ihm gegenüber etwas Ähnliches wie eine „Doppelgängerscheu" empfinde.[94] Schnitzlers „Ergriffensein von den Wahrheiten des Unbewussten, von der Triebnatur des Menschen, [seine] Zersetzung der kulturell-konventionellen Sicherheiten, das Haften [seiner] Gedanken an der Polarität von Leben und Sterben, das alles berührte [Freud] mit einer unheimlichen Vertrautheit".[95]

Kulturwissenschaftler und Germanisten bemühten sich, Ähnlichkeiten in den Biographien der beiden Mediziner zu suchen. Illner überlegt, wie eine „Trennungslinie" zwischen dem Wissenschaftler Freud und dem Schriftsteller Schnitzler gezogen werden könne oder ob die Grenze zwischen Freud als „Vermittler der geistigen Welt" und Schnitzler als „Vermittler der literarischen Welt" doch fließend zu gestalten sei.[96] In den Biographien der beiden Mediziner-Persönlichkeiten gibt es Parallelen. Die gemeinsame Prägung durch die Wissenschaftskultur der Wiener Medizinischen Schule in Brückes Labor am Institut für Physiologie und in Meynerts Klinik für Psychiatrie beeinflusste ihre wissenschaftliche und literarische Arbeit.[97] Beide setzten sich intensiv mit Hypnose auseinander.[98] Freuds gehirnanatomische und neurologische Arbeiten bei Meynert bildeten eine direkte Fortsetzung der nervenphysiologischen Studien bei Brücke.[99] Auch wenn Brückes Labor autoritär geführt wurde, war er „politisch liberal, antiklerikal" und hatte jüdische Freunde. Brücke sei für Freud die „beeindruckendste Gestalt" unter den aus dem Deutschen Reich berufenen Medizinern der Wiener Medizinischen Schule gewesen.[100] Beeinflusst von Billroths Erfolgen in der Chirurgie, sah Freud die Therapie in der Psychiatrie als eine Form von Chirurgie, „die psychische Fremdkörper rezensiert".[101] Schnitzler sezierte Beziehungen. Die handelnden Personen in seinen Dramen waren eigentlich Freuds mögliche Patienten und Patientinnen.

Basierend auf diesen Erfahrungen verstand Freud „das Lehrgebäude der Psychoanalyse [als] einen Überbau, der irgendeinmal auf sein organisches Fundament aufgesetzt werden" sollte, aber noch nicht bekannt sei.[102] Freud

---

[94] *Illner*, Psychoanalyse oder die Kunst der Wissenschaft, 17.

[95] Sigmund *Freud*, Briefe an Arthur Schnitzler. In: Neue Rundschau 66 (1955) 96. Zit. in: Ebd., 19.

[96] *Illner*, Psychoanalyse oder die Kunst der Wissenschaft, 17.

[97] Ebd., 32.

[98] Ebd., 18.

[99] Ebd., 34.

[100] *Gay*, Freud entziffern, 72.

[101] *Illner*, Psychoanalyse oder die Kunst der Wissenschaft, 32.

[102] Sigmund Freud, Studienausgabe in 10 Bänden, hier 1 (Frankfurt am Main 1975) 377, zit. in: ebd., 33.

nahm bereits an, dass es „für die Prozesse neurotischer Symptombildung
und ihrer Auflösung durch die Psychoanalyse ein chemisch-physiologisches
Äquivalent" geben könne.[103] Die Psychoanalyse machte Brüche im Thera-
pieverständnis der Wiener Medizinischen Schule sichtbar, die im engen Zusammenhang mit gesellschaftlichen Veränderungen standen. Keine andere
Lehre könne so deutlich mit dem Namen einer Stadt verbunden werden. Keine definiere so deutlich die „geistigen, psychologischen Strömungen einer
Stadt, einer Gesellschaft und eines Reiches [...] wie Freuds Lehre".[104] Sie
habe die Therapie für die Krankheit dieser Stadt, die „Viennese Malaise"
geboten.[105]

Freud verwehrte sich gegen diese Theorie. Sie erschien ihm „unsinnig".
Wien bot nicht das förderliche Milieu für die Psychoanalyse: „Wir haben alle
den interessanten Erklärungsversuch der Entstehung der Psychoanalyse aus
dem Wiener Milieu vernommen. [...] Das Aperçu lautet, die Psychoanalyse, respektive die Behauptung, die Neurosen führen sich auf Störungen des
Sexuallebens zurück, könne nur in einer Stadt wie Wien entstanden sein, in
einer Atmosphäre von Sinnlichkeit und Unsittlichkeit, wie sie anderen Städten fremd sei, und stelle einfach das Abbild, sozusagen die theoretische Projektion dieser besonderen Wiener Verhältnisse dar. Nun, ich bin wahrhaftig
kein Lokalpatriot, aber diese Theorie ist mir immer ganz besonders unsinnig
erschienen, so unsinnig, daß ich manchmal geneigt war anzunehmen, der
Vorwurf des Wienertums sei nur eine euphemistische Vertretung für einen
anderen, den man nicht gerne öffentlich vorbringen wolle. [...] Die Stadt
Wien hat aber auch alles dazugetan, um ihren Anteil an der Entstehung der
Psychoanalyse zu verleugnen. An keinem anderen Orte ist die feindselige
Indifferenz der gelehrten und gebildeten Kreise dem Analytiker so deutlich
verspürbar wie gerade in Wien."[106]

Während Deutsche in der Medizin zu Helden erhoben wurden, wurden
Juden in der Medizin als Vertreter der dekadenten Moderne abgewertet. Der
Begriff „Moderne" konnte allerdings nicht klar definiert werden. Die ökonomische Moderne als Ausdruck des Zeitalters der Industrialisierung war
ebenso Teil der Moderne wie die ästhetische Moderne, entstanden durch

---

[103] *Illner*, Psychoanalyse oder die Kunst der Wissenschaft, 33f.
[104] Endre *Kiss*, Der Tod der k. k. Weltordnung in Wien. Ideengeschichte Österreichs um die
Jahrhundertwende (= Forschungen zur Geschichte des Donauraumes 8, Wien 1986) 128.
Siehe dazu Oskar *Frischenschlager,* Wien, wo sonst! Die Entstehung der Psychoanalyse
und ihrer Schulen (Wien-Köln-Graz 1994).
[105] Allan *Janik,* Stephen *Toulmin*, Wittgenstein's Vienna (New York 1973) 62.
[106] *Freud*, Selbstdarstellung, ed. *Grubrich-Simitis,* 175f.

kulturelle Veränderungsprozesse.[107] Auffallend dabei war, dass sowohl in Technik und Wirtschaft als auch in Kultur und Wissenschaft Juden wesentlich an den Veränderungsprozessen beteiligt waren. Durch die Negativdarstellung und mangelnde Akzeptanz ihrer wissenschaftlichen Leistungen und Erfolge wurde es in der Öffentlichkeit aber ermöglicht, den jüdischen Ärzten, der 'jüdischen Medizin' und der 'jüdischen Psychoanalyse' mit Skepsis zu begegnen und daraus sogar eine allgemeine „antisemitische Wissenschaftsfeindlichkeit" abzuleiten.[108]

Die „City of Dreams" war zugleich eine „City of Paradoxes".[109] Als Freud den Begriff des Unbewussten formulierte, habe er in der Habsburgermonarchie ein reichliches Reservoir zur Begriffsbildung gefunden. Der Kaiser personifizierte die Vaterfigur, die durch die permanente Präsenz seines Bildes in jeder Schulklasse und in jeder Direktion einer Institution „Sitte und Anstand" überwachte. Jede bürokratische Aktion war an den Auftrag gebunden, kontrollierbar und nachvollziehbar zu sein. Was nicht den vorgegebenen Normen entsprach, wo Transparenz fehlte, wurde eine „Verschwörung" vermutet: entweder bei den Tschechen, den Juden, den Sozialdemokraten, den Protestanten oder bei den Journalisten.[110]

Feindbilder halfen, die Verantwortung für eine Fehlentscheidung an andere abzugeben, weil man sie selbst nicht übernehmen wollte. Die Projektion auf das Andere, was dem Eigenen fremd war, half mit, das eigene labile „Ich" und im Weiteren das labile kollektive „Ich" der Gesellschaft des Habsburgerreiches zu stützen. Aus diesen Erfahrungen heraus erweiterte Freud die Psychoanalyse auf eine Kulturanalyse. Er stellte fest, dass jede „Kulturentwicklung" vom „Über-Ich" der jeweiligen Gesellschaftsform geprägt werde: „Die Analogie zwischen dem Kulturprozeß und dem Entwicklungsweg des Individuums läßt sich um ein bedeutsames Stück erweitern. Man darf nämlich behaupten, daß auch die Gemeinschaft ein Über-Ich ausbildet, unter dessen Einfluß sich die Kulturentwicklung vollzieht. [...] Ein anderer Punkt der Übereinstimmung ist, daß das Kultur-Über-Ich ganz wie das des einzelnen strenge Idealforderungen aufstellt, deren Nichtbefolgung durch 'Gewissensangst' gestraft wird. Ja, hier stellt sich der merkwürdige Fall her, daß die hierher gehörigen seelischen Vorgänge uns von der Seite der Masse vertrauter, dem Bewußtsein zugänglicher sind, als sie es beim Einzelmenschen werden können. Bei diesem machen sich nur die Aggressionen

---

[107] *Illner*, Psychoanalyse oder die Kunst der Wissenschaft, 93.
[108] *Hödl*, Die Pathologisierung des jüdischen Körpers, 68.
[109] *Janik, Toulmin*, Wittgenstein's Vienna, 33.
[110] *Johnston*, Österreichische Kultur- und Geistesgeschichte, 246.

des Über-Ichs im Falle der Spannung als Vorwürfe überlaut vernehmbar, während die Forderungen selbst im Hintergrunde oft unbewußt bleiben."[111]

Das „Ich" sei vom „Über-Ich" ständig zensuriert worden. Die dadurch entstandenen Aggressionen einer zutiefst verunsicherten Gesellschaft fanden ihren Ausdruck im rüden Gesprächsstil des Reichsrates, im Radauantisemitismus der Straße und an der Universität.[112] Den eskalierenden ethnischen Konflikten und dem zunehmend radikaler werdenden Antisemitismus sei die Bourgeoisie hilflos gegenübergestanden, was für Franz X. Eder einer „politische[n] Impotenz" entsprach.[113] Freuds Neurosenlehre war daher ein möglicher, interessanter Ansatz, die Gesellschaftsstruktur der Habsburgermonarchie zu erklären.[114] Die Flucht in die Vergangenheit, „das Schwelgen einer neurotischen Gesellschaft in Erinnerungen", sei, wie Freud es verstand, sowohl „Fluch wie auch Heilung" gewesen. Künstler und Intellektuelle versuchten das „Fin de Siècle als Lüge und Scheinwelt" zu enttarnen. Doch die Bürger der Stadt Wien wollten weder die Konfrontation mit der Realität, noch eine Erklärung ihres Verhaltens. Sie hatten gelernt, in einer Kultur der „Sorglosigkeit" zu leben. So konnten „Schlamperei, Protektion und Partikularismus" in der Bürokratie, gemeinsam mit „der Toleranz, der Großzügigkeit, der Unabhängigkeit und der Kreativität" von Kunst und Kultur zu gestaltenden Elementen der Wiener Moderne werden. Freud, der gerne mit „Gegensätzen" operierte, kannte Stärken und Schwächen der bürgerlichen Gesellschaft gut und fühlte sich ihr „zeitlebens in einer Haßliebe verbunden".[115]

In dem für ihn bedeutendsten, im Jahr 1900 erschienenen Werk „Die Traumdeutung", setzte sich Freud in einem „revolutionären Traum"[116] mit den Autoritätsbindungen des Adels und dem Wirtschafts- und Bildungsbürgertum auseinander. Er analysierte die Beziehungen zur „hohen Obrigkeit", die stellvertretend für den Vater als „älteste, erste, für das Kind einzige Autorität", stand. Aus diesem hierarchischen Verhältnis konnten die

---

[111] Sigmund *Freud*, Das Unbehagen in der Kultur. In: Sigmund *Freud*, Abriß der Psychoanalyse. Das Unbehagen in der Kultur. Mit einer Rede von Thomas *Mann* als Nachwort (Frankfurt am Main-Hamburg 1971) 64–129, hier 125.

[112] *Johnston*, Österreichische Kultur- und Geistesgeschichte, 246.

[113] Franz X. *Eder*, „Diese Theorie ist sehr delikat ....". Zur Sexualisierung der „Wiener Moderne". In: *Nautz*, *Vahrenkamp* (Hgg.), Die Wiener Jahrhundertwende, 159–178, hier 175.

[114] *Johnston*, Österreichische Kultur- und Geistesgeschichte, 246.

[115] *Rumpler*, Eine Chance für Mitteleuropa, 547.

[116] *Schorske*, Wien, 180.

Machtstrukturen der „anderen sozialen Obrigkeiten" abgeleitet werden.[117] Indem Freud die Ereignisse der politischen Vergangenheit und Gegenwart auf einen „Urkonflikt zwischen Vater und Sohn reduzierte", konstruierte er eine „ahistorische Theorie von Mensch und Gesellschaft". Sie ermöglichte es, „die aus den Fugen und aus der Kontrolle geratene politische Welt" der „patriarchalischen *Politeia* Österreich"[118] am Beginn des 20. Jahrhunderts besser zu verstehen.[119] Jakob Hessing ortet in Freuds „Traumdeutung" eine Spaltung zwischen Psychoanalyse und den in der Kultur der Habsburgermonarchie bestehenden „autobiographische[n] Konfliktsituationen". Er erkennt eine solche ebenso in Otto Weinigers „Geschlecht und Charakter", wo in der Auseinandersetzung mit der Geschlechterdifferenz und der „unlösbare[n] Problematik der eigenen Person" keine objektive Sicht mehr möglich ist.[120]

Die Habsburgermonarchie hatte ihre „Untertanen" in eine „Sackgasse" getrieben, aus der es kein Zurück gab. Die in dieser Enge entstandene Kreativität spiegelte einerseits die Hoffnungslosigkeit, andererseits zeigte sie die Chancen zur künstlerischen und wissenschaftlichen Produktivität auf.[121] Wissenschaft und Kunst inspirierten sich gegenseitig. Die Moderne als Ausdruck neuer Zugänge zur Medizin und Kunst und einer ganzheitlichen Sicht des Menschen ist keine „bestimmte, unverwechselbare historische Epoche". Sie spiegelt das Bewusstsein einer enttabuisierten Generation in einer neuen Ästhetik.[122] Nach Ruhs kann das Phänomen der Wiener Moderne sehr gut mit einem architektonischen Vergleich dargestellt werden: Zu jeder Jahrhundertwende gehe es um „Phantasmen des Untergangs und Bestrebungen des Aufbruchs. [Im] Aufeinanderprallen [...] einer untergehenden und einer aufkommenden Welt [...] habe das liberale Bürgertum nach dem Ende des monarchischen Absolutismus kontinuierlich die Führung übernommen. Der Prozess sei nicht, wie in anderen Städten, linear von statten gegangen, sondern in Wien sei es in Form eines „Kreises", eines „Einkreisens", geschehen. Für die Wiener seien „Bogen, Kreis und Girlande" schon immer Figuren ihrer Mentalität gewesen. Die Monarchie sei langsam eingekreist worden, was sich in der breiten Ringstraße im Gegensatz zu den Boulevards in Paris

---

[117] Ebd., 184.

[118] *Rumpler*, Eine Chance für Mitteleuropa, 93.

[119] *Schorske*, Wien, 190.

[120] *Hessing*, Die langen Wurzeln des Jungen Wien. In: *Fraiman-Morris* (Hg.), Jüdische Aspekte Jung-Wiens, 7.

[121] Ebd., 8.

[122] Gottfried *Fliedl*, Gustav Klimt. 1862–1918. Die Welt in weiblicher Gestalt (Köln 2006) 68.

spiegle.[123] Der Kreis wurde zum Symbol der Moderne in Literatur, Kunst und Wissenschaft. Der „Wiener Kreis" als intellektueller Zirkel, die „krönende Kugelform" des Wiener Secessionsgebäudes als „Kontrapunkt" zur barocken Kuppel der gegenüberliegenden Karlskirche, die kreisförmigen Ornamente in den Gemälden Gustav Klimts, drückten aus, dass die runde Form ihr bestimmendes Element war.[124]

---

[123] *Feßler*, Der Wiener Hang zur Girlande. In: Der Standard vom 27./28. März 2010, A3.

[124] *Rumpler*, Eine Chance für Mitteleuropa, 542.

XIV. KÖRPERBILDER

1. ENTDECKUNG DES WEIBLICHEN KÖRPERS

Klimt verschrieb sich in der Kunst einer „unverfälschten Wahrheit, einer wahrhaftigen Darstellung des modernen Menschen". Der berühmte Maler des Jugendstils überschritt gesellschaftliche Tabus, indem er in seinen Bildern offen die Erotik schöner Körper zeigte. Sein Gemälde „Der Kuß" symbolisiert die Nähe von „*Eros* und *Thanatos,* [jene] beiden Pole des Dionysischen", welche die „bedrohliche Ambivalenz" der Moderne bestimmen.[1] Um der im raschen Wandel befindlichen Gesellschaft das Phänomen Sexualität besser erklären zu können, versuchte auch die Literatur die Entschlüsselung. Zweig beschrieb in „Die Welt von Gestern" eine Gesellschaft die verdrängte, tabuisierte und sich selbst belog, um eine Welt aufrechtzuerhalten, die nicht mehr existierte. „Für uns, die wir seit Freud wissen, daß, wer natürliche Triebe aus dem Bewußtsein zu verdrängen sucht, sie damit keineswegs beseitigt, sondern nur ins Unterbewußtsein gefährlich verschiebt, ist es leicht, heute über die Unbelehrtheit jener naiven Verheimlichungstechnik zu lächeln. Aber das ganze neunzehnte Jahrhundert war redlich in dem Wahn befangen, man könnte mit rationalistischer Vernunft alle Konflikte lösen, und je mehr man das Natürliche verstecke, desto mehr temperiere man seine anarchischen Kräfte; wenn man also junge Leute durch nichts über ihr Vorhandensein aufkläre, würden sie ihre eigene Sexualität vergessen. In diesem Wahn, durch Ignorieren zu temperieren, vereinten sich alle Instanzen zu einem gemeinsamen Boykott durch hermetisches Schweigen. Schule und kirchliche Seelsorge, Salon und Justiz, Zeitung und Buch, Mode und Sitte vermieden prinzipiell jede Erwähnung des Problems, und schmählicherweise schloß sich sogar die Wissenschaft, deren eigentliche Aufgabe es doch sein sollte, an alle Probleme gleich unbefangen heranzutreten, diesem „*naturalia sunt turpia*" an."[2]

Kunst, Literatur und Psychoanalyse brachen mit der Thematisierung der weiblichen Sexualität ein Tabu, wodurch für junge Männer und Frauen der Weg in die Moderne frei wurde.[3] Auf der Suche nach der „wahren (sexuellen) Natur des Menschen" wandte sich die Jugend gegen „die Respektabilität" der alten Autoritäten. Sie versuchte, „den Sexus in den dunkelsten Regionen

---

[1] *Rumpler*, Eine Chance für Mitteleuropa, 543.

[2] *Zweig*, Die Welt von Gestern, 88.

[3] *Fuchs*, „Rasse", „Volk", Geschlecht und Sexualität In: *Korotin, Serloth* (Hgg.), Gebrochene Kontinuitäten, 170.

der Psyche, den Unbillen der Rasse und den Determinationen der Körperzellen" zu entdecken.[4] Selbst Freud verglich die weibliche Sexualität mit einem „dark continent" oder „Rätsel".[5] In der medizinischen Forschung führte die Konzentration auf den weiblichen Körper zur intensiveren Auseinandersetzung mit seinen Funktionen. Als der weibliche Zyklus mit dem „reproduktiven Eisprung" entdeckt wurde, relativierte das die „Fortpflanzung als biologische Determinante". Das neue Wissen erweiterte das Verständnis über die Funktionen des weiblichen Körpers. Die „weibliche Lustfähigkeit" bewegte die Phantasie der bürgerlichen Gesellschaft. Die Umschreibung „femme fatale" für eine Frau mit ungehemmtem Verlangen nach Sinnlichkeit, passte dafür. Die „*Scientia sexualis*" untersuchte das Verhalten dieser angeblich ruchlosen Frauen. Sie wies auf die wechselseitige Beeinflussung von „*Physis und Psyche*" hin. Die Psychiatrie leitete daraus eine Degenerationslehre ab, weil eine sexuell freizügige Frau deutlich von den vorgegebenen Normen abweiche.[6]

Die Verwendung des Begriffes Sexualität hob die Unterscheidung zwischen „Geschlechtstrieb und Liebe" auf.[7] In der „*Psychopathia sexualis*"[8] erklärte Krafft-Ebing, Vorstand der Zweiten Klinik für Psychiatrie an der Universität Wien, was in der Sexualität als „gesund und normal oder anormal und entartet" zu verstehen war. „Der Mann welcher das Weib flieht und das Weib, welches dem Geschlechtsgenuß nachgeh[e], [seien] abnorme Erscheinungen".[9] Zugleich aber interpretierte Krafft-Ebing Religiosität als Zeichen einer „nicht befriedigten Sinnlichkeit".[10] Bertha Zuckerkandl beschrieb den Psychiater als „stämmigen blonden Deutschen, mit eindringlich blickenden […] wasserblauen Augen". Er habe ihr gegenüber erwähnt, dass die „*Psychopathia sexualis*" Einsicht in „eines der traurigsten Gebiete menschlicher Irrungen und Abwege" gewähre. Was bisher als „Laster ver-

---

[4] *Eder*, „Diese Theorie ist sehr delikat ...." In: *Nautz, Vahrenkamp* (Hgg.), Die Wiener Jahrhundertwende, 158.

[5] *Fuchs*, „Rasse", „Volk", Geschlecht und Sexualität In: *Korotin, Serloth* (Hgg.), Gebrochene Kontinuitäten, 170.

[6] *Bruns*, Hermaphrodit. In: *Fischer, Brix* (Hgg.), Die Frauen der Wiener Moderne, 223.

[7] *Fraisse*, Geschlecht und Moderne, 67.

[8] Richard von *Krafft–Ebing*, Psychopathia sexualis mit besonderer Berücksichtigung der conträren Sexualempfindung (Stuttgart 1886, München [12]1984).

[9] Ebd., 12. zit. in: *Bruns*, Hermaphrodit. In: *Fischer, Brix* (Hgg.), Die Frauen der Wiener Moderne, 223.

[10] *Hödl*, Die Pathologisierung des jüdischen Körpers, 196. Siehe ebd. 201: Charcot sah an der Salpêtrière eine Parallele zwischen Hysterie und „religiösem Mystizismus". Als Ursache der beiden „Frauenkrankheiten" wurde eine enttäuschte Liebe angenommen.

folgt und bestraft" worden war, sei eigentlich pathologisch. Es handle sich nämlich um „rein physische Defekte, die psychische Anomalien auslös[t]en. Laster [seien] unheilbar, aber physische Anomalien [...] heilbar". Psychiater und Neurologen müssten daher zwischen „lasterhafter Immoralität und einem rein körperlich krankhaften Zustand unterscheiden lernen".[11]

Die „*Psychopathia sexualis*" der Wiener Moderne wurde mit allen Methoden der naturwissenschaftlich orientierten Medizin zu erklären versucht. „Fallgeschichten, Systematiken, Definitionen, experimentelle Beobachtungen und physiologische Untersuchungen" sollten die Grenzen zwischen „gesund" und „entartet" ziehen.[12] Krank war, wer sich von dem tradierten Rollenbild löste, seine Sexualität frei lebte und seine individuellen Wünsche verwirklichte. Krank war, wer nicht heiraten und keine Kinder haben wollte. Eder trennt die Klischees deutlich: Die „femme fragile" stand der „femme fatale" gegenüber, die unauffällige Studentin und Akademikerin der nervösen Dame der Wiener Gesellschaft, die deutsche Frau der jüdischen.[13]

1907 beschrieb Wittels einen Frauentypus, der kein „Ich" habe und deshalb „haltlos" sei. Diese Frauen identifizierten sich „regelmäßig mit dem Herren, deren Liebesobjekt sie gerade gewesen waren". Es handle sich in diesem Fall nicht um eine narzisstische Persönlichkeit, denn „ihre Libido ströme allzu reichlich auf die Objekte. [...] Ein anständiges Mädchen [hingegen] tu[e] so was nicht". Diese Frau besitze ein „Ich [...] und liebts", konstatierte der Mediziner und Psychoanalytiker. Frauen, die hingegen „zuviel Ich im narzisstischen Sinne" besäßen, seien nicht liebesfähig. Diesen Frauentypus bezeichnete Wittels als „Kindweib". Durch „frühzeitige [...] Schönheit" werde es schon in früher Jugend „stark begehrt".[14] „Dem schönen Kinde" bleibe keine Zeit, sich zur erwachsenen Frau zu entwickeln, es orientiere sich nur nach dem „biologische[n] Zweck des Weibes, [nämlich] begehrt zu werden". Es bleibe „einfältig, kindlich schön und kindlich hemmungslos". Wittels, der diesen Aufsatz vor der Publikation Freud vorlegte und in der Psychoanalytischen Vereinigung vortrug, bezeichnete das „Kindweib [als] Urweib".[15]

Der „Meister" wies darauf hin, dass das „Kindweib, [...] der absolute Haderlump" und streng vom „Kulturweib" zu trennen sei. 1914 nahm Freud

---

[11] *Zuckerkandl*, Österreich intim, 53.

[12] *Eder*, „Diese Theorie ist sehr delikat ...". In: *Nautz, Vahrenkamp* (Hgg.), Die Wiener Jahrhundertwende, 169.

[13] Ebd., 170.

[14] *Wittels*, Sigmund Freud, 190.

[15] Ebd., 191.

den Begriff „Kindweib" in die psychoanalytische Diktion auf und fand diesen Frauentypus den „häufigsten, wahrscheinlich reinsten und echtesten
Typus des Weibes". Er finde sich auch in der großen „Hetäre" wieder, die
niemand anderen lieben könne als sich selbst. Sie führe ihre Liebesbezie-
hungen nach dem Leitspruch: „Ich besitze, aber man besitzt mich nicht".
Sie benötige immer Männer, die ihr „Liebenswürdigkeit" bezeugten und sie
mit „schönen Kleidern und Schmuck" verwöhnten. Männer seien für sie wie
ein „Spiegel", der ihr immer wieder versicherte, dass sie „die Schönste im
Lande sei".[16] Diesen beiden Frauentypen stellte Wittels in einem Aufsatz
über „Weibliche Ärzte"[17] die Medizinstudentin gegenüber. Sie sah er als
hysterisch an. Durch das Studium lenke sie vom „Sexualziel ihres Sexu-
altriebs" ab, um sich „unmoralisch gebärden zu können, soviel sie wolle".[18]
In Anlehnung an Freuds Begriff der Sublimierung verschiebe sich bei der
Studentin der „Sexualwillen" vom eigentlichen „Sexualziel" hin auf ein
wissenschaftliches Ziel. Das „Drängen nach dem Ziel [werde] Selbstzweck
und lustbetont". In dieser „hysterischen Verkehrung" erkläre sich „der un-
nachahmliche, wollüstige Fleiß mancher Studentinnen".[19] Als Arzt könne er
„niemals eine Untersuchung durch eine Frau über sich ergehen lassen, ohne
dabei ein Gefühl zu bekommen, als sei er impotent".[20] „Das Prinzip des
Weibes sei, Kinder zu haben. [...] Es müsse nicht alles *actu* sein, sondern nur
potentia", stellte Wittels provokativ fest.[21] Er meinte, dass ein Medizinstudium bei Mädchen nur ein „Vorwand" sei, um „Männer anzuziehen" und in

---

[16] Ebd., 192.

[17] *Fritz Wittels* (Pseudonym Avicenna), Weibliche Ärzte. In: Die Fackel 9,225 (1907) 10–
24.

[18] Zit. in: *Bruns*, Geschlechterkämpfe. In: *Nautz, Vahrenkamp* (Hgg.), Die Wiener Jahrhundertwende, 335.

[19] *Wittels*, Weibliche Ärzte. In: Die Fackel 9,225 (1907) 11f. Zit. in: *Tichy*, Die geschlechtliche Un-Ordnung. In: *Heindl, Tichy* (Hgg.), „Durch Erkenntnis zu Freiheit und Glück
...", 41. Siehe Sigmund *Freud*, Abriß der Psychoanalyse. Das Unbehagen in der Kultur.
Mit einer Rede von Thomas *Mann* als Nachwort (Frankfurt am Main-Hamburg 1971)
77: „Am meisten erreicht man, wenn man den Lustgewinn aus den Quellen psychischer
und intellektueller Arbeiten genügend zu erhöhen versteht. Das Schicksal kann einem
dann wenig anhaben. Die Befriedigung solcher Art, wie die Freude des Künstlers am
Schaffen [...], die des Forschers an den Lösungen von Problemen und am Erkennen der
Wahrheit, haben eine besondere Qualität."

[20] Claudia *Richter,* Als sei er impotent. Medizin-Professuren. In: Die Presse, Karriere
Lounge, 4. März (2006) 4.

[21] Zit. in: *Bruns*, Geschlechterkämpfe. In: *Nautz, Vahrenkamp* (Hgg.), Die Wiener Jahrhundertwende, 334.

einen „unfairen Wettbewerb" zu treten. Wittels schrieb ihnen „Bisexualität, Exhibitionismus [und] Voyeurismus" zu.[22]

Im Allgemeinen Krankenhaus reagierten Kollegen mit „Entrüstung" auf Wittels Aufsatz über „Weibliche Ärzte". Ein Kollege, der in eine Ärztin verliebt war, habe ihn sogar zum Duell gefordert. Es wurde abgesagt, weil der Vorstand drohte, die beiden Ärzte zu kündigen. In den Kaffeehäusern fand sein Aufsatz allerdings „begeisterte Aufnahme", berichtete Wittels. Beim nächsten Treffen von Freuds „Mittwoch-Gesellschaft" eröffnete Alfred Adler die Diskussion über Wittels Aufsatz über Ärztinnen. Die Folge war, dass Wittels von allen Mitgliedern attackiert wurde.[23] In seinen „Erinnerungen" verdeutlichte Wittels später, dass er in diesem Artikel einerseits auf die Philosophie von Kraus Bezug genommen hatte, der Frauen „ausschließlich [als] sexuelle Geschöpfe" sah, andererseits versucht habe, Freuds „Affektverschiebung" zu erklären.[24] Er gestand ein, dass er seine Meinung über Ärztinnen „völlig geändert" und sich „viele Jahre hindurch [...] für weibliche Ärzte ausgesprochen" habe. Er „liebe intelligente Frauen, die einen vielleicht mit ihren Argumenten schlagen". Heute sei es für jeden klar, „daß Mädchen eine gewisse sexuelle Stimulation in die Hörsäle tragen, in Räume, in denen lange der Kirchenwahlspruch 'mulier taceat in ecclesia' Gültigkeit hatte". Wittels glaubte, dass sich „junge Männer [...] glücklich schätzen sollten, den Duft der Frauen um sich zu haben, während sie die kümmerlichen Exponate unserer medizinischen Schule anschauen". Sein Artikel sei aus der Distanz der Jahre nicht mehr gewesen als „ein von Furcht diktierter 'männlicher Protest'".[25] Wittels popularisierte „im Grunde [nur] die Ideen anderer", meint Edward Timms, der Herausgeber der „Erinnerungen" Wittels. Er erkennt in ihm aber „eine zentrale Figur", einen Vermittler zwischen den Kreisen um Freud und Kraus. Dieser interdisziplinäre Zugang Wittels war ein Charakteristikum des intellektuellen Klimas in Wien um 1900.[26]

Wittels wurde Freuds erster Biograph. Als eines der ersten Mitglieder der Wiener Psychoanalytischen Vereinigung beschrieb Wittels erstmals den Beginn von Freuds Karriere. Er kritisierte auch „gewisse autoritäre Tendenzen von Freuds Persönlichkeit".[27] Freud verhielt sich für seinen Schüler wie

---

[22] *Timms* (Hg.), Freud und das Kindweib. Erinnerungen von Fritz Wittels, 68.
[23] Ebd., 69.
[24] Ebd., 68.
[25] Ebd., 69.
[26] *Timms*, Vorwort des Herausgebers. In: Ebd., 7.
[27] Ebd., 8.

„der Vater der Darwinschen Urhorde: ebenso gewalttätig und ebenso naiv".[28]
Seine „Drei Abhandlungen zur Sexualtheorie" seien zur „Bibel der Psychoanalytiker" geworden. „Kritik an seinem Wort" sei unvorstellbar gewesen.
Freud sei von seinen Anhängern zum „Halbgott oder gar zum Ganzgott ernannt" worden. Wittels stellte fest, dass die „Herren ihre eigenen Arbeiten
gegenseitig so viel als möglich annullieren. Sie anerkennen nur Freud, lesen
sich gegenseitig kaum und zitieren sich wenig". Diese autoritätshörige Haltung der anderen Psychoanalytiker gegenüber Freud war für Wittels Grund
genug, um aus der Wiener Psychoanalytischen Vereinigung auszutreten.[29]

2. KATEGORISIERUNG UND POLITISIERUNG DES KÖRPERS

Der „Diskurs um den weiblichen Körper", der in den siebziger Jahren des
19. Jahrhunderts zur Beweisführung gegen die Befähigung von Frauen zum
Studium eingesetzt wurde, endete um die Jahrhundertwende in einer Kategorisierung und Politisierung des weiblichen Körpers.[30] Die Kategorien
„änderten, verschoben und präzisierten" sich. Während zuerst die Unterschiede zwischen männlichem und weiblichem Gehirn im Mittelpunkt der
Diskussionen standen und daraus bestimmte Verhaltensmuster abgeleitet
wurden, argumentierten Wissenschaftler danach mit den geschlechtsspezi-
fischen Unterschieden in Sexualität und Persönlichkeit. Geneviève Fraisse
weist darauf hin, dass sich neben Medizin und Psychoanalyse auch die Philosophie mit dem Thema Sexualität auseinandersetzte. Dadurch gewann die
Kategorie des „Anderen" eine neue Bedeutung.[31]
    Sie orientierte sich am Weltbild des die Politik beherrschenden Deutsch-
nationalismus, an der Männlichkeit des 'deutschen' Mannes und an der Weiblichkeit der 'deutschen' Frau. Diese Bilder wurden dem Bürgertum als „zentrale [...] Norm" vermittelt, denn der 'deutsche' Mann und die 'deutsche' Frau
erfüllten das Körperideal von „Kraft und Schönheit".[32] Der deutschnationale
Verhaltenskodex verlangte als Frauentugenden „Sauberkeit [und] Ordnung".
Er richtete sich nicht nur auf das äußere Erscheinungsbild, sondern auf den
ganzen Körper der Frau. Das Ideal von „Züchtigkeit [und] Keuschheit" für
die 'deutsche' Frau diente allerdings dazu, die weibliche Sexualität unter
Kontrolle zu halten. Biologistische Erklärungsmuster setzten sich gegenüber

---

[28] *Wittels*, Sigmund Freud, 123.

[29] Ebd., 126.

[30] *Bruns*, Geschlechterkämpfe. In: *Nautz*, *Vahrenkamp* (Hgg.), Die Wiener Jahrhundertwende, 330.

[31] *Fraisse*, Geschlecht und Moderne, 67.

[32] *Hödl*, Die Pathologisierung des jüdischen Körpers, 166.

kulturellen durch. Da 'deutschen' Frauen auch die Verantwortung für den als „weiblich eingestuften 'Volkskörper'" und damit für seine „Gesundheit" und „Heilung" übertragen worden war, nahm die Einsicht für den Bedarf an Ärztinnen zu.[33]

Die Schwierigkeit bei der Öffnung der Universität für Frauen war nur, dass höhere Bildung für Frauen im deutschnational-völkischen Milieu als „fortschrittliches" und als „rückwärtsgewandtes" Konzept diskutiert wurde. Einerseits wurde Bildung als Maßnahme gegen die Verlockungen der modernen Zeit gesehen, weil sie Mädchen den nötigen „Ernst" fürs Leben vermittle. Andererseits wurde befürchtet, dass durch höhere Bildung eine mögliche Vernachlässigung der Ausbildung der Mädchen in den hausfraulichen Fähigkeiten erfolgen könnte.[34] „Blaustrumpf", nannten deutschnationale Bewegungen die Studentinnen und akademisch gebildeten Frauen verächtlich.[35] Aus diesen beiden konträren Konzepten kristallisierte sich aber immer deutlicher ein Idealbild der „modernen deutschen Hausfrau" heraus. Es war ein Frauentypus, der Weiterbildung, Familie und Haushalt vereinen könne, um dem Mann eine „geistig ebenbürtige" Partnerin zu sein. Das Bild der 'deutschen' Frau wurde von Männern geschaffen und durch Männer aufrechterhalten. Die Frauen in ihrem Umfeld transportierten das Ideal allerdings über deutschnationale Vereine weiter.[36]

Wie das Christentum einen Unterschied zwischen dem „guten" und dem „schlechten" Blut machte, existierte parallel dazu eine „gute Weiblichkeit", die dem „arischen Volkskörper" zugeordnet war und eine „schlechte Weiblichkeit", die „der jüdischen Rasse" angehörte.[37] Wer anders war, wer die vorgegebenen Normen nicht erfüllen konnte oder wollte, wurde ausgeschlossen. Entrüstet grenzten sich die 'anständigen deutschen' Bürgerinnen und Bürger von der „slawisch-jüdischen, sinnlichen Welt" ab.[38] Psychologen und Mediziner beschrieben Frauen und Juden sehr ähnlich. Sowohl Frauen als auch Juden wurden als „neurasthenische[…], schwache[…] und gebrechliche[…] Personen" gesehen. Das Weibliche war eine „Devianz" des Männlichen und war damit bereits „krank". Da der starke, auch willensstarke,

---

[33] *Zettelbauer*, „Die Liebe sei Euer Heldentum", 460.

[34] Ebd., 417.

[35] Ebd., 408.

[36] Ebd., 417.

[37] Christina von *Braun*, Antisemitische Stereotype und Sexualphantasien. In: Jüdisches Museum der Stadt Wien (Hg.), Die Macht der Bilder, 180–190, hier 190.

[38] *Eder*, „Diese Theorie ist sehr delikat ....". In: *Nautz*, *Vahrenkamp* (Hgg.), Die Wiener Jahrhundertwende, 176.

Mann als das Idealbild galt, war „fehlende Willenskraft" ein typisch femi-
nines Merkmal.[39]

„Die fahrigen Bewegungen der Nervösen, der schnelle Gang und ihre
Rastlosigkeit" wurden Frauen sowie Juden zugeschrieben. Harmonische
Bewegungen hingegen symbolisierten Gesundheit und Männlichkeit.[40] Als
verbindendes Element zwischen Frauen und Juden stand „das Konstrukt
einer pathologischen Sexualität", wie sie Weininger in „Geschlecht und
Charakter"[41] darstellte. Er wollte die „sittliche Häßlichkeit" der Hysterikerin
„entlarven". Für Weininger war sie eine „durchschaute Prüde, die Simulan-
tin, die Willenlose". Es bestehe kein Unterschied zwischen dem „Normal-
zustand" der Frau und der Frau in einer „hysterischen Krise". Jede Verlieb-
te sei eine „kleine Hysterikerin". Das „Weib" besitze keine Persönlichkeit,
sondern spiele nur verschiedene Rollen. Sie genieße die „prahlerische Inszenierung der Hysterie". In der bestehenden „dekadenten Welt [und] der
Männlichkeit beraubten Kultur" sei die Hysterikerin die „Probiermamsell
der Erfolgs- und Sozialethik".[42] Die Sexualität des 'deutschen' Mannes war
auf Fortpflanzung ausgerichtet, jene der Frau und des Juden blieb pathologisch sinnlich. Weininger erschien sogar ihre Forderung nach „Bildung
und Rechten" pathologisch.[43] So war auch der Münchner Psychiater Emil
Kraeplin der Überzeugung, dass die Hysterie eine Krankheit der „entarteten
Seelen" sei, nämlich jener von Frauen und Juden.[44] Für Le Rider zeigen diese
Interpretationen, dass die Wiener Moderne durch eine allgemeine Identitätskrise ausgelöst wurde, die sich besonders in „der Krise der Geschlechtsiden-
tität und in der Krise der jüdischen Identität" äußerte. Diese gemeinsame
Thematisierung des angeblich bedrohlichen, krank machenden Einflusses
von Frauen und Juden auf die 'gesunde' Gesellschaft bildete ein besonderes
Spezifikum.[45]

Aufbauend auf die Darwinsche Selektionstheorie wurden „sexuelle De-
generations- und Entartungsschemata der Körper und der Rasse" erstellt. Die

---

[39] *Hödl*, Die Pathologisierung des jüdischen Körpers, 166.

[40] Ebd., 167.

[41] Otto *Weininger*, Geschlecht und Charakter: eine prinzipielle Untersuchung. 4. unverän-
derte Auflage (Wien 1905).

[42] Jacques *Le Rider*, Der Fall Otto Weininger. Wurzeln des Antifeminismus und Antisemitismus. Mit der Erstveröffentlichung der Rede auf Otto Weininger von Heimito von
Doderer (Wien-München 1985) 174.

[43] *Fuchs*, „Rasse", „Volk", Geschlecht und Sexualität In: *Korotin, Serloth* (Hgg.), Gebrochene Kontinuitäten, 168.

[44] Ebd., 175.

[45] *Le Rider*, Das Ende der Illusion, 230.

angeblich naturwissenschaftlich fundierte „Körper- und Rassenhygiene"
teilte Menschen in zwei Kategorien: hier die 'natürlichen Rassen', dort die
'entarteten Rassen', auf der einen Seite 'ehrenwerte' Bürger und Bürgerinnen, auf der anderen „zügellose Proletarierkörper".[46] Das Wort 'Jude' stand
als Synonym für „kranke Sexualität", der männliche jüdische Körper wurde
durch die der jüdischen Tradition entsprechende Beschneidung zum Stereotyp für den „beschädigten" Körper und das „Negative" in der Psyche.[47] „Der
Archetypus der kranken und perversen Sexualität" schien überall sichtbar
und brachte Anstand und Sitte in Gefahr.[48] Das jüdische Familienleben
wurde von nicht jüdischen Medizinern „aufgrund seines besonderen und
dadurch abnormen Charakters untersucht und als krankhaft" dargestellt.[49]
Aber auch jüdische Mediziner, wie zum Beispiel Benedikt, erklärten, dass
sich die Juden auf Grund der vielen Verfolgungen in die „soziale Isolation"
geflüchtet und auf die eigene Familie konzentriert hätten. Dadurch sei der
„eheliche Geschlechtsverkehr exzessiv ausgeübt" worden, was wiederum zu
„pathologischen Auswirkungen, vor allem zu Geisteskrankheiten", geführt
habe. Benedikt publizierte diese These 1901 unter dem Titel „The Insane
Jew" im „Journal of Mental Science".[50]

Ein angeblich pathologisches Sexualverhalten konnte zum gesellschaftlichen Ausschlusskriterium werden. Damit verbunden war der sexuelle Ruf-
mord, der als besonders effizientes politisches Instrumentarium eingesetzt
wurde. Frauen, die sich im Wahlkampf 1901 mit den politischen Ideen des
christlich-sozialen Lueger identifizierten, erhielten als „Lueger-Amazonen"
Anerkennung. Anhängerinnen der dem Judentum zugeordneten Sozialdemokratie wurden als „Prostituierte" diffamiert. Die Herabsetzung der politischen Kontrahenten durch sexualisierte Rhetorik beherrschte vor allem die
„konservative Propaganda" gut.[51] In der Abwehr von Juden und Frauen wur-

---

[46] *Eder*, „Diese Theorie ist sehr delikat ...." In: *Nautz, Vahrenkamp* (Hgg.), Die Wiener
Jahrhundertwende, 168f.

[47] Sander L. *Gilman*, Zwölftes Bild: Der „jüdische Körper". Gedanken zum physischen
Anderssein der Juden. In: Julius *Schoeps*, Joachim *Schlör* (Hgg.), Antisemitismus. Vorurteile und Mythen (München–Zürich 1995) 167–179.

[48] *Eder*, „Diese Theorie ist sehr delikat ...". In: *Nautz, Vahrenkamp* (Hgg.), Die Wiener
Jahrhundertwende, 176.

[49] *Hödl*, Genderkonstruktionen. In: A. G. Gender-Killer (Hg.), Antisemitismus und Geschlecht, 96.

[50] Moritz *Benedikt*, The Insane Jew. An open letter to Dr. Cecil F. Beadles. In: Journal of
Mental Science 47 (1901) 503–507, hier 506, zit. in: Ebd.

[51] Karin Jušek, Entmystifizierung des Körpers? Feministinnen im sexuellen Diskurs der
Moderne. In: *Fischer, Brix* (Hgg.), Die Frauen der Wiener Moderne, 110–123, hier 120.

den dieselben Verhaltensmuster sichtbar. Rainer Hering erklärt es damit, dass Antisemitismus und Antifeminismus sowohl „programmatisch-strukturell" als auch „personell und organisatorisch" ähnliche Erscheinungsformen aufweisen und nicht an ein Geschlecht gebunden sind.[52] Besonders im Antifeminismus zeigte sich die „Widersprüchlichkeit einer modernen Identitätskonzeption". „Das Weibliche" wurde Projektionsfläche von allem, was das „Konzept des aufgeklärten, rational implizit männlichen Subjekts" ausschloss. Die von Männern aufgestellten Konzepte über „Weiblichkeit" waren modernisierungsresistent und rückschrittlich. In sie wurde die Sehnsucht nach der Beherrschung der „Natur" hineinprojiziert.[53] Mit einem antifeministischen Konzept von Weiblichkeit wurde in der Habsburgermonarchie und im Deutschen Reich weiterhin versucht, die gesetzliche Verankerung des Medizinstudiums für Frauen zu verhindern.[54]

3. KONZEPTE ÜBER DIE NATUR DER WEIBLICHKEIT

1900 gab Möbius die Schrift „Ueber den physiologischen Schwachsinn des Weibes" heraus.[55] Als Neurologe, Gynäkologe und Neuropsychiater glaubte er, das Wesen der Frau sehr gut zu kennen.[56] Geboren am 24. Jänner 1853 in Leipzig, wurde er durch die Bearbeitung psychiatrischer Grenzgebiete und das Studium der Psychoneurosen und insbesondere der Hysterie bekannt. Als Neuropsychiater prägte er den Begriff der äußerlich feststellbaren, „exogenen Psychose" im Gegensatz zu „endogenen" Krankheitsbildern der Psyche. Möbius beschrieb noch vor Breuer und Freud die Hysterie als eine psychische Erkrankung ohne organische Basis.[57] Er war überzeugt, dass die Hysterie psychisch therapiert werden müsse. Möbius kritisierte damit die vorherrschende naturwissenschaftliche Interpretation psychischer Erkrankungen. Die Vorstellungen, welche die Hysterie auslösten, seien dem Be-

---

[52] Rainer *Hering*, „Es ist verkehrt, Ungleichen Gleichheit zu geben". Der Alldeutsche Verband und das Frauenwahlrecht. In: Ariadne 43 (2003) 22–29, hier 28.

[53] *Zettelbauer*, „Die Liebe sei Euer Heldentum", 417.

[54] *Kraus*, „Man denke sich nur die junge Dame im Seziersaal. In: *Häntzschel, Bußmann* (Hgg.), Bedrohlich gescheit, 140.

[55] Paul Julius *Möbius,* Ueber den physiologischen Schwachsinn des Weibes (Halle a. S. ³1903).

[56] Karen *Nolte*, Gelebte Hysterie. Erfahrung, Eigensinn und psychiatrische Diskurse im Anstaltsalltag um 1900 (Frankfurt am Main 2003) 123.

[57] Manfred P. *Bläske*, Paul Julius Möbius. Der Leipziger Gelehrte und Neurologe starb vor 100 Jahren, online unter <http://www.kvs-sachsen.de/uploads7media/wea 12.pdf> (11. Jänner 2008).

wusstsein Erkrankter nämlich nicht zugänglich. Sein Konzept des „Nicht-
bewussten" war Freuds Konzept des „Unbewussten" sehr ähnlich.[58] In der
Erklärung der Ursachen der Hysterie wiesen Freud und Möbius, beide beeinflusst von Charcots Lehrmeinung, starke Parallelen auf. Für Freud, Breuer und Möbius hatte die Hysterikerin „androgyne Züge".[59]

Freud wie auch Möbius führten ihre psychiatrisch-neurologischen Forschungen in ihrer Privatpraxis durch. Während Freud als Psychoanalytiker
weltweite Anerkennung fand, ging der Beitrag von Möbius zur Herausbildung der Psychoanalyse fast verloren.[60] Dadurch wurde auch seine Darstellung „Ueber den physiologischen Schwachsinn des Weibes" nicht aus
einer professionellen Sicht bewertet. Sein umstrittener Aufsatz wird hier
ausführlich wiedergegeben, denn er ist keine singuläre, wenn auch eine sehr
radikale Analyse der Frau. Er gliedert sich in jene Darstellungen ein, die
mit ihrer angeblichen Wissenschaftlichkeit den Sozialdarwinismus unter-
mauerten und Frauenbilder vorzeichneten, auf die ein autoritäres Regime
aufbauen konnte. Möbius begann den Aufsatz mit einer Erklärung des Begriffes „Schwachsinn". Die Definition in der Abgrenzung zwischen „Blöd-
sinn und normalem Verhalten" zu suchen, erschien ihm unpassend, da beide
Begriffe weder medizinisch noch psychologisch genau zu erfassen seien. Er
verwende den Begriff „schwachsinnig" lieber für Kinder, wo der Geist im
Vergleich zu Erwachsenen noch nicht so ausgebildet sei und für alte Menschen, da die geistige Leistungsfähigkeit mit zunehmendem Alter abnehme.
Den Begriff „dumm" lehnte Möbius für die Erklärung der geistigen Fähigkeiten des „Weibes" ebenfalls ab. Der Neuropsychiater setzte bewusst das
Wort „Weib" und nicht Frau ein, weil letzterer ehrenvoll zu verstehen und
nur für Verheiratete passend sei.[61] „Die Grenze der Dummheit nach oben"
könne ebenso wenig festgelegt werden und jeder Mensch könne auf einem
Gebiet als „dumm" angesehen werden: einer in Mathematik, der andere in
Musik oder in Sprachen. Möbius thematisierte die fehlenden Standards für
die Grenzziehung zwischen psychischer und geistiger Normalität und pathologischen Erscheinungsformen. Für ihn fehlte in der Medizin ein „geistige[r]

[58] *Nolte*, Gelebte Hysterie, 123.

[59] *Bruns*, Hermaphrodit. In: *Fischer, Brix* (Hgg.), Die Frauen der Wiener Moderne, 224.

[60] *Nolte*, Gelebte Hysterie, 128. Siehe Elisabeth Katharina *Waldeck-Semadeni von Poschiavo,* Paul Julius Möbius 1853–1907. Leben und Werk (Dissertation, Medizinische
Fakultät der Universität Bern 1980).

[61] *Möbius,* Ueber den physiologischen Schwachsinn des Weibes, 41.

Canon", der sich in der Willkür verschiedenster Ergebnisse bei Gutachten besonders deutlich zeige.[62]

Der Wissenschaftler Möbius legte Wert auf exakte Begriffsdefinitionen. Andererseits wies er auf die Problematik der deutlichen Abgrenzung hin, da die Übergänge zwischen Gesundheit und Krankheit bei manchen Störungen fließend seien. Einen ersten Lösungsansatz für das Erstellen eines „Canons" sah Möbius in der genauen Beschreibung der möglichen intellektuellen Leistungen und geistigen Fähigkeiten einer bestimmten Altersgruppe, eines bestimmten Geschlechts oder eines bestimmten 'Volkes'. Was bei „Kindern, Weib[ern] und Neger[n] [als] normale[s] Verhalten" angesehen werde, könne bei Erwachsenen, Männern und Europäern als pathologisch interpretiert werden. Wenig gebildete Eskimos sah Möbius demnach im Vergleich zu Deutschen oder Franzosen als „schwachsinnig" an, auch wenn das innerhalb ihrer Gruppe nicht zu bemerken sei. Damit stellte Möbius Kinder, Frauen und Nichteuropäer deutlich auf eine niedere Entwicklungsstufe, was ihn wiederum auf die Stufe der Rassisten und Antifeministen verwies. Wenn er als Schritt zur Kanonisierung die vergleichende Anthropologie vorschlug, handelte er entsprechend der boomenden 'Rassen'- und Geschlechterideologien und positionierte sich politisch deutlich auf Seiten des rechten politischen Lagers.

Vom Vergleich verschiedener Völker ging der Mediziner zum Vergleich der Geschlechter über. Für ihn stand fest, dass die „männlichen und weiblichen Geistesfähigkeiten sehr verschieden" seien. Das moderne Verständnis von Gleichheit der beiden Geschlechter war für Möbius wissenschaftlich nicht nachweisbar.[63] In der Beschreibung des „normalen Weibe[s]" in dem Buch „Das Weib als Verbrecherin und Prostituierte"[64], verfasst von dem italienischen Medizinprofessors Cesare Lombroso[65], fand er einen „Beweis der geistigen Inferiorität des Weibes". Das 'Weib' sei, abgesehen von den sekundären Geschlechtsmerkmalen, sowohl körperlich als auch geistig „ein Mittelding zwischen Kind und Mann". Es habe einen kleineren Kopf als

---

[62] Ebd., 42.

[63] Ebd., 43.

[64] Cesare *Lombroso*, Giuglielmo *Ferrero*, Das Weib als Verbrecherin und Prostituierte (Hamburg 1894).

[65] Siehe Rainer *Brömer*, Evolution und Verbrechen. In: Bodo-Michael *Baumunk* (Hg.), Darwin und Darwinismus: eine Ausstellung zur Kultur- und Naturgeschichte. Katalog des Deutschen Hygiene-Museums in Dresden (Berlin 1994) 128–133, hier 129f.: Mit der Kriminalanthropologie schuf Lombroso eine eigene „Wissenschaft vom Verbrechen", in der nicht mehr die Tat, sondern der „Täter als anthropologisches Phänomen" im Mittelpunkt der Analysen stand.

der Mann, was ein kleineres Gehirn zur Folge habe. Auch wenn Möbius die abstrusen Thesen Bischoffs in „Das Studium und die Ausübung der Medicin durch Frauen" relativierte, indem er weniger die Gehirngröße als vielmehr die Struktur der Gehirnoberfläche für die geistige Kapazität maßgebend fand, argumentierte er diskriminierend.[66]

Er berief sich auf die Untersuchungen Rüdigers über Gehirnwindungen, die ihm deutlich bestätigten, dass „die ganze Windungsgruppe, welche die Sylvi'sche Spalte umrahmt, beim Mädchen einfacher und mit weniger Krümmungen versehen [sei] als beim Knaben [und] die Reil'sche Insel des Knaben im Durchschnitt in allen ihren Durchmessern etwas größer, konvexer und stärker gefurcht [sei] sei als beim Mädchen". Diese Unterschiede seien bereits bei der Geburt festgelegt, was die höhere Entwicklung des männlichen gegenüber dem weiblichen Gehirn beweise. Kraft der Autorität Rüdigers, nicht „Rüdinger", wie er den Namen des Münchner Anatomieprofessors schrieb, unterstrich Möbius den Vergleich von Frauengehirnen mit „geistig niedrig stehenden Männern [wie] einem Neger". Das beweise auch der einfachste, beinahe „tierähnliche[..]" Aufbau des weiblichen Gehirns, den Rüdiger bei der bayrischen Frau gefunden habe.[67] Möbius orientierte sich an Bischoff und Rüdiger und vernachlässigte völlig die Ergebnisse der Gehirnforschung des Wiener Anatomen Brühls, die keine anatomischen Unterschiede zwischen dem Gehirn von Mann und Frau aufzeigten.[68]

Lombrosos Entdeckung von der geringeren Schmerzempfindlichkeit der Haut der Frau erklärte Möbius mit der schwächeren Reaktionsfähigkeit des 'Weibes' auf starke Reize.[69] Männer reagierten auf verschiedene Reize sensibler als 'Weiber' und seien ihnen in den motorischen Fähigkeiten stark überlegen. Weil 'Weiber' auf Grund der körperlichen Schwäche nur bestimmte feinmotorische Arbeiten ausführen könnten, entstehe die Annahme, 'Weiber' seien geschickter. Wenn ein Mann jedoch „Weiberarbeit" wie Kochen oder Nähen ausführe, erweise er sich als wesentlich geschickter als das 'Weib'. Geschicklichkeit sei eine Leistung der Gehirnrinde und ihre Struktur sei beim Manne komplexer. Obschon Möbius jedem Handeln, auch männlichem, einen unbewussten Anteil zugestand, war jener für ihn doch abhängig von Erkenntnis und autonomen Denken. Gefühl interpretierte der Neuropsychiater als Zwischenstufe „zwischen dem rein Instinktiven und

---

[66] *Möbius*, Ueber den physiologischen Schwachsinn des Weibes, 3. Auflage, 44.

[67] Ebd., 45.

[68] Siehe *Brühl*, „Einiges über die Gaben der Natur an die Frau, 14: Rüdiger habe die Ansichten Bischoffs unreflektiert weiter vorgetragen.

[69] *Möbius*, Ueber den physiologischen Schwachsinn des Weibes, 3. Auflage, 45f.

dem klar Bewussten". Das 'Weib' werde durch „Instinkte" gesteuert, beim
Mann beruhe „jede Handlung auf Reflexion". Instinktives Handeln erklärte
Möbius als unbewusstes Handeln, das wie fremdbestimmt ausgeführt werde.[70] Der Instinkt mache das 'Weib' „thierähnlich, unselbständig, sicher und
heiter". Er mache es „bewundernswerth und anziehend". Viele weibliche Eigenschaften seien durch ihre „Thierähnlichkeit" erklärbar. Möbius gestand
dem 'Weib' zwar außer Instinkt auch ein gewisses Maß an „individuellen
Denken" zu, doch dafür bedürfe es der männlichen Orientierung. Ähnlich
Tieren, die immer dasselbe tun, wäre das „menschliche Geschlecht, wenn es
nur 'Weiber' gäbe, in seinem Urzustande geblieben". 'Weiber' seien konservativ, lehnten Neuerungen ab und besäßen kein Urteilsvermögen. Wie für
Bischoff und Albert ging auch für Möbius „aller Fortschritt [...] vom Manne
aus".[71]
    Wenn das 'Weib' hingegen aus seinem durch Instinkte gesteuerten Ver-
halten herauszutreten versuche, wenn es selbständig zu denken beginne,
erwache der Egoismus. Es handle dann seinen „socialen Trieben" zuwider
und vergesse die Verantwortung für die Gemeinschaft. Um zur Erkenntnis
zu gelangen, dass durch die „Förderung des allgemeinen Wohls" auch das
„eigene Wohl" gestärkt werde, sei „eine hohe geistige Entwicklung" die Voraussetzung. 'Weiber' erreichten diesen Entwicklungsstand kaum, sondern
verharrten meist auf der Stufe der „Gefühlsmoral". Ferner zeigten 'Weiber'
wenig Interesse an ihrem Umfeld, sie konzentrierten sich auf die Familie. Es
sei falsch, sie deswegen als unmoralisch zu bezeichnen, denn sie seien von
Natur aus „moralisch einseitig und defekt". Sie seien liebesfähig, empfänden
Mitleid und könnten sich für andere aufopfern. Durch die starke Gefühlsbe-
tonung seien 'Weiber' aber ebenso zu heftiger Eifersucht, zu Überschreitung
der Gesetze und zu Ungerechtigkeit fähig. „Die Zunge [sei] das Schwert
der Weiber", weil sie zu schwach für einen Kampf mit Körpereinsatz seien.
Wenn das 'Weib' nicht so „körperlich und geistig schwach" sei, könne es
„höchst gefährlich" werden. In politisch instabilen Epochen und bei weiblicher Regentschaft habe sich das hinlänglich bestätigt, fand Möbius.[72]
    Von den intellektuellen Fähigkeiten seien beim 'Weibe' „Verständnis und
Gedächtnis" relativ gut ausgebildet. Da es zusätzlich „fügsam und geduldig"
sei, entspreche es der Vorstellung einer Musterschülerin. Positive Rückmel-
dungen von Lehrern bestätigten dies, da sie ohnehin nur „Auswendiglernen"
erwarteten. Möbius unterstellte Mädchen, kein „Interesse" an den einzelnen

---

[70] Ebd., 46.
[71] Ebd., 47.
[72] Ebd., 48.

Themen zu haben und nur vorteilsorientiert zu lernen. Sie würden Wissen reproduzieren, aber nicht produzieren.[73] Selbst die wenigen weiblichen Gelehrten der letzten zwei Jahrtausende seien nicht mehr als „gute Schüler" gewesen. Hierarchisch ordnete der Mediziner die männlichen Gelehrten der Spitze zu, während weibliche „die untere Schicht" bildeten. Um die Stellung der Frau auf der unteren Stufe weiter zu manifestieren, unterstellte der Neuropsychiater dem 'Weib', dass es unsachlich aber vorteilsorientiert sei, damit es den Mann „besiegen" könne.[74] „Weibliche Schlauheit" werde vor allem in den Geschlechterbeziehungen eingesetzt und beruhe auf „Verstellung". Um „begehrenswerth" zu erscheinen, werde „das eigene Begehren" unterdrückt. Verstellen, was mit „Lügen" gleichgesetzt werden könne, sei „die natürlichste und unentbehrlichste Waffe des Weibes, auf die sie gar nicht verzichten" könne. Es solle daher „milder beurtheilt werden als die männliche Lüge".[75] Der Neuropsychiater teilte nicht die populäre Meinung, dass Frauen durch die Versklavung von ihren Männern ihre Gehirnaktivitäten vernachlässigten und das Gehirn so verkümmern ließen. Die so genannte „erworbene Gehirnatrophie" könne nicht durch Übung verbessert und als größeres Gehirn weiter vererbt werden. Er sah darin nicht mehr als „darwinistische Schwärmereien".[76]

In der Beweisführung der großen Erfolge von Männern zitierte der Neuropsychiater aus Alberts Schrift über das Medizinstudium für Frauen: „Alles, was wir um uns sehen, jedes Hausgeräth, die Instrumente des täglichen Gebrauches, alles ist von den Männern erfunden worden".[77] Möbius wurde allen Klischees des traditionellen bürgerlichen Rollenbilds der Frau gerecht und bediente großzügig die Vorurteile über die Unfähigkeit der Frau zum Studium. Um das Bestehen des bürgerlichen Ideals der Familie nicht zu gefährden, fand er Erklärungen, warum höhere Bildung für Frauen familienfeindlich sei. Möbius versuchte, das Wesen des 'Weibes' „teleologisch" zu erklären. Seine eigentliche Aufgabe sei der „Mutterberuf".[78] Der Neuropsychiater berief sich wiederum auf die Natur, die vom 'Weibe' „mütterliche Liebe und Treue" erfordere. „Muth", eine nach dem bürgerlichen Ehrenkodex männlich besetzte Tugend, sei beim 'Weibe' nur für die Verteidigung der Kinder wichtig. Auch andere männliche Eigenschaften wie „Kraft und

---

[73] Ebd., 49.
[74] Ebd., 51.
[75] Ebd., 52.
[76] Ebd., 50.
[77] Ebd., 51.
[78] Ebd., 52.

der Drang nach Weite, Phantasie und Verlangen nach Erkenntnis" würden ein 'Weib' nur „unruhig" machen und im Muttersein behindern. Vernünftige Männer suchten für die Pflege und Erziehung ihrer Kinder kein „gelehrtes Frauenzimmer aus[...]". Neben einem Manne müsse ein sorgendes 'Weib' stehen, das keine „männliche Geisteskraft" besäße. Der „weibliche Schwachsinn" war für Möbius daher ein „physiologisches Postulat" für die Erhaltung der Ehe und Familie. Eine Vermännlichung des weiblichen Gehirns bewirke eine Degeneration der „Mutterorgane", wodurch in der Folge ein Zwitterwesen ohne Funktion entstehe. Möbius schloss sich der gängigen Meinung an, dass ein 'Weib' vor allem „gesund und dumm" sein solle. „Uebermässige Gehirntätigkeit" mache es nämlich krank, gelehrte Frauen seien schlechte Gebärende und Mütter. Dafür führte Möbius eine Untersuchung durch, dessen Ergebnis für lange Zeit die Vorurteile gegenüber höherer Bildung für Frauen nährten: „Je besser die Schulen werden, um so schlechter werden die Wochenbetten, um so geringer wird die Milchabsonderung, kurz, um so untauglicher werden die Weiber".[79]

Mit Berufung auf Lombroso zog Möbius Vergleiche mit der Tierwelt, wo jede Geschlechtlichkeit wie bei Ameisen und Bienen auf Kosten höherer Intelligenz verloren gehe. Der Neuropsychiater befürchtete sogar einen Niedergang der höheren 'Rassen', wenn Frauen in die Männerwelt einzudringen versuchten. Die Erforschung des weiblichen Gehirns und seiner Funktionen war für ihn sehr wichtig, um „die Bedeutung und den Werth des weiblichen Schwachsinnes" bewusst zu machen und den „Feministen" Gegenargumente bieten zu können.[80] Feminismus zerstörte für Möbius die bürgerliche Ordnung. Er sah diese „modernen Frauen" als eine Gefahr für die Volksgesundheit. Das 'Weib' möge sich seiner natürlichen Rolle besinnen, um nicht dem „Siechtum" zu verfallen und Mann und Nachkommen ins Verderben zu stürzen. In der Stadtbevölkerung sah Möbius seine These der zunehmenden Unfruchtbarkeit durch „vorwiegende [...] Gehirnthätigkeit" bereits bestätigt. „Gehirnmenschen" seien nervös und produzierten nervöse Nachkommen. Die Zivilisation sei verantwortlich, dass ein Volk zur Regeneration auf „Barbarenblut" angewiesen sei, um lebensfähig zu sein. Möbius verwendet sogar den Begriff „Entartung" für nicht mehr deutlich definierte Geschlechtscharakteristika. „Weibische Männer und männische Weiber" erschienen ihm als Gefahr für den Fortbestand eines gesunden 'Volkes'. Er bezog sich auf die Vererbungslehre, wo durch Kreuzung Töchter dem Vater ähnlicher seien und von geistig regen Vätern auch diese Eigenschaft erbten.

---

[79] Ebd., 53.
[80] Ebd., 54.

Der Neuropsychiater war überzeugter Darwinist und sah eine Möglichkeit, die Auswahlkriterien der Tierzucht bei Menschen anzuwenden.[81] Indem er nicht nur körperliche Merkmale in die Vererbungslehre mit einbezog, sondern auch geistige und soziale Fähigkeiten, wirkte er fortschrittlich. Sein Frauenbild war allerdings verachtend.

'Weiber' waren für Möbius durch ihren „physiologischen Schwachsinn" vor dem Gesetz nicht in gleicher Weise zur Verantwortung zu ziehen wie Männer. Menstruation und Schwangerschaft störten ihr seelisches Gleichgewicht, beeinträchtigten ihren freien Willen und machten sie unzurechnungsfähig.[82] Möbius appellierte dafür, 'Weiber' vor dem Gesetz milder zu beurteilen, da sie sich ihrer Vergehen nicht in gleicher Weise bewusst sein könnten wie Männer. Der Neuropsychiater war sicher, dass ein 'Weib' nicht nur „weniger „Geistesgaben" als der Mann besitze, sondern auch im früheren Alter als der Mann verliere.[83] Die körperliche Schönheit verschwinde rasch und diene nur dazu, einen Mann für sich zu erobern, der später für sie sorgen werde. Das ganze Wesen eines Mädchens und sein Intellekt seien darauf ausgerichtet, einen Mann an sich zu binden, um eine bleibende Beziehung zu knüpfen.[84] Im Kampfe der Eroberung benehme sie sich wie ein Feldherr, plane strategisch gut und wirke „geistvoll und in Liebesangelegenheiten […] genial". Nach der Heirat verwandle sie sich in eine „schlichte und harmlose Frau". Nach einigen Schwangerschaften verschwinde der Esprit und das 'Weib' werde einfältig.[85] Möbius verglich die Frauen in militanter Diktion mit einer „Truppe", die wiederholt vom Feind „Zeit" angegriffen werde. Manche von ihnen fielen früher der „Zeit" zum Opfer, andere hielten sich länger. Die Natur habe den Mann bevorzugt, weil er später reif werde und „fast bis zum Lebensende" geistig rege bliebe. Der größte Feind des 'Weibes' sei das Klimakterium.[86]

Mit dem Nachlassen des Geschlechtstriebes lasse auch die Gehirntätigkeit nach, das 'Weib' werde zum 'alten Weib', wobei Ausnahmen möglich seien. Möbius verglich jene Frauen mit einer „alten Garde", die sich nicht ergebe. Er griff auf das „instinktive Erkennen" zurück und versuchte zu beweisen, dass gerade die Gesichter alter 'Weiber' den Ausdruck ihres Inneren

---

[81] Ebd., 55.
[82] Ebd., 56.
[83] Ebd., 57.
[84] Ebd., 58.
[85] Ebd., 59.
[86] Ebd., 60.

spiegelten.[87] Das Urteil der Allgemeinheit über alte Frauen fiele milder aus, wenn sie im Charakter und im Aussehen weniger hässlich wären. Hässlich setzte Möbius mit hassenswert gleich, was „das Volk" verachte. Die mütterlichen Alten hatten für ihn immerhin „einen Schatz von Zärtlichkeit" bewahrt, was seine negative Vorstellung von alten Frauen etwas relativierte.[88] Das Ideal vom schönen Körper und schönen Geist war für Möbius längst Ideologie. Am Ende seines Aufsatzes „Ueber den physiologischen Schwachsinn des Weibes" versuchte Möbius noch einmal auf die Problematik der genauen Diagnose zwischen biologischem und pathologischem Schwachsinn hinzuweisen und gestand ein, wie schwierig die Grenzziehung sei. Die „geistige Leistungsfähigkeit" eines Menschen müsse immer aus dem Kontext der „Lebensgeschichte" des Einzelnen interpretiert werden.[89] Damit relativierte der Psychiater Möbius die Aussagen des Frauenkritikers Möbius letztendlich.

Francis Schiller sieht in Möbius einen Vertreter des Chauvinismus, Antiliberalismus und auch einen Wegbereiter des Faschismus. Er zitiert Pierre Paul Broca, der schon 1861 darauf hinwies, dass eine aufgeklärte Persönlichkeit nicht daran denke, die Intelligenz eines Menschen von der Größe und dem Aufbau des Gehirns abzuleiten.[90] Es war vorherzusehen, dass die Broschüre „Ueber den physiologischen Schwachsinn des Weibes" in der Zeit der beginnenden Emanzipation der Frau zum „succès de scandale" werden musste.[91] Möbius, der eine enge Mutterbindung hatte, war mit einer wesentlich älteren Frau verheiratet, die nach Aussagen von Kollegen „eine gänzlich ungeeignete Lebensgefährtin" gewesen sei. Die Ehe blieb kinderlos und scheiterte nach zehn Jahren. Seine Schrift „Ueber den physiologischen Schwachsinn des Weibes" aber nur auf eine enttäuschte Ehe zurückzuführen, sei nicht genug, meint Matthias Angermann, denn nicht zu Unrecht habe der Psychiater Aron Ronald Bodenheimer bei Möbius einen „tief verankerten Komplex" diagnostiziert.[92]

Obwohl Möbius im Kreuzfeuer der Kritik stand, verfasste er 1903 in „Schmidt's Jahrbüchern der gesamten Medizin" eine Rezension über

---

[87] Ebd., 61.

[88] Ebd., 62.

[89] Ebd., 63.

[90] Francis *Schiller*, A Möbius Strip. Fin-de-Siècle Neuropsychiatry and Paul Möbius (Berkley-Los Angeles-London 1982) 102.

[91] Ebd. 103.

[92] Matthias C. *Angermeyer*, Holger *Steinberg,* 200 Jahre Psychiatrie an der Universität Leipzig: Personen und Konzepte (Berlin-Heidelberg 2005) 166.

Weiningers voluminöses Buch „Geschlecht und Charakter". Weininger hatte in der Einleitung geschrieben, dass seine Sichtweise zu diesem Thema nicht mit der „hausbackenen" Meinung von Möbius zu vergleichen sei. Er sei nicht der Ansicht, dass strebsame junge Frauen degeneriert seien. Für ihn war ihr Wunsch nach höherer Bildung „normal". Möbius beschrieb Weininger in der Rezension einführend als einen „highly talented, well-read author, trying hard to think clearly, and full of experience despite his young age". Nichtsdestoweniger warf ihm der Neuropsychiater eine starke Parallele zu seinen Ideen und die Übernahme der wesentlichen Inhalte seiner Schriften vor.[93] Weininger fühlte sich denunziert und erwiderte Möbius in einem Brief, dass er gerichtliche Schritte setzen werde, wenn der Neuropsychiater nicht sofort den Plagiatsvorwurf zurückziehe.[94] Möbius reagierte auf diese Drohung mit einer weiteren dreißig Seiten umfassenden Rezension, einem Pamphlet, das er „Geschlecht und Unbescheidenheit"[95] titelte, um nicht mit Weiningers Buch verwechselt zu werden. Er habe nicht von Plagiat gesprochen, denn das sei „unhöflich", aber alle seine wichtigsten Thesen über Frauen seien auch in Weiningers Buch zu finden. Möbius zergliederte die Arbeit des jungen jüdischen Autors Kapitel für Kapitel: „his baseless anti-Semitism, his impudence, his exaggerations and absurdities, including his attempt to combine the relative concept of a male-female ratio in everybody with the absolute denial of female worth in order to justify the condemnation of all sexuality". Am 4. Oktober 1903, vier Monate nach der Publikation von „Geschlecht und Charakter", begann Weininger Suizid. Drei Jahre nach seinem Tod klagte Wilhelm Fliess Weininger des „Diebstahls" seines Konzeptes über Bisexualität an.[96]

4. KONZEPTE ÜBER DIE MODERNE FRAU

Die nur fünfundzwanzig Seiten umfassende Abhandlung von Möbius „Ueber den physiologischen Schwachsinn des Weibes" war „ursprünglich [...] für „medicinische Kreise bestimmt".[97] Ab der zweiten Auflage der um-

---

[93] Siehe Paul Julius *Möbius*, Geschlecht und Krankheit. Beiträge zur Lehre von den Geschlechtsunterschieden 1 (Halle a. S. 1903); Paul Julius *Möbius*, Geschlecht und Entartung. Beiträge zur Lehre von den Geschlechtsunterschieden 2 (Halle a. S. 1903); Paul Julius *Möbius*, Geschlecht und Kinderliebe. Beiträge zur Lehre von den Geschlechtsunterschieden 7/8 (Halle a. S. 1904).

[94] *Schiller*, A Möbius Strip, 103.

[95] Paul J. *Möbius*, Geschlecht und Unbescheidenheit (Halle a. S. 1904).

[96] *Schiller*, A Möbius Strip, 104.

[97] *Möbius*, Ueber den physiologischen Schwachsinn des Weibes, Vorwort zur 3. Auflage, 4.

strittenen Schrift begann der Verleger „Erläuterungen" von Möbius einzu-
fügen, die in den weiteren Auflagen im Anhang durch zustimmende und
kritische Stellungsnahmen der Leserinnen und Leser ergänzt wurden. Erst
ihr Umfang machte aus der Broschüre ein Buch, das die Feminismusdebatte
der Jahrhundertwende in all ihren Facetten beleuchtete. Die zehnte Auflage
umfasste bereits 170 Seiten.[98] Für den Neuropsychiater war seine Abhandlung eine wissenschaftliche Publikation über die gehirnphysiologischen
Unterschiede von Mann und Frau. Verständnisvolle Mädchen und Frauen
„fühl[t]en, dass [er] Recht habe". Die massiven Kritiken von der Mehrheit
des weiblichen Geschlechts bestätigten ihm nur, dass er „die weibliche Geistesart richtig beurtheilt habe".[99]

Um diese Ansichten zu widerlegen, ersuchte der Verlag Hedwig Dohm,
Schriftstellerin und eine der führenden Persönlichkeiten der deutschen
Frauenbewegung,[100] um eine Rezension der Schrift von Möbius. Sie wurde
im Anhang zur dritten Auflage unter „Kritiken und Zuschriften" veröffentlicht und steht hier stellvertretend für die Meinung der emanzipierten Frau.
Anerkennend begrüßte Dohm die „Offenheit", mit der Möbius den „physiologischen Schwachsinn der Frau" abgehandelt hatte. Sie interessierte sich für
die Inhalte der zustimmenden Briefe, die der Neuropsychiater angeblich erhalten habe. Daraus könne eine fachliche Berechtigung für die Beurteilung
des angeblichen „Schwachsinn des Weibes" abgeleitet werden. Als einzigen, wissenschaftlichen Beweis nenne er die anatomischen Untersuchungen
von Rüdiger, der „eine mangelhafte Gehirnrinde des Weibes" festgestellt
habe.[101] Nachdem Bischoffs Argument des kleineren Frauengehirns im Vergleich zum männlichen Gehirn als Beweis für die „Inferiorität des Weibes"
entkräftet wurde, werde nun die Zahl und Form der Gehirnwindungen als
schlagendes Argument verwendet. Dohm nahm beide Interpretationsver-
suche nicht ernst. Sie erinnerte daran, dass Frauen, wie die „mythischen
Amazonen", in der Geschichte führende Positionen eingenommen hatten.
Sie wies die angeblich von der Natur und „Sitte" untergeordnete Stellung
der Frau zurück, weil die „Sitte" nur ein „Spiegel des Kulturzustandes" sei,

[98] Paul Julius *Möbius*, Ueber den physiologischen Schwachsinn des Weibes. Mit einem
      Nachruf und dem Bildnis des Verfassers (Halle a. S. [10]1912).
[99] *Möbius*, Ueber den physiologischen Schwachsinn des Weibes, Vorwort zur 3. Auflage, 4.
[100] Siehe Hedwig *Dohm*, Die wissenschaftliche Emancipation der Frau (Berlin 1874).
[101] Hedwig *Dohm*, Die Frauenbewegung. In: Möbius, Ueber den physiologischen Schwach-
      sinn des Weibes, dritte Auflage, Kritiken und Zuschriften, 78–89, hier 78.

beruhend auf tradierten Meinungen, die von „Gläubigen" wie Möbius als „heilig" erklärt wurden.[102]

Wenn „Sitte" als stabiler, die Gesellschaft bestimmender Faktor, unbegrenzte Gültigkeit habe, müssten indische Witwen, Ketzer oder Hexen noch immer verbrannt werden. Weder gesellschaftliche Hierarchien, noch Sklaverei und Krieg liefen „ewig" nach den gleichen Mustern ab. Der scheinbar „im Aufsichtsrat der Schöpfung" sitzende Möbius schaffe zusätzlich noch eine Geschlechterhierarchie, an deren Spitze der Mann stehe und an der Basis die Frau. Dohm verwehrte sich gegen die Zuordnung der Frau in die „Tierähnlichkeit".[103] Sie werde von Männern wie Möbius dorthin verwiesen, damit sie nicht in ihren Macht- und Herrschaftsbereich eindringe. Dohm hinterfragte gleichfalls das „Frauenmilieu", in dem sich Möbius bewegt habe, wenn er Frauen weder ein Gefühl für Gerechtigkeit, noch für Moral zugestehe und sie von höherer Bildung noch immer fernhalten wolle. In der Beschreibung der Aneignung von Wissen und Lernfähigkeit der Mädchen verstricke sich Möbius in „schreiende […] Widersprüche" über die Fähigkeiten des weiblichen Gehirns.[104] In der Meinung, dass junge Frauen nach einigen Schwangerschaften „ihre Frische und Munterkeit" verloren, stimmte Dohm Möbius zu. Sie wies aber deutlich zurück, dass alle Frauen danach „versimpel[te]n" und geistig nicht mehr rege seien. Frauen, die schon vor der Ehe intellektuelle Herausforderungen gesucht hatten, behielten ihr Interesse für Bildung auch als Mutter bei. Die „Versimpelung" könne der Mediziner nur auf jene Frauen beziehen, die davor kaum „geistige Bedürfnisse" hatten. Die Frauenrechtlerin gab Möbius Recht, dass junge Mädchen beim „Werben" um einen Ehemann ihre ganze Konzentration darauf richteten. Es geschehe aber weniger aus „erotischem Naturdrang", sondern zur Existenzsicherung. Ein wesentliches Ziel der „Emanzipation" sei nämlich, die Frauen „von diesem entehrenden Kampfe" zu befreien.[105]

Andererseits kenne sie Frauen, deren „geistige Erweckung" erst in der Ehe stattgefunden habe. Sie sah das aber nicht unbedingt in Zusammenhang mit der Eheschließung, denn mit zunehmendem Alter werde sich jede Frau, insofern sie nicht in einem bildungsfernen Milieu lebe, geistig weiter entwickeln. Während ältere Männer bei Verlust ihrer beruflichen Position eher dazu neigten, „zusammenzubrechen", wachse die ältere Frau mit einer bedeutungsvollen Aufgabe. Mit dem Einsetzen des Klimateriums beginne

---

[102] Ebd., 79.
[103] Ebd., 80.
[104] Ebd., 81.
[105] Ebd., 82.

für Möbius die Lebensphase „Das alte Weib". Dohm verband die dazu folgende Interpretation mit „absoluter Ekelhaftigkeit". Sie lehnte vehement ab,
die Physiognomie als Spiegel der Emotionen zu interpretieren, alte Frauen
generell als „hässlich" zu bezeichnen und davon noch die pauschale Ver-
urteilung „hassenswert" abzuleiten.[106] Dohm stellte deutlich in Frage, ob
Möbius eine gute Mutterbeziehung gehabt habe. Sie vermisste die fehlende
Wertschätzung alter Frauen.[107]

Bezüglich des Frauenstudiums berücksichtigte Möbius für Dohm zu wenig, dass Familien Knaben besser förderten und ihnen eine höhere Bildung
finanzierten. Die allgemeine Annahme, die jungen Frauen versorge ohnehin ihr Ehemann, habe noch immer Gültigkeit. Dohm zweifelte, ob beide
Geschlechter in „Kunst und Wissenschaft" je dieselbe Leistung erbringen
werden. Die von der Gesellschaft eingeforderte „Mutterliebe" erschwerte
für Frauen Karrierewege. Der Appell an die Mutterpflichten und die Hervorhebung der Bedeutung des Mutterseins war für Gegner der Frauenbewegung das stärkste Argument, um die Frauenemanzipation zu verhindern.[108]
Mit dem Vergleich griechischer Philosophinnen zeigte Dohm, dass denkende Frauen auch gute Mütter und Ehefrauen sein können.[109] „Männliche[...]
Geistesstärke" und weibliche[r] Schwachsinn" seien nicht mehr als Konstrukte, wo die Weiterentwicklung des Menschen geleugnet werde. Sie sei-
en kulturfeindlich. Dohm vermutete, dass Möbius gar nicht verheiratet sei
oder eine „kluge Frau" habe und in der Schrift „Ueber den physiologischen
Schwachsinn der Frau" „Rache" nehme."[110] Ärzte wie Möbius hätten ihre
Erfahrungen über die „Frauennatur" bis zur Ehe wahrscheinlich nicht durch
zahlreiche Bekanntschaften gemacht und sich auch danach eher um die Karriere bemüht als um die Frau. Ihr Wissen sei daher ein theoretisches und
kein Erfahrungswissen. Speziell unter den Medizinern befänden sich die
schärfsten „Gegner" der Frauenemanzipation, stellte Dohm abschließend
fest.[111]

---

[106] Ebd., 83.

[107] Ebd., 84.

[108] Ebd., 86. Siehe *Streubel*, Radikale Nationalistinnen, 90: Für die Emanzipationsgegner,
die versuchten, Weiblichkeit weiterhin auf die Mutterrolle zu reduzieren, gefährdete die
„Frauenbewegung" auch die „nationale Sache". Die Stärke einer Nation und ihre „Wehrhaftigkeit" seien an die körperliche Überlegenheit des Mannes gebunden. Die Frau im
öffentlichen Raum gefährde seine politische Macht.

[109] *Dohm*, Die Frauenbewegung. In: *Möbius*, Ueber den physiologischen Schwachsinn des
Weibes, dritte Auflage, Kritiken und Zuschriften, 87.

[110] Ebd., 89.

[111] Ebd., 88.

In der Schrift „Ueber den physiologischen Schwachsinn des Weibes" versuchte Möbius Kausalitäten zu konstruieren, die unhaltbar waren und verlor dadurch den Anspruch auf Wissenschaftlichkeit. Er konnte keine Beweise erbringen, dass höhere Bildung biologisch gegen die „Natur" der Frau gerichtet sei. Sein Appell an die Verantwortung der Frau für die Gesellschaft in ihrer Funktion als Mutter, Hausfrau und Ehefrau, war ein Aufbegehren gegen die Moderne. Als Gegner der Emanzipation und als Feminismus-Kritiker erschien Möbius die gesellschaftliche und berufliche Gleichstellung von Mann und Frau unvorstellbar.[112] Für Brigitte Bruns ist die Beschreibung der „weibliche Natur [...] als krank oder krankheitsverursachend" nicht mehr als eine „Folge der zwanghaften Fortschreibung der Geschlechterrollen".[113] Die intelligente Frau wurde zum „Angstbild" verzerrt, weil sie als Konkurrenz gefürchtet war, die Schöne wurde auf ihre biologischen Funktionen reduziert. Zwischen Studentin und Geliebter war kein Platz für die „reale Frau".[114] „Man wird erst wissen, was die Frauen sind, wenn man aufhört ihnen vorzuschreiben, was sie sein sollen", kommentierte Mayreder das verzerrte Frauenbild.[115]

Frauen widersetzten sich immer stärker einem „fremddefinierte[n] Weiblichkeitsklischee" und einer „Vereinnahmung ihrer Körper". Der dadurch entstandene Konflikt war ein Konflikt um die Erhaltung der „männlichen [...] Definitionsmacht" und dem Erringen einer weiblichen Identität,[116] ein Konflikt zwischen Objektbesetzung und Subjektsuche.[117]

---

[112] Romana *Weiershausen*, Wissenschaft und Weiblichkeit. Die Studentin in der Literatur der Jahrhundertwende (= Ergebnisse der Frauen- und Geschlechterforschung, Neue Folge 5, Göttingen 2004) 19. Siehe *Bläske*, Paul Julius Möbius. online unter <http://www.kvs-sachsen.de/uploads7media/wea 12.pdf> (11. Jänner 2008): Nach einer langen Krebserkrankung, wodurch er sich immer mehr von der Öffentlichkeit zurückzog, starb Möbius am 8. Januar 1907.

[113] *Bruns*, Hermaphrodit In: *Fischer, Brix* (Hgg.), Die Frauen der Wiener Moderne, 224.

[114] Lisa *Fischer*, Über die erschreckende Modernität der Antimoderne der Wiener Moderne oder über den Kult der Toten Dinge. In: *Fischer, Brix* (Hgg.), Die Frauen der Wiener Moderne, 208–217, hier 209.

[115] Zit. in: *Kubes-Hofmann*, „Etwas an der Männlichkeit ist nicht in Ordnung". In: *Fischer, Brix* (Hgg.), Die Frauen der Wiener Moderne, 132.

[116] *Fischer*, Über die erschreckende Modernität der Antimoderne. In: *Fischer, Brix* (Hgg.), Die Frauen der Wiener Moderne, 213.

[117] Ebd., 217.

XV. ÄRZTINNEN IM ÖFFENTLICHEN RAUM

1. ÖFFNUNG DER UNIVERSITÄTEN

In dieser emotional geladenen Atmosphäre der bürgerlichen Traditionen und Werte, politischer Instrumentalisierung der Frau und feministischer Emanzipationsbestrebungen, wurde in der Habsburgermonarchie das Medizinstudium für Frauen gesetzlich verankert. Am 9. Februar 1887 reichte Gabriele Possanner von Ehrenthal beim Niederösterreichischen Landesschulrat in Wien ein Ansuchen für die Zulassung zur „Maturitätsprüfung" ein. 1885 hatte sie die Lehrerbildungsanstalt in Wien mit dem „Reifezeugnis zum Unterricht für Volksschulen u. Kindergarten" abgeschlossen.[1] Die Prüfungskommission unter Vorsitz von Landesschulinspektor Anton Maresch, einem „Gegner des Frauenstudiums", hatte sie von acht Uhr früh bis sechs Uhr abends geprüft. Als Gesamtnote hatte der Schulinspektor schon vor der Prüfung ein „Genügend" angeordnet.[2] Nur in „Religionslehre und Propädeutik" wurde sie mit „Befriedigend" beurteilt.[3] Am 21. April 1888 inskribierte Possanner an der Universität Zürich Medizin.[4] Als sie im Wintersemester 1889/90 zur ersten Staatsprüfung antreten wollte, wurde sie aufgefordert, „die Matura [zu] wiederholen". Die Schulnoten im österreichischen Maturazeugnis entsprachen nicht den Schweizer Anforderungsbestimmungen für ein Universitätsstudium.[5] Im Dezember 1893 wurde sie an der Universität Zürich zum Doktor der Gesamten Heilkunde promoviert.[6] Bei Schauta, Vorstand der Ersten Klinik für Gynäkologie und Geburtshilfe der Medizinischen Fakultät der Universität Wien, erhielt Possanner mit Genehmigung des Mi-

---

[1] *Stern,* Gabriele Possanner von Ehrenthal. In: *Heindl, Tichy* (Hgg.), „Durch Erkenntnis zu Freiheit und Glück ..." , 191. Siehe ebd. 189, Anmerkung 1: Marcella Stern rekonstruiert Possanners Weg zur Medizinerin akribisch genau an Hand von Archivalien in Wien, Zürich, Genf und Bern. „Persönliche Dokumente, Zeugnisse bzw. ihr Tagebuch [seien] nach Aussagen ihrer Verwandten – Dr. Felix Gamillscheg, Dr. Ilse Scheibenhof-Pfungen und Hans-Georg Possanner – 1944 verloren gegangen".

[2] Die erste Ärztin Wiens. Besuch bei Frau Medizinalrat Dr. Possanner. In: Neues Wiener Tagblatt vom 25. Jänner 1930, Abschrift 2.

[3] *Stern,* Gabriele Possanner von Ehrenthal. In: *Heindl, Tichy* (Hgg.), „Durch Erkenntnis zu Freiheit und Glück ..." ,192.

[4] Ebd., 193.

[5] Die erste Ärztin Wiens. In: Neues Wiener Tagblatt vom 25. Jänner 1930, Abschrift 2.

[6] *Stern,* Gabriele Possanner von Ehrenthal. In: *Heindl, Tichy* (Hgg.), „Durch Erkenntnis zu Freiheit und Glück ..." , 198.

nisteriums für Kultus und Unterricht eine Stelle als Volontärärztin.[7] Schauta war, wie Gruber, Vorstand des Instituts für Hygiene, und Leo Reinisch, Rektor der Universität Wien, Mitglied im „Verein für erweiterte Frauenbildung in Wien".[8] Es sei „ein weiteres erfreuliches Zeichen des Fortschrittes unserer Sache", hob der „Jahresbericht des Vereins für erweiterte Frauenbildung in Wien" hervor, dass Possanner von Ehrenthal „ausnahmsweise" gemeinsam mit elf Kolleginnen für sechs Monate als „Operationszögling" zugelassen sei. Die Arbeit der Ärztinnen wurde „als sehr zufriedenstellend" bewertet.[9]

Im Dezember 1894 suchte Possanner beim Ministerium für Kultus und Unterricht um die Nostrifikation ihrer Schweizer Doktordiplome an, fünf Monate später erhielt sie einen negativen Bescheid.[10] „Mit Rücksicht auf bestehende gesetzliche Bestimmungen" habe der Verfassungsgerichtshof keine Verhandlungen aufgenommen.[11] Am 8. Juli 1895 sandte Possanner ein „Gnadengesuch" an Kaiser Franz Joseph I., dem ein „Appell" ihres 73-jährigen Vaters beigelegt war. Erst dieses Majestätsgesuch, von Kaiser Franz Joseph I. am 15. Juli 1895 in Bad Ischl unterzeichnet und nach Wien weitergeleitet, setzte die träge Bürokratie der Habsburgermonarchie in Bewegung.[12] Am 19. März 1896 wurde durch eine Verordnung des Ministeriums für Kultus und Unterricht österreichischen Ärztinnen die Nostrifikation ausländischer

---

[7] Ebd., 201.

[8] Ebd., 202.

[9] Jahresbericht. In: Jahresbericht des Vereines für erweiterte Frauenbildung in Wien, 6 (1894) 4.

[10] *Stern,* Gabriele Possanner von Ehrenthal. In: *Heindl, Tichy* (Hgg.), „Durch Erkenntnis zu Freiheit und Glück …", 203.

[11] Die erste Ärztin Wiens. In: Neues Wiener Tagblatt vom 25. Jänner 1930, Abschrift 3.

[12] *Stern,* Gabriele Possanner von Ehrenthal. In: *Heindl, Tichy* (Hgg.), „Durch Erkenntnis zu Freiheit und Glück …", 204. Siehe ebd.: Das „Gnadengesuch" ihres Vaters hatte folgenden Inhalt: „Nun soll sie [...] im Alter von fünf und dreißig Jahren vor die Alternative gestellt sein: entweder Familie u. Vaterland zu verlassen [...] oder ihren Beruf aufzugeben[...]!", schrieb der ehemalige Sektionschef im Finanzministerium an den Kaiser. „Ihre durch so schwer errungene, durchgreifende Ausbildung gewährleistete Befähigung für ihren Beruf soll brach liegen bleiben, ihr langjähriges, so ausdauernd und ehrenhaftes Streben nach einem der edelsten Ziele, welche im menschlichen Leben überhaupt erreichbar sind, soll vereitelt werden, die schweren Geldopfer an das Ausland, welche ich, da uns das Inland verschlossen blieb, bringen musste, [...] müßten fruchtlos hinausgeworfen bleiben – kurz das Alles [...] soll knapp vor dem [...] Gelingen scheitern – an Motiven, [...] welche [...] die Wissenschaft sowie die sämmtlichen Cultur-Staaten der Welt als werthlosen Ballast schon längst über Bord geworfen haben!"

Doktordiplome genehmigt.[13] In nicht einmal neun Monaten legte Possanner an der Medizinischen Fakultät der Universität Wien einundzwanzig Prüfungen bei vierzehn Professoren und zwei Privatdozenten ab.[14] Begründet wurde die Wiederholung der Prüfungen durch ein Gutachten des Obersten Sanitätsrats aus dem Jahr 1894, erstellt von Albert. Alberts Gutachten bildete die Basis für die Nostrifikationsverordnung des Ministeriums für Kultur und Unterricht von April 1896. Sie besagte, dass „begabte weibliche Candidatinnen", welche im Ausland ein Medizinstudium abgeschlossen hatten und in Österreich eine Praxis eröffnen wollten, eine Nostrifikation ihres ausländischen Diploms nur mit Wiederholung der Rigorosen nach österreichischem Standard erhielten.[15]

Während Männer bei Nostrifikationen ausländischer Doktordiplome nur einen Formalakt zu erfüllen hatten, mussten Frauen zusätzlich ein „Sittenzeugnis" vorweisen.[16] Ergänzend wurde noch hinzugefügt, dass bei Frauen der Nachweis der österreichischen Staatsbürgerschaft erforderlich sei, was von Männern nicht verlangt wurde. Beim Einreichen mussten sie fünfundzwanzig Jahre alt sein. Nach einer „erfolgreich abgelegten Maturitätsprüfung an einem inländischen Staatsgymnasium [war] eine Studienzeit von fünf Jahren an einer ausländischen Universität, deren Studienplan dem österreichischen entspricht", erforderlich. Die endgültige Entscheidung, ob ihre Doktordiplome letztendlich nostrifiziert wurden, lag trotz gesetzlicher Verordnung noch immer beim Professorenkollegium der Medizinischen Fakultät Wien.[17] Stadler führt das auf die „männliche Präsenz und patriarchalische Perspektive" zurück. Dass daraus „Lücken [...] resultieren und [...] Defizit[e] entstanden", werde in der Wissenschaftsgeschichte immer wieder verdeutlicht.[18] In einem Interview berichtete Possanner dem „Neuen Wiener Tagblatt" später von „berühmten Universitätsprofessoren, die sich weigerten, eine Frau zu prüfen". Albert sei zur Prüfung erst gar nicht erschienen

---

[13] *Bandhauer-Schöffmann*, Frauenbewegung und Studentinnen. In: *Heindl, Tichy* (Hgg.), „Durch Erkenntnis zu Freiheit und Glück ...", 64.

[14] *Stern*, Gabriele Possanner von Ehrenthal. In: *Heindl, Tichy* (Hgg.), „Durch Erkenntnis zu Freiheit und Glück ...", 208. Die Neue Freie Presse, das Fremdenblatt, das Neue Wiener Journal, das Illustrierte Wiener Extrablatt, das Wiener Tagblatt, das Neue Wiener Tagblatt und der Pester Lloyd berichteten ausführlich über die Prüfungsverfahren.

[15] Ebd., 202.

[16] *Bandhauer-Schöffmann*, Frauenbewegung und Studentinnen. In: *Heindl, Tichy* (Hgg.), „Durch Erkenntnis zu Freiheit und Glück ...", 64.

[17] Nostrifikation weiblicher Ärzte in Oesterreich. In: Wiener Medizinische Presse 37,14 (1896) 498–499, hier 498.

[18] *Stadler*, Wissenschaft als Kultur? In: *Stadler* (Hg.), Wissenschaft als Kultur, 17.

und musste dafür extra von seiner Wohnung abgeholt werden. Ebenso hätten
Stricker und Nothnagel versucht, Prüfungen bei Studentinnen abzulehnen
und besonders ihre Nostrifikation zu verhindern. Als Begründung sei ihr
immer wieder erklärt worden, dass eine Frau „überhaupt nicht die geistigen
Fähigkeiten zum Hochschulstudium" besitze.[19]

Am 2. April 1897 erhielt Possanner von Ehrenthal als erste Frau Österreichs im Großen Festsaal der Universität Wien mit siebenunddreißig Jahren
zum zweiten Mal ihr Doktorat in Medizin.[20] Hier zeigte sich wiederum ein
Paradoxon der österreichischen Universitätsgesetzgebung: eine Frau wurde
an der Universität Wien als Ärztin approbiert, bevor das Medizinstudium
für Frauen gesetzlich geregelt war.[21] Immerhin war die Medizinische Fakultät der Universität Wien die erste, welche Frauen die Nostrifikationen
der im Ausland erworbenen Doktordiplome genehmigte.[22] Am 10. Mai 1897
eröffnete Possanner eine Praxis als praktische Ärztin.[23] Anlässlich ihres
siebzigsten Geburtstags stellte der „Verein für erweiterte Frauenbildung in
Wien" den Antrag für den Amtstitel Medizinalrat, der bis dahin noch an
keine Medizinerin in Wien verliehen worden war.[24] Possanner wohnte zu
diesem Zeitpunkt in der Alserstraße im Neunten Wiener Gemeindebezirk
in der Nähe des Allgemeinen Krankenhauses.[25] Rückblickend auf ihren eigenen Karriereweg bestärkte Possanner alle Frauen in der Entscheidung zur
Berufstätigkeit: „Dass die Frau durch die Berufsarbeit das Ewigweibliche
verlieren sollte – das glaube ich nicht, denn das Ewige kann nicht verloren
gehen."[26]

Die Nostrifikation von Possanners Doktordiplomen führte in Österreich
zur regen Diskussion über das Frauenstudium. 1897 wurden an der Philosophischen Fakultät erstmals Frauen zum ordentlichen Studium zugelassen.
Die Legitimierung wurde von den Philosophen Ernst Mach, Friedrich Jodl,

---

[19] Die erste Ärztin Wiens. In: Neues Wiener Tagblatt vom 25. Jänner 1930, Abschrift, 2f.
[20] *Simon*, „Durch eisernen Fleiß und rastloses, aufreibendes Studium". In: *Brehmer, Simon*
(Hgg.), Geschichte der Frauenbildung und Mädchenerziehung in Österreich, 210.
[21] *Bolognese-Leuchtenmüller*, „Und bei allem war man die Erste". In: *Bolognese-Leuchten-*
müller, Horn (Hgg.), Töchter des Hippokrates, 17.
[22] *Heindl*, Zur Entwicklung des Frauenstudiums. In: *Heindl, Tichy* (Hgg.), „Durch Erkenntnis zu Freiheit und Glück ...", 25.
[23] *Stern*, Gabriele Possanner von Ehrenthal. In: *Heindl, Tichy* (Hgg.), „Durch Erkenntnis
zu Freiheit und Glück ...", 209.
[24] Ebd., 202.
[25] Die erste Ärztin Wiens. In: Neues Wiener Tagblatt vom 25. Jänner 1930, Abschrift 1.
[26] Ebd., 3.

„one of the most passionate supporters of women's education",[27] und Wilhelm Jerusalem, sowie dem Soziologen und Ökonomen Rudolf Goldscheid forciert. Diese Männer waren auch an anderen gesellschafts- und sozialpolitischen Reformen beteiligt und beeinflussten dadurch das „politisch-kulturelle Klima in Österreich".[28] Durch die Modernisierung der Gesellschaft war es möglich, neue Geschlechterverhältnisse aufzubauen, auch wenn das zu Brüchen in der bürgerlichen Identität führte.[29] Im Studienjahr 1897/98 besuchten mehrere Ärztinnen, die im Ausland promoviert worden waren, Vorlesungen an der Medizinischen Fakultät der Universität Wien.[30] Da der Großteil der Professoren und Dozenten Frauen als „Hospitantinnen" teilnehmen ließ, entschloss sich die „Unterrichtsverwaltung" nach Absprache mit der „obersten Sanitätsbehörde", Frauen zum Medizinstudium zuzulassen. Als Voraussetzung für die Zulassung wurde nochmals darauf hingewiesen, dass Frauen bei der Reifeprüfung „genau dieselben Anforderungen" erfüllen müssen, wie „Studirende männlichen Geschlechts".[31] Am 3. September 1900 wurde das Medizinstudium für Frauen im Abgeordnetenhaus des Österreichischen Reichsrats per Gesetz für alle Frauen genehmigt.[32] Erst 1901 erhielten die Maturazeugnisse von Mädchen in Österreich tatsächlich den Vermerk „Reif zum Besuch einer Universität", obwohl sie schon vorher dieselben Anforderungen erfüllt hatten wie Knaben.[33]

Im Wintersemester 1900/01 studierten elf Frauen an der Medizinischen Fakultät der Universität Wien, 1904/05 bereits dreiunddreißig Frauen, 1908/09 dreiundsechzig Frauen und 1910/11 neunundneunzig Frauen. Bis zum Wintersemester 1913/14 erhöhte sich die Zahl der Medizinstudentinnen auf 188.[34] Von den achtzehn Medizinerinnen, die im Zeitraum vom 20. Dezember 1897 bis 22. Dezember 1906 an der Universität Wien promoviert wurden oder deren in der Schweiz erworbener akademischer Grad nostrifi-

---

[27] *Rentetzi*, Trafficking Materials and Gendered Experimental Pratices, chapter 3, 42.

[28] Ilse *Korotin*, Auf eisigen Firnen – Zur intellektuellen Tradition von Frauen. In: *Stadler* (Hg.), Wissenschaft als Kultur, 231–306, hier 292.

[29] *Zettelbauer*, „Die Liebe sei Euer Heldentum", 417.

[30] *Simon*, „Durch eisernen Fleiß und rastloses, aufreibendes Studium". In: *Brehmer, Simon* (Hgg.), Geschichte der Frauenbildung und Mädchenerziehung in Österreich, 210.

[31] Die Zulassung der Frauen zu den medicinischen Studien und pharmaceutischen Berufen. In: Wiener Medizinische Presse 41,39 (1900) 1793–1795, hier 1794.

[32] *Simon*, „Durch eisernen Fleiß und rastloses, aufreibendes Studium". In: *Brehmer, Simon* (Hgg.), Geschichte der Frauenbildung und Mädchenerziehung in Österreich, 210.

[33] Ebd., 206.

[34] Renate *Tuma*, Die österreichischen Studentinnen der Universität Wien (ab 1897). In: *Heindl, Tichy* (Hgg.), „Durch Erkenntnis zu Freiheit und Glück …", 79–92, hier 84.

ziert wurde, gaben sechs als Religionsbekenntnis römisch-katholisch an, elf mosaisch und eine war ohne Bekenntnis. Zumindest die Hälfte von ihnen stammte aus dem gehobenen sozialen Milieu des Bildungs- und Wirtschaftsbürgertums. Zehn von ihnen hatten in Wien maturiert, die anderen waren aus Graz, Prag, Lemberg, Troppau oder Küßnacht zum Medizinstudium in die Reichshauptstadt Wien gekommen.[35]

1900 gründete der Historiker Ludo Moritz Hartmann gemeinsam mit der „Vereinigung österreichischer Hochschuldozenten" das „Athenäum", einen Verein für Abhaltung von Hochschulkursen für Frauen und Mädchen. An der Gründungsversammlung dieser Frauenakademie nahmen über hundert Frauen teil, unter ihnen Mayreder und Hainisch. 1901 wurde der Anatom Zuckerkandl Obmann des Vereins, 1910 der Anatom Julius Tandler. Zuckerkandl engagierte sich besonders für Stipendien, die an „bedürftige" Medizinstudentinnen vergeben wurden. Die Kurse in Mathematik und Naturwissenschaften wurden im Hörsaal des Anatomischen Instituts der Universität Wien abgehalten. 1918 wurde die Frauenakademie geschlossen, 14.463 Mädchen und Frauen hatten bis dahin die 443 angebotenen Kurse besucht.[36] Ferner unterstützte der „Wiener Frauenclub" mit Präsident Jodl das Frauenstudium. Er schuf mit seiner Frau Margarete ein kulturelles Netzwerk für Frauen der Wiener „upper-class".[37] Tandler war der erste Professor der Medizinischen Fakultät, der im Institut für Anatomie eine Assistentin anstellte. Der Anatom kritisierte den „Philisterstandpunkt", mit dem noch immer gegen das Medizinstudium von Frauen argumentiert wurde. Er konzentriere sich auf die Rechtsfrage, da ein „Rechtsstaat" allen Männern und Frauen das Recht auf Bildung gewähren müsse. Wenn Frauen wie die Män-

---

[35] Karl *Sablik,* Zum Beginn des Frauenstudiums an der Wiener medizinischen Fakultät. In: Wiener Medizinische Wochenschrift 118,40 (1968) 817–819, hier Sonderdruck, 6f. Siehe Waltraud *Heindl,* Regionale und nationale Herkunft. Das Nationalitätenproblem in der Donaumonarchie und die Veränderungen nach 1918. In: *Heindl, Tichy* (Hgg.), „Durch Erkenntnis zu Freiheit und Glück ...", 109–128, hier 120: Im Wintersemester 1918/19 stammten von den 528 Medizinstudentinnen nur mehr 22 Prozent aus Wien, 36,2 Prozent kamen aus Galizien, 12,9 Prozent aus der Bukowina und 8 Prozent aus Mähren. Aus Salzburg oder Vorarlberg kam hingegen nur je eine Studentin. Bis zum Wintersemester 1923/24 erhöhte sich der Anteil der Medizinstudentinnen aus Wien auf 51,6 Prozent und sank bis 1928/29 wieder auf 44,6 Prozent.

[36] Das rotewien.at. Weblexikon der Wiener Sozialdemokratie: Athenäum, online unter <http://www.dasrotewien.at/online/page.php?P=11862> (19. Juni 2010). Siehe dazu Günter *Fellner,* Athenäum. Die Geschichte einer Frauenhochschule in Wien. In: Zeitgeschichte 14 (1986) 99–115.

[37] *Rentetzi,* Trafficking Materials and Gendered Experimental Pratices, chapter 3, 42.

ner Jahrhunderte Zeit gehabt hätten, einen „Befähigungsnachweis" für ein Studium zu erbringen, dann müsste man sich jetzt „den Kopf nicht darüber [...] zerbrechen". Eine „Gefahr" im Medizinstudium für Frauen sah Tandler allerdings darin, „dass im Studium die Fähigkeit zur Fortpflanzung leide und dass die Frau für die Aufzucht der [nächsten] Generation weniger leisten würde". Es sollte aber bedacht werden, dass es von Vorteil sei, wenn sie keine „dummen" Mütter hätte, sondern solche, „deren Gehirnzellen sich auch einmal einer vernünftigen Beschäftigung widmeten."[38] Tandler habe mit Studentinnen als Mütter gute Erfahrungen gemacht. Im Vergleich zu Frauen, die ihre Zeit in „Salons" verbrachten und sich „keine Zeit zum Stillen" nahmen, stellte er fest, dass alle Studentinnen ihre Kinder stillten.[39] Sie versuchten durch Bildung eine Balance zwischen bürgerlicher Rollenerwartung, mütterlichem Empfinden und Emanzipation zu finden.

2. EINBRUCH IN DIE MÄNNLICHE SPHÄRE

Das häufigste „Identifikationsmodell" für zukünftige Medizinstudentinnen war ein Arzt als Vater. Durch die oft gegebene Nähe von Praxis und Privatwohnung war sein Berufsalltag den Töchtern bekannt.[40] Ihre Mütter, selbst oft gut gebildet, ermutigten sie zur höheren Bildung und zum Medizinstudium. Das überlieferte „Rollenklischee" eines angeblich erfüllten Lebens als „Hausfrau, Gattin und Mutter" war für Medizinstudentinnen nicht mehr erstrebenswert. Mit dem Versuch, Beruf und Familie zu vereinbaren, stellten sie die bestehende patriarchalische Familienstruktur deutlich in Frage.[41] Dementsprechend stark war der Protest von traditionsgebundenen Studentenverbindungen gegen einen gemeinsamen klinischen Unterricht von Studenten und Studentinnen.[42] Nach Possanner ließ Sophie von Moraczewska, geborene Okuniewska, ihr im Ausland erworbenes Doktordiplom nostrifizieren. Sie erhielt eine Anstellung als Frauenärztin im Landesspital in Lemberg und ordinierte während der Saison im Kurort Franzensbad.[43]

---

[38] Karl *Sablik*, Julius Tandler. Mediziner und Sozialreformer. Eine Biographie. Geleitwort von Univ.-Prof. Dr. Alois *Stacher* (Wien 1983) 96.

[39] Ebd., 97.

[40] *Tuma*, Die österreichischen Studentinnen der Universität Wien. In: *Heindl, Tichy* (Hgg.), „Durch Erkenntnis zu Freiheit und Glück …", 97.

[41] *Huerkamp*, Bildungsbürgerinnen, 303.

[42] *Bandhauer-Schöffmann*, Frauenbewegung und Studentinnen. In: *Heindl, Tichy* (Hgg.), „Durch Erkenntnis zu Freiheit und Glück …", 66.

[43] Ebd., 65.

Margarete Hönigsberg war die erste Frau, welche an der Medizinischen Fakultät der Universität Wien inskribierte und auch dort am 24. Dezember 1903 promoviert wurde.[44] Sie war Jüdin, was für sie selbst wenig Bedeutung hatte. Trotzdem beeinflusste die Zugehörigkeit zum gebildeten jüdischen Bürgertum ihre ganze Biographie. Die großen Fragen des 19. Jahrhunderts, die „Judenfrage", vor allem aber „die Frauenfrage und die soziale Frage, eigentlich die Klassenfrage", waren ihre Lebensthemen. Mit anderen Intellektuellen in ihrem Freundeskreis und an der Universität teilte sie die Überzeugung, dass der Antisemitismus durch „Bildung und soziale Emanzipation" verschwinden könne.[45] Geboren am 20. Juni 1871 als Tochter eines praktischen Arztes, trat Hönigsberg 1889 in die k. k. Lehrerinnen-Bildungsanstalt ein. Sie habe die Ausbildung „ernst" genommen, wenn auch Lehrerin nicht ihr eigentlicher Berufswunsch gewesen sei. Aber für eine junge Frau vor 1900 war er die „höchstmögliche Qualifikation" für alle, deren Eltern kein Auslandsstudium finanzieren konnten.[46] Nach Abschluss ihrer Ausbildung erhielt Hönigsberg wegen des zunehmenden Antisemitismus in einer Volksschule in Wien keine Anstellung. Um den Praxisnachweis für die Lehrbefähigung zu erhalten, nahm sie eine Anstellung als Unterlehrerin in einer öffentlichen Volksschule in Gleichenberg an, wo ihr Vater als Kurarzt eine gut florierende Praxis führte. In einer Klasse wurden bis zu hundert Kinder, meist von Lehrern, unterrichtet. Lehrerinnen waren am Land noch selten zu finden. In den Klassenkatalogen war bei relativ vielen Kindern der Vermerk „lernunfähig – steigt auf" hinzugefügt, was Eveline List in der Biographie von Hönigsberg auf die fehlende Förderung und das fehlende Bemühen der Lehrer zurückführte. Durch die Mithilfe auf den elterlichen Bauernhöfen waren viele Kinder im Sommer vom Unterricht „befreit". Kinder, deren Eltern die Schulbücher nicht bezahlen konnten, bekamen „Armenbücher".[47]

Im Mai 1897 erhielt Hönigsberg das „Lehrbefähigungszeugnis für allgemeine Volksschulen".[48] Im Wintersemester 1897/98 immatrikulierte sie mit diesem Zeugnis an der Philosophischen Fakultät, am 8. März 1898 legte sie die Externistenmatura ab.[49] Hönigsberg schloss sich mit weiteren Studentin-

---

[44] *Sablik,* Zum Beginn des Frauenstudiums. In: Sonderdruck. Wiener Medizinische Wochenschrift 118,40 (1968) 6.

[45] Eveline *List,* Mutterliebe und Geburtenkontrolle – Zwischen Psychoanalyse und Sozialismus. Die Geschichte der Margarethe Hilferding-Hönigsberg (Wien 2006) 7.

[46] Ebd., 67.

[47] Ebd., 70.

[48] Ebd., 72.

[49] Ebd., 91.

nen zu einer Studiengruppe zusammen. Sie nahmen gemeinsam als außerordentliche Hörerinnen an Vorlesungen an der Medizinischen Fakultät teil, insofern es die Professoren gestatteten. Für den Besuch ließen sie sich Bestätigungen geben. Diese Studiengruppe der ersten zehn Medizinstudentinnen sei „überlebensnotwendig" gewesen, da die Studenten in Wien, anders als ihre Schweizer Kollegen, mit den Studentinnen kaum Kontakt aufnahmen.[50] Als 1900 im Reichsrat das Medizinstudium für Frauen gesetzlich genehmigt wurde, reichten Hönigsberg und ihre zehn Kolleginnen die Vorlesungsbestätigungen zur Anrechnung für ein Medizinstudium beim Ministerium für Unterricht und Kultus ein. Unterrichtsminister Hartel entschied, dass bei Hönigsberg alle vier beantragten Semester anzurechnen seien.[51] Am 23. Dezember 1904 wurde Hönigsberg in Medizin promoviert.[52]

Ein Jahr nach Abschluss des Studiums heiratete sie den Arzt und Ökonomen Rudolf Hilferding. Nach einem mehrjährigen gemeinsamen Aufenthalt in Berlin, wo ihr Mann die Tageszeitung „Die Freiheit" herausgab, eröffnete die überzeugte Sozialdemokratin 1910 in Favoriten, einem Arbeiterbezirk in Wien, eine Praxis.[53] Ihr Sohn Peter Milford berichtete Sonja Stipsits in einem persönlichen Interview, dass er in seiner Kindheit „nie auch nur einen einzigen Mann die Praxis betreten" gesehen habe. Am 27. April 1910 wurde Hilferding auf Empfehlung von Paul Federn in die Wiener Psychoanalytische Vereinigung Freuds aufgenommen. 1911 ergriff sie im Konflikt zwischen Alfred Adler und Freud für Adler Partei und verließ die Vereinigung. Als „emanzipierte Frau", wie sie ihr Sohn Peter bezeichnet, kooperierte sie mit der Reformpädagogin Eugenie Schwarzwald, engagierte sich für eine individualpsychologische Erziehungsberatung und für Geburtenregelung.[54]

---

[50] Sonja *Stipsits,* Margarete Hönigsberg – aus dem Leben einer Pionierin, unter Einbeziehung der lebensgeschichtlichen Erinnerung ihres Sohnes Peter Milford. In: *Bolognese--Leuchtenmüller, Horn* (Hgg.), Töchter des Hippokrates, 45–53, hier 48.

[51] *List*, Mutterliebe und Geburtenkontrolle, 95f.

[52] Ebd., 100: Im Archiv der Universität ist als Promotionsdatum der 23. Dezember 1904 angegeben. Die Zeitschrift Neues Frauenleben 16,1 (1904) 17, berichtete, dass „Frl. Margarete Hönigsberg" am 24. Dezember promoviert wurde. Sie war „die erste, die das Doktorat als ordentliche Hörerin der Medizin an der Wiener Universität erwarb. Alle früher stattgefundenen Promotionen zu Doktorinnen der Medizin waren Nostrifikationen eines im Ausland erworbenen Doktorats." Siehe ebd., 236, wo in der biographischen Skizze 1903 als Promotionsjahr angegeben ist.

[53] *Stipsits,* Margarete Hönigsberg In: *Bolognese-Leuchtenmüller, Horn* (Hgg.), Töchter des Hippokrates, 48.

[54] Ebd., 50. Siehe Margret *Hilferding,* Geburtenregelung. Mit einem Nachwort von Dr. Alfred *Adler*: Erörterungen zum §144. Erschienen in der Reihe: Richtige Lebensfüh-

Im Deutschen Reich studierten im Sommersemester 1901 neununddreißig Frauen Medizin. Die Universitäten Freiburg und Heidelberg erwiesen
sich als Vorreiter in der Zulassung von Frauen als ordentliche Hörerinnen.
Als Preußen 1908 endlich das Medizinstudium für Frauen legalisierte, stieg
die Zahl der Medizinstudentinnen im gesamten Deutschen Reich auf 322
und erhöhte sich bis zum Ausbruch des Ersten Weltkriegs auf 1000.[55] 1908
wurde vom Preußischen Ministerium für Unterrichts- und Medizinal-An-
gelegenheiten aber auch bekannt gegeben, dass sich Frauen „auf Grund der
bestehenden Bestimmungen" grundsätzlich nicht habilitieren könnten.[56]
Der Entscheidung ging eine Umfrage voraus, welche 1907 an verschiedenen Universitäten des Deutschen Reichs durchgeführt worden war. Auslöser
war ein Ansuchen der Zoologin Maria Gräfin von Linden um Zulassung zur
Habilitation.[57] Geboren am 18. Juli 1869 in Heidenheim,[58] legte sie durch
Intervention ihres Großonkels Minister Joseph Freiherr von Linden als erste
Frau in Württemberg an einem Realgymnasium in Stuttgart 1891 das Abitur ab. 1892 inskribierte Gräfin von Linden als außerordentliche Hörerin
an der Universität Tübingen Mathematik und Naturwissenschaften.[59] 1895
wurde sie mit „cum laude" zum „Scientiae naturalis doctor" promoviert.

---

rung. Volkstümliche Aufsätze zur Erziehung des Menschen nach den Grundsätzen der
Individualpsychologie (Wien-Leipzig 1926). Siehe weiter *List*, Mutterliebe und Geburtenkontrolle, 229: Vor ihrem Abtransport ins Konzentrationslager Theresienstadt am 28.
Juni 1942 übergab Margret Hilferding-Hönigsberg ihren Verwandten einen Koffer mit
Unterlagen über Vorträge und Publikationen zur Frauen- und Familienpolitik, so als ob
sie sich die Illusion bewahrt habe, nach Zusammenbruch des nationalsozialistischen Regimes weiterarbeiten zu können. Seihe weiter ebd., 238: Am 24. September 1942 wurde
sie in Trblinka ermordet.

[55] *Huerkamp*, Bildungsbürgerinnen, 232.

[56] Eva *Brinkschulte*, Wissenschaftspolitik im Kaiserreich entlang der Trennlinie Geschlecht. Die ministerielle Umfrage zur Habilitation von Frauen aus dem Jahr 1907. In:
Dickmann, Schöck-Quinteros (Hgg.), Barrieren und Karrieren, 177–192, hier 177.

[57] Ebd., 178f.

[58] Susanne *Flecken*, Maria Gräfin von Linden. Wissenschaftlerin an der Universität Bonn
von 1899 bis 1933. In: *Dickmann, Schöck-Quinteros* (Hgg.), Barrieren und Karrieren,
253–269, hier 253.

[59] Ebd., 255. Siehe ebd., 254f.: Maria Gräfin von Lindens Interesse an den Naturwissenschaften wurde durch einen längeren Aufenthalt bei der Pensionatsfreundin Gabriele
von Andrian-Werburg in Wien durch den Vater der Freundin, Geologe und Präsident der
Anthropologischen Gesellschaft in Wien, sowie Hofrat Hauer, den Direktor des Natur-
historischen Museums und Freund der Familie, gefördert.

Wiederum als erste Frau erhielt sie eine Anstellung als Assistentin an der Universität Bonn.[60]

Nach siebenjähriger Forschungsarbeit am Zoologischen und Vergleichend-Anatomischen Institut strebte Gräfin von Linden die *Venia legendi* in dem neuen Fach Vergleichende Biologie an. Die heftigen Diskussionen, welche in den Habilitationsakten der „Gräfin Dr. Maria von Linden" dokumentiert sind, erstreckten sich auf verschiedenste Universitäten im Deutschen Reich.[61] Die angebliche Diskrepanz zwischen dem „männliche[n] Lehrkörper" und einem „weibliche[n] Professor" sei zu groß. Von Professorinnen könne weder die „notwendige Unterrichtsdisziplin" noch der „nötige[...] Respekt" von Seiten der Medizinstudenten erwartet werden, argumentierte der Ordinarius des Instituts für Anatomie der Medizinischen Fakultät der Universität Breslau. Seiner Meinung nach wählten Frauen das Medizinstudium vor allem aus „materiellen Gründen". Eine Verbesserung des „wissenschaftliche[n] Leben[s] an der Universität" sei durch sie nicht zu erwarten.[62] 1910 zeichnete das Unterrichtsministerium ausgezeichnete Wissenschaftlerinnen mit dem „Prädikat Professor" aus, ohne damit irgendwelche akademischen Rechte zu verbinden.[63] Gräfin von Linden wurde der Professorentitel verliehen, nachdem sie seit 1908 die neu begründete Parasitologische Abteilung des Hygienischen Instituts der Medizinischen Fakultät der Universität Bonn geführt hatte.[64] Um die hochqualifizierten Forscherinnen trotz Habilitationsverbots an den Wissenschaftsbetrieb zu binden, wurde die universitäre Einheit von Forschung und Lehre aufgehoben.[65] Auf Grund der verweigerten *Venia legendi* gelang es Gräfin von Linden in vierunddreißig Jahren intensiver Forschungstätigkeit an der Universität Bonn nicht, eine eigene „Schule" zu gründen.[66] Bis 1918 wurden im Deutschen Reich alle Habilitationsanträge von Frauen abgelehnt.[67] Erst durch die Habilitation der Anatomin Adele Hartmann an der Universität München im Februar 1919 wurde offensichtlich, was die Philosophin Edith Stein klar thematisierte. Die Professoren hatten sich jahrzehntelang auf ein Gewohnheitsrecht berufen

---

[60] Ebd., 258.

[61] Ebd., 259.

[62] *Brinkschulte*, Wissenschaftspolitik im Kaiserreich. In: *Dickmann, Schöck-Quinteros* (Hgg.), Barrieren und Karrieren, 181.

[63] Ebd., 177.

[64] Ebd., 190.

[65] Ebd., 189.

[66] *Flecken*, Maria Gräfin von Linden. In: *Dickmann, Schöck-Quinteros* (Hgg.), Barrieren und Karrieren, 268.

[67] *Brinkschulte*, Wissenschaftspolitik im Kaiserreich. In: Ebd., 191.

und somit die in Artikel 109 der Weimarer Reichsverfassung verankerten bürgerlichen Grundrechte von Frauen verletzt.[68]

In der Schweiz hingegen wurden Frauen bereits als Assistentinnen und Privatdozentinnen an Medizinischen Fakultäten angestellt, als an Universitäten der Habsburgermonarchie und des Deutschen Reichs Frauen das Medizinstudium noch verboten wurde. In der Auswahl der Universitätsmitarbeiterinnen wurde vornehmlich auf eine interkulturelle Zusammensetzung des Kollegiums Wert gelegt. Die Integration von Ärztinnen aus dem Ausland in die „akademische und öffentliche Sphäre der Schweiz" trug wesentlich zur intellektuellen Atmosphäre der Schweiz bei. Sie begünstigte den Wissenstransfer zwischen Schweizer Universitäten und jenen im Ausland.[69] Auffallend war allerdings der relativ niedrige Anteil von Schweizerinnen in akademischen Karrieren. Von den dreiundvierzig Frauen, welche sich bis zu Beginn des Zweiten Weltkriegs dafür entschieden, waren einunddreißig, also zweiundsiebzig Prozent, Ausländerinnen. Mehr als die Hälfte von ihnen stammte aus dem Russischen Reich, nur wenige aus der Habsburgermonarchie, dem Deutschen Reich oder aus Frankreich. Bei den Privatdozenten und Professoren überwog der Anteil der Deutschen. Für sie wurden Schweizer Universitäten zum Sprungbrett für erfolgreiche Karrieren.[70]

1924 erschien das Buch „Die Frauenemanzipation und ihre erotischen Grundlagen"[71]. In der Darstellung der Frauenbewegung wurde neunundzwanzig Jahre nach Herausgabe von Alberts Pamphlet „Die Frauen und das Studium der Medizin" noch immer derselbe Diskurs um Geschlechterdifferenzen geführt. „Die Kulturgeschichte aller Völker [sei] in der Hauptsache eine männliche Geistesentwicklung. Männer [hätten] die Kunst, die Industrien, die Wissenschaft und den Handel, den Staat und die Religion geschaffen." Es sei „das Niveau der männlichen Geistesbildung, [welches] die kulturelle Entwicklungshöhe eines Volkes" bestimme,[72] schrieb Ehrhard Eberhard, Geschäftsführer des Bundes zur Bekämpfung der Frauenemanzipation.[73] In Bezug auf den zu erwartenden Erfolg von Ärztinnen stellte der Autor des Buches fest, dass zum Beispiel Frauenärztinnen „relativ wenig

---

[68] Ebd., 192.

[69] *Tikhonov*, Das weibliche Gesicht einer „wissenschaftlichen und friedlichen Invasion". In: Jahrbuch für Europäische Geschichte 6 (2005) 102.

[70] Ebd., 103.

[71] Ehrhard F. W. *Eberhard*, Die Frauenemanzipation und ihre erotischen Grundlagen (Wien-Leipzig, 1924).

[72] Ebd., 24.

[73] *Streubel*, Radikale Nationalistinnen, 191.

begehrt" seien und ein „bescheidenes Dasein" führten.[74] Als Nachweis für die Nichteignung der Frau zum Medizinstudium führte Eberhard eine von zwei Ärztinnen aufgestellte Statistik aus dem Jahr 1912 an. Von den 157 befragten Ärztinnen verfügten nur dreiunddreißig über ein „ausreichende[s] Einkommen". Von ihnen erhielten dreizehn nach einem Jahr eine Praxisstelle, acht nach zwei Jahren, acht nach drei Jahren, zwei nach vier Jahren und zwei nach fünf Jahren.[75]

Frauenrechtlerinnen zögen als Nachweis für die Bedeutung von Ärztinnen gerne Russland als Beispiel heran, wo mehr ordinierten als in ganz Europa. In Russland, so Eberhard, bestünde eben ein großer Ärztemangel und daher biete sich für die Frau dort eine „günstige Gelegenheit, da in die Bresche zu springen, wo der Mann fehlt. Unter den Blinden [sei] eben der Einäugige König".[76] Bezüglich der Akzeptanz von Ärztinnen stellte Eberhard, wie Späth 1872, die Frage „Kann die Frau verschwiegen sein?" Als Beweis für das mangelnde Vertrauen gegenüber Ärztinnen zitierte Eberhard eine Frau: „Die Frau ist nicht diskret, was ich dem Manne sage, ist gut aufgehoben bei ihm. Ich vertraue mich lieber drei Männern an als einer Frau – Einmal plaudert sie doch!" Außerdem lehne die verheiratete Frau das „Frl. Doktor" wegen ihrer geringen Praxiserfahrung ab.[77] Als Gegenmeinung zitierte Eberhard die feministische Ärztin Anna Fischer-Dückelmann. Sie war der Meinung, dass „verdorbene Frauen dem männlichen Arzt, besonders wenn er jung und gewinnend sei, den Vorzug geben. Zu uns […] kommen in erster Linie die anständigen und wirklich unglücklichen Frauen", betonte sie.[78] Eberhard war überdies der Meinung, dass Frauen für ein Medizinstudium viel weniger befähigt seien als ein Mann. Die Studentin könne das Erlernte nicht in demselben Maße anwenden wie der Student. Ihr fehle die Kreativität, sie sei „rezeptiv" veranlagt.[79] Ärztinnen könnten für den Arzt daher nie eine ernstzunehmende Konkurrenz sein, weil ihnen die „notwendigen Voraussetzungen des Geistes und des Charakters" fehlten.[80] Mit solchen antifeministischen Schriften, wo alle gängigen Klischees des 19. Jahrhunderts nochmals in die Waagschale geworfen wurden, bewirkten die Autoren, dass Medizinprofessoren an Universitäten in Österreich und im Deutschen Reich

---

[74] *Eberhard,* Die Frauenemanzipation und ihre erotischen Grundlagen, 74.
[75] Ebd., 75.
[76] Ebd., 76.
[77] Ebd., 78.
[78] Ebd., 78f.
[79] Ebd., 79.
[80] Ebd., 80.

länger und erfolgreicher gegen die Habilitation von Ärztinnen protestieren konnten.

3. SELBSTBEHAUPTUNG IM ÄRZTE-TERRITORIUM

In der Habsburgermonarchie wurde noch vor der Legalisierung des Frauenstudiums am 31. Jänner 1896 ein Gesetz erlassen, wo nach §1 Universitätsangestellten „der Charakter von Staatsbeamten eingeräumt" wurde. Frauen als Staatsbeamtinnen waren nach diesem Gesetz nicht vorgesehen. Das entscheidende Kriterium für die Verleihung war nicht die Qualifikation, sondern das Geschlecht. Erst am 25. August 1907 gab das Österreichische Ministerium für Kultus und Unterricht einen Erlass zur „Zulassung von Frauen zur Privatdozentur und zu Assistentenstellen an Oesterreichischen Universitäten" heraus.[81] Elise Richter wurde in diesem Jahr als erste Frau an der Philosophischen Fakultät der Universität Wien habilitiert, aber erst 1921 als erste Frau an der Universität Wien zur außerordentlichen Professorin ernannt. „Ich mußte", schrieb sie in ihrer unveröffentlichten Biographie, „nicht nur meine ganze Kraft auf die Arbeit richten, sondern auch den Schein des Frauenrechtlertums vermeiden".[82] Sie drang in eine Domäne ein, die wie alle politischen Institutionen um 1900 „nach männlichen Bedürfnissen und Erfahrungen strukturiert" und gewohnt war, Frauen formal auszuschließen. Für Eva Kreisky prägt diese männliche Lebenswelt der Universität eine „sedimentierte oder verkapselte Männlichkeit".[83]

1930 habilitierte sich die Ärztin Helene Wastl an der Medizinischen Fakultät der Universität Wien in Physiologie. Wegen ihres ausgezeichneten Studienerfolgs an der Universität Innsbruck ermutigte sie ihr Mentor, der Physiologe Ernst Theodor Brücke, zur Habilitation. Der ehemalige Rektor der Universität Innsbruck hätte gerne mehr Frauen im Kollegium der Medizinischen Fakultät gesehen.[84] Im selben Jahr wie Wastl habilitierte sich

---

[81] *Brinkschulte*, Wissenschaftspolitik im Kaiserreich. In: *Dickmann, Schöck-Quinteros* (Hg.), Barrieren und Karrieren, 187.

[82] Elise *Richter*, Unveröffentlichte Biographie von 1940, zit. in: Hans Helmut *Christmann*, Frau und „Jüdin" an der Universität. Die Romanistin Elise Richter (Wien 1865 – Theresienstadt 1943) (= Abhandlungen der Geistes- und Sozialwissenschaftlichen Klasse, Akademie der Wissenschaften und der Literatur 2, Mainz 1980) 15.

[83] Doris *Ingrisch*, Brigitte *Lichtenberger-Fenz*, Feministin. Wissenschaftlerin. Feministische Wissenschaftlerin? Ein wissenschaftshistorischer Rekonstruktionsversuch. In: *Lutter, Menasse-Wiesbauer* (Hgg.), Frauenforschung, 41–93, hier 57.

[84] Sonja *Horn*, Gabriele *Dorffner*, „... männliches Geschlecht ist für die Zulassung zur Habilitation nicht vorgesehen". Die ersten an der medizinischen Fakultät der Universi-

Carmen Reichsgräfin Coronini-Cronberg als zweite Frau der Medizinischen Fakultät Wien in Pathologie.[85] Sie stammte aus einem alten Adelsgeschlecht, dessen Stammschloss in St. Peter in Görz steht.[86] Geboren am 27. Dezember 1885, besuchte die Tochter des österreichischen Reichstagsabgeordneten Alfred Reichsgraf Coronini-Cronberg zuerst die Bürgerschule und von 1901 bis 1905 die Lehrerinnenbildungsanstalt. 1909 legte sie nach privaten Gymnasialstudien am Staatsgymnasium in Triest die Externistenmatura ab.[87] Ihr Vater habe ihr ein Studium nahe gelegt, da die Tochter seiner Meinung nach nicht hübsch genug war, um einen standesgemäßen Ehemann zu finden. Coronini-Cronberg entschied sich aus Interesse für ein Medizinstudium an der Universität Wien. Bei Frauen, die vor dem Ersten Weltkrieg Medizin studierten, verweigerten manche Professoren die Prüfung. Um trotzdem ein Zeugnis zu erhalten, traten Frauen als Mann verkleidet und sogar mit falschen Bärten zum Examen an. Als Coronini-Cronberg bei Franz Chvostek, Professor für Innere Medizin und Vorstand der III. Medizinischen Klinik der Universität Wien,[88] in weiblicher Kleidung zur Prüfung erschien, habe er ihr seine Meinung über Medizinstudentinnen unverhohlen mitgeteilt: „Sie werden doch nicht glauben, dass ich sie wirklich prüfen werde, aber ich bewundere ihren Mut. Dafür erhalten sie von mir ein „Genügend".[89]

Eine hohe Motivation, starke Frustrationstoleranz und Zielbewusstsein waren Voraussetzung, um sich in diesem universitären Umfeld nicht ent-

---

tät Wien habilitierten Frauen. In: *Bolognese-Leuchtenmüller, Horn* (Hgg.), Töchter des Hippokrates, 117–138, hier 119.

[85] Ebd., 124.

[86] Edith *Wrulich*, Franz Graf Coronini-Cronberg als Parlamentarier (Dissertation Universität Wien 1948) 2f.: Mit der Erhebung in den Freiherrnstand wurde einem Vorfahren der Familie das Adelsprädikat 1636 von Kaiser Ferdinand III. verliehen. Der Großvater von Carmen Reichsgräfin Coronini-Cronberg, Franz Karl Alexius Coronini Graf von Cronberg, Freiherr von Oelberg, geboren am 18. November 1833, war ein Jugendfreund von Kaiser Franz Joseph. Johann Graf Baptist war ihr Erzieher.

[87] *Horn, Dorffner,* „... männliches Geschlecht ist für die Zulassung zur Habilitation nicht vorgesehen". In: *Bolognese-Leuchtenmüller, Horn* (Hgg.), Töchter des Hippokrates, 129.

[88] *Lesky*, Die Wiener medizinische Schule, 393.

[89] Persönliche Mitteilung von Univ.-Prof. Dr. Carmen Reichsgräfin Coronini-Cronberg an Dr. Helmut Denk nach seiner Promotion 1964. Univ.-Prof. Dr. Helmut Denk, Präsident der Österreichischen Akademie der Wissenschaften, teilte mir die Informationen über Coronini-Cronberg in einem Gespräch am 17. März 2006 im Pathologischen Institut der Medizinischen Universität Graz mit. Ich danke ihm für die wertvollen Mitteilungen und die schriftlichen Informationen.

mutigen zu lassen. Die Naturwissenschaften, Medizin und Jus blieben auch am Beginn des 20. Jahrhunderts „bevorzugte Orte sexistischer männlicher Befindlichkeit". Die ersten Absolventinnen dieser Studienrichtungen berichteten oft von Bloßstellungen und Abwertungen, welche die Erinnerung an ihr Studium prägten. Gleichzeitig entwickelten diese Frauen erfolgreiche Mechanismen der Abgrenzung und Selbstbehauptung.[90] Coronini-Cronberg beherrschte diese Mechanismen früh, bestand die Rigorosen „mit ausgezeichnetem Erfolg" und wurde am 13. Februar 1915 zum Doktor der gesamten Heilkunde promoviert. Schon am 1. März erhielt sie eine Anstellung als Ärztin im Epidemiespital „Asyl Meidling", einer Außenstelle des Kaiser-Franz-Joseph-Spitals. Nachdem das Epidemiespital 1915 geschlossen wurde, arbeitete Coronini-Cronberg als Sekundarärztin und in der Folge als zweite Assistentin in der Prosektur des Krankenhauses Lainz, die von Rudolf Maresch geleitet wurde. Sie führte selten Obduktionen durch, sondern arbeitete vorwiegend im Labor an histologischen und mikrobiologischen Untersuchungen. Coronini-Cronberg erhielt zusätzlich den Auftrag, die jungen Laborgehilfinnen auszubilden, womit sie einen wesentlichen Beitrag zur Entwicklung des Berufsbildes der medizinisch-technischen Assistentin leistete.[91]

Die Pathologin sei von älteren Kollegen wegen ihres „hervorragenden Organisationstalents" geschätzt und von den jüngeren als wissenschaftliche Mentorin und „selbstlose" Beraterin anerkannt worden. Ihre Forschungen konzentrierten sich auf das Lymphgranulom und auf Tuberkulose.[92] 1923 wurde Maresch an den Lehrstuhl für Pathologische Anatomie der Universität Wien berufen, Coronini-Cronberg wurde seine Assistentin. Die Position war zuerst als Privatassistentin definiert, dann als außerordentliche und erst ab 1. Jänner 1924 als ordentliche Assistentin. Damit hatte sie die offizielle Genehmigung, für Studenten und Studentinnen pathologisch-histologische Übungen abzuhalten. Am 5. Februar 1930 reichte Coronini-Cronberg das Habilitationsansuchen ein.[93] Begutachter der Habilitationsschrift, „Das Paltauf-Sternberg'sche Lymphgranulom mit besonderer Berücksichtigung

[90] *Ingrisch, Lichtenberger-Fenz,* Feministin. Wissenschaftlerin. Feministische Wissenschaftlerin? In: *Lutter, Menasse-Wiesbauer* (Hgg.), Frauenforschung, 58.

[91] *Horn, Dorffner,* „... männliches Geschlecht ist für die Zulassung zur Habilitation nicht vorgesehen". In: *Bolognese-Leuchtenmüller, Horn* (Hgg.), Töchter des Hippokrates, 129.

[92] Hermann *Chiari,* Professor Dr. Carmen Coronini-Cronberg. In: Wiener klinische Wochenschrift 77,51 (1965) 1018.

[93] Universitätsarchiv Wien, Personalakt Coronini-Cronberg, Habilitationsansuchen, zit. in: *Horn, Dorffner,* „... männliches Geschlecht ist für die Zulassung zur Habilitation

der Veränderungen des Verdauungsschlauches und solcher an der Leberpforte", war Maresch. Er betonte in seinem Gutachten ihre „hohe wissenschaftliche Qualifikation" und ihre große Lehrbefähigung. Das Kollegium der Medizinischen Fakultät stimmte mit vierundzwanzig „ja" und zwei „nein" Stimmen für Coronini-Cronbergs Zulassung zur Habilitation. Nach ihrem Kolloquium am 12. Juni und der Probevorlesung am 14. Juni verlieh das Kollegium der fünfundvierzig Jahre alten Pathologin am 18. Juni 1930 die „*Venia legendi*".[94]

Coronini-Cronberg blieb am Pathologisch-Anatomischen Institut und wurde ab November 1935 Hochschulassistentin erster Klasse. Diese Position erforderte bereits die „Überprüfung der vaterländischen Gesinnung".[95] Zur politischen Absicherung ihrer Stelle trat Coronini-Cronberg der „Vaterländischen Front" bei.[96] Der NS-Dozentenbund bestätigte der Medizinischen Fakultät am 25. Mai 1938, dass die Pathologin „die Interessen der nationalsozialistischen Ärzte noch während der Illegalität stets zu wahren gewusst" habe und Mitglied des NS-Lehrerbundes gewesen sei.[97] Im Gauakt von Coronini-Cronberg steht, dass Coronini-Cronberg der NSDAP „positiv gegenüber gestanden" sei, aber „wenig Interesse am politischen Leben" gezeigt habe. Sie sollte ein „zurückgezogenes Leben" geführt haben.[98] Ihre politische Gesinnung und wissenschaftliche Qualifikation begünstigten ihre Ernennung zur Dozentin am 20. November 1939. Am 1. Jänner 1940 übernahm Coronini-Cronberg die provisorische Leitung der Prosektur des Krankenhauses in Lainz,[99] im Juli 1945 die provisorische Leitung der Prosektur des Elisabeth-Spitals.[100] Als Mitglied der NSDAP wurde Coronini-Cronberg nach 1945 die „*Venia legendi*" entzogen und der Titel Professor aberkannt.[101]

1946 gründete die Pathologin die „Gesellschaft zur Erforschung des Vegetativen Nervensystems" und wurde deren Präsidentin. Durch ihre er-

---

nicht vorgesehen". In: *Bolognese-Leuchtenmüller, Horn* (Hgg.), Töchter des Hippokrates, 129.

[94] Universitätsarchiv Wien, Medizinisches Dekanat 799 aus 1929/30, zit. in: Ebd., 130.

[95] Universitätsarchiv Wien, med. PA (Dokument des Bundesministeriums für Unterricht und Kultus 25917/1/1 vom 27. Juli 1935), zit. in: Ebd.

[96] MN Bl 34.664, Medizinisches Dekanat 1634 aus 1934/35, zit. in: Ebd.

[97] Universitätsarchiv Wien, Personalakt Coronini-Cronberg, zit. in: Ebd.

[98] Österreichisches Staatsarchiv, AdR, Gauakt, Coronini-Cronberg, Zest: 38.691-2/48, zit. in: Ebd.

[99] Universitätsarchiv Wien, Personalakt Coronini-Cronberg, zit. in: Ebd.

[100] Österreichisches Staatsarchiv, AdR, Personalakten der Medizinischen Fakultät, Bundesministerium für Unterricht, Zl. 37.061-1/2/65, zit. in: Ebd., 131.

[101] WstLA, Entnazifizierungsakt Coronini-Cronberg, zit. in: Ebd.

folgreichen wissenschaftlichen Publikationen und durch die Herausgabe der „*Acta Neurovegetativa*" erwarb die Pathologin ihre wissenschaftliche Reputation zurück. Auch die „Internationale Gesellschaft für neurovegetative Forschung" wählte Coronini-Cronberg zur Präsidentin.[102] Im Juli 1947 suchte sie um „Ausnahme von der Behandlung des Verbotsgesetzes" an. Am 5. März 1948 wurde sie entregistriert und damit rehabilitiert.[103] Erst am 12. März 1951 erhielt Coronini-Cronberg wieder die Privatdozentur für Pathologische Anatomie. Am 27. Juni 1952 wurde ihr der Titel einer Titular-außerordentlichen Professorin verliehen,[104] nachdem sie 1951 als Leiterin der Prosektur im Elisabeth-Spital pensioniert worden war.[105] Sie setzte ihre histologischen Untersuchungen über bakteriologische und virologische Probleme und über den „Feinbau der nervösen Peripherie unter pathologischen Bedingungen" am Hygieneinstitut der Medizinischen Fakultät fort.[106] Die Pathologin erreichte wissenschaftlich ein internationales Ansehen und wurde auf Grund dessen am 9. April 1965, mit achtzig Jahren, zur Titular-ordentlichen Professorin ernannt.[107]

Helmut Denk, ehemaliger Vorstand des Pathologischen Instituts der Medizinischen Universität Graz und heute Präsident der Österreichischen Akademie der Wissenschaften, lernte Coronini-Cronberg nach seiner Promotion 1964 als Urlaubsvertretung kennen, wo sie, bereits im Ruhestand, seinen „Subchef in der Experimentellen Pathologie [...] in histopathologischen Angelegenheiten vertrat". Er beschreibt Coronini-Cronberg als „Intellektuelle und hervorragende Histopathologin mit modernen Ansichten (später auch bezüglich moderner Methoden in der Pathologie, wie zum Beispiel Elekt-

---

[102] *Chiari*, Professor Dr. Carmen Coronini-Cronberg. In: Wiener klinische Wochenschrift 77,51 (1965) 1018.

[103] Österreichisches Staatsarchiv, AdR, Personalakten der Medizinischen Fakultät, Bundesministerium für Unterricht, Tabelle, Zl. 47124/1-2/52, zit. in: *Horn, Dorffner*, „... männliches Geschlecht ist für die Zulassung zur Habilitation nicht vorgesehen". In: *Bolognese-Leuchtenmüller, Horn* (Hgg.), Töchter des Hippokrates, 131.

[104] Universitätsarchiv Wien, Medizinisches Dekanat 2586/348 ex 1937/38; Österreichisches Staatsarchiv, AdR, Personalakten der Medizinischen Fakultät, Ansuchen um ao Professur Zl. 952, 4. Jänner 1952, zit. in: Ebd.

[105] Österreichisches Staatsarchiv, AdR, Personalakten der Medizinischen Fakultät, Bundesministerium für Unterricht, Zl. 37.061-1/2/65, zit. in: Ebd.

[106] *Chiari*, Professor Dr. Carmen Coronini-Cronberg. In: Wiener klinische Wochenschrift 77,51 (1965) 1018.

[107] Universitätsarchiv Wien, Medizinisches Dekanat 3174 ex 1965, zit. in: *Horn, Dorffner*, „... männliches Geschlecht ist für die Zulassung zur Habilitation nicht vorgesehen". In: *Bolognese-Leuchtenmüller, Horn* (Hgg.), Töchter des Hippokrates, 131.

romikroskopie)". Nach Aussage eines ehemaligen Assistenten habe sie das Institut für Pathologische Anatomie „als 1. Oberärztin [mit eiserner Faust] regiert". Denk habe viel von ihr gelernt, auch wenn die Gespräche bisweilen „in etwas rüderem, [...] aber trotzdem liebevollem Ton erfolgten".[108] Hermann Chiari, ihr Vorgesetzter nach Maresch, schilderte Coronini-Cronberg in einem Aufsatz in der „Wiener klinischen Wochenschrift" anlässlich ihres achtzigsten Geburtstages 1965 als „offene und gerade Persönlichkeit". Sie habe ein „gütiges Herz" gehabt.[109]

Die Ärztin Josephine Smereker verfasste einen weiteren Bericht zu Coronini-Cronbergs Jubiläum mit Erinnerungen aus ihrer Studienzeit, wo sie als autoritäre, aber fachlich höchst kompetente Persönlichkeit vorgestellt wurde. Coronini-Cronberg habe die Begabung gehabt, „blitzartig ein mikroskopisches Präparat zu überblicken und sofort die gültige Diagnose zu diktieren". Smereker trat im Herbst 1935, mit vierzig Jahren, als Studentin bei Coronini-Cronberg am Institut für Pathologische Anatomie zur Prüfung an. Professor Chiari habe ihr die Studentinnen und Studenten zur Prüfung zugeteilt, weil sie als „besonders streng" bekannt war. Die Kandidatinnen und Kandidaten sollen vor ihren „gestrengen blauen Augen [gezittert]" haben. Zur Prüfungsvorbereitung sei „pünktlich um 8 Uhr morgens [...] im Lehrsaal für Histologie ein Extra-Ruminier-Kurs", eine Wiederholung und Überprüfung der Beherrschung des Lehrstoffs, abgehalten worden, was Smereker für „alle sehr gesund" befand. Die Medizinstudentin schätzte Coronini-Cronbergs „guten Humor". Außerdem sei sie „bescheiden [und] hilfsbereit" gewesen und habe kein „Geltungsbedürfnis" gezeigt. Als Ärztin arbeitete Smereker gemeinsam mit Coronini-Cronberg in der Prosektur des Lainzer Krankenhauses und behielt in Erinnerung, wie sie während des letzten Kriegswinters 1945 nach einem Fliegeralarm mit „Präparaten [und] Mikroskopen" in den Luftschutzkeller fliehen mussten. Coronini-Cronberg sei ganz ruhig geblieben und habe dort die Arbeit fortgesetzt, was auf die Patienten und Patientinnen, die auf den Gängen in Betten lagen, eine beruhigende Wirkung gehabt habe.[110]

---

[108] Helmut *Denk,* Informationen über Carmen Reichsgräfin Coronini-Cronberg. In: Brief von Univ.-Prof. Dr. Helmut Denk, Präsident der Österreichischen Akademie der Wissenschaften und ehemaliger Vorstand des Pathologischen Institut der Medizinischen Universität Graz, an Felicitas Seebacher, 21. Juni 2006.

[109] *Chiari,* Professor Dr. Carmen Coronini-Cronberg. In: Wiener klinische Wochenschrift 77,51 (1965) 1018.

[110] Josephine *Smereker,* Frau Professor Coronini-Cronberg. 8O Jahre. In: Wiener klinische Wochenschrift 77,51 (1965) 1018–1019, hier 1019.

Coronini-Cronberg war gefürchtet, aber beliebt. Im Gauakt, der nachweist, wie politische Bindungen eine wissenschaftliche Karriere fördern und auch zerstören können, ist unter anderem erwähnt, dass Coronini-Cronberg von Maresch „zurückgesetzt" worden war und deshalb sein Institut für Pathologische Anatomie der Universität Wien verließ.[111] Professor Chiari hingegen habe sie als Vorgesetzter in ihrer Leistung wertgeschätzt. Am 26. November 1968 starb Carmen von Coronini-Cronberg.[112] Gerade weil das Kollektiv der Mediziner von der Zulassung zum Medizinstudium bis zur erfolgreichen Habilitation die wichtigen Entscheidungen traf, sollte die „Frauenfrage" in der Medizin nicht auf eine Geschichte des „unterdrückte[n] Geschlecht[s]" reduziert werden, erklärt Sabine Schleiermacher. Die gewählten Bildungs- und Ausbildungswege der Studentinnen und Ärztinnen könnten mit Einbeziehung der Entscheidungsprozesse von Medizinprofessoren und Medizinprofessorinnen leichter nachvollzogen werden. Erst durch die Erfahrungen, die sie mit Männern und Frauen machten, könnten „Differenz und Gleichheit" herausgearbeitet werden.[113]

Selbst die amerikanische National Academy of Sciences wählte erst sechzig Jahre nach der Gründung ihr erstes weibliches Mitglied: die Anatomin und Embryologin Florence Sabin. Ihre weitere akademische Karriere „was a succession of 'firsts'". 1902 wurde sie als erste Frau Fakultätsmitglied der Johns Hopkins Medical School, 1917 erhielt sie dort als erste Frau eine ordentliche Professur, 1924 wurde sie die erste Präsidentin der American Association of Anatomists und 1925 als erste Frau Vollmitglied (full member) am Rockefeller Institute of Medical Research. Sabin „became an insider and member of the scientific establishment. She was also an outsider and social pioneer, being not just the first, but often the only woman to be included in the circles in which she moved".[114] Was Ärztinnen in ihren akademischen

---

[111] Österreichisches Staatsarchiv, AdR, Gauakt, Carmen Reichsgräfin Coronini-Cronberg, Zest.38.691-2/48, zit. in: *Horn, Dorffner*, „... männliches Geschlecht ist für die Zulassung zur Habilitation nicht vorgesehen". In: *Bolognese-Leuchtenmüller, Horn* (Hgg.), Töchter des Hippokrates, 131.

[112] Österreichisches Staatsarchiv, AdR, Personalakten der Medizinischen Fakultät, Bundesministerium für Unterricht, Zl. 37.061-1/2/65, zit. in: Ebd.

[113] Sabine *Schleiermacher*, Ärztinnen im Kaiserreich: Ein Forschungsprojekt zur Geschlechtergeschichte. In: Christoph *Meinel*, Monika *Renneberg* (Hgg.), Geschlechterverhältnisse in Medizin, Naturwissenschaft und Technik. Im Auftrag des Vorstandes der Deutschen Gesellschaft für Geschichte der Medizin, Naturwissenschaft und Technik (Bassum-Stuttgart 1996) 217–224, hier 222.

[114] Harriet *Zuckerman*, The Careers of Men and Women Scientists: A Review of Current Research. In: *Zuckerman, Cole, Bruer* (eds.), The Outer Circle., 27–56, hier 27.

Karrieren tatsächlich von ihren Kollegen unterscheidet, analysierte Salome Waelsch, geboren 1907 in Deutschland und 1991 „Professor of Genetics at the Albert Einstein College of Medicine" aus der Erfahrung eines halben Jahrhunderts. In einem Interview mit der Soziologin Harriet Zuckerman und dem Soziologen Jonathan R. Cole sagte Waelsch, dass Frauen im Zugang zu den Wissenschaften „more intuitive, more imaginative [and] more idealistic" seien.[115] Frauen verfügten daher über eine „extreme emphasis on causality, on one thing causing something else to happen". „Attention to causality" sei keine rein maskuline Eigenschaft. An der Einstein Medical School habe Waelsch ferner gelernt, dass Frauen prinzipiell besser organisiert seien. Sie habe das in ihrer Laborarbeit in der Zusammenarbeit mit Frauen festgestellt.[116] „Women there are as competitive as the men". Daher stünden Frauen den Männern in Bezug auf die Wettbewerbsfähigkeit in den Wissenschaften nicht nach. „I like to succeed", sagte Waelsch. „I get a lot of pleasure out of the lectures that I give that are successful. I never did anything in order to get elected to the National Academy, but I have to admit that it pleased me very much, when I was elected." Auf die Frage, warum sie auf negative Erfahrungen eigentlich immer positiv reagiert habe, antwortete Waelsch: „That was the environment in which I grew up. I come from a Jewish family who were immigrants in Germany, in East Prussia. My father died in the flu epidemic of 1918. My mother lost everything in the inflation. So I wouldn't be here if I hadn't been competitive and hadn't reacted to adversity in a positive way, that is, by fighting. [...] I had to fight on the street against the children who ran after me and sang dirty anti-Semitic songs. I grew up fighting."[117]

---

[115] Harriet *Zuckerman,* Jonathan R. *Cole,* Interview with Salome Waelsch. In: *Zuckerman, Cole, Bruer* (eds.), The Outer Circle, 71–93, hier 72. Siehe ebd. 71: Mit 25 Jahren wurde Waelsch an der Universität Freiburg promoviert, wo sie im Labor von Professor Hans Spemann, als „a distinguished experimental embryologist and soon to be Nobel laureate" arbeitete. Nach der Promotion wechselte sie an die Universität Berlin und arbeitete dort als Forschungsassistentin für Zellbiologie. Sie heiratete den Biochemiker Rudolf Schoenheimer und wanderte mit ihm nach der Machtübernahme durch die Nationalsozialisten nach Amerika aus. 1955 wurde sie an dem neu gegründeten Albert Einstein College of Medicine „Associate Professor of Anatomy", drei Jahre später erhielt sie eine ordentliche Professur. 1963 gründete sie den Lehrstuhl „Einstein's Department of Genetics".

[116] Ebd., 74.

[117] Ebd., 75f.

4. KARRIEREMANAGEMENT ZUR PROFESSUR

Ärztinnen an der Medizinischen Fakultät der Universität Wien gelang es bis Mitte des 20. Jahrhunderts nicht, akademische Spitzenpositionen zu erreichen. Sie wurden noch immer wissenschaftlichen Hilfsdiensten zugeordnet und arbeiteten an Publikationen, die unter dem Namen des männlichen Vorgesetzten veröffentlicht wurden. Ihr Wissen wurde genützt, Erfolg war männlich kodiert. Die Arbeitskapazität und Leistungsbereitschaft von Ärztinnen wurde ausgebeutet. Der wissenschaftliche Karriereverlauf von Marlene Ratzersdorfer, verehelichte Jantsch, geboren am 26. September 1917 in Osterwieck am Harz, ist ein demonstratives Beispiel dafür. 1936 maturierte Ratzersdorfer am Mädchengymnasium in Döbling, am 26. Juli 1941 wurde sie an der Universität Wien in Medizin promoviert. Als Internistin an der Ersten Chirurgischen Klinik des Allgemeinen Krankenhauses in Wien, geleitet von Schönbauer, verfasste sie als seine Assistentin und Privatassistentin zahlreiche Aufsätze in Geschichte der Medizin, die unter seinem Namen publiziert wurden. Sie führte gemeinsam mit ihrem Mann Hans Jantsch die Recherchen für Schönbauers 1944 publiziertes Buch „Das medizinische Wien"[118] durch. Beide wurden nicht als Autoren genannt. Jantsch betreute verschiedene Abteilungen des Instituts für Geschichte der Medizin der Universität Wien.[119] Schönbauer war dort von 1944 bis 1960 provisorischer Leiter.[120] Erst ab 1948 wurde Jantsch in medizinhistorischen Arbeiten als Autorin genannt. 1957 habilitierte sie sich in Geschichte der Medizin.[121]

Am selben Tag wie Marlene Jantsch habilitierte sich ihre Konkurrentin Erna Lesky in Geschichte der Medizin.[122] Erna Klingenstein wurde am 22.

[118] Leopold *Schönbauer,* Das medizinische Wien. Geschichte, Werden, Würdigung (Berlin-Wien 1944).

[119] *Horn, Dorffner,* „... männliches Geschlecht ist für die Zulassung zur Habilitation nicht vorgesehen". In: *Bolognese-Leuchtenmüller, Horn* (Hgg.), Töchter des Hippokrates, 136f.

[120] Michael *Hubenstorf,* Vom Erfolg und Tragik einer Medizinhistorikerin: Erna Lesky (1911–1986). In: *Meinel, Renneberg* (Hgg.), Geschlechterverhältnisse in Medizin, Naturwissenschaft und Technik. 98–109, hier 101.

[121] *Horn, Dorffner,* „... männliches Geschlecht ist für die Zulassung zur Habilitation nicht vorgesehen". In: *Bolognese-Leuchtenmüller, Horn* (Hgg.), Töchter des Hippokrates, 137. Siehe Helmut *Wyklicky,* Erna Lesky. In: Manfred *Skopec* (Hg.), Institut für Geschichte der Medizin. Gewidmet dem Angedenken an Max Neuburger. Gründer des Instituts für Geschichte der Medizin der Universität Wien (Wien 1999) 16–17, hier 16: Wyklicky gibt 1956 als Jahr der Habilitation an.

[122] *Hubenstorf,* Vom Erfolg und Tragik einer Medizinhistorikerin. In: *Meinel, Renneberg* (Hgg.), Geschlechterverhältnisse in Medizin, Naturwissenschaft und Technik, 101.

Mai 1911 in Hartberg in der Steiermark als Tochter eines Kaufmanns geboren und maturierte 1929 am Akademischen Gymnasium in Graz. Dort lernte die Schülerin ihren späteren Mann, Albin Lesky, einen Latein- und Griechisch-Professor, kennen. 1936 wurde sie an der Universität Wien in Medizin promoviert. Durch die Berufung ihres Mannes als Ordinarius für Altphilologie an die Universität Innsbruck arbeitete sie von 1940 bis 1945 als „Heimärztin des NSV-Mutter- und Kinderheims in Igls".[123] 1949 übersiedelten sie nach Wien.[124] Medizinhistorisch interessiert und im deutschen Sprachraum gut vernetzt, bot Paul Diepgen Lesky im selben Jahr an, Aufsätze in Geschichte der Medizin in der „demnächst in Kopenhagen erscheinenden Zeitschrift „Centaurus" zu publizieren, deren Redaktion er in Deutschland vertrat.[125] Als ihr Berater und Förderer teilte Diepgen Lesky aus Erfahrung mit, „daß man bei Habilitationsversuchen, ohne Schüler eines unmittelbaren Fachmannes zu sein, Schwierigkeiten" habe. Der Medizinhistoriker empfahl Lesky, „nicht den Mut zu verlieren", denn wenn er auf seine „Initiative" hin bei Schönbauer „ohne Aufforderung" interveniere, werde er „nur Schaden anrichten". Sie sollte besser selbst bei einem ihr „besonders gewogene[n] und einflußreiche[n] Mitglied" der Medizinischen Fakultät über ihre „Qualifikation für die Dozentur" anfragen. Er empfahl ihr, die „Wartezeit" bis zu ihrer Habilitation zu nützen und auch populärwissenschaftliche Arbeiten zu verfassen, um in Ärztekreisen die Geschichte der Medizin bekannt zu machen. „Wir müssen uns ja immer darüber klar sein", fügte Diepgen erklärend hinzu, „daß wir vor der Öffentlichkeit ein bißchen primitiv reden müssen, wenn wir für die Medizingeschichte bei unseren ärztlichen Kollegen werben wollen".[126]

1951 publizierte Lesky „Die Zeugungs- und Vererbungslehren der Antike",[127] die sie später als Habilitation einreichte.[128] Nachdem Leskys

---

[123] Ebd., 99. Die Einordnung Leskys in eine zeitgeschichtliche Kategorie macht ihre Karriere verständlicher. Michael Hubenstorf thematisierte den Konflikt erstmals in dem Aufsatz „Vom Erfolg und Tragik einer Medizinhistorikerin".

[124] Ebd., 101.

[125] Paul *Diepgen*, Brief an Erna Lesky. 8. November 1949. In: Nachlass Erna Lesky, Handschriftensammlung, 4.700/21 (Institut für Geschichte der Medizin der Medizinischen Universität Wien).

[126] *Diepgen*, Brief an Erna Lesky. 22. November 1951. In: Ebd.

[127] Erna *Lesky*, Die Zeugungs- und Vererbungslehren der Antike und ihr Nachwirken (= Abhandlungen der Geistes- und Sozialwissenschaftlichen Klasse, Österreichische Akademie der Wissenschaften und der Literatur 1950, 19, Mainz 1951).

[128] Karl *Sablik*, Zum Gang der medizingeschichtlichen Forschung in Wien seit 1945. In: Mensch. Wissenschaft. Magie. Mitteilungen. Österreichische Gesellschaft für Wissenschaftsgeschichte 20 (2000) 53–58, hier 54.

Mann einen starken akademischen Rückhalt bot und ihren Willen zur Karriere unterstützte, konnte Lesky 1956 in Geschichte promoviert werden und sich bereits 1957 in Geschichte der Medizin habilitieren.[129] Was Lesky und Jantsch trennte, waren verschiedene soziale Herkunftsmilieus, verschiedene politische Haltungen und dadurch ein konträres Verständnis von Geschichte der Medizin.[130] Lesky fügte sich nicht in das bestehende System, sondern brach mit der tradierten Rollenvorstellung der Frau in der Medizin. Sie war für Schönbauer gegenüber Jantsch für eine Habilitation in Geschichte der Medizin fachlich weniger qualifiziert. Er ordnete sie als „philologische Historikerin" ein und nicht als Medizinhistorikerin.[131] Lesky ließ sich nicht entmutigen. Da sie im Josephinum keine Vorlesungen halten durfte, trug sie ab 1957 in Richard Bielings Institut für Hygiene vor.[132]

Der „Habilitationskrieg", wie Erwin Ackerknecht die Konflikte um die fachliche und persönliche Akzeptanz Leskys auf dem Terrain der Wiener Medizinischen Fakultät bezeichnete,[133] wurde von Lesky gegenüber Jantsch durch zielorientierte und diplomatisch aufgebaute Netzwerke im Vorfeld der Habilitation gewonnen. Sie nahmen in der Entscheidung der Medizinischen Fakultät eine Schlüsselposition ein. Lesky stellte dadurch alle wichtigen Kontakte her, welche sie später für den Aufbau des Instituts für Geschichte der Medizin benötigte. Während Jantsch an Schönbauer gebunden blieb, nützte Lesky die internationalen Beziehungen. Sie war gut integriert in einer Scientific Community der männlichen Ordnung. Ihre Korrespondenz mit Medizinhistorikern in Europa und den Vereinigten Staaten von Amerika weist nach, wie gut sie persönliche Beziehungen aufbauen konnte und wie ehrgeizig sie in der Suche nach Außenmeinungen für ihre Befähigung zur Habilitation taktierte. Anders als Jantsch setzte Lesky die bis dahin männn-

---

[129] *Hubenstorf*, Vom Erfolg und Tragik einer Medizinhistorikerin. In: *Meinel, Renneberg* (Hgg.), Geschlechterverhältnisse in Medizin, Naturwissenschaft und Technik, 101.

[130] *Horn, Dorffner*, „... männliches Geschlecht ist für die Zulassung zur Habilitation nicht vorgesehen". In: *Bolognese-Leuchtenmüller, Horn* (Hgg.), Töchter des Hippokrates, 137.

[131] *Hubenstorf*, Vom Erfolg und Tragik einer Medizinhistorikerin. In: *Meinel, Renneberg* (Hgg.), Geschlechterverhältnisse in Medizin, Naturwissenschaft und Technik. 101.

[132] *Sablik*, Zum Gang der medizingeschichtlichen Forschung. In: Mensch. Wissenschaft. Magie. Mitteilungen. Österreichische Gesellschaft für Wissenschaftsgeschichte 20 (2000) 54.

[133] Erwin *Ackerknecht*, Brief an Erna Lesky. 6. November 1956. In: Nachlass Erna Lesky, Handschriftensammlung, 4.700/5 (Institut für Geschichte der Medizin der Medizinischen Universität Wien). Ackerknecht schreibt, dass er traurig finde, dass sie „der Habilitationskrieg" am Arbeiten hindere.

lich besetzten Machtinstrumentarien der Wissenschaftspolitik bewusst ein, um als Frau eine Männerdomäne zu erobern.[134]

Im Oktober 1960 übernahm Lesky die Leitung des Instituts für Geschichte der Medizin, wenn auch anfangs ohne Entlohnung. Durch Berufungsangebote der Freien Universität Berlin, der Universität Göttingen und der Universität Hamburg, sowie zahlreiche Publikationen, verfügte Lesky nun über genügend Qualifikationen, um sich 1962 für ein Extraordinariat zu qualifizieren. 1964 vertrat sie beim 600-Jahr-Jubiläum der Universität Krakau die Medizinische Fakultät der Universität Wien, gemeinsam mit dem Rektor für das Studienjahr 1963/64, Albin Lesky.[135] Im Februar 1965 lud sie Entscheidungsträger ein, ihr „zurückerobertes Josephinum" zu besuchen.[136] 1966 erhielt Erna Lesky als erste Frau seit der Stiftung der Universität 1365 durch Rudolf IV. einen Lehrstuhl an der Medizinischen Fakultät der Universität Wien. Durch beharrliches Drängen bei Verantwortlichen im Unterrichtsministerium und durch erfolgreiches Sponsoring des Wellcome Trust's in London,[137] setzte Lesky eine vollständige Renovierung und eine Neuorientierung des Instituts für Geschichte der Medizin der Universität Wien durch. Sie verstand es, aus ihren internationalen Netzwerken persönliche Vorteile zu ziehen. Während Lesky bis zur Habilitation vor allem durch Medizinhistoriker aus dem Ausland gefördert wurde, gelang es ihr für die Ernennung zur ersten Professorin der Medizinischen Fakultät auch Institutionen in Österreich und Vertreter in der Bundesregierung für ihre Ideen zu gewinnen.[138]

Leskys Fleiß und Engagement für die Geschichte der Medizin spiegelte sich in ihren Publikationen. Ihr „*opus magnum*", „Die Wiener Medizini-

---

[134] Leskys private und berufliche Korrespondenz in ihrem Nachlass rekonstruiert ihre Karrierestufen bis zur Professur.

[135] *Hubenstorf,* Vom Erfolg und Tragik einer Medizinhistorikerin. In: *Meinel, Renneberg* (Hgg.), Geschlechterverhältnisse in Medizin, Naturwissenschaft und Technik, 102.

[136] Lorenz *Böhler,* Brief an Erna Lesky. 15. Dezember 1965. In: Nachlass Erna Lesky, Handschriftensammlung, 4.700/8 (Institut für Geschichte der Medizin der Medizinischen Universität Wien): Am 18. Februar 1965 haben Sie mir einen langen liebenswürdigen Brief geschrieben und haben mich zum Schluss eingeladen, Ihr zurückerobertes Institut zu besuchen."

[137] Thomas N. *Burg,* Medizin in der Geschichte – ein Register österreichischer Forschung, 2, online unter <http://randgaenge.net/wp-content/uploads/register.pdf> (9. Jänner 2010).

[138] Persönliche Mitteilung von Leskys ehemaligen Assistenten, Univ.-Doz. Dr. Karl Sablik, Institut für Geschichte der Medizin der Medizinischen Universität Wien, am 3. Juni 2008.

sche Schule im 19. Jahrhundert", erschienen 1965 in erster, 1978 in zweiter Auflage und 1976[139] in englischer Sprache. Es ist sicher eines der qualitativ hochwertigen Standardwerke der Medizingeschichte und wird es nach Karl Sablik, Leskys ehemaligem Assistenten und Mitarbeiter, „für lange Zeit" bleiben.[140] Leskys zum Großteil ideen- und institutionsgeschichtliche quellenorientierte Methodik schließt den soziologischen oder politischen Kontext medizinischer Entwicklungen und institutioneller Konflikte aus. Thomas N. Burg ist der Überzeugung, dass Lesky die Entwicklung neuerer Forschungsansätze „paralysiert" habe, umso mehr, als außerhalb der Medizinischen Fakultät der Universität Wien in Österreich kaum medizinhistorisch geforscht wurde. Lesky habe als außerordentliche und ordentliche Professorin an der Medizinischen Fakultät der Universität Wien bis Ende der siebziger Jahre des 20. Jahrhunderts „qua persona" determiniert, was unter Medizingeschichtsschreibung in Österreich zu verstehen" sei.[141] Ihre Ärztebiographien bleiben dadurch nicht selten Heldenepen, die sich auf medizinische Errungenschaften konzentrieren. Sablik, der 1989 die erste Dozentur für Sozialgeschichte der Medizin „im deutschsprachigen Raum" erhielt, stellt mit Bedauern fest, dass eine interdisziplinäre Neuorientierung des Instituts für Geschichte der Medizin in Wien durch eine Zusammenführung von Sozialgeschichte und Medizingeschichte von Lesky verhindert wurde.[142]

Albin Lesky war wirkliches Mitglied der Österreichischen Akademie der Wissenschaften und 1969/70 ihr Präsident, während Erna Lesky zum korrespondierenden Mitglied ernannt worden war. 1973 wurde sie Ehrenmitglied der Österreichischen Akademie der Wissenschaften. Bei der Deut-

---

[139] Erna Lesky, The Vienna Medical School of the 19th Century (John Hopkins University Press, Baltimore, Md., 1976). Siehe Ralph *Frackelton*, Brief an Erna Lesky, 20. September 1969. In: Nachlass Erna Lesky, Handschriftensammlung, 4.700/32 (Institut für Geschichte der Medizin der Medizinischen Universität Wien): Frackelton, ein junger Arzt, kam aus Ohio 1969 nach Wien, um das Institut für Geschichte der Medizin zu besuchen. In diesem Brief dankt er Lesky für die gute Institutsführung, vor allem aber für ihre wissenschaftliche Leistung: „Finally let me compliment you on your exhousting summary of the Second Wien[!] Medical School. No greater school has had a better historian to project it for further generations."

[140] *Sablik*, Zum Gang der medizingeschichtlichen Forschung. In: Mensch. Wissenschaft. Magie. Mitteilungen. Österreichische Gesellschaft für Wissenschaftsgeschichte 20 (2000) 55.

[141] *Burg*, Medizin in der Geschichte, 2.

[142] *Sablik*, Zum Gang der medizingeschichtlichen Forschung. In: Mensch. Wissenschaft. Magie. Mitteilungen. Österreichische Gesellschaft für Wissenschaftsgeschichte 20 (2000) 57.

schen Akademie der Naturforscher *Leopoldina* hingegen war sie wirkliches Mitglied und wurde dort 1970 als „erste weibliche Adjunktin oder Senatorin, also eine Repräsentantin ihrer Region" gewählt. 1979 suchte Lesky um Emeritierung an. Michael Hubenstorf, der mit Lesky als Medizinstudent persönliche Gespräche führte, gewann den Eindruck, dass Lesky nicht bereit war, die Universitätsreform von 1975 umzusetzen. Partizipation von Studenten und Studentinnen in der Universitätspolitik und Neuorganisation der Universitäten seien Lesky fremd gewesen.[143]

„Hinter mir ist das Nichts", sagte sie zu einem ihrer Assistenten, bevor sie das Institut verließ.[144] Sie sei nicht „in Frieden" gegangen, denn sie konnte „den Gedanken an einen Nachfolger" nicht ertragen.[145] Wegen ihrer autoritären Führung wurde die „große Doyenne" der Geschichte der Wiener Medizinischen Schule von anderen Mitarbeitern heimlich als „der General" bezeichnet.[146] Das Vorurteil des 19. Jahrhunderts, ein Universitätsstudium sei „eher schädlich, da es vermännlichend" wirke, hielt sich hartnäckig bis ins 20. Jahrhundert.[147] Für Regula Leemann sind daher weder die Wissenschaftskultur noch die Strukturen der akademischen Organisationen geschlechtsneutral. Das führe dazu, dass „eine Gleichheit der Karrieren von Frauen und Männern verhindert oder zumindest erschwert" werde.[148] Die Universität sei generell ein „gesellschaftlicher Raum", in dem Männer in historischer Tradition ihre Macht festigen und gerne nach ihren Werten handeln. Deshalb werde sie als „homo-soziale Welt und als männlicher Kulturraum" beschrieben, wo die Regeln und Interaktionsmuster noch immer von Wissenschaftlern bestimmt werden, auch wenn der Anteil an Wissenschaftlerinnen kontinuierlich zunimmt.[149]

---

[143] *Hubenstorf,* Vom Erfolg und Tragik einer Medizinhistorikerin. In: *Meinel, Renneberg* (Hgg.), Geschlechterverhältnisse in Medizin, Naturwissenschaft und Technik, 104.

[144] Persönliche Mitteilung ihres ehemaligen Assistenten Univ.-Doz. Dr. Manfred Skopec, Institut für Geschichte der Medizin der Medizinischen Universität Wien am 10. August 2007.

[145] Karl *Holub*ar, Die Nach-Lesky Ära in den letzten beiden Dezennien des Jahrhunderts (1979–1999). In: *Skopec* (Hg.), Institut für Geschichte der Medizin, 18–19, hier 18.

[146] Persönliche Mitteilung ihres ehemaligen Assistenten Univ.-Prof. Dr. Helmut Wyklicky, Leskys Nachfolger auf dem Lehrstuhl für Geschichte der Medizin der Universität Wien im Dezember 2002.

[147] *Huerkamp,* Bildungsbürgerinnen, 152.

[148] *Leemann,* Chancenungleichheiten im Wissenschaftssystem, 39.

[149] Ebd., 40.

„DER ZEIT IHRE WISSENSCHAFT"

Durch das hohe Prestige, welches Medizinprofessoren und Medizinprofessorinnen in der Gesellschaft haben, wird auch noch im 21. Jahrhundert „mit geschlechterstereotypischen gesellschaftlichen Zuweisungen" des 19. Jahrhunderts operiert, wenn es gilt, männlich dominierte Bastionen zu verteidigen.[1] Die Medizinischen Fakultäten in Österreich, ab 2004 autonome Medizinische Universitäten, sind weiterhin vorwiegend eine Männerdomäne: sowohl in der Wissensproduktion als auch im Wissenstransfer. Das Arbeitsfeld Universität ist für Medizinerinnen durch „aufstiegsrelevante, geschlechtsspezifische Unterschiede" viel schwerer zugänglich als außeruniversitäre Institutionen.[2] Als eine Erklärung für die Unterrepräsentanz von „Ärztinnen im Wissenschaftsbetrieb" sieht Elisabeth Mixa die mangelnde Transparenz bei der Vergabe von offenen Stellen, die Behinderung durch Vorgesetzte und Kollegen und die Schwierigkeiten in der Vereinbarkeit von Familie und Beruf.[3] Der Frauenanteil an den Universitäten ist weiterhin umso geringer, je höher die Hierarchiestufe in der universitären Laufbahn wird.[4]

Die Angst, was passieren könnte, wenn …, hemmt Verbesserungen und Veränderungen in Systemen, nicht nur an den Medizinischen Universitäten. Als Sorge deklariert, wird versucht, Frauen den Nachteil für die Familie zu erklären, wenn sie eine universitäre Karriere anstreben. Gleichzeitig müssen sich zukünftige Medizinstudentinnen und -studenten einem Aufnahmeverfahren unterziehen, wo erst die Zukunft zeigen wird, ob dadurch wirklich die für ein Medizinstudium besten Kandidatinnen und Kandidaten ausgewählt wurden. Am 30. Juli 2010 berichtet „Die Presse", dass Frauen bei den Aufnahmetests für ein Medizinstudium an den Universitäten in Wien, Graz und Innsbruck „signifikant schlechter abschnitten als ihre männlichen Kollegen[!]". Von Studentinnen wird hier nicht gesprochen. Stattdessen wird die Formulierung „weibliche Studienanwärter" verwendet. Der in der Schweiz entwickelte EMS-Aufnahmetest, verwendet an den Medizinischen Universitäten Wien und Innsbruck und inhaltlich auf „medizinisch-naturwissenschaftliches Grundverständnis und räumliches Vorstellungsvermögen"

---

[1] Elisabeth *Mixa*, Ärztinnen im Wissenschaftsbetrieb. Aufstiegschancen und Karrieremöglichkeiten. In: Bundesministerium für Wissenschaft und Kultur (Hg.), 100 Jahre Frauenstudium. Zur Situation der Frauen an Österreichs Hochschulen (= Materialien zur Förderung von Frauen in der Wissenschaft 6, Wien 1997) 227–262, hier 229.

[2] Ebd., 227.

[3] Ebd., 240.

[4] Ebd., 233.

konzentriert, benachteilige Frauen „strukturell". Auch das an der Medizinischen Universität Graz angewandte Aufnahmeverfahren, welches neben
„Wissenstest und Textverständnis" zusätzlich auf Sozialkompetenz setze,
entspreche Frauen weniger als Männern. Während es bisher vor allem Österreicherinnen waren, welche die „Frauenerfolgsquote" bei Aufnahmetests
senkten, zeige die Statistik von 2010 im „Nationenvergleich[!]", dass an der
Universität Wien auch „Frauen aus dem EU-Ausland deutlich schlechtere
Leistungen" erbrachten als Männer.

Der Vizerektor für Lehre an der Medizinischen Universität Wien, Univ.-
Prof. Dr. Rudolf Mallinger, sieht die Ursache für den „Gender-Gap" weniger beim EMS-Test, sondern vielmehr in Mängeln im Schulsystem. Die
Vizerektorin für Personalentwicklung und Frauenförderung, Univ.-Prof. Dr.
Karin Gutiérrez-Lobos, arbeitet allerdings an einer Studie, welche mögliche „Benachteiligungen von Frauen beim EMS-Test" erheben soll. Dieser
„Presse"-Bericht erwähnt als „interessantes Detail" zum Schluss, dass „bei
den Spitzenplazierungen [...] Frauen durchaus gut vertreten" seien. Beim
letzten EMS-Test an der Universität Wien habe eine „Österreicherin das beste Ergebnis" geschafft und in den „Top Ten" halte sich das „Geschlechter-
verhältnis die Waage". Der „Nationenvergleich" und die ausdrückliche Betonung der intellektuellen Leistungsfähigkeit der Frau sind nach wie vor ein
untrügliches Zeichen dafür, dass die nationale Besetzung der Wissenschaft
und die Vorurteile gegenüber Frauen als Relikte des 19. Jahrhunderts bis ins
21. Jahrhundert reichen. Ferner sorge die Einführung der Aufnahmeverfahren an den „vor allem von deutschen Studenten" überfüllten Medizinischen
Universitäten Österreichs „für heftige Kontroversen".[5]

Die fiktive Bedrohung durch zu viele 'Andere' und 'Fremde' in den Hörsälen, in freier Praxis und in akademischen Karrieren ist nicht verschwunden.
Wenn Elite sich über die Auswahl einer bestimmten Gruppierung definiert,
wenn ein Vorrecht der Österreicher und Österreicherinnen für Studienplätze
eingefordert wird, sind Parallelen zur Universitätsdebatte im ausgehenden
19. Jahrhundert nicht zu verleugnen. Während im 19. Jahrhundert die deutschen Studenten als Elite gefördert werden, sieht man sie im 21. Jahrhundert
an derselben Universität als jene, die angeblich zu viele Studienplätze be-
setzen. Die allgemeine Universitätskrise ist Ausdruck der unlösbaren Bil-
dungskrise, die wiederum die Krise der Gesellschaft am Beginn eines neuen
Jahrhunderts symbolisiert. Voegelin sieht die „Krise der westlichen Welt"
als eine „Erkrankung des Geistes", eine „Pneumopathologie", die nicht in

---

[5] Viele Frauen scheitern am Medizin-Test. In: Die Presse vom 30. Juli (2010) 2.

Institutionen geheilt werden könne, sondern nur in einer „Gesundung des Geistes".[6]

So war auch die Moderne eine Reaktion auf eine gesellschaftliche Krise, die mit dem Börsenkrach 1873 begann und im Fin de Siècle ihren Höhepunkt fand. Sie bildete den Kontrast zu einer Scheinwelt, die zu stürzen drohte und nur noch mit Mühe aufrechterhalten werden konnte. An der Universität wurde die mangelnde Veränderungs- und Reformbereitschaft einiger Entscheidungsträger im Unverständnis der Moderne an sich erkennbar. Es war ein ständiges Ringen gegen das Neue, das Unbekannte, das Fremde. Denn, so Zweig, mit dem Börsenkrach ging das „Goldene Zeitalter der Sicherheit" zu Ende.[7] Der materielle Ausdruck der folgenden Jahre war die Wirtschaftskrise, der immaterielle, verdrängt in eine scheinbar geordnete Welt, äußerte sich an den 'Krankheiten' der Gesellschaft. Mit der Unfähigkeit, die Krise zu überwinden, zerbrachen Strukturen, Systeme, Kulturen und eine Doppelmonarchie. Zeitphänomene, die nicht rational erklärt werden konnten oder die bedrohlich wirkten, wurden pathologisiert. Nordau interpretierte das „Börsenspiel als eine furchtbare soziale Krankheit eine Epidemie, die ganz Wien ergriffen hatte". Das „fieberhafte Verlangen nach Erwerb"[8] und die Aufstachelung des „Judenhasse[s]"[9] in der Wirtschaftskrise spiegelte Existenzängste und eigenes Versagen. Mommsen sah den Antisemitismus als soziokulturelle Erkrankung, als „Epidemie", die den „Pöbel" erfasse.[10] Nothnagel meinte, dass man ihn weder erklären, noch heilen könne. Antisemitismus sei eine „krankhafte[...] Entartung des modernen Nationalismus" und die „nationalistische Krankheit sei unheilbar".[11] Auch Birnbaum diagnostizierte den „Judenhass", der biopolitischen Rhetorik der Zeit um 1900 entsprechend, als „chronische Krankheit", die sich „von Zeit zu Zeit [durch] acute Anfälle" verschlechtere.[12] Die Verwendung medizinischer Termini wie „Bau- und Spekulationsfieber"[13] oder Antisemitismus als

---

[6] *Voegelin*, Die Krise, 14.

[7] *Zweig*, Die Welt von Gestern, 14.

[8] *Ujvári*, Feuilletons über die Wiener Weltausstellung 1873. *In:* Kakanien revisted 25/10/2005, 1, online unter <http://www.kakanien.ac.at/beitr/fallstudie/HUjvari1.pdf> (14. Juni 2009).

[9] *Nordau*, Ein Kapitel vom Judenhasse. In: Morgen-Post vom 20. Dezember, 25,350 (1875) 3.

[10] *Bahr*, Der Antisemitismus, zit. in: Friedrich *Hertz*, Antisemitismus und Wissenschaft (Wien 1904) 28.

[11] Zur antisemitischen Bewegung. In: Freies Blatt 1,1 (1892) 1.

[12] Ebd., 4.

[13] *Pemsel,* Die Wiener Weltausstellung von 1873, 31.

„*paranoia*"[14] prägten die historische und medizinhistorische Literatur. Die gemeinsame Thematisierung des angeblich bedrohlichen, krank machenden Einflusses von Frauen und Juden auf eine angestrebte 'gesunde' Gesellschaft bildete dabei ein ganz besonderes Spezifikum.[15] Der Traum, dass die moderne Medizin eine 'gesunde' Gesellschaft schaffen könnte, war ebenso wenig verwirklichbar wie die Vision von „Heilärzten des kranken Staates", im Frühliberalismus.[16]

Traum und Wirklichkeit, Gesundheit und Krankheit, Leben und Tod, Weiblichkeit und Männlichkeit sowie das Eigene und das Fremde bilden in der Medizin ganz spezifische, miteinander verbundene Kategorien. Als Symbol dafür steht für dieses Buch Hygieía, die griechische Göttin der Gesundheit, als Titelbild. Die zentrale Figur in Klimts Fakultätsbild „Medizin" vermittelt „die Doppeldeutigkeit unseres biologischen Lebens". Der griechischen Sage nach wurde Hygieía, zugleich mit ihrem Bruder Asklepios, dem Gott der Heilkunst, „als Schlange aus einem irdischen Sumpfe, dem Tal des Todes, geboren". Für Schorske löst die Schlange „als amphibisches Geschöpf und phallisches Symbol mit doppelgeschlechtlicher Bedeutung" die Grenzen „zwischen Land und Meer, Mann und Weib, Leben und Tod" auf. Hygieía mit der Schlange als „Göttin der Mehrdeutigkeit" fügt sich gut in das Zeitbild einer „erotischen Befreiung", aber auch „Impotenzangst". Die Darstellung der „Einheit von Leben und Tod, die Durchdringung von triebhafter Lebenskraft und individueller Auflösung" in Klimts Fakultätsbilds „Medizin" ängstigte das bürgerliche Establishment.[17]

Klimt verdeutlichte, was die Kunst von ihrer Zeit erwartete. „Der Zeit ihre Kunst – der Kunst ihre Freiheit!" Das Motto der Wiener Secession, ausgewählt von dem Schriftsteller und Journalisten Ludwig Hevesi, Sohn des jüdischen Arztes Mauritz Lövy, steht in goldenen Buchstaben unter der Kuppel des Gebäudes der Wiener Secession. Doch Klimt, Präsident der Secession, machte die Erfahrung, dass die „neue Freiheit [zum] Albtraum der Angst" werden konnte. 1894 erhielt der Künstler vom Unterrichtsministerium den Auftrag, die Decke der Aula der neuen Universität an der Ringstraße mit der Darstellung der drei Fakultäten Philosophie, Jurisprudenz und

---

[14] *Livingston*, „Must men hate?" 77.

[15] *Le Rider*, Das Ende der Illusion, 230.

[16] Isidor *Fischer*, Wiens Mediziner und die Freiheitsbewegung des Jahres 1848 (Wien 1935) 4.

[17] *Schorske.*, Wien, 228.

Medizin künstlerisch zu gestalten.[18] Unterrichtsminister Hartel wollte, dass auch „einem der verfemten Secessionisten ein Staatsauftrag zugewiesen" werde.[19] Ernst Matsch sollte die Theologie künstlerisch darstellen.[20] Es war geplant, die Entwürfe auf einem Karton vorzulegen und von einer Kommission begutachten zu lassen. Klimt stimmte zu und erhielt als Anzahlung eine beträchtliche Summe.[21] Schon 1898 kam es zwischen Klimt und dem staatlichen Auftraggeber bei der Präsentation der ersten Skizzen zu Meinungsverschiedenheiten.[22] Der Maler beabsichtigte, den Auftrag zurückzulegen, aber Wilhelm Freiherr von Weckbecker sorgte im Unterrichtsministerium dafür, dass Klimt einen „sehr vernünftigen" Vertrag erhielt, in dem ihm „die volle künstlerische Freiheit" zugestanden wurde. In den nächsten Jahren arbeitete der Künstler an den Gemälden, wich von den ersten Entwürfen ab und gestaltete die drei Fakultäten in einem neuen, ungewohnten Stil.[23]

Als Klimt 1900 den Entwurf für die Allegorie der 'Philosophie' vorlegte, wollte die artistische Kommission, dass sie in einem „dunkleren Ton" erschiene. Die 'Jurisprudenz' sollte in „ruhigeren Linien" gehalten werden und bei der 'Medizin', vorgelegt 1901, wurde erwartet, dass ein Mann die unbekleidete Frauenfigur ersetzen sollte.[24] Die Begutachter verstanden Klimts Bildsprache nicht.[25] Sie konnten nicht begreifen, dass sich die Künstler der Wiener Moderne dem „Streben nach Wahrheit" ebenso verpflichtet fühlten, wie dem „Streben nach Schönheit". Es schloss die Erotik und Sexualität mit ein. Klimt schockierte sie mit der unverhüllten Darstellung des „Triebhaften".[26] Mit den nackten, allegorischen Figuren der 'Philosophie, Medizin und Jurisprudenz' interpretierte Klimt das in Auftrag gegebene Thema der „Sieg des Lichtes über die Finsternis".[27] Er symbolisierte die Fakultäten nicht „in ihrer lebensbeherrschenden Macht, [sondern] in ihrem ewig tragischen Kampf

---

[18] Ebd., 213. Siehe *Meysels*, In meinem Salon ist Österreich, 95: Meysel schreibt „noch vor der Jahrhundertwende".

[19] *Zuckerkandl*, Österreich intim, 62.

[20] *Le Rider*, Das Ende der Illusion, 155.

[21] *Meysels*, In meinem Salon ist Österreich, 95.

[22] *Schorske.*, Wien, 216.

[23] *Meysels*, In meinem Salon ist Österreich, 96.

[24] Ebd., 95.

[25] *Schorske*, Wien, 216.

[26] Carl E. *Schorske*, Kultur und Natur. In: Stephan *Koja* (Hg.), Gustav Klimt. Landschaften. Mit Beiträgen von Christian *Huemer*, Stephan *Koja*, Peter *Peer*, Verena *Perlhefter*, Carl E. *Schorske*, Erhard *Stöbe* und Anselm *Wagner* (München-Berlin-London-New York 2002) 11–14, hier 13.

[27] *Schorske.*, Wien, 216.

mit dem Leben".[28] Bevor der Künstler die Gemälde der Universität übergab, stellte Klimt die 'Philosophie' und die 'Medizin' 1904 in der Secession aus. Die Kritiken des Publikums und der Medien waren vernichtend.[29] Die „Affäre Klimt", wie Berta Zuckerkandl den Kunstskandal bezeichnete, habe die „Wiener Kunst- und Kulturszene bis zur Weißglut" aufgeheizt.[30] Eine metaphysische „*Nuda veritas*", die „in einen Bereich jenseits der etablierten Grenzen von Vernunft und Recht" führte, passte nicht in die Vorstellung einer von Vernunft bestimmten Welt der Universität. Der „Einbruch des Dionysischen in das rationale System einer selbstsicheren Wissenschaft" verunsicherte die konservativen Professoren und Studenten der Universitäten.[31] Die Freiheit, die sie für die Wissenschaft einforderten, gewährten sie der Kunst nicht. Klimts künstlerische Darstellung von Leben und Tod als das Bestimmende in der Medizin befremdete. Der Künstler hatte sich in seinen drei Fakultätsbildern von der rationalen und positivistischen Sicht der Wissenschaft distanziert.[32]

Die „reaktionären Studentengruppen" schlossen sich mit den „konservativen Professoren" der Universitäten zusammen, um eine „Schändung der *Alma Mater Rudolfina*" zu verhindern. Der Senat der Universität beschloss in einer außerordentlich einberufenen Sitzung, Klimts Gemälde als „Schmähung der Kunst" in der Universität nicht auszustellen. Klimt habe es gewagt, die Symbole in der künstlerischen Darstellung der Philosophie, Jurisprudenz und Medizin von Raffaelo Santi zu verachten, die seit Jahrhunderten als unantastbar gegolten hatten. Nur Zuckerkandl setzte sich als Dekan der Medizinischen Fakultät für Klimt ein. Er erinnerte die Professoren daran, dass keine Kunst und Wissenschaft den Anspruch erheben könne, für „ewig" zu bestehen.[33] Philosophie, Jurisprudenz und Medizin hätten seit

---

[28] *Rumpler*, Eine Chance für Mitteleuropa, 543.

[29] *Meysels*, In meinem Salon ist Österreich, 96.

[30] Ebd., 95.

[31] *Rumpler*, Eine Chance für Mitteleuropa, 542.

[32] *Fliedl*, Gustav Klimt, 79ff.

[33] *Meysels*, In meinem Salon ist Österreich, 96. Siehe *Zuckerkandl*, Österreich intim, 132f.: 1888 wurde Zuckerkandl als Nachfolger Hyrtls an den Lehrstuhl für Anatomie an der Universität Wien berufen. Mit neunundzwanzig Jahren war er Professor, ohne je Dozent gewesen zu sein. Nach der Antrittsvorlesung teilte ihm der Unterrichtsminister mit, dass eine konservative Zeitung seine Absetzung verlange. Er habe auf Darwins Theorien und die Abstammung des Menschen vom Affen hingewiesen, was in Österreich als einem streng katholischen Land unmöglich gewesen sei. Zuckerkandl habe dem Unterrichtsminister wie folgt geantwortet: „Exzellenz, wozu wird dann in einem Land wie Österreich ein anatomischer Lehrstuhl errichtet? Da hätte man doch lieber noch eine Kirche

der Renaissance enorme Fortschritte gemacht. Es sei Aufgabe des Künstlers, mit seinen „subtile[n] Antennen jede geistige Wellenbewegung gierig auf[zu]fangen". Der Rektor widersprach Zuckerkandl, denn „Unvorstellbares [müsse] durch bestimmte Konventionen gekennzeichnet werden".[34] Siebenundachtzig Professoren unterzeichneten eine Petition gegen Klimts „Fakultäten", die dem Unterrichtsministerium übergeben wurde.[35] Schorske interpretiert das „Drama [als] Krise des liberalen Ichs" im Spiegel einer zu Ende gehenden Ära.[36]

Im April 1905 wurde die „Affäre Klimt" im Reichsrat heftigst diskutiert. Ein christlich-sozialer Abgeordneter habe sich vor allem über die „Unanständigkeit" in der Darstellung der Medizin alteriert.[37] Besonders der nackte Körper der schwangeren „schöne[n] blonde[n], Frau, deren blühende[r] Leib [so] sinnlich herausfordernd" auf ihn wirkte, habe ihn verstört.[38] Der Abgeordnete stellte an Unterrichtsminister Hartel die Anfrage, ob er es verantworten könne, dass „die Kunst in solcher Weise zu obszönen Darstellungen missbraucht und damit die Moral der Jugend gefährdet werde".[39] Als Klimt von den ungeheuren Unterstellungen und dem passiven Verhalten Hartels in dieser Debatte erfuhr, entschloss er sich, den Auftrag abzulehnen und das bereits erhaltene Honorar zurückzugeben.[40] Er schrieb dem Unterrichtsminister einen Brief, in dem er seine Begründung dafür darlegte: „Ich, Gustav Klimt, erlege mit heutigem Tage den erhaltenen Vorschuß von sechzigtausend Kronen in der Creditbank zu Ihren Händen, Herr Unterrichtsminister. Für einen Auftraggeber, der nicht an mein Werk glaubt, für einen Auftraggeber der mich beschimpfen läßt, weigere ich mich, ferner zu arbeiten. Der Auftraggeber ist der Österreichische Staat, Sie, Herr Unterrichtsminister, sind dessen Vertreter. Sie hätten die Pflicht gehabt, den schmählichen und lächerlichen Auftrag zurückzuweisen. Demnach behalte ich die fertig gestellten Gemälde, an denen ich keinen Strich ändern werde, als meinen rechtmäßigen Besitz und verweigere die Ablieferung."[41] Klimt sei „durch die Ablehnung seiner visionären Begabung […] zutiefst traumatisiert" gewesen.

---

bauen sollen. Sollen die Herren beschließen, was ihnen paßt. Ich werde lehren und forschen, wie ich es für richtig halte."

[34] *Meysels*, In meinem Salon ist Österreich, 97.

[35] *Schorske*, Wien, 218.

[36] Zit. in: *Fliedl*, Gustav Klimt, 68.

[37] *Meysels*, In meinem Salon ist Österreich, 97.

[38] *Zuckerkandl*, Österreich intim, 65.

[39] *Meysels*, In meinem Salon ist Österreich, 97.

[40] *Le Rider*, Das Ende der Illusion, 155.

[41] *Zuckerkandl*, Österreich intim, 65.

Er brach mit „der politischen Macht" und nahm keine weiteren staatlichen Aufträge an.[42]

Klimt erhielt die Gemälde nur „nach großen Bemühungen" zurück. 1907 stellte Klimt die Allegorien der drei Fakultäten in Berlin und Wien aus, nachdem es ihm verboten worden war, sie bei der Weltausstellung in St. Louis 1904 zu zeigen. 1945 verbrannten die Originale im niederösterreichischen Schloss Immendorf, wo sie im Zweiten Weltkrieg zur Sicherheit verwahrt worden waren. 2005 wurden die Schwarz-Weiß Reproduktionen von Klimts „Fakultäten"– nur die Hygieía aus der Allegorie „Medizin" war in Farbe fotografiert worden – im Rahmen der Ausstellung „Die nackte Wahrheit. Klimt, Schiele, Kokoschka und andere Skandale" an den Plafond des Festsaals der Universität Wien montiert.[43] Der Vizerektor der Universität Wien, Univ.-Prof. Dr. Johann Jurenitsch, sei von der Projektidee des kaufmännischen Direktors des Leopold Museums, Ing. Mag. Peter Weinhäupl, begeistert gewesen und habe sie voll unterstützt. So wurden die drei Fakultätsbilder 'Medizin', 'Philosophie' und 'Jurisprudenz' noch einmal der Scientific Community und Kunstinteressierten an jenem Ort gezeigt, wo ursprünglich ihr Platz vorgesehen war.[44] Sie zeigten die Aktualität der engen Verbindung von Medizin, Gesellschaft und Politik. Klimts Fakultätsbilder machten darauf aufmerksam, dass Entwicklungen in Wissenschaft und Kunst immer aus dem kulturellen und politischen Kontext heraus zu interpretieren sind. Eine Wissenschaftsgeschichte, die Kultur und Politik ausblendet, wird bruchstückhaft bleiben. Auf wissenschaftliche und medizinische Leistungen reduziert, kann sie auch 'Heldengeschichte' werden.

---

[42] *Schorske*, Kultur und Natur. In: *Koja* (Hg.), Gustav Klimt. Landschaften, 13.

[43] Reproduktionen von Klimts „Fakultätsbildern" im Großen Festsaal, online-Zeitung der Universität Wien. 9. Mai 2005. online unter <http://www.dieuniversitaet-online.at/ beitraege/news/reproduktionen-von-klimts-fakultatsbildern-im-grossen-festsaal/544/ neste/4.html> (28. Juli 2010).

[44] Gustav Klimts verlorene Fakultätsbilder erstmals in der Universität, online unter <http:// www.pressetext.at/news/050511043/gustav-klimts-verlorene-fakultaetsbilder-erstmals-in-der-universitaet-wien> (28. Juli 2010).

BIBLIOGRAPHIE

1. QUELLEN

UNGEDRUCKTE QUELLEN

Erwin *Ackerknecht*, Brief an Erna Lesky. 6. November 1956. In: Nachlass Erna Lesky, Handschriftensammlung, 4.700/5 (Institut für Geschichte der Medizin der Medizinischen Universität Wien).

Joseph *Breuer*, Handschriftlicher Brief an den Dekan der medizinischen Fakultät, 7. Juli 1885, Handschriftensammlung, 3251 (Institut für Geschichte der Medizin, Medizinische Universität Wien).

Lorenz *Böhler*, Brief an Erna Lesky. 15. Dezember 1965. In: Nachlass Erna Lesky, Handschriftensammlung, 4.700/8 (Institut für Geschichte der Medizin der Medizinischen Universität Wien).

Flora *Carnegie*, Brief an Auguste Fickert, 26. April 1893, Handschriftensammlung, 112.347 (Wiener Stadt- und Landesbibliothek).

Paul *Diepgen*, Brief an Erna Lesky. 8. November 1949 und 22. November 1951. In: Nachlass Erna Lesky, Handschriftensammlung, 4.700/21 (Institut für Geschichte der Medizin der Medizinischen Universität Wien).

Ralph *Frackelton*, Brief an Erna Lesky, 20. September 1969. In: Nachlass Erna Lesky, Handschriftensammlung, 4.700/32 (Institut für Geschichte der Medizin der Medizinischen Universität Wien).

Geburtsregister 1804, SOkA HK, fond Děkanský úřad Hradec Králové, inv. č. 114, kart. č. 36 (Státni okresni Archiv Hradec Králové).

Leo *Haslhofer*, Maschinschriftlicher, eigenhändig signierter Brief an Erna Lesky, 11. Juli 1968, Handschriftensammlung, Theodor Billroth 1.999 (Institut für Geschichte der Medizin der Medizinischen Universität Wien).

N. v. *Jagic*, Theodor Billroth und Johannes Brahms. Einleitender Vortrag anlässlich der Weihestunde zum 50. Todestag von Theodor Billroth. Gehalten am 11. Februar 1944 an der II. Medizinischen Universitätsklinik. Manuskript (Bibliothek Institut für Geschichte der Medizin, Medizinische Universität Wien).

E. H. *Majer*, Biographisches Lexikon. Arthur Schnitzler. Maschinschriftliches Manuskript. Österreichische Gesellschaft für Hals-, Nasen- und Ohrenheilkunde, Kopf- und Halschirurgie, Handschriftensammlung, 3.277 (Institut für Geschichte der Medizin, Medizinische Universität Wien).

Personalakte Theodor Billroth, Medicinische Dekanats-Acte 258 aus 1866/67, Z. 690; Ministerialer Erlaß vom 8.12.1893, Z.27.582; Protokoll des Professorenkollegiums, Sitzung vom 16. Dezember 1893, Z402 (Archiv der Universität Wien).

Stenographische Protokolle des Hauses der Abgeordneten. - VIII. Session 1873-1879. Ministerium I. des Jahres 1879.

Stenographisches Protokoll. Haus der Abgeordneten. VIII. Session. 161. Sitzung am 11. December 1875; XI. Session. 61. Sitzung am 30. Oktober 1891; 64. Sitzung am 6. November 1891.

Stenographisches Protokoll. Haus der Abgeordneten. XXVII. Session 1891 – Delegationen des Reichsrathes in Wien – Mitglieder des Herrenhauses. Gewählt in der 11. Sitzung am 20. Juli 1891.

Stenographisches Protokoll. Haus der Abgeordneten. XXIX. Session 1893 – Delegationen des Reichsrathes in Wien – Mitglieder des Herrenhauses. Gewählt in der 5. Sitzung am 24. März 1893.

Protokoll des Professorenkollegiums, Sitzung vom 16. Dezember 1893, Z 402, Sitzung vom 7. Februar 1894, Z 620 (Archiv der Universität Wien).

Carl *Rokitansky*, Abschiedsrede, gehalten am 16. Juli 1875. In: Karl *Rokitansky*, Drei Reden von Carl Freiherr von Rokitansky (1844, 1862, 1875), Typoskript. Rokitansky-Nachlass, Handschriftensammlung, 1852 (Institut für Geschichte der Medizin, Medizinische Universität Wien).

Johann *Schnitzler*, „Die Religion des Arztes ist die Humanität". Handschriftliches Schreiben, Wien, 10. Dezember 1884, Handschriftensammlung, 3277/1,1 (Institut für Geschichte der Medizin, Medizinische Universität Wien).

Karl Ludwig *Schober*, Die Gründung des Berliner Lehrstuhles für Pathologische Anatomie im Jahre 1856 (Virchow und Billroth) Typoskript. o. O. o. J. (Bibliothek des Instituts für Geschichte der Medizin, Medizinische Universität Wien).

Standesbuch der Medizinischen Fakultät der Universität Wien 1867, Wiener Doctoren Collegium, 1, Folio 40 (Archiv der Universität Wien).

VERWENDETE ZEITUNGEN UND ZEITSCHRIFTEN

Neues Wiener Abendblatt vom 14. Dezember 1875.

Wiener Abendblatt. Abend-Ausgabe des Wiener Tagblatts 44,35 (1894); 44,37 (1894).

Arbeiterinnen-Zeitung vom 10. Mai, 19,10 (1910).

Arbeiterzeitung, Nr. 31, vom 7. Februar (1954).

Archive Otolaryngology, Vol. 84 (1966).

Österreichische Ärztezeitung 27,11 (1972); 36,7 (1981).

Völkischer Beobachter vom 6. Februar, Nr. 37 (1944).

Freies Blatt 1,1 (1892); 1,7 (1892); 1,8 (1892); 1,30 (1892); 2,39 (1893); 2,50 (1893); 2,51 (1893); 2,79 (1893); 3,93 (1894); 3,97 (1894); 3,101 (1894); 3,111 (1894); 3,120 (1894); 3,126 (1894); 4,145 (1895).

Fremden-Blatt, Morgen-Blatt vom 11. Dezember 29,341 (1875); Morgen-Blatt vom 12. Dezember 29,342 (1875); Morgen-Blatt vom 13. Dezember 29,343 (1875).

Dr. Blochs Wochenschrift 21,29 (1904).

Medizinisch Chirurgisches Centralblatt 33,11 (1898).

Die Fackel 9,225 (1907).

Die Frau 1 (1893/94); 2 (1894/95).

Frauenleben 11,7 (1899).

Neues Frauenleben 16,1 (1904).

Gesnerus. Schweizerische Zeitschrift für Geschichte der Medizin und der Naturwissenschaften 45,3/4 (1988).

Jahrbuch des k. k. Ministeriums für Cultus und Unterricht für 1872 (Wien 1873); 1875 (Wien 1876).

Jahresbericht des Lesevereins der deutschen Studenten Wiens im VIII. Vereinsjahr 1877–1878 (Wien 1878).

Jahresbericht der allgemeinen Poliklinik in Wien für 1873 (Wien 1874); für 1875 (Wien 1876).

Jahresbericht der unter dem Protectorate Sr K. u. K. Hoheit des Herrn Erzherzogs Rainer stehenden Allgemeinen Poliklinik in Wien (IX., Schwarzspanierstrasse 12) für 1881 (Wien 1882); für 1884 (Wien 1885); für 1885 (Wien 1886); für 1886 (Wien 1887); für 1892 (Wien 1893); für 1893 (Wien 1894); für 1894 (Wien 1895); für 1895 (Wien 1896); für 1898 (Wien 1899); für 1899 (Wien 1900).

Erster Jahresbericht des Rudolfiner-Vereines vom 12. Februar 1882, Vereinsjahr 1881 (Wien 1882).

Jahresbericht des Vereines für erweiterte Frauenbildung in Wien. I. Vereinsjahr. October 1888 – October 1889, 1 (1889); II. Vereinsjahr, October 1889 – October 1890, 2 (1890); V. Vereinsjahr, October 1892 – October 1893, 5 (1893); VI. Vereinsjahr, October 1893 – October 1894, 6 (1894); VII. Vereinsjahr, October 1895 – October 1896, 8 (1896).

Jahrbuch der Psychoanalyse 7 (1974).

Medizinische Jahrbücher (1871).

Preußische Jahrbücher 44 (1879).

British Journal of Surgery 68,10 (1981).

Deutsches medizinisches Journal 17,24 (1966).

Neues Wiener Journal vom 26. April 1929.

Journal of Mental Science 47 (1901).

Kikeriki. Humoristisches Volksblatt, 19. Dezember, 15,101 (1875).

Kosmas. Journal of Czechoslovak and Central European Studies 1,2 (1981).

The Lancet 2 (1881).

Der Lehrerinnen-Wart. Monatsblatt für die Interessen des Lehrerinnenthumes 2,1 (1890); 2,7 (1890).

Wiener Literatur-Zeitung 6,44 (1895).

Mittheilungen der anthropologischen Gesellschaft in Wien I (1870).

Morgen-Post, vom 11. Dezember, 25,341 (1875); vom 12. Dezember, 25,342 (1875); vom 13. Dezember, 25,343 (1875); vom 14. Dezember, 25,344 (1875); vom 16. Dezember, 25,346 (1875); vom 20. Dezember, 25,350 (1875).

Die Presse 18,213 (1865); 25,341, 28,341 (1875); 28,342 (1875); 28,343 (1875); vom 5. Februar (1994); vom 4. März, Karriere Lounge (2006); vom 30. Juli (2010).

Neue Freie Presse, Morgenblatt, vom 1. Jänner 1873; Morgenblatt, vom 8. Februar 1871; Morgenblatt vom 11. Dezember 1875; Morgenblatt vom 8. Februar 1894.

Wiener Medizinische Presse 12,53 (1871); 13 (1872); 14,36 (1873); 15,15 (1874); 16,17 (1875); 16,18 (1875); 16,19 (1875); 16,50 (1875); 17,1 (1876); 17,3 (1876); 26,3 (1885); 37,14 (1896); 41,39 (1900).

Przeglad lekarski 19 (1880).

Das Recht der Frau, 10. November 1895, Nr. 196 (1895); 29. November, Nr. 203 (1895); 19. Jänner, Nr. 206 (1896); 26. Jänner, Nr. 207 (1896); 1. November, Nr. 247 (1896).

Internationale Klinische Rundschau und klinische Zeit- und Streitfragen unter Mitwirkung hervorragender Fachmänner, herausgegeben von Prof. Dr. Joh. Schnitzler, Sonder-Abdruck aus 3 und 4 (1893).

Deutsche Rundschau 78 (1894).

„Sie und Er", 22. April 1954; 29. April 1954; 6. Mai 1954; 13. Mai 1954; 20. Mai 1954; 27. Mai 1954; 3. Juni 1954.

Standard vom 27./28. März 2010.

„Die Stimme" vom 18. Februar Nr. 524 (1936).

Surgery Annual 10 (1978).

Surgery 118,1 (1995).

Wiener Tagblatt 44,36 (1894); 44,38 (1894); 44,39 (1894).

Neues Wiener Tagblatt. Demokratisches Organ, 16. November, 9,316 (1875); 12. Dezember, 9,342 (1875); 25. Jänner 1930; 8. Februar 1944.

Außerordentliche Beilage zur Österreichischen Medizinischen Wochenschrift Nr. 34 (1842).

Deutsche Medicinische Wochenschrift 41 (1891); Sonderabdruck 39 (1894).

Virchows Archiv 40 (1867).

Volksstimme vom 14. Juni Nr. 227 (1896).

Medizinische Welt 44 (1936).

Wiener klinische Wochenschrift 2,23 (1889); 5,41 (1892); 7,7 (1894); 9,9 (1896); 9,42 (1896); 21,1 (1920); Sonderdruck 44,21 (1931); 50,25 (1937); 70,22 (1958); 75,13 (1963); 77,51 (1965); 78,1 (1966); 80,6 (1968); 99,3 (1987).

Aerztliches Vereinsblatt für Deutschland, Sonderdruck, 21. April, Nr. 12 (1929).

Wiener Medizinische Wochenschrift 5,33 (1855); 15,7 (1865); 17,82 (1867); 17,83 (1867); 17,84 (1867); 20,4 (1870); 24,43 (1874); 25,51 (1875); 31,6 (1881); 31,10 (1881); 31,11 (1881); 31,12 (1881); 31,16 (1881); 31,18 (1881); 31,22 (1881); 31,43 (1881); 31,50 (1881); 31,51 (1881); 32,8 (1882); 32,42 (1882); 83,3 (1933); 87,1 (1937); 118,40 (1968).

Zeitgeschichte 14 (1986).

Zeitschrift des Bauvereines der Akademikerinnen Österreichs 2,2 (1959).

Deutsche Zeitschrift für Chirurgie 14,252 (1881).

Österreichische Zeitschrift für Geschichtswissenschaft 8,2 (1997).

Österreichische Zeitschrift für öffentliches Recht 12 (1962).

Deutsche Zeitung, Nr. 1421 vom 16. Dezember 1875.

Zentralblatt für Chirurgie 71,4 – 6 (1944).

Neue Zürcher Zeitung, Sonntagausgabe vom 17. Dezember, 160,2136 (1939); Mittagausgabe vom 18. Dezember, 160,2148 (1939); Mittagausgabe vom 19. Dezember, 160,2154 (1939); Morgenausgabe vom 15. Juli, 164,1104 (1943); Abendausgabe vom 15. Juli, 164,1106 (1943); Abendausgabe vom 16. Juli, 164,1113 (1943).

GEDRUCKTE QUELLEN

Jenja *Abeljanz-Schlikoff*, Von der Moskwa zur Limmat. Aus den Erinnerungen. Ein Tatsachenbericht über die Emanzipation der russischen Frau. I. Kindheit in Moskau. In: „Sie und Er" vom 22. April 1954, 17–19; II. Sommer auf dem Lande. In: „Sie und Er" vom 29. April 1954, 27–28; III. Jenja lernt tanzen. In: „Sie und Er", 6. Mai 1954, 15–16; IV. Die Reise nach Zürich. In: „Sie und Er" vom 13. Mai 1954, 27 und 35–36; V. Wenn Frauen studieren.... In: „Sie und Er", 20. Mai 1954, 27–28; VI. Auf der schwarzen Liste. In: „Sie und Er", 27. Mai 1954, 31–33; VII. Ich bin Dr. med. In: „Sie und Er", 3. Juni 1954, 31–33.

Karel *Absolon* (Hg.), The intimate Billroth (Rockville, Maryland 1986).

Karel *Absolon*, Theodor Kern (Hgg.), Theodor Billroth privat. Briefe seiner Mitwisserin. Die Billroth-Seegen-Briefe (Rockville, Maryland 1985–1987).

Mathias *Acher*, Die Jüdische Moderne. Vortrag gehalten im akademischen Vereine „Kadimah" in Wien (Leipzig 1896).

Hope Bridges *Adams-Lehmann*, On Medical Education. In: The Lancet 2 (1881) 584f.

Moritz *Adler*, Offenes Sendschreiben an P. T. Herrn Professor Theodor Billroth. Mit einem Vorwort von Baronin Bertha von Suttner (Berlin-Leipzig 1892).

Adresse des Lesevereines der deutschen Studenten Wien's an den Professor Dr. Th. Billroth, überreicht am 15. December 1875. In: Billroth, Antwort auf die Adresse des Lesevereines der Deutschen Studenten Wien's, 7f.

Eduard *Albert*, Salomon Stricker, Untersuchungen über das Wundfieber. In: Medizinische Jahrbücher (1871) 39–67.

Eduard *Albert*, Über Theorie und Praxis im Universitäts-Studium (Innsbruck 1880).

Eduard *Albert*, Antrittsrede, gehalten beim Beginne seiner klinischen Vorlesungen an der Universität Wien am 2. Mai 1881 (Wien-Leipzig 1881).

Eduard *Albert*, Festrede. In: Die akademische Feier vom 30. Mai 1889. In: Separat–Abdruck aus der Wiener klinischen Wochenschrift 23 (1889).

Eduard *Albert*, Zwei Welten. Rede, gehalten bei der feierlichen Eröffnung der böhmischen Kaiser Franz-Josephs-Akademie zu Prag am 18. Mai 1891 (Wien 1891).

Eduard *Albert*, Die Erfolge des Messers. Antwort auf die Broschüre: Unter der Herrschaft des Messers (Wien 1892).

Eduard *Albert*, Gedenkrede auf weiland Theodor Billroth. Gehalten in der Sitzung der k.k. Gesellschaft der Aerzte in Wien am 16. Februar 1894 (Wien 1894).

Eduard *Albert*, Die Frauen und das Studium der Medizin (Wien 1895).

Eduard *Albert*, Selbstbiographie (Wien 1899).

Peter *Alter* (Hg.), Nationalismus. Dokumente zur Geschichte und Gegenwart eines Phänomens (München 1994).

Georg *Atzrott*, Theodor Billroth – ein deutscher Professor in Wien. In: Medizinische Welt 44 (1936) 1605–1606.

Hermann *Bahr*, Der Antisemitismus: ein internationales Interview (= Hermann Bahr, Kritische Schriften III, Weimar 2005).

Emanuel *Berghoff*, Zur Besetzungsfrage der Schuh'schen Klinik. In: Sonderdruck, Wiener klinische Wochenschrift 21 (1931) 1–5.

Berichte aus wissenschaftlichen Vereinen. K. k. Gesellschaft der Aerzte. Sitzung vom 25. Februar 1881. In: Wiener Medizinische Wochenschrift 31,10 (1881) 272–275.

Bericht über die gymnasiale Mädchenschule. In: Jahresbericht des Vereines für erweiterte Frauenbildung in Wien, Beilage, 6 (1894) 20–22.

Moritz *Benedikt*, The Insane Jew. An open letter to Dr. Cecil F. Beadles. In: Journal of Mental Science 47 (1901) 503–507.

Moritz *Benedikt*, Aus meinem Leben. Erinnerungen und Erörterungen (Wien 1906).

Edmund *Bernatznik*, Die österreichischen Verfassungsgesetze mit Erläuterungen (Wien ²1911).

Theodor *Billroth*, Die allgemeine chirurgische Pathologie und Therapie in fünfzig Vorlesungen. Ein Handbuch für Studirende und Aerzte. Mit Holzschnitten (Berlin 1863).

Theodor *Billroth*, Handbuch der allgemeinen und speciellen Chirurgie mit Einschluss der topographischen Anatomie, Operations- und Verbandlehre. Mit 136 Kupfertafeln, 52 lith. Umrisstafeln und zahlreichen Holzschnitten. Bearbeitet von Dr. *Agatz* in Augsburg, Prof. Dr. *Billroth* in Zürich, Prof. Dr. F. *Esmarch* in Kiel, Dr. E. *Gurlt* in Berlin u.a. redigirt von Dr. v. *Pitha*, Professor der Chirurgie in Wien und Dr. *Billroth*, Professor der Chirurgie in Zürich. Erster Band. Erste Abteilung. Mit 68 in den Text gedruckten Holzschnitten und 6 Curventafeln (Erlangen 1865).

Theodor *Billroth*, Einleitung in die allgemeine Chirurgie. Erste Vorlesung des Professor Dr. Th. Billroth in Wien. In: Wiener Medizinische Wochenschrift 17,82 (1867) 1305–1309; 17,83 (1867) 1323–1327 und 17,84 (1867) 1337–1341.

Theodor *Billroth*, Chirurgische Klinik. Zürich 1860-1867. Erfahrungen aus dem Gebiete der praktischen Chirurgie. Mit 3 lithographischen Tafeln und 15 Holzschnitten (Berlin 1869).

Theodor *Billroth*, Über die Resection des Oesophagus. In: Archiv für klinische Chirurgie 13 (1872) 557–561.

Theodor *Billroth*, Neue Beobachtungsstudien über Wundfieber. In: Archiv für klinische Chirurgie 13 (1872) 579–667.

Theodor *Billroth*, Chirurgische Briefe aus den Kriegs-Lazarethen in Weißenburg und Mannheim 1870. Ein Beitrag zu den wichtigsten Abschnitten der Kriegschirurgie, mit besonderer Rücksicht auf Statistik (Berlin 1872).

Theodor *Billroth*, Jaromir *von Mundy*, Historische und kritische Studien über den Transport der im Felde Verwundeten und Kranken auf Eisenbahnen (Wien 1874).

Theodor *Billroth*, Ein Wort an seine Schüler. In: Wiener Medizinische Wochenschrift 24,43 (1874) 943–946.

Theodor *Billroth*, Antwort auf die Adresse des Lesevereines der deutschen Studenten (Wien 1875).

Theodor *Billroth*, Über das Lehren und Lernen der medicinischen Wissenschaften an den Universitäten der deutschen Nation nebst allgemeinen Bemerkungen über Universitäten. Eine culturhistorische Studie (Berlin 1875, Wien 1876).

Theodor *Billroth*, Chirurgische Klinik Wien 1871–1876, nebst einem Gesamtbericht über die chirurgischen Kliniken in Zürich und Wien während der Jahre 1860–1876. Erfahrungen auf dem Gebiet der praktischen Chirurgie (Berlin 1879).

Theodor *Billroth*, Autobiographie, bis 1880 von ihm selbst geschrieben. Abdruck des handschriftlichen Originals in: *Wyklicky*, Unbekanntes von Theodor Billroth, 13, 17ff., 33f., 41–44, 50–53, 64, 70f., 92f.

Theodor *Billroth*, Die Krankenpflege im Hause und Hospitale. Ein Handbuch für Familien und Krankenpflegerinnen (Wien 1881).

Theodor *Billroth*, Offenes Schreiben an Herrn Dr. Leopold Wittelshöfer, Wien, 4. Februar 1881. In: Wiener Medizinische Wochenschrift 31,6 (1881) 161–165.

Theodor *Billroth*, Ueber Wundbehandlung. Verein der Aerzte Niederösterreichs. Sektion Wien. In: Wiener Medizinische Presse 26,3 (1885) 89.

Theodor *Billroth*, Aphorismen zum Lehren und Lernen der medicinischen Wissenschaften (Wien ²1886).

Theodor *Billroth*, Meine Beziehungen und Korrespondenz mit Kronprinz Rudolf. Geboren am 21. August 1858 in Laxenburg, gestorben am 30. Jänner 1889 in Mayerling, geschrieben am Abend des 30. Jänner 1889. In: Freiherr *von Mitis*, Das Leben des Kronprinzen Rudolf, ed. *Wandruszka*, 365–384.

Theodor *Billroth*, Briefe, ed. Georg *Fischer*, 1. Auflage (Hannover-Leipzig 1895).

Theodor *Billroth*, Briefe, ed. Georg *Fischer*, 5. vermehrte Auflage (Hannover-Leipzig 1899).

Theodor *Billroth*, Briefe, ed. Georg *Fischer*, 8. veränderte Auflage (Hannover-Leipzig 1910).

Theodor *Billroth*, The medical Sciences in the German Universities. A study in the History of Civilization. Introduction by William H. *Welch* (New York 1924).

Theodor Ludwig Wilhelm von *Bischoff*, Das Studium und die Ausübung der Medicin durch Frauen (München 1872).

Hans *Blaschke*, Eröffnung der Weihestunde durch den Bürgermeister der Stadt Wien, SS-Brigadeführer. In: *Denk, Schönbauer* (Hgg.), Billroths Erbe, VII–X.

Agnes *Bluhm*, Leben und Streben der Studentinnen in Zürich. Vortrag, gehalten am 1. März 1890 in Wien. In: Jahresbericht des Vereines für erweiterte Frauenbildung in Wien, II. Vereinsjahr, October 1889 – October 1890,2 (1890) 16–27.

Hans *Blüher*, Die Rolle der Erotik in der männlichen Gesellschaft – Eine Theorie der menschlichen Staatsbildung nach Wesen und Wert (Jena 1917).

Ottilie *Bondy*, Der Bildungsbetrieb in den Vereinigten Staaten. Vortrag, gehalten am 7. December 1893 zu Wien im Verein für erweiterte Frauenbildung. In: Jahresbericht des Vereines für erweiterte Frauenbildung in Wien, Beilage, 6 (1894) 26–38.

Boycott gegen einen Forscher. In: Medizinisch Chirurgisches Centralblatt 33,11 (1898) 143–144.

Burghard *Breitner*, Das Zweite Leben. Sonderheft der Wiener Medizinischen Wochenschrift, o. O., o. J.

Ernst Wilhelm von *Brücke*, Briefe an Emil du Bois-Reymond, edd. und bearbeitet von Hans *Brücke*, Wolfgang *Hilger*, Walter *Höflechner*, Wolfram *Swoboda* (= Publikationen aus dem Archiv der Universität Graz 8/1, Graz 1978).

Carl Bernhard *Brühl*, Einiges über das Gehirn der Wirbelthiere mit besonderer Berücksichtigung jenes der Frau (Wien 1878).

Carl Bernhard *Brühl*, Frauenhirn, Frauenseele, Frauenrecht. In: „Auf der Höhe" Nr. 1 (1883).

Carl Bernhard *Brühl*, „Einiges über die Gaben der Natur an die Frau und die Consequenzen hieraus für Bedeutung, Stellung, Aufgaben und Rechte der Frau in der menschlichen Gesellschaft". Ein von Gehirn-Demonstrationen begleiteter Vortrag, gehalten am 30. Mai 1892 im „Vereine für erweiterte Frauenbildung in Wien". In: Jahresbericht des Vereines für erweiterte Frauenbildung in Wien 4 (1892), Separat-Abdruck (1893).

Carl Bernhard *Brühl*, Ein Freund der Frauenbildung. In: Der Lehrerinnenwart 2,7 (1890) 161, online unter <http://www.onb.ac.at/ariadne/vfb/bio_bruehlcarl.htm> (20. November 2006).

Walter von *Brunn* (Hg.), Jugendbriefe Theodor Billroths an Georg Meissner (Leipzig 1941).

Walter von *Brunn*, Einleitung. In: *Brunn*, Jugendbriefe Theodor Billroths an Georg Meissner, 3–12.

Julius *Cohnheim*, Ueber Entzündung und Eiterung. In: Virchows Archiv 40 (1867) 1–79.

Vincenz von *Czerny*, Versuche über Kehlkopfexstirpation. In: Wiener Medizinische Wochenschrift 20 (1870) 557–561.

Vinzenz von *Czerny*, Ansprache anläßlich der Billroth-Feier im Hörsaal der Klinik. In: Wiener klinische Wochenschrift 5,41 (1892) 596.

Wolfgang *Denk*, Leopold *Schönbauer* (Hgg.), Billroths Erbe. Vorträge anlässlich des 50. Todestages von Theodor Billroth in Wien am 5. und 6. Februar 1944 (= Veröffentlichungen der Wiener Akademie für ärztliche Fortbildung 4, Wien 1944).

Hedwig *Dohm*, Die wissenschaftliche Emancipation der Frau (Berlin 1874).

Hedwig *Dohm*, Die Frauenbewegung. In: *Möbius*, Ueber den physiologischen Schwachsinn des Weibes, dritte Auflage, Kritiken und Zuschriften, 78–89.

Anton *Drasche*, Gesammelte Abhandlungen, ed. von seinen Schülern zu dessen vierzigjährigen Doktor-Jubiläum (Wien 1893).

Armand Freiherr von *Dumreicher*, Aus meiner Studentenzeit (Wien 1909).

Johann von *Dumreicher*, Über die Nothwendigkeit von Reformen des Unterrichts an den medicinischen Facultäten Österreichs (Wien 1878).

Eugen Karl *Dühring*, Die Judenfrage als Racen-, Sitten- und Culturfrage. Mit einer weltge-schichtlichen Antwort (Karlsruhe 1881).

Eugen Karl *Dühring*, Die Judenfrage als Frage des Rassencharakters und seine Schädlich-keit für Existenz und Kultur der Völker (Leipzig [2]1930).

Ehrhard F. W. *Eberhard*, Die Frauenemanzipation und ihre erotischen Grundlagen (Wien-Leipzig 1924).

Marie von *Ebner-Eschenbach*, Aphorismen (= Gesammelte Werke 9, München 1961).

Erich *Ebstein*, Theodor Billroth und seine Zeit. Ein Gedenkblatt zu seinem 100. Geburtstag. In: Aerztliches Vereinsblatt für Deutschland, Sonderdruck, 21. April, Nr. 12 (1929).

Friedrich *Eckstein*, Alte unnennbare Tage. Erinnerungen aus siebzig Lehr- und Wanderjah-ren (1936). Mit einem Nachwort von Sibylle *Mulot-Dèri* (Wien 1988).

Albert *Eulenberg*, Die allgemeine Poliklinik in Wien. In: Sonderabdruck aus der Deutschen Medicinischen Wochenschrift 39 (1894).

Ein Fall von Pylorusresektion. *Von Berns* (Weekblad van het Nederlandisch Tijadschrift voor Geneeskunde 1881, Nr. 21). In: Wiener Medizinische Wochenschrift 31,50 (1881) 1405–1406.

Isidor *Fischer* (Hg.), Billroth und seine Zeitgenossen. In Briefen an Billroth. Aus dem Ar-chiv der Gesellschaft der Ärzte in Wien (Berlin-Wien 1929).

Isidor *Fischer*, Wiens Mediziner und die Freiheitsbewegung des Jahres 1848 (Wien 1935).

Isidor *Fischer*, Zur Geschichte der Gesellschaft der Ärzte in Wien. Vortrag gehalten in der zweiten Festsitzung der Ärzte in Wien am 28. Mai 1937. In: Wiener klinische Wochen-schrift 50,25 (1937) 955.

Alexander *Fraenkel*, Theodor Billroth und die moderne Chirurgie. In: Beiträge zur Ge-schichte der Medizin 4: Julius Wagner-Jauregg, Rudolf Maresch, Alexander Fraenkel, A. F. Seligmann, Josef Skoda, Theodor Meynert, Carl von Rokitansky und Theodor Billroth (Wien-Leipzig 1927) 22–29.

Alex *Fraenkel*, Christian Albert Theodor Billroth. In: Neue Österreichische Biographie 1815-1918. Erste Abteilung Biographien VII (Wien 1931) 84–112.

Allgemeiner Österreichischer Frauenverein und Bund Österreichischer Frauenvereine, on-line unter <http://www.onb.ac.at/ariadne/vfb/fv_boef.htm> (24. Mai 2008).

Sigmund *Freud*, Josef *Breuer*, Studien über Hysterie (Wien 1895).

Sigmund *Freud*, Massenpsychologie und Ich-Analyse (= Studienausgabe 9, Frankfurt 1969).

Sigmund *Freud*, „Selbstdarstellung". Schriften zur Geschichte der Psychoanalyse, ed. und eingeleitet von Ilse *Grubrich-Simitis* (Frankfurt am Main 1971).

Sigmund *Freud*, Abriß der Psychoanalyse (1938). Das Unbehagen in der Kultur (1930). Mit einer Rede von Thomas *Mann* als Nachwort (Frankfurt am Main-Hamburg 1971).

Sigmund *Freud*, Das Unbehagen in der Kultur. In: *Freud*, Abriß der Psychoanalyse, 64–129.

Sigmund *Freud*, Gesammelte Werke II/III: Die Traumdeutung. Über den Traum (London 1942, Frankfurt am Main, [6]1976).

Sigmund *Freud*, Briefe 1873–1938, hgg. Ernst und Lucie *Freud* (Frankfurt am Main [3]1980).

Robert *Gersuny*, Theodor Billroth. (= Meister der Heilkunde 4, Wien 1922).

Henriette *Goldschmidt*, Ideen über weibliche Erziehung im Zusammenhang mit dem Sys-tem Friedrich Fröbels (Leipzig 1882).

Otto *Gottlieb-Billroth* (Hg.), Billroth und Brahms im Briefwechsel. Mit Einleitung, Anmer-kungen und 4 Bildtafeln (Berlin-Wien 1935); Reprint der Originalausgabe zum 125-jäh-rigen Jubiläum des Verlags (Wien 1991).

Louis *Grote* (Hg.), Führende Chirurgen in Selbstdarstellungen. Sonderausgabe aus: Die Medizin der Gegenwart in Selbstdarstellungen. Heinrich Braun, Theodor Gluck, Hermann Kümmel, Adolf Lorenz, Erwin Payr, Ludwig Rehn (Radcliffe-Leipzig 1930).

Alois *Gruber*, Der Gesetzentwurf über die Organisation der Universitäts-Behörden. Regierungsvorlage (Wien 1872).

Gutachten der Akademischen Senate österreichischer Universitäten zum Frauenstudium (1895).

Ernst *Haeckel*, Freie Wissenschaft und freie Lehre. Eine Entgegnung auf Rudolf Virchows Münchener Rede über „Die Freiheit der Wissenschaft im modernen Staat" (Berlin 1877, Leipzig ²1908).

Marianne *Hainisch*, Seherinnen, Hexen und die Wahnvorstellungen über das Weib im 19. Jahrhundert, ed. Engelbert Pernerstorfer. In: Das Recht der Frau vom 10. November 1895, Nr. 196 (1895) 7.

Marianne *Hainisch*, Bericht über den International Council mit einem Rückblick auf die österreichische Frauenbewegung an der Jahrhundertwende, erstattet am 29. März 1901 (Wien 1901).

Emanuel *Hannak*, Prof. E. Alberts Essay. Die Frauen und das Studium der Medicin, kritisch beleuchtet (Wien 1895).

Eduard *Hanslick*, Aus meinem Leben. In: Deutsche Rundschau 78 (1894) 276.

Eduard *Hanslick* (Hg.), Wer ist musikalisch? Nachgelassene Schrift von Theodor Billroth (Berlin 1895).

Johann Gottfried *Herder*, Über die Bedeutung des Nationalstaates 1792. In: *Alter* (Hg.), Nationalismus, 189f.

Friedrich *Hertz*, Antisemitismus und Wissenschaft (Wien 1904).

Theodor *Herzl*, „Wenn ihr wollt ist es kein Märchen". Julius *Schoeps* (Hg.), Altneuland/Der Judenstaat (Königstein/Ts., ²1985).

Margret *Hilferding*, Geburtenregelung. Mit einem Nachwort von Dr. Alfred *Adler*: Erörterungen zum §144. Erschienen in der Reihe: Richtige Lebensführung. Volkstümliche Aufsätze zur Erziehung des Menschen nach den Grundsätzen der Individualpsychologie (Wien-Leipzig 1926).

Albert *Hiller*, Der Leseverein der deutschen Studenten. In: Lese- und Redevereine der deutschen Hochschüler „Germania" (Hg.), Die Lesevereine der deutschen Hochschüler, 10–31.

Ferdinand *Horn*, Offener Brief an Herrn Hofrath Dr. Theodor Billroth von Dr. Ferdinand Horn, Hof- und Gerichtsassessor in Wien, ed. Alfred *Hölder*, k.k. Universitäts-Buchhändler, Rothenturmstrasse 15 (Wien 1876).

Arnold *Huber*, Theodor Billroth in Zürich 1860 bis 1867 (= Züricher Medizingeschichtliche Abhandlungen, Zürich 1924).

Gabriele *Junginger* (Hg.), Maria Gräfin von Linden. Erinnerungen der ersten Tübinger Studentin (Tübingen 1991).

Rosa *Kerschbaumer*, Ueber die ärztliche Berufsbildung und Praxis der Frauen. In: Beilage des Jahresberichtes des Vereines für erweiterte Frauenbildung in Wien. I. Vereinsjahr. October 1888 – October 1889, 1 (1889).

Rosa *Kerschbaumer*, Professor Albert und die weiblichen Aerzte. In: Neue Revue: Wiener Literatur-Zeitung 6,44 (1895) 1381–1390.

Rosa *Kerschbaumer*, Autobiographische Skizze. In: Jahresbericht des Vereines für erweiterte Frauenbildung in Wien, VII. Vereinsjahr, October 1895 – October 1896, 8 (1896) 44–46.

Rosa *Kerschbaumer*, Das Sarkom des Auges. Mit einem Vorwort von Hubert *Sattler* (Wiesbaden 1900).

Rosa *Kerschbaumer*, Zur Frage der Regelung der Prostitution. In: Arbeiterinnen-Zeitung vom 10. Mai, 19,10 (1910).

Kurt *Knoll*, Geschichte der schlesischen akademischen Burschenschaft Oppavia in Wien (Wien 1923).

Richard von *Krafft-Ebing*, Über Nervosität. Ein Vortrag, gehalten am 25. Jänner 1884 zu Gunsten des Mädchen-Lyceums in Graz (Graz 1884).

Richard von *Krafft–Ebing*, Psychopathia sexualis mit besonderer Berücksichtigung der conträren Sexualempfindung (Stuttgart 1886, München [12]1984).

Ferdinand *Kronawetter*, Der Wiener Antisemitismus. In: Freies Blatt 1,1 (1892) 2f.

Ernst Moriz *Kronfeld*, Die Frauen und die Medicin. Professor Albert zur Antwort. Zugleich eine Darstellung der ganzen Frage (Wien 1895).

Ferdinand *Kürnberger*, Briefe an eine Freundin (1858–1879), hg. Otto Erich *Deutsch* (= Schriften des Literarischen Vereins in Wien VIII, Wien 1907).

Helene *Lange*, Mädchenerziehung und Frauenstudium. In: Die Frau 1 (1893/94), 281–288.

Helene *Lange*, Professor Albert und das medizinische Studium der Frauen. In: Die Frau 2 (1894/95) 145–148.

Karl *Lemayer*, Die Verwaltung der österreichischen Hochschulen von 1868–1877. Im Auftrage des k. k. Ministers für Cultus und Unterricht (Wien 1878).

Lese- und Redevereine der deutschen Hochschüler in Wien „Germania" (Hg.), Die Lesevereine der deutschen Hochschüler an der Wiener Universität. Gedenkschrift, anläßlich des demnächst zwanzigjährigen Bestandes (Wien 1912).

E. *Libicka*, Professor Dr. Karl Bernhard Brühl (1820–1899). In: Frauenleben 11,7 (1899) 3, online unter <http://www.onb.ac.at/ariadne/vfb/bio_bruehlcarl.htm> (20. November 2007).

Sigmund *Livingston*, „Must men hate?" (Cleveland [3]1944).

Cesare *Lombroso*, Guglielmo *Ferrero*, Das Weib als Verbrecherin und Prostituierte (Hamburg 1894).

Adolf *Lorenz*, Selbstdarstellung. In: *Grote* (Hg.), Führende Chirurgen in Selbstdarstellungen, 89–120.

P. M., Die Kämpfe in den Lesevereinen. In: Lese- und Redevereine der deutschen Hochschüler in Wien „Germania" (Hg.), Die Lesevereine der deutschen Hochschüler, 31–48.

Isaak Noa *Mannheimer*, Einige Worte über Juden und Judentum. In: Außerordentliche Beilage zur Österreichischen Medizinischen Wochenschrift Nr. 34 (1842) 11–15.

Wilhelm *Marr*, Der Sieg des Judentums über das Germanentum vom nicht konfessionellen Standpunkt aus betrachtet (Bern 1873).

Matrikeledition der Universität Zürich, Wintersemester 1866, Sommersemester 1872, Wintersemester 1872, online unter <http://www.matrikel.unizh.ch/pages/60.htm> (3. Oktober 2006).

Rosa *Mayreder*, Zur Kritik der Weiblichkeit. Essays. Mit einem Nachwort von Eva *Geber* (Wien 1998).

Rosa *Mayreder*, Geschlecht und Kultur. Essays. Mit einem Nachwort von Eva *Geber* (Wien 1998).

Alfred *Meißner*, Geschichte meines Lebens 1 (Wien-Teschen 1884).

Lorenz *Mikoletzky* (Hg.), Pauline Metternich, Erinnerungen (= Zeugen der Zeit, Wien 1988).

Johannes von *Mikulicz*, Zur Feier der 25-jährigen Lehrtätigkeit Theodor Billroth's in Wien. In: Sonderabdruck aus der Deutschen Medicinischen Wochenschrift 41 (1891) 1–7.

Oskar Freiherr *von Mitis*, Das Leben des Kronprinzen Rudolf. Mit Briefen und Schriften aus dessen Nachlass (Leipzig 1928), neu herausgegeben und eingeleitet von Adam *Wandruszka*, mit einem Anhang Kronprinz Rudolf und Theodor Billroth (Wien-München 1971).

Alois *Monti*, Die Entwickelung der Kinderheilkunde in Wien und die Aufgabe unserer Poliklinik. In: Internationale Klinische Rundschau und klinische Zeit- und Streitfragen unter Mitwirkung hervorragender Fachmänner, herausgegeben von Prof. Dr. Joh. *Schnitzler*, Sonder-Abdruck aus 3 und 4 (1893).

Paul Julius *Möbius*, Ueber den physiologischen Schwachsinn des Weibes. Zehnte Auflage. Mit einem Nachruf und dem Bildnis des Verfassers (Halle a. S. 1900, [3]1903, [10]1912).

Paul Julius *Möbius*, Geschlecht und Krankheit. Beiträge zur Lehre von den Geschlechtsunterschieden 1 (Halle a. S. 1903).

Paul Julius *Möbius*, Geschlecht und Entartung. Beiträge zur Lehre von den Geschlechtsunterschieden 2 (Halle a. S. 1903).

Paul Julius *Möbius*, Geschlecht und Kinderliebe. Beiträge zur Lehre von den Geschlechtsunterschieden 7/8 (Halle a. S. 1904).

Paul Julius *Möbius*, Geschlecht und Unbescheidenheit (Halle a. S. 1904).

Max *Neuburger*, Die ersten an der Wiener medizinischen Fakultät promovierten Ärzte jüdischen Stammes. In: Monatsschrift für Geschichte und Wissenschaft des Judentums 62 (1918) 219–222.

Max *Neuburger* (Hg.), Die Wiener Medizinische Schule im Vormärz (Wien-Berlin-Leipzig 1921).

Max *Neuburger*, Hermann Nothnagel. Leben und Wirken eines deutschen Klinikers (Wien-Berlin-Leipzig 1922).

Max *Nordau*, Ein Kapitel vom Judenhasse. In: Morgen-Post, vom 20. Dezember 25,350 (1875) 3.

Max *Nordau*, Die conventionellen Lügen der Kulturmenschheit (Leipzig 1899).

Hermann *Nothnagel*, Antrittsvorlesung an der Wiener medizinischen Fakultät: Ueber die Methode des klinischen Unterrichtes. Original-Stenogramm. In: Wiener Medizinische Wochenschrift 32,42 (1882) 1247–1251.

Hermann *Nothnagel*, Rede des Ehrenpräsidenten. Zweite Generalversammlung des Vereines zur Abwehr des Antisemitismus. In: Freies Blatt 1,7 (1892) 2.

Sigrid *Oehler-Klein* (Hg.), Franz Joseph *Gall* und Johann Kasper *Spurzheim*, Untersuchungen ueber die Anatomie des Nervensystems ueberhaupt, und des Gehirns insbesondere. Ein dem franzoesischen Institute ueberreichtes Mémoire. Nebst dem Berichte der H. H. Commissaire des Instituts und den Bemerkungen der Verfasser über diesen Bericht. Einleitung (Hildesheim-Zürich-New York 2001).

Jules E. *Péan*, De l' ablation de tumeurs de i'estomac par la' gastrectomie. Gaz Hop 52 (1879).

Petition der Wiener Frauenvereine an den österreichischen Reichsrath 1890, eingereicht von Dr. Jaques. In: Der Lehrerinnen-Wart. Monatsblatt für die Interessen des Lehrerinnenthumes 2,7 (1890) 174–176.

Eduard *Pichl*, Georg von Schönerer und die Entwicklung des Alldeutschtums in der Ostmark. 2 Bände (Berlin 1938).

Die Poliklinik und das Ambulatorium in Wien. Kritisch beleuchtet vom ärztlichen Vereine der westlichen Bezirke Wien's (Wien 1876).

Die Poliklinik, das Medicinische Professoren-Collegium und die Praktischen Aerzte Wiens. Streiflichter auf die ärztlichen Verhältnisse der Residenz (Wien 1877).

Die Poliklinik und die Kämpfe gegen dieselbe (Wien 1886).

Die Poliklinik. Eine Studie. Separatabdruck aus der „Montags-Revue" (Wien 1886).

Protokoll über die konstituierende Versammlung des allgemeinen Österreichischen Frauenvereines, abgehalten am 28. Jänner 1893 im Sitzungssaale des alten Rathauses zu Wien (Wien 1893).

Ernst Anton *Quitzmann*, Reisebriefe aus Ungarn, dem Banat, Siebenbürgen, den Donaufürstentümern, der Europäischen Türkei und Griechenland (Stuttgart 1850).

Oswald *Redlich*, Die geschichtliche Stellung und Bedeutung der Universität Wien. Inaugurationsrede. In: Die feierliche Inauguration des Rektors der Wiener Universität für das Studienjahr 1911/12 am 26. Oktober 1911 (Wien 1911).

Heinrich *Rohlfs*, Historisch-kritische Bemerkungen über Dr. Th. Billroth's „kulturhistorische Studie": Das Lehren und Lernen der medizinischen Wissenschaften an den Universitäten der deutschen Nation etc. In: Wiener Medizinische Presse 17,1 (1876) 14–18 und 17,3 (1876) 100–103.

Carl *Rokitansky*, Zeitfragen betreffend die Universität mit besonderer Beziehung auf Medizin (Wien 1863).

Carl *Rokitansky*, Eröffnungsrede, gehalten in der constituirenden Versammlung der anthropologischen Gesellschaft in Wien am 13. Februar 1870. In: Mittheilungen der anthropologischen Gesellschaft in Wien. I. Band – ausgegeben den 30. März 1870, Probenummer, 3–10.

Anton Edler *von Rosas*, Ueber die Quellen des heutigen aerztlichen Missbehagens und die Mittel, um demselben wirksam zu steuern. In: Medicinische Jahrbücher des Kaiserlich Königlichen Österreichischen Staates 40 oder neueste Folge 31 (1842) 1–19, 136–151, 282–299.

H. *Rosin*, Die Juden in der Medizin (Berlin 1926).

Hans *Rubritius*, 65 Jahre Allgemeine Poliklinik in Wien. In: Wiener Medizinische Wochenschrift 87,1 (1937) 29.

Nikolas *Rüdiger*, Vorläufige Mittheilungen über die Unterschiede der Grosshirnwindungen nach dem Geschlecht bei Fötus und Neugeborenen (München 1877).

Arthur *Ruppin*, Die Juden der Gegenwart (Leipzig 1911).

Ludwig *Rydygier*, Wyciecie raka odzwiernika zoladkowego, smierc w 12 godzinach Przegl. In: Przeglad lekarski 19 (1880) 637–640.

Ludwig *Rydygier*, Exstirpation des carcinomatösen Pylorus. Tod nach 24 Stunden. In: Deutsche Zeitschrift für Chirurgie, 14,252 (1881) 16–17.

Ludwig *Rydygier*, Zur Operationstechnik bei Pylorusresektion (Centralblatt für Chirurgie, Nr. 10, 1881). In: Wiener Medizinische Wochenschrift 31,18 (1881) 512–513.

Ferdinand *Sauerbruch*, Billroth – Vorbild der Jugend. Auszug aus der Rede: „Die Bedeutung der Billroth'schen Epoche in der deutschen Chirurgie. In: Neues Wiener Tagblatt vom 8. Februar 1944, 7.

Ferdinand *Sauerbruch*, Theodor Billroth zum 50. Todestag. In: Wiener klinische Wochenschrift 29/30,30 (1944) 365.

Therese *Schlesinger*, Ziele der Frauenbewegung (Vortrag). In: Volksstimme vom 14. Juni Nr. 227 (1896) 7f.

Virginie *Schlikoff*, Über die lokale Wirkung der Kälte (Dissertation, Universität Bern 1876).

Virginia *Schlikoff*, Wie ich zum Studium nach Zürich kam. In: Schweizerischer Verband der Akademikerinnen (Hg.), Das Frauenstudium an den Schweizer Hochschulen (Leipzig-Stuttgart 1928) 55–64.

Virginia *Schlikow*, Erinnerungen einer einstigen Studentin. Feuilleton. In: Neue Zürcher Zeitung, Sonntagausgabe vom 17. Dezember, 160,2136 (1939) 1f.; Mittagausgabe vom 18. Dezember, 160,2148 (1939) 5f.; Mittagausgabe vom 19. Dezember, 160,2154 (1939) 3f.

Virginia *Schlikow*, Aus meinen Erinnerungen. Neue Zürcher Zeitung, Abendausgabe vom 15. Juli, 164,1106 (1943) 4f.; Abendausgabe vom 16. Juli, 164,1113 (1943) 6f.; Sonntagausgabe vom 17. Dezember, 160,2136 (1939) 1f.

Johann *Schnitzler*, Die Entstehung und Entwicklung der Allgemeinen Poliklinik in Wien 1872–1892. In: Jahresbericht der Allgemeinen Poliklinik in Wien für 1892 (Wien 1893) 10–24.

Arthur *Schnitzler*, Jugend in Wien. Eine Autobiographie, hg. von Therese *Nickl*, Heinrich *Schnitzler*. Mit einem Nachwort von Friedrich *Torberg* (Wien-München-Zürich 1994).

Arthur *Schnitzler*, Das weite Land. Dramen 1909–1912 (Frankfurt am Main [7]1999).

Arthur *Schnitzler*, Professor Bernhardi. In: *Schnitzler*, Das weite Land, 149–293.

Leopold *Schönbauer*, Das medizinische Wien. Geschichte, Werden, Würdigung (Berlin-Wien 1944).

Leopold *Schönbauer*, Theodor Billroth. Zu seinem 50. Todestag am 6. Februar 1944. In: Zentralblatt für Chirurgie 71,4 – 6 (1944) 106–110.

Caroline *Schulze*, La Femme-Medicin au XIX. Siècle (Paris 1888).

Friedrich *Schulze*, Paul *Ssymank*, Das Deutsche Studententum von der ältesten Zeit bis zur Gegenwart (Leipzig 1910).

Jakob *Siebenpfeiffer*, „Die Wiedergeburt des Vaterlandes". Rede auf dem Hambacher Fest 27. 5. 1832. In: *Alter* (Hg.), Nationalismus, 88–89.

Joseph *Späth*, Das Studium der Medizin und die Frauen. Rektoratsrede, gehalten am 12. November 1872. In: Wiener Medizinische Presse 13,48 (1872) 1109–1118.

Standes-Angelegenheiten, Tagesgeschichte und Korrespondenz. Billroth über die Mediziner an der Wiener Universität. In: Wiener Medizinische Presse 16,51 (1875) 1233–1237.

Statut für die Allgemeine Poliklinik in Wien (Wien 1880).

Salomon *Stricker*, Offener Brief an den Herrn Hofrath Prof. Dr. Ernst v. Brücke (Wien 1885).

Salomon *Stricker*, Ueber den Experimental-Unterricht (Wien 1891).

Salomon *Stricker*, Ueber das Können und Wissen der Aerzte. Antrittsrede für das Sommer-Semester 1892 am 28. April (Wien 1892).

Salomon *Stricker*, Aus den Niederungen der Wissenschaft (Wien 1892).

Salomon *Stricker*, Die experimentelle Pathologie. Feuilleton. In: Wiener klinische Wochenschrift 9,42 (1896) 959–961.

Bertha von *Suttner*, Die Waffen nieder! Eine Lebensgeschichte (Dresden 1889).

Bertha von *Suttner*, Vorwort, In: *Adler*, Offenes Sendschreiben an Billroth, 3–4.

Bertha von *Suttner*, Memoiren, ed. Lieselotte *von Reinken*. Mit einem Geleitwort von Eva Helen *Pauling* und Linus *Pauling* (Bremen 1965).

Wilhelm *Svetlin*, Die Frauenfrage und der ärztliche Beruf (Leipzig-Wien 1895).

Rudolf *Thiel*, Männer gegen Tod und Teufel (Berlin 1931).

Franziska *Tiburtius*, Erinnerungen einer Achtzigjährigen (Berlin 1923).

Edward *Timms* (Hg.), Freud und das Kindweib. Die Erinnerungen von Fritz Wittels. Aus dem Englischen übersetzt von Marie-Therese *Pitner* (= Literatur in der Geschichte. Geschichte in der Literatur 37, Wien 1996).

Edward *Timms*, Vorwort des Herausgebers. In: *Timms* (Hg.), Freud und das Kindweib. Erinnerungen von Fritz Wittels, 7–11.

Heinrich von *Treitschke*, Unsere Aussichten. In: Preußische Jahrbücher 44 (1879) 559–576.

Peter Evan *Turnbull*, Austria. Reise durch die Oesterreichischen Staaten (London 1840, Leipzig 1841).

Das Unterrichts-Ministerium und die Wiener medicinische Fakultät (Wien 1874).

Richard *Wagner*, Das Judenthum in der Musik. In: Neue Zeitschrift für Musik Nr. 19 (1850) 102–106 und Nr. 20 (1850) 112.

Julius *Wagner-Jauregg*, Lebenserinnerungen, ed. und ergänzt Leopold *Schönbauer*, Marlene *Jantsch* (Wien 1950).

Adam *Wandruszka*, Das nur halb gelöste Rätsel. In: Freiherr *von Mitis*, Das Leben des Kronprinzen Rudolf, ed. *Wandruszka*, 7–30.

Adam *Wandruszka*, Kronprinz Rudolf und Theodor Billroth, In: Freiherr *von Mitis*, Das Leben des Kronprinzen Rudolf, ed. *Wandruszka*, 355–364.

Max *Weber*, Wirtschaft und Gesellschaft (Köln-Berlin 1964).

Ludwig *Weiler*, Christian Theodor Billroth. Mit zwei Kunstdrucktafeln (Essen 1942).

Otto *Weininger*, Geschlecht und Charakter: eine prinzipielle Untersuchung (Wien [4]1905).

William Robert *Wilde*, Austria: Its literary, scientific and medical institutions. With notes upon the present state of science (Dublin-London-Edinburgh 1843).

A. *Winkelbauer*, Ueber das Lehren und Lernen der Chirurgie. In: *Denk, Schönbauer* (Hgg.), Billroths Erbe, 89–97.

Wilhelm *Winternitz*, Ueber die Bedeutung der Polikliniken als Humanitäts- und Lehranstalten. In: Jahresbericht der allgemeinen Poliklinik in Wien für 1873 (Wien 1874) 1–8.

Fritz *Wittels* (Pseudonym Avicenna), Weibliche Ärzte. In: Die Fackel 9,225 (1907) 10–24.

Fritz *Wittels*, Sigmund Freud: Der Mann, die Lehre, die Schule (Wien-Leipzig-Zürich 1923, London 1924).

Fritz *Wittels*, Einführung: Wrestling with the Man. In: *Timms* (Hg.), Freud und das Kindweib, 13–15.

Anton *Wölfler*, Ueber die von Herrn Prof. Billroth ausgeführten Resektionen des carcinomatösen Pylorus. Mit fünf Holzschnitten und drei lithogr. Tafeln In: Wiener Medizinische Wochenschrift. Literarische Anzeigen, 31,21 (1881) 496–597.

Anton *Wölfler*, Ueber die von Herrn Prof. Billroth ausgeführten Resektionen des carcinomatösen Pylorus. Mit fünf Holzschnitten und drei lithogr. Tafeln (Wien 1881).

Anton *Wölfler*, Ueber einen neuen Fall von gelungener Resektion des carcinomatösen Pylorus. In: Wiener Medizinische Wochenschrift 31,51 (1881) 1427–1428.

Bertha *Zuckerkandl*, Österreich intim. Erinnerungen 1892–1942. Ergänzte und neu illustrierte Ausgabe mit 30 Abbildungen (Frankfurt am Main-Berlin 1970).

Stefan *Zweig*, Die Welt von Gestern. Erinnerungen eines Europäers, (Stockholm 1944, Frankfurt am Main 1993).

2. LITERATUR

Karel *Absolon*, Theodor Billroth. The Making of a Surgeon (1852–1859). In: Surgery Annual 10 (1978) 417–441.

Karel *Absolon*, The Study of Medical Sciences. Theodor Billroth and Abraham Flexner. An Analysis from Past to Present (Rockville, Maryland 1986).

Karel *Absolon*, The Surgeon's Surgeon. Theodor Billroth 1829–1894, 4 volumes (Lawrence/ Kansas 1979–1987).

Martin *Allgöwer*, Ulrich *Tröhler*, Biographical note on Theodor Billroth. In: British Journal of Surgery 68,10 (1981) 678-679.

Der Anatom Joseph Hyrtl 1810–1894, Katalog, ed. anläßlich der Eröffnung des Hyrtl-Museums Perchtoldsdorf am 10. Mai 1991 und der Sonderausstellung der Hyrtl-Bibliothek im Bezirksmuseum Mödling, 10. Mai – 27. Oktober 1991. Hyrtl-Symposium 1991, Mödling-Perchtoldsdorf, 9. – 12. Mai 1991 (Wien-München-Bern 1991).

Benedict *Anderson*, Die Erfindung der Nation (Frankfurt am Main-New York 1995).

Christian *Andree*, Rudolf Virchow – Theodor Billroth. Leben und Werk. In: Katalog der Ausstellung der Stiftung Pommern im Rantzaubau des Kieler Schlosses vom 9. Juni bis 2. September 1979, ed. Stiftung Pommern, Kiel. Stiftung des öffentlichen Rechtes (Neumünster 1979) 7–23.

Matthias C. *Angermeyer*, Holger *Steinberg*, 200 Jahre Psychiatrie an der Universität Leipzig: Personen und Konzepte (Berlin-Heidelberg 2005).

Hannah *Arendt*, The Origin of Totalitarism (New York 1958).

Ariadne. Forum für Frauen- und Geschlechtergeschichte. Gegen-Bewegung der Moderne. Verbindungen von Antifeminismus, Antisemitismus und Emanzipation um 1900, 43 (2003).

Ingrid *Arias*, Die ersten Ärztinnen in Wien. Ärztliche Karrieren von Frauen zwischen 1900 und 1938. In: *Bolognese-Leuchtenmüller, Horn* (Hgg.), Töchter des Hippokrates, 55–78.

Irene *Bandhauer-Schöffmann*, Frauenbewegung und Studentinnen. Zum Engagement der österreichischen Frauenvereine für das Frauenstudium. In: *Heindl, Tichy* (Hgg.), „Durch Erkenntnis zu Freiheit und Glück ...", 49–78.

Erwin *Bartosch*, Die Entwicklung des „Autoritären Charakters". In: *Szanya* (Hg.), „Durch reinheit zur einheit", 73–89.

Zygmunt *Baumann*, Moderne und Ambivalenz. Das Ende der Eindeutigkeit. Aus dem Englischen von Martin *Suhr* (Frankfurt am Main 1995).

Peter *Baumgart*, Joseph II. und Maria Theresia 1765–1790. In: *Schindling, Ziegler* (Hgg.), Die Kaiser der Neuzeit, 249–276.

Bodo-Michael *Baumunk* (Hg.), Darwin und Darwinismus: eine Ausstellung zur Kultur- und Naturgeschichte. Katalog des Deutschen Hygiene-Museums in Dresden (Berlin 1994).

Katja *Behling*, Dunkler Seele Zauberbann. Sigmund Freud und die Psychoanalyse (Graz 2006).

Nikolaj *Beier*, Vor allem bin ich ich: Judentum, Akkulturation und Antisemitismus in Arthur Schnitzlers Leben und Werk (Dissertation, Ludwig-Maximilians-Universität München, 2006, Göttingen 2008), online unter <http://books.google.at/books?id=WCNO5Q QMmIsC&printsec=frontcover&dq=%22Nikolaj+Beier%22&source=bl&ots=o0AjJX DHQI&sig=yb2yrc4wrRc83NL#v=onepage&q&f=false> (20. März 2010).

434   Bibliographie

Steven *Beller*, Vienna and the Jews 1867–1938. A cultural history (Cambridge 1989). Wien und die Juden 1867–1938 (= Böhlaus zeitgeschichtliche Bibliothek 23, Wien-Köln-Weimar 1993).

George *Berkley*, Vienna and its Jews. The Tragedy of Success 1880s–1980s (Cambridge, MA 1988).

Bianca *Bican*, Akademischer Antisemitismus in Deutschland im 19. Jahrhundert. Heinrich von Treitschke. In: *Guțu, Sandu* (Hgg.), Interkulturelle Grenzgänge, 430–443.

Manfred P. *Bläske*, Paul Julius Möbius. Der Leipziger Gelehrte und Neurologe starb vor 100 Jahren, online unter <http://www.kvs-sachsen.de/uploads7media/wea 12.pdf> (11. Jänner 2008).

Kurt *Blaukopf*, Theodor Billroth über Musik. Wissenschaft und Kunstbetrachtung. In: *Bolterauer, Goltschnigg* (Hgg.), Moderne Identitäten, 91–108.

Christa *Bleikolm*, „Tolle Burschen!". Die Mensur als ritueller Höhepunkt im Verbindungsleben des Männerbundes „Deutsche Burschenschaft" (Dissertation, Universität Klagenfurt 2002).

Johanna *Bleker* (Hg.), Der Eintritt der Frauen in die Gelehrtenrepublik. Zur Geschlechterfrage im akademischen Selbstverständnis und in der wissenschaftlichen Praxis am Anfang des 20. Jahrhunderts (= Abhandlungen zur Geschichte der Medizin und Naturwissenschaften 84, Husum 1998).

Johanna *Bleker*, Frauen in der Wissenschaft als Gegenstand der Fortschrittsgeschichte. In: *Bleker* (Hg.), Der Eintritt der Frauen in die Gelehrtenrepublik, 7–16.

Peter A. *Bochnik*, Die mächtigen Diener. Die Medizin und die Entwicklung von Frauenfeindlichkeit und Antisemitismus in der europäischen Geschichte (Reinbek bei Hamburg 1985).

Birgit *Bolognese-Leuchtenmüller*, Sonja *Horn* (Hgg.), Töchter des Hippokrates. 100 Jahre akademische Ärztinnen in Österreich (Wien 2000).

Birgit *Bolognese-Leuchtenmüller*, „Und bei allem war man die Erste". Einführende Bemerkungen zum Thema Frauen und Medizin. In: *Bolognese-Leuchtenmüller, Horn* (Hgg.), Töchter des Hippokrates, 9–25.

Alice *Bolterauer*, Dietmar *Goltschnigg* (Hgg.), Moderne Identitäten (= Studien zur Moderne 6, Wien 1999).

Thomas N. *Bonner*, Pioneering in Women's Medical Education in the Swiss Universities 1864–1914. In: Gesnerus. Schweizerische Zeitschrift für Geschichte der Medizin und der Naturwissenschaften 45,3/4 (1988) 461–473.

Pierre *Bourdieu*, Homo Academicus (Frankfurt 1992).

John *Boyer*, Political Radicalism in Late Imperial Wien: Origins of the Christian Social Movement 1848–1897 (Chicago-London 1981).

John W. *Boyer*, Karl Lueger (1844–1910). Christlichsoziale Politik als Beruf. Aus dem Englischen übersetzt von Otmar *Binder* (= Studien zu Politik und Verwaltung 93, Wien-Köln-Weimar 2010).

Christina von *Braun*, Antisemitische Stereotype und Sexualphantasien. In: Jüdisches Museum der Stadt Wien (Hg.), Die Macht der Bilder, 180–190.

Ilse *Brehmer*, Gertrud *Simon* (Hgg.), Geschichte der Frauenbildung und Mädchenerziehung in Österreich (Graz 1997).

Eva *Brinkschulte*, Wissenschaftspolitik im Kaiserreich entlang der Trennlinie Geschlecht. Die ministerielle Umfrage zur Habilitation von Frauen aus dem Jahr 1907. In: *Dickmann, Schöck-Quinteros* (Hgg.), Barrieren und Karrieren, 177–192.

Rainer *Brömer*, Evolution und Verbrechen. In: *Baumunk* (Hg.), Darwin und Darwinismus, 128–133.

Gordon *Brook-Shepherd*, Österreich. Eine tausendjährige Geschichte (London 1995, Wien 1998).

Ernst *Bruckmüller*, Nation Österreich. Kulturelles Bewußtsein und gesellschaftlich-politische Prozesse 2., ergänzte und erweiterte Auflage (= Studien zu Politik und Verwaltung 4, Wien-Köln-Graz 1996).

Brigitte *Bruns*, Geschlechterkämpfe und psychoanalytische Theoriebildung. In: *Nautz, Vahrenkamp* (Hgg.), Die Wiener Jahrhundertwende, 329–348.

Brigitte *Bruns*, Hermaphrodit oder die Geschichte der Moderne. Zur Präsentation des Weiblichen und der Auflösung des Subjekts. In: *Fischer, Brix* (Hgg.), Die Frauen der Wiener Moderne, 218–232.

Tatjana *Buklijas*, Surgery and national identity in late nineteenth-century Vienna. In: Studies in History and Philosophy of Science Part C: Studies in History and Philosophy of Biological and Biomedical Sciences 38,4 (2007) 756-774, online unter <http://pubmed-centralcanada.ca/articlerender.cgi?tool=pubmed&pubmedid=18053931> (20. September 2008).

Tatjana *Buklijas*, Emese *Lafferton*, Science, medicine and nationalism in the Habsburg Empire from 1840s to 1918. In: Studies in History and Philosophy of Science Part C: Studies in History and Philosophy of Biological and Biomedical Sciences 38 (2007) 674–686, online unter <http://www.univie.ac.at/igl.geschichte/ash/Seminar%20Surman%20WS08/Tatjana.pdf> (20. Juni 2010).

Bundesministerium für Wissenschaft und Kultur (Hg.), 100 Jahre Frauenstudium. Zur Situation der Frauen an Österreichs Hochschulen (= Materialien zur Förderung von Frauen in der Wissenschaft 6, Wien 1997).

Wolfgang *Bunte*, Peter Rosegger und das Judentum. Altes und Neues Testament, Antisemitismus, Judentum und Zionismus (= Judaistische Texte und Studien 6, Hildesheim 1977).

John *Bunzl*, Bernd *Marin*, Antisemitismus in Österreich. Sozialhistorische und soziologische Studien. Mit einem Vorwort von Anton Pelinka (= Vergleichende Gesellschaftsgeschichte und politische Ideengeschichte der Neuzeit, Innsbruck 1983)

John *Bunzl*, Zur Geschichte des Antisemitismus in Österreich. In: *Bunzl, Marin*, Antisemitismus in Österreich, 9–88.

Anja *Burchardt*, „Schwestern reicht die Hand zum Bunde"? – Zum Verhältnis zwischen russischen und deutschen Medizinstudentinnen in den Anfängen des Frauenstudiums (1865–1914). In: *Dickmann, Schöck-Quinteros* (Hgg.), Barrieren und Karrieren, 293–301.

Thomas N. *Burg*, Medizin in der Geschichte – ein Register österreichischer Forschung, 2, online unter <http://randgaenge.net/wp-content/uploads/register.pdf> (9. Jänner 2010).

Ulfried *Burz*, Michael *Derndarsky*, Werner *Drobesch* (Hgg.), Brennpunkt Mitteleuropa. Festschrift für Helmut Rumpler zum 65. Geburtstag (Klagenfurt 2000).

Hans *Butt*, Theodor Billroth. In: Österreichische Ärztezeitung 36,7 (1981) 311–316.

Christophe *Charle*, Vordenker der Moderne. Die Intellektuellen im 19. Jahrhundert (= Europäische Geschichte, Frankfurt am Main 1996).

Hermann *Chiari*, Professor Dr. Carmen Coronini-Cronberg. In: Wiener klinische Wochenschrift 77,51 (1965) 1018.

Hans Helmut *Christmann*, Frau und „Jüdin" an der Universität. Die Romanistin Elise Richter (Wien 1865 – Theresienstadt 1943) (= Abhandlungen der Geistes- und Sozialwissenschaftlichen Klasse, Akademie der Wissenschaften und der Literatur 2, Mainz 1980).

Detlev *Claussen*, Oskar *Negt*, Michael *Werz* (Hgg,), Kritik des Ethnonationalismus (= Hannoversche Schriften 2, Frankfurt am Main 2000).

Werner *Conze*, Ereignisse und Entwicklungen 1851–1918. In: *Langewiesche* (Hg.), Ploetz, Das deutsche Kaiserreich, 81–116.

Ilse *Costas*, Der Zugang von Frauen zu akademischen Karrieren. Ein internationaler Überblick. In: *Häntzschel, Bußmann* (Hgg.), Bedrohlich gescheit, 15–34.

Stacey B. *Day*, Review Essay: The Surgeon's Surgeon. Theodor Billroth 1867–1894 (Vol. II and III) by Prof. Karel B. *Absolon*, Lawrence, Kansas 1981. In: Kosmas. Journal of Czechoslovak and Central European Studies 1,2 (1981) 117–131.

Erich Emerich *Deimer* (Hg.), Chronik der Wiener Allgemeinen Poliklinik im Spiegel der Wiener Medizin- und Sozialgeschichte (Wien 1989).

Erich Emerich *Deimer*, Einleitung. In: *Deimer* (Hg.), Chronik der Wiener Allgemeinen Poliklinik, 9–10.

Erich Emerich *Deimer*, Geschichte der Allgemeinen Poliklinik in Wien. In: *Deimer* (Hg.), Chronik der Wiener Allgemeinen Poliklinik, 11–44.

Alexander *Demandt*, Andreas *Goltz*, Heinrich *Schlange-Schöningen* (Hgg.), Theodor Mommsen. Wissenschaft und Politik im 19. Jahrhundert (Berlin 2005).

Elisabeth *Dickmann*, Eva *Schöck-Quinteros* (Hgg.), unter Mitarbeit von Sigrid *Dauks*, Barrieren und Karrieren. Die Anfänge des Frauenstudiums in Deutschland. Dokumentationsband der Konferenz „100 Jahre Frauen in der Wissenschaft" im Februar 1997 an der Universität Bremen (= Schriftenreihe des Hedwig-Hinze-Instituts Bremen 5, Berlin 2000).

Anna *Drabek*, Wolfgang *Häusler*, Kurt *Schubert*, Karl *Stuhlpfarrer*, Nikolaus *Vielmetti*, Das österreichische Judentum. Voraussetzungen und Geschichte, 3. aktualisierte Auflage (Wien-München 1988).

Sandra *Donner*, Von Höheren Töchtern und Gelehrten Frauenzimmern. Mädchen- und Frauenbildung im 19. Jahrhundert, Dargestellt an den Schlossanstalten Wolfenbüttel (= Europäische Hochschulschriften, Reihe III: Geschichte und ihre Hilfswissenschaften 1006, Frankfurt am Main, Berlin, Bern 2005).

Franz X. *Eder*, „Diese Theorie ist sehr delikat ....". Zur Sexualisierung der „Wiener Moderne". In: *Nautz, Vahrenkamp* (Hgg.), Die Wiener Jahrhundertwende, 159–178.

Thomas Rainer *Ehrke*, Antisemitismus in der Medizin im Spiegel der „Mitteilungen aus dem Verein zur Abwehr des Antisemitismus" 1891–1931 (Inaugural-Dissertation zur Erlangung des Doktors der Zahnmedizin der Johannes-Gutenberg-Universität in Mainz, Mainz 1978).

Kurt R. *Eissler*, Julius Wagner–Jaureggs Gutachten über Sigmund Freud und seine Studien zur Psychoanalyse. Entgegnung auf Prof. Gicklhorns wissenschaftsgeschichtliche Notiz in der Wiener klinischen Wochenschrift 69,30 (1957) 533–537. In: Wiener klinische Wochenschrift 70,22 (1958) 401–408.

Kurt R. *Eissler*, Zwei bisher übersehene Dokumente zur akademischen Laufbahn Sigmund Freuds. In: Wiener klinische Wochenschrift 78,1 (1966) 16–19.

Kurt R. *Eissler*, Ein zusätzliches Dokument zur Geschichte von Freuds Professur. In: Jahrbuch der Psychoanalyse 7 (1974) 101–113.

Norbert *Elias*, Studien über die Deutschen. Machtkämpfe und Habitusentwicklung im 19. und 20. Jahrhundert (Frankfurt am Main ²1989).

Helmut *Engelbrecht*, Geschichte des österreichischen Bildungswesens. Erziehung und Unterricht auf dem Boden Österreichs 4: Von 1848 bis zum Ende der Monarchie (Wien 1986).

Günter *Fellner*, Athenäum. Die Geschichte einer Frauenhochschule in Wien. In: Zeitgeschichte 14 (1986) 99–115.

Anne Katrin *Feßler*, Der Wiener Hang zur Girlande. In: Der Standard vom 27./28. März 2010, A3.

Margarete *Fichna*, Vorkämpferinnen für das medizinische Frauenstudium in Österreich. In: Zeitschrift des Bauvereines der Akademikerinnen Österreichs 2,2 (1959) 13–14.

Lisa *Fischer*, Weibliche Kreativität – oder warum assoziieren Männer Fäden mit Spinnen? In: *Nautz, Vahrenkamp* (Hgg.), Die Wiener Jahrhundertwende, 144–158.

Lisa *Fischer*, Emil *Brix* (Hgg.), Die Frauen der Wiener Moderne (Wien-München 1997).

Lisa *Fischer*, Über die erschreckende Modernität der Antimoderne der Wiener Moderne oder über den Kult der Toten Dinge. In: *Fischer, Brix* (Hgg.), Die Frauen der Wiener Moderne, 208–217.

Marina *Fischer*, Hermann *Strasser*, Selbstbestimmung und Fremdbestimmung der österreichischen Universitäten. Ein Beitrag zur Soziologie der Universität (Wien 1973).

Susanne *Flecken*, Maria Gräfin von Linden. Wissenschaftlerin an der Universität Bonn von 1899 bis 1933. In: *Dickmann, Schöck-Quinteros* (Hgg.), Barrieren und Karrieren, 253–269.

Manfred *Fleischer*, Die politische Rolle der Deutschen aus den böhmischen Ländern in Wien 1804–1918. Studien zur Migration und Wirken politisch-administrativer Eliten (= Europäische Hochschulschriften 831, Reihe III, Geschichte und ihre Hilfswissenschaften, Frankfurt am Main-Berlin-Bern 1999).

Renate *Flich*, Wider die Natur der Frau? Entstehungsgeschichte der höheren Mädchenschulen in Österreich, dargestellt anhand von Quellenmaterial (= Frauenforschung 3, Wien 1992).

Gottfried *Fliedl*, Gustav Klimt. 1862–1918. Die Welt in weiblicher Gestalt (Köln 2006).

Sarah *Fraiman-Morris* (Hg.), Jüdische Aspekte Jung-Wiens im Kulturkontext des „Fin de Siècle" (= Conditio Judaica 52, Studien und Quellen zur deutsch-jüdischen Literatur- und Kunstgeschichte, Tübingen 2005).

Geneviève *Fraisse*, Geschlecht und Moderne. Archäologien der Gleichberechtigung (Frankfurt am Main 1995).

Margret *Friedrich*, „Ein Paradies ist uns verschlossen..." Zur Geschichte der schulischen Mädchenerziehung in Österreich im „langen" 19. Jahrhundert (Wien-Köln-Weimar 1999).

Oskar *Frischenschlager*, Wien, wo sonst! Die Entstehung der Psychoanalyse und ihrer Schulen (Wien-Köln-Graz 1994).

Brigitte *Fuchs*, „Rasse", „Volk", Geschlecht und Sexualität: Anthropologische Diskurse und deren politische Funktionalisierung in Österreich 1860–1945. In: *Korotin, Serloth* (Hgg.), Gebrochene Kontinuitäten, 151–179.

Franz *Gall*, Alma Mater Rudolphina 1365–1965 (= Die Wiener Universität und ihre Studenten, Wien [3]1965).

Franz *Gall*, Die Doktorenkollegien der vier Fakultäten an der Wiener Universität (1849–1873). In: *Helfer, Rassem* (Hgg.), Student und Hochschule im 19. Jahrhundert, 47–61.

Rudolf-Josef *Gasser*, Professor Joseph Hyrtl (1810–1894). Eine Skizze zu Leben und Werk des großen Anatomen des 19. Jahrhunderts. In: Der Anatom Joseph Hyrtl. Katalog, ed. anläßlich der Eröffnung des Hyrtl-Museums Perchtoldsdorf, 19–59.

Peter *Gay*, Freud. A Life for Our Time. Freud. Eine Biographie für unsere Zeit (New York 1987, Frankfurt am Main 1989).

Peter *Gay*, Freud entziffern. Essays. Aus dem Amerikanischen von Elisabeth *Vorspohl* (New Haven-London 1990, Frankfurt am Main 1992).

Peter *Gay*, The Cultivation of Hatred (Volume 3 of The Bourgeois Experience). Kult der Gewalt. Aggression im bürgerlichen Zeitalter (New York-London 1998, München 2000) .

Thomas *Geisen*, Antirassistisches Geschichtsbuch. Quellen des Rassismus im kollektiven Gedächtnis der Deutschen (Frankfurt am Main 1996).

Toby *Gelfand*, Charcot's Response to Freud's Rebellion. In: Journal of the History of Ideas, 50,2 (April-June 1989) 293–307, online unter <http://www.jstor.org/stable/2709736> (30. Jänner 2010).

A. G. *Gender-Killer* (Hg.), Antisemitismus und Geschlecht. Von „effeminierten Juden", „maskulinisierten Jüdinnen" und anderen Geschlechtsbildern (Münster 2005).

Wolfgang *Genschorek*, Wegbereiter der Chirurgie. Johann Friedrich Dieffenbach, Theodor Billroth (= Humanisten der Tat 13. Hervorragende Ärzte im Dienste der Menschen, Leipzig 1982).

Lieve *Gevers*, Louis *Vox*, Studentische Bewegungen. In: *Ruegg* (Hg.), Geschichte der Universität in Europa III, 227–299.

Josef *Gicklhorn*, Sigmund Freuds akademische Laufbahn im Lichte der Dokumente von Josef und Renée Gicklhorn (Wien-Innsbruck 1960).

Sander L. *Gilman*, Freud, Race and Gender. Freud, Identität und Geschlecht (Princeton, New Jersey 1993; Frankfurt am Main 1994).

Sander L. *Gilman*, Zwölftes Bild: Der „jüdische Körper". Gedanken zum physischen Anderssein der Juden. In: *Schoeps, Schlör* (Hgg.), Antisemitismus, 167–179.

Jacob *Golomb*, Stefan Zweig's Tragedy as a Nietzschean Grenzjude. In: *Fraiman-Morris* (Hg.), Jüdische Aspekte Jung-Wiens, 75–93.

Dietmar *Grieser*, Nachsommertraum (St. Pölten-Wien-Linz ^{5}2003).

George *Guţu*, Doina *Sandu* (Hgg.), Interkulturelle Grenzgänge. Akten der wissenschaftlichen Tagung des Bukarester Instituts für Germanistik zum 100. Gründungstag. Bukarest 5.–6. November 2005 (= GGR-Beiträge zur Germanistik Contribuţii de germanistică ale S.G.R. 16, Bucureşti 2007).

Hanna *Hacker*, Zeremonien der Verdrängung: Konfliktmuster in der bürgerlichen Frauenbewegung um 1900. In: *Fischer, Brix* (Hgg.), Die Frauen der Wiener Moderne, 101–109.

Michael *Hagner*, Homo cerebralis. Der Wandel vom Seelenorgan zum Gehirn (Berlin 1997).

Markus Erwin *Haider*, Im Streit um die Österreichische Nation. Nationale Leitwörter in Österreich 1866 bis 1938 (Wien-Köln-Weimar 1998).

Brigitte *Hamann*, Bertha von Suttner (München 1986).

Brigitte *Hamann*, Der Verein zur Abwehr des Antisemitismus. In: Jüdisches Museum der Stadt Wien (Hg.), Die Macht der Bilder, 253–263.

Notker *Hammerstein*, Antisemitismus und deutsche Universitäten 1871–1933 (Frankfurt am Main-New York 1995).

Ernst *Hanisch*, Der lange Schatten des Staates. Österreichische Gesellschaftsgeschichte im 20. Jahrhundert (= Österreichische Geschichte 1890–1990, Wien 1994).

Hiltrud *Häntzschel*, Hadumod *Bußmann* (Hgg.), Bedrohlich gescheit. Ein Jahrhundert Frauen und Wissenschaft in Bayern (München 1997).

Wolfgang *Hardtwig*, Nationalismus und Bürgerkultur in Deutschland 1500–1914 (Göttingen 1994).

Beate *Haubner*, Von Schiller zu Badeni. Die politische Bedeutung der deutschnationalen Burschenschaften in Wien (Diplomarbeit Universität Wien 1996).

Eva *Hausbacher*, „Mir iskusstva". In: *Simonek* (Hg.), Die Wiener Moderne in slawischen Periodika der Jahrhundertwende, 39–58.

Wolfgang *Häusler*, Toleranz, Emanzipation und Antisemitismus. Das österreichische Judentum des bürgerlichen Zeitalters (1782–1918). In: *Drabek, Häusler, Schubert, Stuhlpfarrer, Vielmetti*, Das österreichische Judentum, 83–140.

Johannes *Hawlik*, Der Bürgerkaiser. Karl Lueger und seine Zeit (Wien 1985).

Robert *Hein*, Studentischer Antisemitismus in Österreich (= Beiträge zur österreichischen Studentengeschichte 10, Wien 1984).

Waltraud *Heindl*, Marina *Tichy* (Hgg.), „Durch Erkenntnis zu Freiheit und Glück ...". Frauen an der Universität Wien (ab 1897) (= Schriftenreihe des Universitätsarchivs, Universität Wien 5, Wien 1990).

Waltraud *Heindl*, Zur Entwicklung des Frauenstudiums in Österreich. In: *Heindl, Tichy* (Hgg.), „Durch Erkenntnis zu Freiheit und Glück ...", 17–26.

Waltraud *Heindl*, Regionale und nationale Herkunft. Das Nationalitätenproblem in der Donaumonarchie und die Veränderungen nach 1918. In: *Heindl, Tichy* (Hgg.), „Durch Erkenntnis zu Freiheit und Glück ...", 109–128.

Waltraud *Heindl*, Frauenbild und Frauenbildung in der Wiener Moderne. In: *Fischer, Brix* (Hgg.) Die Frauen der Wiener Moderne, 21–33.

Christian *Helfer*, Mohammed *Rassem* (Hgg.), Student und Hochschule im 19. Jahrhundert, Studien und Materialien (= Studien zum Wandel von Gesellschaft und Bildung im Neunzehnten Jahrhundert 12, Göttingen 1975).

Rainer *Hering*, „Es ist verkehrt, Ungleichen Gleichheit zu geben". Der Alldeutsche Verband und das Frauenwahlrecht. In: Ariadne 43 (2003) 22–29.

Susanne *Herrnleben*, Liberalismus und Wirtschaft. In: *Kammerhofer* (Hg.), Studien zum Deutschliberalismus, 175–195.

Dietrich *Herzog*, Theodor Herzl als Burschenschafter – und die Folgen. In: Beiträge zur Österreichischen Studentengeschichte 2 (Wien 1975) 75–77.

Jakob *Hessing*, Die langen Wurzeln des Jungen Wien. In: *Fraiman-Morris* (Hg.), Jüdische Aspekte Jung-Wiens, 5–14.

Eric J. *Hobsbawm*, Nations and nationalism since 1780. Programme, myth, reality. Nationen und Nationalismus. Mythos und Realität seit 1780. Aus dem Englischen von Udo *Rennert* (New York-Melbourne 1990, Frankfurt-New York 21992).

Lothar *Höbelt*, Kornblume und Kaiseradler. Die deutschfreiheitlichen Parteien Altösterreichs 1882–1918 (Wien-München 1993).

Lothar *Höbelt*, Konservative und Christlichsoziale: Phasen des Übergangs – und seine Folgen. In: *Burz, Derndarsky, Drobesch* (Hgg.), Brennpunkt Mitteleuropa, 345–352.

Josef *Hochgerner*, Studium und Wissenschaftsentwicklung im Habsburgerreich. Studentengeschichte seit Gründung der Universität Wien bis zum Ersten Weltkrieg (= Studenten in Bewegung. Österreichische Studentengeschichte vom Mittelalter bis zur Gegenwart 1, Wien 1983).

Margarethe *Hochleitner*, „Hier hat niemand auf Sie gewartet!" Frau in der Medizin. Ärztin-nenstudie (Innsbruck 2002).

Günther *Hödl*, Um den Zustand der Universität zum Besseren zu reformieren. Aus acht Jahr-hunderten Universitätsgeschichte (= Passagen Wissenschaft und Bildung, Wien 1994).

Klaus *Hödl*, Die Pathologisierung des jüdischen Körpers. Antisemitismus, Geschlecht und Medizin im Fin de Siècle (Wien 1997).

Klaus *Hödl*, Genderkonstruktionen im Spannungsfeld von Fremd- und Selbstzuschreibung. Der „verweiblichte Jude" im diskursiven Spannungsfeld im zentraleuropäischen Fin de Siècle. In: A. G. Gender-Killer (Hg.), Antisemitismus und Geschlecht, 81–101.

Hans-Georg *Hofer*, Schwachstellen der männlichen Abwehrfront. Arztberuf und Medizin-studium im Spiegel der Neurasthenindebatte um 1900. In: *Horn, Arias* (Hgg.), Medizi-nerinnen, 45–53.

Christhard *Hoffmann*, Die Verteidigung der liberalen Nation. Mommsen gegen Treitschke im „Berliner Antisemitismusstreit" 1879/1880. In: *Demandt, Goltz, Schlange-Schönin-gen* (Hgg.), Theodor Mommsen, 62–88.

Andreas *Höferlin*, Der Chirurg Anton Wölfler (1850 –1917). Sein Leben und Werk mit be-sonderer Berücksichtigung seiner Arbeiten zur Schilddrüsenchirurgie. (Inauguraldis-sertation zur Erlangung des Doktorgrades der Medizin der Johannes Gutenberg-Uni-versität Mainz, dem Fachbereich Medizin vorgelegt, Mainz 1989).

Karl *Holubar*, Die Nach-Lesky Aera in den letzten beiden Dezennien des Jahrhunderts (1979–1999). In: *Skopec* (Hg.), Institut für Geschichte der Medizin, 18–19.

Caroline *Hopf*, Eva *Matthes*, Helene Lange und Gertrud Bäumer. Ihr Engagement für die Frauen und Mädchenbildung. Kommentierte Texte (Bad Heilbrunn 2001).

Caroline *Hopf*, Biographisches. Kommentierung. In: *Hopf, Matthes*, Helene Lange und Ger-trud Bäumer, 9–14.

Eva *Horn*, Geschlecht und Moderne. Ein Vorwort. In: *Fraisse*, Geschlecht und Moderne, 7–21.

Sonja *Horn*, Gabriele *Dorffner*, „... männliches Geschlecht ist für die Zulassung zur Habili-tation nicht vorgesehen". Die ersten an der medizinischen Fakultät der Universität Wien habilitierten Frauen. In: *Bolognese-Leuchtenmüller, Horn* (Hgg.), Töchter des Hippo-krates, 117–138.

Sonja *Horn*, Ingrid *Arias* (Hgg.), Medizinerinnen (= Wiener Gespräche zur Sozialgeschichte der Medizin 3, Wien 2003).

Michael *Hubenstorf*, Vom Erfolg und Tragik einer Medizinhistorikerin: Erna Lesky (1911– 1986). In: *Meinel, Renneberg* (Hgg.), Geschlechterverhältnisse in Medizin, Naturwis-senschaft und Technik, 98–109.

Claudia *Huerkamp*, Bildungsbürgerinnen. Frauen im Studium und in akademischen Beru-fen 1900–1945 (= Bürgertum, Beiträge zur europäischen Gesellschaftsgeschichte 10, Göttingen 1996).

Birgit *Illner*, Psychoanalyse oder die Kunst der Wissenschaft. Freud, die erste Schüler-generation und ihr Umgang mit der Literatur (Bern-Berlin-Bruxelles-Frankfurt am Main-New York-Oxford-Wien 2000).

Doris *Ingrisch*, Brigitte *Lichtenberger-Fenz*, Feministin. Wissenschaftlerin. Feministische Wissenschaftlerin? Ein wissenschaftshistorischer Rekonstruktionsversuch. In: *Lutter, Menasse-Wiesbauer* (Hgg.), Frauenforschung, 41–93.

Juliane *Jacobi*, Religiosität und Mädchenbildung im 19. Jahrhundert. In: *Kraul, Lüth* (Hgg.), Erziehung der Menschen-Geschlechter, 101–138.

Marie *Jahoda*, Nationalismus und Weltprobleme. In: *Stadler* (Hg.), Wissenschaft als Kultur, 19–27.

Allan *Janik*, Stephen Toulmin, Wittgenstein's Vienna (New York 1973).

William M. *Johnston*, Österreichische Kultur- und Geistesgeschichte. Gesellschaft und Ideen im Donauraum 1848–1938 (Berkley-Los Angeles-London 1972, Wien-Graz-Köln 1974).

Pieter M. *Judson*, Exclusive Revolutionaries. Liberal Politics, Social Experience, and National Identity in the Austrian Empire, 1848–1914 (= Social History, Popular Culture, and Politics in Germany, University of Michigan [4]1999).

Karin *Jušek*, Entmystifizierung des Körpers? Feministinnen im sexuellen Diskurs der Moderne. In: *Fischer, Brix* (Hgg.), Die Frauen der Wiener Moderne, 110–123.

Leopold *Kammerhofer* (Hg.), Studien zum Deutschliberalismus in Zisleithanien 1873–1879. Herrschaftsfundierung und Organisationsformen des politischen Liberalismus (= Studien zur Geschichte der österreichisch-ungarischen Monarchie 25, Wien 1991).

Norbert *Kampe*, Studenten und „Judenfrage" im Deutschen Kaiserreich. Die Entstehung einer akademischen Trägerschicht des Antisemitismus (= Kritische Studien zur Geschichtswissenschaft 76, Göttingen 1988).

Robert *Kann*, Geschichte des Habsburgerreiches 1526 bis 1918 (= Forschungen zur Geschichte des Donauraumes 4, Wien-Köln-Weimar 1993).

Katalog der Ausstellung der Stiftung Pommern im Rantzaubau des Kieler Schlosses vom 9. Juni bis 2. September 1979, ed. Stiftung Pommern, Kiel. Stiftung des öffentlichen Rechtes (Neumünster 1979).

Jacob *Katz*, Richard Wagner: Vorbote des Antisemitismus (Königstein/Ts. 1985).

Brigitta *Keintzel*, Psychiatrie und Geschlecht. In: *Lutter, Menasse-Wiesbauer* (Hgg.), Frauenforschung, 213–224.

Kurt *Keminger*, Theodor Billroth aus österreichischer Sicht. In: *Peiper, Hartel* (Hgg.), Das Theodor-Billroth-Geburtshaus, 105–124.

Ernst *Kern*, Der Großmeister der Chirurgie. Theodor Billroth 1829–1894 (1. deutsche Auflage, Rockville/Maryland 1989).

Ernst *Kern*, Theodor Billroth. Biographie anhand von Selbstzeugnissen (München-Wien-Baltimore 1993).

Annegret *Kiefer*, Das Problem einer „jüdischen Rasse". Eine Diskussion zwischen Wissenschaft und Ideologie (1870–1930) (= Marburger Schriften zur Medizingeschichte 29, Frankfurt am Main, Bern, New York 1991).

Endre *Kiss*, Der Tod der k. k. Weltordnung in Wien. Ideengeschichte Österreichs um die Jahrhundertwende (= Forschungen zur Geschichte des Donauraumes 8, Wien 1986).

Elke *Kleinau*, Christine *Mayer* (Hgg.), Erziehung und Bildung des weiblichen Geschlechts. Eine kommentierte Quellensammlung zur Bildungs- und Berufsbildungsgeschichte von Mädchen und Frauen 1 (Weinheim 1996).

Gustav Klimts verlorene Fakultätsbilder erstmals in der Universität, online unter <http://www.pressetext.at/news/050511043/gustav-klimts-verlorene-fakultaetsbilder-erstmals-in-der-universitaet-wien> (28. Juli 2010).

Stephan *Koja* (Hg.), Gustav Klimt. Landschaften. Mit Beiträgen von Christian *Huemer*, Stephan *Koja*, Peter *Peer*, Verena *Perlhefter*, Carl E. *Schorske*, Erhard *Stöbe* und Anselm *Wagner* (München-Berlin-London-New York 2002).

Michal *Kokowski* (ed.), The Global and the Local: the History of Science and the Cultural Integration of Europe. Proceedings of the 2nd International Conference of the European

Society for the History of Science (Cracow, September 6–9, 2006) 402–409, online unter <http://www.2iceshs.cyfronet.pl/proceedings.html> (8. November 2008).

Jacques *Kornberg*, Theodor Herzl. From Assimilation to Zionism (Bloomington, Indiana 1993).

Ilse *Korotin*, Auf eisigen Firnen – Zur intellektuellen Tradition von Frauen. In: *Stadler* (Hg.), Wissenschaft als Kultur, 231–306.

Ilse *Korotin*, Barbara *Serloth* (Hgg.), Gebrochene Kontinuitäten. Zur Rolle und Bedeutung des Geschlechterverhältnisses in der Entwicklung des Nationalsozialismus (Innsbruck-Wien-München 2000).

Ilse *Korotin* (Hg.), 10 Jahre „Frauen sichtbar machen". biografiA – datenbank und lexikon österreichischer frauen. Mitteilungen des Instituts für Wissenschaft und Kunst 63, 1–2 (2008).

Margret *Kraul*, Christoph *Lüth* (Hgg.), Erziehung der Menschen-Geschlechter. Studien zur Religion, Sozialisation und Bildung in Europa seit der Aufklärung (= Frauen- und Geschlechterforschung in der Historischen Pädagogik 1, Weinheim 1996).

Marita *Kraus*, „Man denke sich nur die junge Dame im Seziersaal ... vor der gänzlich entblößten männlichen Leiche". Sozialprofil und Berufsausübung weiblicher Ärzte zwischen Kaiserreich und Republik. In: *Häntzschel, Bußmann* (Hgg.), Bedrohlich gescheit, 139–151.

Marita *Kraus*, Die Lebensentwürfe und Reformvorschläge der Ärztin Hope Bridges Adams Lehmann (1855–1916). In: *Dickmann, Schöck-Quinteros* (Hgg.), Barrieren und Karrieren, 143–157.

Peter *Krause*, „O alte Burschenherrlichkeit". Die Studenten und ihr Brauchtum (Graz-Wien-Köln 1979).

Ursula *Kubes-Hofmann*, „Etwas an der Männlichkeit ist nicht in Ordnung". Intellektuelle Frauen am Beispiel Rosa Mayreder und Helene von Druskowitz. In: *Fischer, Brix* (Hgg.), Die Frauen der Wiener Moderne, 124–136.

Werner Friedrich *Kümmel*, Rudolf Virchow und der Antisemitismus. In: Medizinhistorisches Journal 3,3 (1968) 165–179.

Werner Friedrich *Kümmel*, Antisemitismus und Medizin im 19./20. Jahrhundert. In: *Peiffer* (Hg.), Menschenverachtung und Opportunismus, 44–67.

Dieter *Langewiesche* (Hg.), Ploetz, Das deutsche Kaiserreich 1867/71 bis 1918. Bilanz einer Epoche, Einführung von Theodor *Schieder* (Freiburg–Würzburg 1984).

Ernst *Lauda*, Hermann Nothnagel. Sonderdruck aus „Grosse Österreicher". In: Neue Österreichische Biographie ab 1815 (Zürich-Leipzig-Wien 1957) 160–172.

Regula Julia *Leemann*, Chancenungleichheiten im Wissenschaftssystem. Wie Geschlecht und soziale Herkunft Karrieren beeinflussen (Zürich 2002).

Erna *Lesky*, Probleme medizinischen Unterrichtes in der Zeit Billroths. Antrittsvorlesung, gehalten am 29. November 1962. In: Wiener klinische Wochenschrift 75,13 (1963) 221–224.

Erna *Lesky*, Die Wiener medizinische Schule im 19. Jahrhundert (= Studien zur Geschichte der Universität Wien 6, Graz-Köln 1965).

Erna *Lesky*, Billroth als Mensch und Arzt. In: Deutsches medizinisches Journal 17,24 (1966) 739–743.

Michael *Ley*, Mythos und Moderne. Über das Verhältnis von Nationalismus und politischen Religionen (Wien-Köln-Weimar 2005).

Albert *Lichtblau*, Antisemitismus und soziale Spannung in Berlin und Wien 1867–1914 (= Dokumente, Texte, Materialien 9, veröffentlicht vom Zentrum für Antisemitismusforschung der Technischen Universität Berlin, Berlin 1994).

Rolf *Lindner*, Lutz *Musner* (Hgg.), Unterschicht. Kulturwissenschaftliche Erkundungen der »Armen« in Geschichte und Gegenwart (Freiburg, Berlin, Wien 2008).

Marcela *Linková*, Gendered Knowledge and the Reshaping of „Normal" Science. Introductory Notes to the Section. In: *Štrbáňová, Stamhuis, Mojsejová* (ed.), Women Scholars and Institutions, 729–733.

Elisabeth *List*, Körper (in) der Geschichte. Theoretische Fragen an einen Paradigmenwechsel. In: Österreichische Zeitschrift für Geschichtswissenschaft 8,2 (1997) 167–185.

Eveline *List*, Mutterliebe und Geburtenkontrolle – Zwischen Psychoanalyse und Sozialismus. Die Geschichte der Margarethe Hilferding-Hönigsberg (Wien 2006).

Harald *Lönnecker*, „Unzufriedenheit mit der bestehenden Regierung unter dem Volke zu verbreiten". Politische Lieder der Burschenschaften aus der Zeit zwischen 1820 und 1850 (Frankfurt am Main 2003), online unter <http://www.burschenschaftsgeschichte. de/pdf/loennecker_politische_lieder.pdf> (28. Februar 2010).

Mark *Luprecht*, „What people call pessimism": Sigmund Freud, Arthur Schnitzler and Nineteenth-Century Controversy at the University of Vienna Medical School (Riverside, California 1991).

Christina *Lutter*, Elisabeth *Menasse-Wiesbauer* (Hgg.), Frauenforschung, feministische Forschung, Gender Studies: Entwicklung und Perspektiven (= Materialien zur Förderung von Frauen in der Wissenschaft 8, Wien 1999).

Helga *Maier*, Börsenkrach und Weltausstellung in Wien. Ein Beitrag zur Geschichte der bürgerlich-liberalen Gesellschaft um das Jahr 1873 (Dissertation Universität Graz 1973).

Elisabeth *Malleier*, Jüdische Frauen in der Wiener bürgerlichen Frauenbewegung 1890 – 1938: Wohlfahrt – Mädchenbildung – Frauenarbeit (Wien 2003).

Wolfgang *Mantl*, Modernisierung und Dekadenz. In: *Nautz, Vahrenkamp* (Hgg.), Die Wiener Jahrhundertwende, 80–100.

William *McCagg*, A history of Habsburg Jews, 1670–1918 (Bloomington-Indianapolis 1989).

Christoph *Meinel*, Monika *Renneberg* (Hgg.), Geschlechterverhältnisse in Medizin, Naturwissenschaft und Technik. Im Auftrag des Vorstandes der Deutschen Gesellschaft für Geschichte der Medizin, Naturwissenschaft und Technik (Bassum-Stuttgart 1996).

Richard *Meister*, Geschichte der Akademie der Wissenschaften in Wien 1847–1947 (= Österreichische Akademie der Wissenschaften, Denkschriften der Gesamtakademie 1, Wien 1947).

Adolf *Merkl*, Grundzüge des österreichischen Hochschulrechtes. In: Österreichische Zeitschrift für öffentliches Recht 12 (1962) 277–279.

Lucian O. *Meysels*, In meinem Salon ist Österreich. Berta Zuckerkandl und ihre Zeit. 2. erweiterte Neuauflage (München 1997).

Adolf *Miehlke*, Theodor Billroth 1829-1894. In: Archive Otolaryngology, Vol. 84 (1966) 354–358.

Elisabeth *Mixa*, Ärztinnen im Wissenschaftsbetrieb. Aufstiegschancen und Karrieremöglichkeiten. In: Bundesministerium für Wissenschaft und Kultur (Hg.), 100 Jahre Frauenstudium, 227–262.

Jonny *Moser*, Der Antisemitismus der Deutschnationalen in Österreich. In: Jüdisches Museum der Stadt Wien (Hg.), Die Macht der Bilder, 149–155.

Kurt *Mühlberger*, Thomas *Maisel* (Hgg.), Aspekte der Bildungs- und Universitätsgeschichte, 16. bis 19. Jahrhundert (Wien 1993).

Jüdisches Museum der Stadt Wien (Hg.), Die Macht der Bilder. Antisemitische Vorurteile und Mythen. Katalog der Ausstellung des Jüdischen Museums der Stadt Wien in der Volkshalle des Wiener Rathauses vom 27. April bis 31. Juli 1995.

Martin *Nagel*, Karl-Ludwig *Schober*, Günther *Weiß*, Theodor *Billroth*. Chirurg und Musiker (Regensburg 1994).

Jürgen *Nautz*, Richard *Vahrenkamp* (Hgg.), Die Wiener Jahrhundertwende. Einflüsse – Umwelt – Wirkungen (= Studien zu Politik und Verwaltung 46, Wien-Köln-Graz 1993).

Karen *Nolte*, Gelebte Hysterie. Erfahrung, Eigensinn und psychiatrische Diskurse im Anstaltsalltag um 1900 (Frankfurt am Main 2003).

Sherwin B. *Nuland*, The Masterful Spirit – Theodor Billroth. In: The Classics of Surgery Library (1984) 3–44.

Dieter *Oberdörfer*, Der Wahn des Nationalen. Die Alternative der offenen Republik (Freiburg-Basel-Wien ²1994).

Irmtraud Götz *von Olenhusen*, Geschlechterrollen, Jugend und Religion. Deutschland 1900–1933. In: *Kraul, Lüth* (Hgg.), Erziehung der Menschen-Geschlechter, 239–257.

Gustav *Otruba*, Die Universitäten in der Hochschulorganisation der Donaumonarchie – nationale Erziehungsstätten im Vielvölkerreich 1850 bis 1914. In: *Helfer, Rassem* (Hgg.), Student und Hochschule im 19. Jahrhundert, 75–155.

Alan *Palmer*, Metternich. Der Staatsmann Europas. Eine Biographie, deutsche Übersetzung Iris *Foerster*, Hellmut *Rolf* (London 1972, Düsseldorf 1977).

Bruce *Pauley*, Eine Geschichte des österreichischen Antisemitismus. Von der Ausgrenzung zur Auslöschung (Wien 1993).

Christiane *Peddinghaus*, Das Rudolfinerhaus. Die architektonische Entwicklung der Krankenhäuser von der Baracke zum Pavillon (Dissertation Universität Wien 2009).

Jürgen *Peiffer* (Hg.), Menschenverachtung und Opportunismus. Zur Medizin im Dritten Reich. Mit Beiträgen von Götz *Aly*, Jürgen *Bierich*, Ulrich *Drews*, u. a. (Tübingen 1992).

Hans-Jürgen *Peiper*, Wilhelm *Hartel* (Hgg.), Das Theodor-Billroth-Geburtshaus in Bergen auf Rügen. Ursprung – Lebensweg – Gedenkstätte (Göttingen 2010).

Hans-Jürgen *Peiper*, Die Heimat Theodor Billroths und sein Geburtshaus in Bergen/Rügen. In: *Peiper, Hartel* (Hgg.), Das Theodor-Billroth-Geburtshaus, 13–22.

Anton *Pelinka*, Zur österreichischen Identität. Zwischen deutscher Vereinigung und Mitteleuropa (Wien 1990).

Jutta *Pemsel*, Die Wiener Weltausstellung von 1873. Das gründerzeitliche Wien (Wien 1989).

Wolfgang *Plat* (Hg.), Voll Leben und voll Tod ist diese Erde. Bilder aus der Geschichte der jüdischen Österreicher (1190 bis 1945) (Wien 1988).

Leon *Poliakov*, Geschichte des Antisemitismus 6: Emanzipation und Rassenwahn (Worms 1987).

Walter *Pollak* (Hg.), Tausend Jahre Österreich. Eine biographische Chronik 2: Vom Biedermeier bis zur Gründung der modernen Parteien (Wien-München 1973).

Michael *Pollak*, Wien 1900. Eine verletzte Identität (Konstanz 1997).

Gerhard *Popp*, CV in Österreich 1864–1938. Organisation, Binnenstruktur und politische Funktion (Wien-Köln-Graz 1984).

Susanne *Preglau-Hämmerle*, Die politische und soziale Funktion der österreichischen Universität. Von den Anfängen bis zur Gegenwart. Mit einem Vorwort von Anton Pelinka (Innsbruck 1986).

Michaela *Raggam*, Jüdische Studentinnen an der medizinischen Fakultät in Wien. In: *Bolognese-Leuchtenmüller, Horn* (Hgg.), Töchter des Hippokrates, 139–156.

Michaela *Raggam-Blesch*, Der „fehlende Ort". Frauenbewegte Jüdinnen zwischen Antisemitismus und Antifeminismus im Wien der Jahrhundertwende. In: Ariadne 43 (2003) 14–21.

Maria *Rentetzi*, Trafficking Materials and Gendered Experimental Practices: Radium Research in Early 20th Century Vienna (New York 2007) online unter <http://www.gutenberg-e.org/rentetzi> (17. Juni 2010).

Reproduktionen von Klimts "Fakultätsbildern" im Großen Festsaal, online-Zeitung der Universität Wien. 9. Mai 2005. online unter <http://www.dieuniversitaet-nline.at/beitraege/news/reproduktionen-von-klimts-fakultatsbildern-im-grossen-festsaal/544/neste/4.html> (28. Juli 2010).

William H. *Rey*, Arthur Schnitzler – Professor Bernhardi (München 1971).

Jacques Le *Rider*, Der Fall Otto Weininger. Wurzeln des Antifeminismus und Antisemitismus. Mit der Erstveröffentlichung der Rede auf Otto Weininger von Heimito von Doderer (Wien-München 1985).

Jacques Le *Rider*, Das Ende der Illusion. Die Wiener Moderne und die Krisen der Identität. Aus dem Französischen übersetzt von Robert *Fleck* (Wien 1990).

Ottokar *Rokitansky*, Carl Freiherr von Rokitansky. In: *Pollak* (Hg.), Tausend Jahre Österreich, 351–357.

Paul Lawrence *Rose*, Richard Wagner und der Antisemitismus. Aus dem Englischen von Angelika *Beck* (Zürich 1999).

Marsha L. *Rozenblit*, Die Juden Wiens 1867–1914. Assimilation und Identität (= Forschungen zur Geschichte des Donauraumes 11, Wien-Köln-Graz 1988).

Walter *Ruegg* (Hg.), Geschichte der Universität in Europa. Band III: Vom 19. Jahrhundert zum Zweiten Weltkrieg 1800–1945 (München 2004).

Helmut *Rumpler*, Eine Chance für Mitteleuropa. Bürgerliche Emanzipation und Staatsverfall in der Habsburgermonarchie (= Österreichische Geschichte 1804–1914, ed. Herwig *Wolfram*, Wien 1997).

Robb H. *Rutledge*, Theodor Billroth: A century later. In: Surgery 118,1 (1995) 36–43.

Miriam *Rürup*, Ehrensache. Jüdische Studentenverbindungen an deutschen Universitäten 1886–1937 (= Hamburger Beiträge zur Geschichte der deutschen Juden XXXIII, Göttingen 2008).

Karl *Sablik*, Zum Beginn des Frauenstudiums an der Wiener medizinischen Fakultät. In: Wiener Medizinische Wochenschrift 118,40 (1968) 817–819.

Karl *Sablik*, Sigmund Freud und die Gesellschaft der Ärzte in Wien. In: Wiener klinische Wochenschrift 80,6 (1968) 107–110.

Karl *Sablik*, Julius Tandler. Mediziner und Sozialreformer. Eine Biographie. Geleitwort von Univ.-Prof. Dr. Alois *Stacher* (Wien 1983).

Karl *Sablik*, Theodor Billroth, das neue Haus und der Erste Weltkrieg (1879–1918). In: *Spitzy* (Hg.), Gesellschaft der Ärzte in Wien 1837–1987, 26–38.

Karl *Sablik*, Die österreichische medizinische Forschung und der Anteil der jüdischen Österreicher. In: *Plat* (Hg.), Voll Leben und voll Tod ist diese Erde, 160–170.

Karl *Sablik*, Zum Gang der medizingeschichtlichen Forschung in Wien seit 1945. In: Mensch. Wissenschaft. Magie. Mitteilungen, Österreichische Gesellschaft für Wissenschaftsgeschichte 20 (2000) 53–58.

Eda *Sagarra*, Einleitung: Die Frauen der Wiener Moderne im Zeitkontext. In: *Fischer, Brix* (Hgg.), Die Frauen der Wiener Moderne, 11–20.

Jürgen *Sandmann*, Der Bruch mit der humanitären Tradition. Die Biologisierung der Ethik bei Ernst Haeckel und anderen Darwinisten seiner Zeit. (= Forschungen zur neueren Medizin- und Biologiegeschichte 2, Stuttgart–New York 1990).

Hartmut *Scheible* (Hg.), Arthur Schnitzler in Selbstzeugnissen und Bilddokumenten (Reinbeck bei Hamburg 1976).

Heribert *Schiedel*, Martin *Tröger*, Zum deutschnationalen Korporationswesen in Österreich, online unter <http://www.doew.at/thema/thema_alt/rechts/burschen/burschis.html#Der völkische Nationalismus> (29. März 2010).

Francis *Schiller*, A Möbius Strip. Fin-de-Siècle Neuropsychiatry and Paul Möbius (Berkeley-Los Angeles-London 1982).

Anton *Schindling*, Walter *Ziegler* (Hgg.), Die Kaiser der Neuzeit 1519–1918. Heiliges Römisches Reich, Österreich, Deutschland (München 1990).

Sabine *Schleiermacher*, Ärztinnen im Kaiserreich: Ein Forschungsprojekt zur Geschlechtergeschichte. In: *Meinel, Renneberg* (Hgg.), Geschlechterverhältnisse in Medizin, Naturwissenschaft und Technik, 217–224.

Hans-Peter *Schmiedebach*, Auf den Spuren des jungen Billroth in Greifswald. In: *Peiper, Hartel* (Hgg.), Das Theodor-Billroth-Geburtshaus, 63–68.

Ilse *Schnait*, Allgemeine Poliklinik Wien. Ein Essay in Bild und Wort (Graz 1995).

Julius *Schoeps*, Joachim *Schlör* (Hgg.), Antisemitismus. Vorurteile und Mythen (München–Zürich 1995).

Carl E. *Schorske*, Fin-de-Siècle Vienna – Politics and Culture. Wien. Geist und Gesellschaft im Fin de Siècle. Aus dem Amerikanischen von Horst *Günther* (New York 1980, München-Zürich 1994).

Carl E. *Schorske*, Kultur und Natur. In: *Koja* (Hg.), Gustav Klimt. Landschaften, 11–14.

Eliane *Schwöbel-Schrafl*, Was verdankt die Medizinische Fakultät Zürich ihren ausländischen Dozenten? 1833 bis 1863 (= Züricher Medizingeschichtliche Abhandlungen, Neue Reihe 176, Zürich 1985).

Felicitas *Seebacher*, „Germanen reinsten Wassers". Deutschnationalismus und akademischer Antisemitismus am Fallbeispiel des Chirurgen Theodor Billroth (Diplomarbeit Universität Klagenfurt 1996).

Felicitas *Seebacher*, „Primum humanitas, alterum scientia". Die Wiener Medizinische Schule im Spannungsfeld von Wissenschaft und Politik (Dissertation Universität Klagenfurt 2000).

Felicitas *Seebacher*, „Der operierte Chirurg". Theodor Billroths Deutschnationalismus und akademischer Antisemitismus. In: Zeitschrift für Geschichtswissenschaft 54,4 (2006) 317–338.

Felicitas *Seebacher*, „Freiheit der Naturforschung!" Carl Freiherr von Rokitansky und die Wiener Medizinische Schule: Wissenschaft und Politik im Konflikt. Mit einem Vorwort von Helmut *Denk* und einer Einführung von Günther *Hödl*. Bildteil: Karl *Sablik* (= Österreichische Akademie der Wissenschaften, Mathematisch-Naturwissenschaftliche Klasse. Veröffentlichungen der Kommission für Geschichte der Naturwissenschaften, Mathematik und Medizin 56, Wien 2006).

Felicitas *Seebacher*, „Searching for excellence" – Appointments to Chairs at the Medical Faculty of Vienna University in the 19th Century: Strategies for Success or Political

Programmes? In: *Kokowski* (ed.), The Global and the Local. Proceedings of the 2nd International Conference of the European Society for the History of Science, 402–409.

Felicitas *Seebacher*, „Roses for the Gentlemen". The Question of Women's Rights in Medical Studies at the University of Vienna before 1897". In: *Kokowski* (ed.), The Global and the Local. Proceedings of the 2nd International Conference of the European Society for the History of Science, 557–565.

Felicitas *Seebacher*, „Die Macht der Idee". Rosa Kerschbaumer und die Öffnung der Universität Wien für das „andere" Geschlecht. In: *Korotin* (Hg.), 10 Jahre „Frauen sichtbar machen". Mitteilungen des Instituts für Wissenschaft und Kunst 63,1–2 (2008) 50–56.

Harald *Seewann* (Hg.), Theodor Herzl und die akademische Jugend. Eine Quellensammlung über die Bezüge Herzls zum Korporationsstudententum (Graz 1998).

Barbara *Serloth*, Biologismus und Antisemitismus als Selbstverständlichkeit. Einige ideelle Grundeinstellungen der bürgerlichen Frauenbewegung Deutschlands der Weimarer Zeit im Spiegel der nationalsozialistischen Frauenpolitik. In: *Korotin, Serloth* (Hgg.), Gebrochene Kontinuitäten, 30–52.

J. Rüdiger *Siewert*, Das Phänomen Theodor Billroth – Versuch einer Deutung. In: *Peiper, Hartel* (Hgg.), Das Theodor-Billroth-Geburtshaus, 49–62.

Gertrud *Simon*, „Die tüchtige Hausfrau: gebildet, aber nicht gelehrt". Das bürgerliche Frauenbild als Erziehungsziel im 18. und 19. Jahrhundert. In: *Brehmer, Simon* (Hgg.), Geschichte der Frauenbildung und Mädchenerziehung in Österreich, 32–43.

Gertrud *Simon*, „Durch eisernen Fleiß und rastloses, aufreibendes Studium". Die Anfänge des Frauenstudiums in Österreich. Pionierinnen an der Universität Wien und Graz. In: *Brehmer, Simon* (Hgg.), Geschichte der Frauenbildung und Mädchenerziehung in Österreich, 205–219.

Roland *Simon*, Die Juden und die Medizin. Ein Beitrag zur österreichischen Bildungssoziologie. Materialsammlung zu einer Theorie der Bildungsethik (Wien 1989).

Stefan *Simonek* (Hg.), Die Wiener Moderne in slawischen Periodika der Jahrhundertwende (= Wechselwirkungen. Österreichische Kultur im internationalen Kontext 10, Bern-Berlin-Bruxelles 2006).

Sandra L. *Singer*, Adventures Abroad. North American Women at German-Speaking Universities, 1868–1915 (= Contributions in Women's Studies 201, Westport, Connecticut, London 2003).

Alan *Sked*, The Decline and Fall of the Habsburg Empire 1815–1918. Der Fall des Hauses Habsburg. Der unzeitige Tod eines Kaiserreiches. Aus dem Englischen von Stephen *Tree* (London-New York 1989, Berlin 1993).

Manfred *Skopec* (Hg.), Institut für Geschichte der Medizin. Gewidmet dem Angedenken an Max Neuburger, Gründer des Instituts für Geschichte der Medizin der Universität Wien (Wien 1999).

Josephine *Smereker*, Frau Professor Coronini-Cronberg 80 Jahre. In: Wiener klinische Wochenschrift 77,51 (1965) 1018–1019.

Kristine *Soden*, Gaby *Zipfel*, 70 Jahre Frauenstudium. Frauen in der Wissenschaft (Köln 1979).

Doris *Sottopietra*, Variationen eines Vorurteils. Eine Entwicklungsgeschichte des Antisemitismus in Österreich (Wien 1997).

Reiner *Speck*, Die Allgemeine Wiener Poliklinik und „Professor Bernhardi". Zum hospitalhistorischen und biographischen Hintergrund in Arthur Schnitzlers gleichnamiger Komödie. In: Historia hospitalium 14 (1981/82) 301–320.

Rudolf *Spitzer*, Des Bürgermeisters Lueger Lumpen und Steuerträger (Wien 1988).

Karl H. *Spitzy* (Hg.), Gesellschaft der Ärzte in Wien 1837–1987. Mit Beiträgen von Isidor *Fischer*, Otto *Novotny*, Armin *Prinz*, Karl *Sablik* und Helmut *Wyklicky* (= Wiener Beiträge zur Geschichte der Medizin 5, Wien-München 1987).

Friedrich *Stadler* (Hg.), Wissenschaft als Kultur. Österreichs Beitrag zur Moderne (= Veröffentlichungen des Instituts Wiener Kreis 6, Wien-New York 1997).

Friedrich *Stadler*, Wissenschaft als Kultur? In: *Stadler* (Hg.), Wissenschaft als Kultur, 9–18.

Günter *Steiger*, Werner *Fläschendräger* (Hgg.), Magister und Scholaren: Professoren und Studenten. Geschichte deutscher Universitäten und Hochschulen im Überblick (Leipzig-Jena-Berlin 1981).

Astrid *Steindl*, Akademische Nationen. In: *Mühlberger, Maisel* (Hgg.), Aspekte der Bildungs- und Universitätsgeschichte, 15–39.

Marcella *Stern*, Gabriele Possanner von Ehrenthal, die erste an der Universität Wien promovierte Frau. In: *Heindl, Tichy* (Hgg.), „Durch Erkenntnis zu Freiheit und Glück …", 189–219.

Gernot *Stimmer*, Die Bedeutung des Theresianums und der Konsularakademie. Zur Herkunft der höchsten österreichischen Beamtenschaft. In: *Helfer, Rassem* (Hgg.), Student und Hochschule im 19. Jahrhundert, 303–345.

Gernot *Stimmer*, Eliten in Österreich 1848–1970 (= Studien zu Politik und Verwaltung 57/I, Wien-Köln-Graz 1997).

Sonja *Stipsits*, „… so gibt es nichts Widerwärtigeres als ein die gesteckten Grenzen überschreitendes Mannweib." Die konstruierte Devianz – Argumente gegen das Frauenstudium und Analyse der Umstände, die 1900 dennoch zur Zulassung von Frauen zum Medizinstudium geführt haben. In: *Bolognese-Leuchtenmüller, Horn* (Hgg.), Töchter des Hippokrates, 27–43.

Sonja *Stipsits*, Margarete Hönigsberg – aus dem Leben einer Pionierin, unter Einbeziehung der lebensgeschichtlichen Erinnerung ihres Sohnes Peter Milford. In: *Bolognese-Leuchtenmüller, Horn* (Hgg.), Töchter des Hippokrates, 45–53.

Soňa *Štrbáňová*, Ida H. *Stamhuis*, Kateřina *Mojsejová* (eds.), Women Scholars and Institutions. Proceedings of the International Conference, Prague, June 8–11, 2003 (= Studies in the history of sciences and humanities Volume 13 B, ed. Research Centre for the History of Sciences and Humanities, founded by the Academy of Sciences of the Czech Republic and the Charles University, Prague, Prague 2004).

Soňa *Štrbáňová*, The Institutional Position of Czech Women in Bohemia, 1860–1939. In: *Štrbáňová, Stamhuis, Mojsejová* (eds.), Women Scholars and Institutions, 69–94.

Christiane *Streubel*, Radikale Nationalistinnen. Agitation und Programmatik rechter Frauen in der Weimarer Republik (Frankfurt am Main 2006).

Berthold *Sutter*, Die politische und rechtliche Stellung der Deutschen in Österreich 1848 bis 1918. In: *Wandruszka, Urbanitsch* (Hgg.), Die Habsburgermonarchie 3,1, 154– 339.

Anton *Szanya* (Hg.), „Durch reinheit zur einheit". Psychoanalyse der Rechten (Innsbruck-Wien-München 1999).

Laszlo *Szögi*, Zur Geschichte des Universitätsbesuches innerhalb der Habsburger-Monarchie 1790–1850. In: *Mühlberger, Maisel* (Hgg.), Aspekte der Bildungs- und Universitätsgeschichte, 361–409.

Luisa *Tasca*, Die unmögliche Gleichheit von Frauen und Juden. Antiemanzipatorische Diskurse im italienischen Katholizismus und Positivismus um 1900. In: Ariadne 43 (2003) 30–36.

John Reginald Peter *Theobald*, The Response of Jewish intelligentsia in Vienna to the rise of antisemitism with special reference to Karl Kraus (Dissertation University of Southampton 1975).

John Reginald Peter *Theobald*, The Paper Ghetto. Karl Kraus and Anti–Semitism (Frankfurt am Main-Berlin-Bern 1996).

Marina *Tichy*, Die geschlechtliche Un-Ordnung. Facetten des Widerstands gegen das Frauenstudium von 1870 bis zur Jahrhundertwende. In: *Heindl, Tichy* (Hgg.), „Durch Erkenntnis zu Freiheit und Glück …", 27–48.

Marina *Tichy*, Feminismus und Sozialismus um 1900: Ein empfindliches Gleichgewicht. Zur Biographie von Therese Schlesinger. In: *Fischer, Brix* (Hgg.) Die Frauen der Wiener Moderne, 83–100.

Natalia *Tikhonov*, Das weibliche Gesicht einer „wissenschaftlichen und friedlichen Invasion". Die ausländischen Professorinnen an den Schweizer Universitäten vom Ende des 19. Jahrhunderts bis 1939. In: Jahrbuch für Europäische Geschichte 6 (2005) 99–116.

Christfried *Tögel*, Das Wahrscheinliche ist nicht immer das Wahre. Anmerkungen zu Sigmund Freuds Umgang mit Krisen und ihrem Niederschlag in seinem Werk, online unter <http://www.freud-biographik.de/wahr.htm> (3. Juni 2010).

Karl Heinz *Tragel*, Chronik der Wiener Krankenanstalten (Wien-Köln-Weimar 2007).

Renate *Tuma*, Die österreichischen Studentinnen der Universität Wien (ab 1897). In: *Heindl, Tichy* (Hgg.), „Durch Erkenntnis zu Freiheit und Glück …", 79–92.

Hedwig *Ujvári*, Feuilletons über die Wiener Weltausstellung 1873 im Pester Lloyd. In: Kakanien revisted 25/10/2005, 1, online unter <http://www.kakanien.ac.at/beitr/fallstudie/HUjvari1.pdf> (14. Juni 2009).

Sabine *Veits-Falk*, Rosa Kerschbaumer-Putjata (1851–1923). Erste Ärztin Österreichs und Pionierin der Augenheilkunde. Ein außergewöhnliches Frauenleben in Salzburg (= Schriftenreihe des Archivs der Stadt Salzburg 23, Salzburg 2008).

Karl *Vocelka*, Verfassung oder Konkordat? Der publizistische und politische Kampf der österreichischen Liberalen um die Religionsgesetze des Jahres 1868 (= Studien zur Geschichte der österreichisch-ungarischen Monarchie 17, Wien 1978).

Eric *Voegelin*, Die Krise. Zur Pathologie des modernen Geistes, ed. Peter J. *Opitz*. Aus dem Englischen von Dora *Fischer-Barnicol*, Anna E. *Frazier*, Peter *Leuschner*, Peter J. *Opitz*, Michaela *Rehm*, Nils *Winkler* (= Periagoge. Texte, München 2008).

Vamik V. *Volkan*, Das Versagen der Diplomatie. Zur Psychoanalyse nationaler, ethischer und religiöser Konflikte. Aus dem Amerikanischen übersetzt von Anni Pott (Gießen ³2003).

Shulamit *Volkov*, Jüdisches Leben und Antisemitismus im 19. und 20. Jahrhundert. Zehn Essays (München 1990).

Peter *Voswinckel*, Frauen-Kontingent im Biographischen Lexikon hervorragender Ärzte von 1933. In: *Meinel, Renneberg* (Hgg.), Geschlechterverhältnisse in Medizin, Naturwissenschaft und Technik, 225–236.

Elmar *Waibl*, Gesellschaft und Kultur bei Hobbes und Freud. Das gemeinsame Paradigma der Sozialität (= Veröffentlichungen des Ludwig-Boltzmann-Institutes für Geschichte und Gesellschaftswissenschaften 3, Wien 1980).

Elisabeth Katharina *Waldeck-Semadeni von Poschiavo*, Paul Julius Möbius 1853–1907. Leben und Werk (Dissertation, Medizinische Fakultät der Universität Bern 1980).

Adam *Wandruszka*, Schicksalsjahr 1866 (Graz-Wien-Köln 1966).

Adam *Wandruszka*, Peter *Urbanitsch* (Hgg.), Die Habsburgermonarchie 1848–1918, 3,1: Die Völker des Reiches (= Österreichische Akademie der Wissenschaften. Im Auftrag der Kommission für die Geschichte der Österreichisch-Ungarischen Monarchie 1848–1918, Wien 1980).

Romana *Weiershausen*, Wissenschaft und Weiblichkeit. Die Studentin in der Literatur der Jahrhundertwende (= Ergebnisse der Frauen- und Geschlechterforschung, Neue Folge 5, Göttingen 2004).

Konrad *Weiss*, Medizin-Unterricht an der Wiener Allgemeinen Poliklinik. In: Österreichische Ärztezeitung 27,11 (1972) 668–669.

Michael *Werz*, Verkehrte Welt des short century. Zur Einleitung. In: *Claussen, Negt, Werz* (Hgg.), Kritik des Ethnonationalismus, 6–15.

Andrew *Whiteside*, Georg Ritter von Schönerer. Alldeutschland und sein Prophet (Graz-Wien-Köln 1981).

Robert *Wistrich*, Die Juden Wiens im Zeitalter Kaiser Franz Josephs, übersetzt aus dem Englischen von Marie-Therese *Pitner* und Susanne *Grabmayr* (= Anton Gindely Reihe zur Geschichte der Donaumonarchie und Mitteleuropas 4, Wien-Köln-Weimar 1999).

Robert S. *Wistrich*, Karl Kraus — Prophet or Renegade? In: *Fraiman-Morris* (Hg.), Jüdische Aspekte Jung-Wiens, 15–31.

Michael *Wladika*, Hitlers Vätergeneration. Die Ursprünge des Nationalsozialismus in der k. u. k. Monarchie (Wien-Köln-Weimar 2005).

Edith *Wrulich*, Franz Graf Coronini-Cronberg als Parlamentarier (Dissertation Universität Wien 1948).

Helmut *Wyklicky*, Die Ära Billroths in Wien. In: Kunst des Heilens. Aus der Geschichte der Medizin und Pharmazie. Niederösterreichische Landesausstellung 1991, Katalog des N.Ö. Landesmuseums, Neue Folge Nr. 276 (Wien 1991).

Helmut *Wyklicky*, Unbekanntes von Theodor Billroth. Eine Dokumentation in Fragmenten (= Veröffentlichungen der Österreichischen Akademie der Wissenschaften, Mathematisch-Naturwissenschaftliche Klasse, Wien 1993).

Helmut *Wyklicky*, Erna Lesky. In: *Skopec* (Hg.), Institut für Geschichte der Medizin, 16–17.

Alfred *Zängl*, Die Erziehung zum elitären Arzt – Das Vermächtnis Theodor Billroths aus heutiger Sicht. In: Wiener klinische Wochenschrift 99 (1987) 431–433.

Hartmut *Zelinsky*, Richard Wagner. Ein deutsches Thema. Eine Dokumentation zur Wirkungsgeschichte Richard Wagners 1876-1976 (Berlin-Wien ³1983).

Heidrun *Zettelbauer*, „Die Liebe sei Euer Heldentum". Geschlecht und Nation in völkischen Vereinen der Habsburgermonarchie (Frankfurt am Main-New York 2005).

Susan *Zimmermann*, Frauenarbeit, soziale Politiken und die Umgestaltung von Geschlechterverhältnissen im Wien der Habsburgermonarchie. In: *Fischer, Brix* (Hgg.), Die Frauen der Wiener Moderne, 34–52.

Jörg *Zittlau*, Eine Elite macht Kasse. Der Professorenreport (Hamburg 1994).

Erich *Zöllner*, Vorwort. In: *Pemsel*, Die Wiener Weltausstellung von 1873, 7.

Harriet *Zuckerman*, Jonathan R. *Cole*, John T. *Bruer* (eds.), The Outer Circle. Women in the Scientific Community (New York-London 1991).

Harriet *Zuckerman*, Introduction. In: *Zuckerman, Cole, Bruer* (eds.), The Outer Circle, 11–24.

Harriet *Zuckerman*, The Careers of Men and Women Scientists: A Review of Current Research. In: *Zuckerman, Cole, Bruer* (eds.), The Outer Circle, 27–56.

Harriet *Zuckerman*, Jonathan R. *Cole*, Interview with Salome Waelsch. In: *Zuckerman, Cole, Bruer* (eds.), The Outer Circle, 71–93.

REGISTER

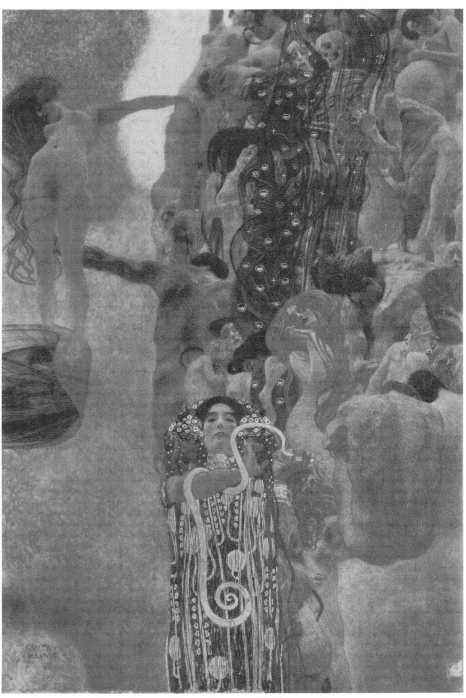

Gustav Klimt: Fakultätsbild „Medizin". Schwarz-weiß Fotografie.
Deckenpanneau für den Festsaal der Wiener Universität, 430 × 300 cm,
Öl auf Leinwand, um 1907; 1945 in Schloss Immendorf verbrannt

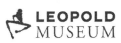